全国中医药行业高等职业教育"十三五"规划教材

运动治疗技术

（供康复治疗技术专业用）

主　编 ◎ 陈书敏

中国中医药出版社

·北　京·

图书在版编目（CIP）数据

运动治疗技术 / 陈书敏主编 . —北京：中国中医药出版社，2018.9（2024.8 重印）

全国中医药行业高等职业教育"十三五"规划教材

ISBN 978-7-5132-4979-9

Ⅰ.①运…　Ⅱ.①陈…　Ⅲ.①运动疗法－高等职业教育－教材　Ⅳ.① R455

中国版本图书馆 CIP 数据核字（2018）第 099121 号

中国中医药出版社出版

北京经济技术开发区科创十三街 31 号院二区 8 号楼

邮政编码　100176

传真　010-64405721

廊坊市祥丰印刷有限公司印刷

各地新华书店经销

开本 787×1092　1/16　印张 34.25　字数 731 千字

2018 年 9 月第 1 版　2024 年 8 月第 5 次印刷

书号　ISBN 978 - 7 - 5132 - 4979 - 9

定价　108.00 元

网址　www.cptcm.com

服 务 热 线　010-64405510

购 书 热 线　010-89535836

维 权 打 假　010-64405753

微信服务号　zgzyycbs

微商城网址　https：//kdt.im/LIdUGr

官 方 微 博　http：//e.weibo.com/cptcm

天猫旗舰店网址　https：//zgzyycbs.tmall.com

如有印装质量问题请与本社出版部联系（010-64405510）

中医药职业教育是我国现代职业教育体系的重要组成部分，肩负着培养新时代中医药行业多样化人才、传承中医药技术技能、促进中医药服务健康中国建设的重要职责。为贯彻落实《国务院关于加快发展现代职业教育的决定》（国发〔2014〕19号）、《中医药健康服务发展规划（2015—2020年）》（国办发〔2015〕32号）和《中医药发展战略规划纲要（2016—2030年）》（国发〔2016〕15号）（简称《纲要》）等文件精神，尤其是实现《纲要》中"到2030年，基本形成一支由百名国医大师、万名中医名师、百万中医师、千万职业技能人员组成的中医药人才队伍"的发展目标，提升中医药职业教育对全民健康和地方经济的贡献度，提高职业技术院校学生的实际操作能力，实现职业教育与产业需求、岗位胜任能力严密对接，突出新时代中医药职业教育的特色，国家中医药管理局教材建设工作委员会办公室（以下简称"教材办"）、中国中医药出版社在国家中医药管理局领导下，在全国中医药职业教育教学指导委员会指导下，总结"全国中医药行业高等职业教育'十二五'规划教材"建设的经验，组织完成了"全国中医药行业高等职业教育'十三五'规划教材"建设工作。

中国中医药出版社是全国中医药行业规划教材唯一出版基地，为国家中医中西医结合执业（助理）医师资格考试大纲和细则、实践技能指导用书、全国中医药专业技术资格考试大纲和细则唯一授权出版单位，与国家中医药管理局中医师资格认证中心建立了良好的战略伙伴关系。

本套教材规划过程中，教材办认真听取了全国中医药职业教育教学指导委员会相关专家的意见，结合职业教育教学一线教师的反馈意见，加强顶层设计和组织管理，是全国唯一的中医药行业高等职业教育规划教材，于2016年启动了教材建设工作。通过广泛调研、全国范围遴选主编，又先后经过主编会议、编写会议、定稿会议等环节的质量管理和控制，在千余位编者的共同努力下，历时1年多时间，完成了83种规划教材的编写工作。

本套教材由50余所开展中医药高等职业教育院校的专家及相关医院、医药企业等单位联合编写，中国中医药出版社出版，供高等职业教育院校中医学、针灸推拿、中医骨伤、中药学、康复治疗技术、护理6个专业使用。

本套教材具有以下特点：

1. 以教学指导意见为纲领，贴近新时代实际

注重体现新时代中医药高等职业教育的特点，以教育部新的教学指导意

见为纲领，注重针对性、适用性以及实用性，贴近学生、贴近岗位、贴近社会，符合中医药高等职业教育教学实际。

2. 突出质量意识、精品意识，满足中医药人才培养的需求

注重强化质量意识、精品意识，从教材内容结构设计、知识点、规范化、标准化、编写技巧、语言文字等方面加以改革，具备"精品教材"特质，满足中医药事业发展对于技术技能型、应用型中医药人才的需求。

3. 以学生为中心，以促进就业为导向

坚持以学生为中心，强调以就业为导向、以能力为本位、以岗位需求为标准的原则，按照技术技能型、应用型中医药人才的培养目标进行编写，教材内容涵盖资格考试全部内容及所有考试要求的知识点，满足学生获得"双证书"及相关工作岗位需求，有利于促进学生就业。

4. 注重数字化融合创新，力求呈现形式多样化

努力按照融合教材编写的思路和要求，创新教材呈现形式，版式设计突出结构模块化、新颖、活泼，图文并茂，并注重配套多种数字化素材，以期在全国中医药行业院校教育平台"医开讲－医教在线"数字化平台上获取多种数字化教学资源，符合职业院校学生认知规律及特点，以利于增强学生的学习兴趣。

本套教材的建设，得到国家中医药管理局领导的指导与大力支持，凝聚了全国中医药行业职业教育工作者的集体智慧，体现了全国中医药行业齐心协力、求真务实的工作作风，代表了全国中医药行业为"十三五"期间中医药事业发展和人才培养所做的共同努力，谨此向有关单位和个人致以衷心的感谢！希望本套教材的出版，能够对全国中医药行业职业教育教学的发展和中医药人才的培养产生积极的推动作用。需要说明的是，尽管所有组织者与编写者竭尽心智，精益求精，本套教材仍有一定的提升空间，敬请各教学单位、教学人员及广大学生多提宝贵意见和建议，以便今后修订和提高。

国家中医药管理局教材建设工作委员会办公室

全国中医药职业教育教学指导委员会

2018 年 1 月

《运动治疗技术》
编委会

　　《运动治疗技术》是"全国中医药行业高等职业教育'十三五'规划教材"之一，由中医药职业教育教学指导委员会、国家中医药管理局教材建设工作委员会统一规划、宏观指导，按照全国高等中医药职业院校《运动治疗技术》课程目标确立教学内容并组织编写。

　　本教材在编写过程中博采众长，充分体现了"三基"（基础理论、基本知识、基本技能）、"五性"（思想性、科学性、启发性、先进性、实用性），以培养学生基本技能为重点，突出康复治疗技术的职业教育特点。本教材供高等职业教育康复治疗技术专业教学使用，同时，也可为康复技术工作者提供参考。

　　《运动治疗技术》分上篇、下篇，共二十四个模块。上篇概括地介绍了运动治疗的基本概念、作用、分类及注意事项，以及常用运动治疗技术的基本理论及操作技术。下篇介绍了常见疾病的运动治疗，突出运动治疗技术的实用性。

　　本教材由14所医学院共16名教师共同编写。模块一由陈书敏编写；模块二、三由汪洋编写；模块四由赵红编写；模块五由染志刚编写；模块六、七由崔俊武编写；模块八由于亚婷编写；模块九、十由张润洪编写；模块十一由胡英君编写；模块十二、十三由王晓梅编写；模块十四及模块二十二后四个项目由刘芳编写；模块十五、十六、十七由董芳明编写；模块十八、十九、二十由尹海秋编写；模块二十一项目一、二由刘尊编写；模块二十一项目三、四由陈克军编写；模块二十二前四个项目及模块二十三、二十四由姚波编写；曾妙负责收集及整理。

　　在本书的编写过程中，得到了各参编单位的大力支持与帮助，在此表示衷心的感谢；同时，也感谢各位编委的辛勤工作与通力合作。但由于时间有限，书中疏漏之处在所难免，敬请广大师生和读者提出宝贵意见，以便再版时修订提高。

《运动治疗技术》编委会

2018年6月

上篇

┃下篇┃

上篇

绪 论

【学习目标】

掌握运动治疗的作用、适应证及禁忌证。

熟悉运动治疗技术的基本概念与分类。

了解运动治疗技术的形成与发展。

项目一 概念与运动疗法特点

物理治疗技术包括运动治疗技术和物理因子治疗技术两部分内容。其中，运动治疗技术是康复治疗技术中最基本和最积极的治疗方法，在发展过程中形成了自己独特的科学治疗体系。在临床康复治疗中发挥着重要作用。本教材主要面向高职高专康复治疗技术、中医康复技术等相关专业学生，详细阐述与运动治疗技术有关的基本理论和操作方法。

一、概念

1. 运动疗法（therapeutic exercise） 是指以运动学、生物力学和神经发育学为基本原理，通过主动运动或被动运动方式，采用徒手及器械进行训练，以恢复、改善、代偿和替代伤、病、残患者身体、心理、情感及社会功能障碍的方法，是物理疗法的重要组成部分。运动疗法是一种重要的康复治疗手段，适用于各种运动功能障碍性疾患，如偏瘫、脑瘫、截瘫、骨折术后康复等。

2. 物理疗法（physical therapy，PT） 是指运用徒手、器械进行主动、被动运动训练以及运用力、电、声、光、水、磁、温度等物理因子进行防治疾病和改善肢体功能的治疗方法，包括运动疗法和物理因子疗法（理疗）。

3. 物理治疗师（physiotherapist，PT） 是指在临床康复治疗中根据康复计划对患者实施运动治疗及物理因子治疗的专业治疗人员。是专门从事康复治疗工作的医务工作者。与作业治疗师（occupational therapist，OT）、言语治疗师（speech therapist，ST）等都是康复治疗师，同属于康复治疗人才。

二、运动疗法特点

1. 积极主动参与治疗 运动治疗强调在训练中激发患者的主观能动性和潜在能力，要求康复治疗对象及相关人员积极主动配合和参与治疗，以促进患者的身心功能障碍及社会功能障碍得到全面康复。即所谓"生命在于运动，康复在于主动"。

2. 局部锻炼与全身治疗相结合 在运动治疗过程中既要采用肌肉关节的活动训练以锻炼肢体的局部功能，使功能障碍得以康复，又要结合其他治疗方法和手段促进患者功能的全面康复，如通过神经反射和体液调节来改善全身功能等。

3. 预防与治疗相结合 运动疗法有病治病，无病强身健体。通过一些有氧训练方法如健身操、散步、游泳、登山、骑自行车等，可增强患者、亚健康人群及老年人的免疫功能，改善心肺功能及机体的代谢能力，促进身心健康。故运动治疗既能够用来治疗患者的身心功能障碍，减少后遗症，减轻并发症和不良后果，还可以用来锻炼身体、愉悦心情，预防疾病的发生。

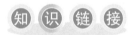

运动治疗技术与推拿的区别

运动治疗技术与推拿都是康复治疗技术的重要组成部分，两种技术虽然都是通过对患者进行肢体运动和放松达到治疗目的，但推拿是一门传统康复治疗技术，它以中医理论为基础，在临床治疗中强调辨证论治，推拿治疗以患者肢体的被动活动为主，患者更多情况下只能被动接受治疗人员的手法治疗；运动治疗技术是从西方传过来的一门现代康复治疗技术，它以解剖学、运动学、生物力学和神经发育学为基础，在临床治疗中强调激发患者的主动性和潜在能力，要求患者积极主动参与；它与推拿的最大区别是：依托的理论基础不同，运动治疗技术建立在西医理论基础上，以主动运动为主，被动治疗手法为辅；而推拿则是建立在中医理论基础上，以被动治疗手法为主，主动运动为辅。

项目二　运动治疗技术的形成与发展

运动治疗有悠久的历史，人们很早就认识到运动对维持身心健康和防治疾病有重要的价值。公元前 2000 多年前古埃及有体育训练可以配合医术治疗疾病的记载。公元前 4 世纪，古希腊 Hippocrates 利用矿泉、日光、海水及体育活动来防病健身、延缓衰老，保持健康。在治疗方面有价值的运动手段有散步、骑马、格斗、呼吸体操等。

在我国，四千多年前即已出现物理治疗的方法。在旧石器时代，古人用尖状和刮削过的石器来刺破痈疡以排出脓血。春秋战国时期扁鹊就经常用砭石、针灸、熨贴与按摩等物理因子治疗疾病。我国第一部医理论著《黄帝内经素问》中就记载了用物理因子治疗疾病的方法，如攻达（针）、角（拔罐）、药熨（传导热）、导引（呼吸体操）、按跷（按摩）、浸渍发汗（水疗）等。此外，尚有磁石、矿泉水治疗疾病的记载。

随着老年人口及老年病患者比例增大，工伤、交通事故日益增多，文体活动的日渐增多，以及人类对健康的认识转变，运动治疗技术也逐渐为社会所重视，近年来发展非常迅速。

项目三　运动治疗的作用

一、维持和改善运动器官的形态与功能

运动可以加快全身血液循环，增加骨骼肌肉系统的血液供应，促进关节滑液的分泌，牵伸挛缩和粘连的软组织，维持和改善关节活动范围，提高和增强肌肉的力量和耐力，改善和提高平衡和协调能力，预防和延缓骨质疏松。

二、提高人体的代谢能力，增强心肺功能

运动时肌肉作功，消耗体内大量的能源底物，新陈代谢水平急剧增高，其水平高于休息水平几倍、几十倍，增加的程度与运动的强度成正比。运动时，心率加快，心肌收缩力加强，心输出量增加，呼吸加深、加快，胸廓和横膈的活动幅度增大，以适应机体的需要。

三、促进代偿功能的形成和发展

对于因伤病破坏一定解剖结构，虽经系统运动治疗，其功能仍难以完全恢复的患者，通过对健侧肢体或非损伤组织的反复的功能训练，可以发展代偿能力，以补偿丧失的功能。例如，偏瘫患者健侧肢体经训练可代偿患侧肢体的功能；截瘫患者可通过训练上肢肌力以驱动轮椅，代偿下肢的行走功能。

四、提高神经系统的调节能力

任何运动都是一系列生理性条件反射的综合，适当的运动可以保持中枢神经系统的兴奋性，改善神经系统反应性和灵活性，维持正常功能，发挥对全身脏器的调节能力。

五、增强内分泌系统的代谢能力

主动运动可以促进糖代谢，减少胰岛素分泌，维持血糖水平；增加骨组织对矿物质（如钙、磷）的吸收。

六、预防长期卧床所致的并发症

长期卧床常影响机体的各种功能，如关节挛缩、肌肉萎缩、骨质疏松、心肺功能降低等废用综合征；血液循环不良导致的深静脉血栓形成；肠蠕动减弱，影响机体的消化和吸收功能，导致便秘等，运动疗法可有效预防或改善以上病症。

七、调节精神和心理

运动可以提高内啡肽释放，改善患者情绪和心态，从而有利于患者的功能恢复。低中强度运动锻炼可以促进大脑皮质、尾状核、下丘脑和小脑等处的内啡肽分泌增多，产生镇痛作用；运动中机体代谢活动增强，肾上腺素分泌增加和由此而产生的欣快感，可以缓解精神和心理压力，打断抑郁或焦虑情绪与躯体器官功能紊乱之间的恶性循环，改善情绪、增强患者的自信心；提高适应能力；增强社会交往、改善人际关系等。

项目四　运动治疗技术的分类

运动治疗的内容丰富，分类方法也很多，从临床应用角度出发，可做如下分类：

一、改善关节活动的技术

主要用于改善和维持关节活动范围，以利于患者完成功能性活动。根据是否借助外力，可分为主动运动、主动辅助运动和被动运动三种；根据是否使用器械可分为徒手运动和器械运动。

1. 主动运动（active movement） 肌肉主动收缩产生运动，根据有无外力的参与可分为随意运动、助力运动和抗阻运动。①随意运动（voluntary movenent）：运动时，动作完全由肌肉的主动收缩来完成，没有外力（辅助力量或阻力）的参与。如患者自己活动四肢关节、行走、各种医疗体操等。②助力运动（assisted movement）：运动时，部分动作的完成由患者主动收缩肌肉，部分借助于外力来完成。外力可来自于器械（滑轮、悬吊装置等）、健侧肢体或他人的帮助。如四肢骨折患者可利用悬吊带将骨折肢体托起，在减重的状态下完成肢体的活动；周围神经损伤患者借助于滑轮，由健侧肢体拉动滑轮来帮助患侧肢体抗重力活动；偏瘫患者用健侧手帮助患侧上肢活动或在他人的帮助下做患侧肢体的活动。③抗阻力运动（resisted movement）：运动时必须克服外来的阻力完成运动。这种运动是在治疗师用手或利用器械对人体施加阻力的情况下，由患者主动地进行抗阻力的运动。多用于肌肉的力量训练和耐力训练。如四肢骨折或周围神经损伤后，可利用沙袋训练肌肉力量，利用股四头肌训练椅训练股四头肌肌力等。

2. 主动辅助运动（active assistant movement） 当患者肢体肌肉已能开始收缩，但力量尚不足以抵抗肢体的重力时，动作一部分由肌肉主动收缩完成，一部分借助于外界的力量来完成。外来的力量可以是治疗师的帮助、由健侧肢体带动完成，也可以是器械或悬吊的力量。

主动辅助运动的作用主要在于增强肌力和改善肢体功能。这种运动是介乎于主动运动和被动运动之间的一种运动，是从被动运动向主动运动过度的一种形式。

3. 被动运动（passive movement） 当患者肢体肌肉瘫痪或肌肉力量极弱时，不能用自己的力量来进行关节活动，此时由治疗师徒手或借助器械对患者进行的治疗活动，运动时肌肉不收缩，肢体完全不用力，动作的整个过程由外力来完成。常见的被动活动有：关节可动范围运动、关节松动技术、持续性被动活动。

被动运动作用：预防软组织挛缩和粘连形成，恢复软组织弹性，维持关节的正常活动范围；保持肌肉休息状态时的长度及牵拉缩短的肌肉；刺激肢体屈伸反射；施加本体感觉刺激；为主动运动发生做准备。

二、增强肌肉力量的技术

肌力训练是根据超量负荷（over load）的原理，通过肌肉的主动收缩来改善或增强肌肉的力量。可根据肌肉力量级别的不同选择不同的方法。

1. 主动助力运动 当患者的肌力为 1 级或 2 级时，尚不足以对抗重力做主动运动，可采取此种方式。根据助力的来源可分为徒手助力和悬吊助力运动。①徒手助力运动：患者肌力为 1 级时，由治疗者帮助患者进行主动锻炼，随着主动运动能力的改善，可逐渐减少帮助。②悬吊助力运动：适用于 2 级肌力或稍低肌力。利用绳索、挂钩、滑轮等简单装置，将运动肢体悬吊起来，以减轻肢体自身重量，然后在水平面上进行运动训练。助力可来自重物或治疗者徒手施加。

2. **主动运动** 当肌力 3 级或以上时，患者将需训练的肢体放在抗重力的位置上，进行主动运动。

3. **抗阻力运动** 适用于肌力达到 4~5 级的患者。是克服外加阻力的主动训练方法。根据肌肉收缩的类型可分为等长抗阻训练、等张抗阻训练。

三、牵伸软组织的技术

牵伸（stretching）是指拉长挛缩或短缩软组织的治疗方法，主要作用于软组织，其目的是改善或重新获得关节周围软组织的伸展性，降低肌张力，增加或恢复关节的活动范围，防止发生不可逆的组织挛缩，预防或降低躯体在活动或从事某项运动时出现的肌肉、肌腱损伤。根据牵伸力量来源、牵伸方式和持续时间，可分为手法牵伸、机械装置被动牵伸和自我牵伸三种。

1. **手法牵伸** 治疗者对发生紧张或挛缩的组织或活动受限的关节，通过手力牵拉，并通过控制牵引方向、速度和持续时间，来增加挛缩组织的长度和关节的活动范围。

2. **机械装置被动牵伸** 借助机械装置，增加小强度的外部力量，较长时间作用于挛缩组织的一种牵伸方法。

3. **自我牵伸** 由患者自己完成的一种肌肉伸展性训练，可以利用自身重力作为牵伸力量。

4. **主动抑制** 牵伸治疗过程中，经常使用主动抑制的方法，即在牵伸肌肉前，患者有意识地放松该肌肉，使肌肉收缩机制受到人为的抑制，此时进行牵伸的阻力最小。主要用于患者肌肉神经支配完整，能自主控制的情况下，需除外神经肌肉障碍引起的肌无力、痉挛或瘫痪。

四、增强平衡协调能力的技术

1. **平衡运动** 是以提高患者维持身体的平衡能力所采取的各种训练方法。平衡训练系统通过训练激发姿势反射，强化前庭功能的稳定性，达到增强平衡功能的目的。如平衡板、巴氏球等。适用于偏瘫、截瘫和脑瘫等导致平衡功能障碍的患者。

2. **协调运动** 是以提高患者自主完成平滑、准确且有控制的随意运动的自我调节能力的各种训练方法。完成运动的质量包括遵循一定的方向和节奏、采用适当的力量和速度、达到准确的目标等几个方面，如打毛衣、钉钉子、写字、画画、夹围棋子等。用于评定的一些试验也可用来训练患者的协调功能，如指鼻试验、轮替试验、跟膝胫试验等。

五、增强转移步行能力的技术

1. 转移运动　是以提高患者身体移动及姿势转换能力为目的而采取的各种训练方法。完整过程包括卧→坐→站→行走。如由卧到坐训练、由坐到站训练、被动搬运、辅助转移、独立进行床上转移运动、床椅转移运动等。

2. 步行练习　是以提高患者步行移动能力、矫治异常步态为目的而采取的各种训练方法。步行功能的恢复能增强患者的自信心，提升患者的生活质量。常用运动方法包括患腿支撑、原地踏步、前后左右迈步、上下楼梯、直线行走、变速走、倒行等。

六、增强心肺功能的技术

1. 放松性运动（relaxation）　以放松肌肉和精神为主要目的的运动，如呼吸训练、医疗体操、保健按摩、太极拳等。适用于心血管和呼吸系统疾病的患者、精神紧张者、老年人及体弱者。

2. 耐力性运动（endurance training）　以增强心肺功能为主要目的，可采用医疗步行、骑自行车、游泳等有氧运动方式，适合于心肺疾患及需要增强耐力的体弱患者。

七、神经生理治疗技术

临床常用的是神经发育疗法（neurodevelopment treatment，NDT）和运动再学习疗法（motor relearning program，MRP）。

1. 神经发育疗法　其典型代表是 Bobath 技术、Brunnstrom 技术、Rood 技术、PNF 技术（又称 Kabat-Knott-Voss 技术）。其共同点为：①治疗原则：均以神经系统作为治疗重点对象，将神经发育学、神经生理学的基本原理和法则应用到脑损伤后运动障碍的康复治疗中。②治疗目的：把治疗与功能活动特别是日常生活活动结合起来，在治疗环境中学习动作，在实际环境中使用已经掌握的动作并进一步发展技巧性动作。③治疗顺序：按照头-尾、近端-远端的顺序治疗，将治疗变成学习和控制动作的过程。在治疗中强调先做等长练习，后做等张练习；先练习离心性控制，再练习向心性控制；先掌握对称性的运动模式，后掌握不对称性的运动模式。④治疗方法：应用多种感觉刺激，包括躯体、语言、视觉等，并认为重复强化训练对动作的掌握、运动控制及协调具有十分重要的作用。⑤工作方式：强调早期治疗、综合治疗以及各相关专业的全力配合等；重视患者及其家属的主动参与，这是治疗成功与否的关键。

2. 运动再学习疗法（motor relearning program，MRP）　把中枢神经系统损伤后运动功能的恢复看作一种再学习或再训练的过程，以神经生理学、运动科学、生物力学、行为科学等为理论基础，以脑损伤后的可塑性和功能重组为理论依据。认为实现功能重组的主要条件是需要进行针对性的练习活动，练习的越多，功能重组就越有效，特别是早期练习相关的运动。而缺少练习则可能产生继发性神经萎缩或形成不正常的神经突触。主张通过多种反馈（视、听、皮肤、体位、手的引导）来强化训练效果，充分利用反馈在运动控制中的作用。

八、其他治疗技术

其他治疗技术包括牵引技术、推拿手法、水中运动、医疗体操等。这些方法对缓解疼痛症状、增加关节活动度、增强肌力、耐力、平衡、协调及心肺功能等方面具有独特的治疗效果。

项目五 运动治疗的适应证与禁忌证

一、适应证

1. 神经系统疾病 脑卒中、颅脑外伤、脑肿瘤、小儿脑瘫、脊髓损伤、周围神经疾患、帕金森病、急性感染性多发性神经根炎、脊髓灰质炎、多发性硬化症等。

2. 骨科疾病 骨折、截肢与假肢、关节炎、肩周炎、颈椎病、腰椎间盘突出症、全髋或全膝人工关节置换术后等。

3. 内脏器官疾病 急性心肌梗死、慢性阻塞性肺疾患、糖尿病、高血压病等。

4. 肌肉系统疾病 重症肌无力、肌营养不良等。

5. 运动损伤及其他疾病 运动损伤后功能障碍、烧伤、烫伤等。

二、禁忌证

对需要选用运动疗法的患者要注意进行身体检查，有如下禁忌证存在时，不宜施行运动疗法操作。

1. 患者病情不稳定，处于疾病的急性期或亚急性期。

2. 有明确的急性炎症存在，如体温超过 38℃，血中白细胞计数明显升高等。

3. 全身情况不佳、脏器功能失代偿期，如：①脉搏加快，安静时脉搏大于 100 次 / 分；②血压不正常，患者临床症状明显，高血压患者舒张压高于 120mmHg，低血压患者收缩压低于 100mmHg；③有心力衰竭表现：呼吸困难、全身浮肿、胸水、腹水等；④心脏疾病发作在 10 日以内者；⑤严重心律失常；⑥安静时有心绞痛发作。

4. 休克、神志不清或明显不合作者。

5.运动治疗过程中有可能发生严重并发症者，如动脉瘤破裂。

6.有出血倾向及皮肤严重感染者。

7.运动器官损伤未做妥善处理者。

8.身体衰弱，难以承受训练者。

9.患有动脉或静脉血栓，运动有可能脱落者。

10.癌症有明显转移倾向者。

11.剧烈疼痛，运动后加重者。

项目六　运动治疗的注意事项

一、运动损伤

不适当的运动有可能导致或加重组织损伤，使患者的病情加重。常见导致损伤的因素包括：准备或结束活动不充分、运动训练强度或总量过大、运动方式选择不当、运动训练动作错误、高危患者的病情判断失误等。常见的损伤包括：关节扭伤或脱位、韧带拉伤或断裂、骨折（常见疲劳性骨折）、椎间盘突出或腰椎滑脱等。

二、脏器功能超负荷或衰竭

疾病或损伤后各脏器功能储备都有不同程度的下降。如果运动强度或总量过大，超过功能储备，就可能诱发脏器功能衰竭。常见的脏器衰竭包括：心力衰竭、肾衰竭、呼吸功能衰竭等。

三、诱发心脑血管事件

心脑血管事件指各种突发性心脑血管意外，包括脑卒中、心肌梗死、心脏骤停等。与运动相关的常见诱因包括：运动诱发血压过度增高导致脑血管破裂（脑溢血）或左心房或动脉血栓脱落导致脑梗死、心律失常导致心脏骤停（窦性停搏、完全性传导阻滞合并心脏停搏、室性心动过速或室颤等）、心脏破裂、主动脉瘤破裂等。

项目七　运动治疗常用的器械和设备

在运动治疗中，需要借助很多治疗设备来达到训练目的，常用的器械和设备如下：

一、上肢训练常用器械

1. 肋木架　主要用于身体下蹲站起训练、增加关节活动度训练；矫正异常姿势训练；增强肌力及耐力训练等。

2. 悬吊架　主要用于增加关节活动度训练；增强肌力训练；进行调整、松弛训练；颈椎牵引治疗等。

3. 手支撑器　主要用于坐位平衡训练；床上坐位转移训练；床椅转移训练；增强上肢肌力和稳定性训练等。

4. 弹簧拉力器　主要用于增强上肢肌力训练；扩胸训练及上肢关节活动度训练等。

5. 墙壁拉力器　主要用于增强肌力及耐力训练。

6. 哑铃　主要用于增强肌力及耐力训练。

7. 沙袋　主要用于增强肌力及耐力训练。

8. 肩关节训练器　又称肩轮，主要用于增加肩关节环转、前屈、后伸活动度训练；增强肌肉的抗阻运动训练等。

9. 前臂旋转训练器　主要用于增加前臂内外旋关节活动度训练；增强上肢肌力及耐力训练等。

10. 腕关节训练器　主要用于增加腕关节屈伸活动度训练；增强腕部肌群肌力及耐力训练等。

11. 体操棒　主要用于增加上肢关节活动度训练；增强身体平衡能力、协调性及柔韧性训练等。

12. 磨砂板　主要用于增加上肢关节活动度训练；增强上肢肌力及耐力训练及改善上肢协调性训练等。

13. 重锤式手指训练器　主要用于增加掌指关节、指间关节活动度训练；增强手指肌力及耐力训练等。

14. 分指板　主要用于手指关节痉挛的持续牵伸和保持手指正确位置训练。

15. 上螺丝、上螺母　主要用于增加掌指关节、指间关节活动度训练；增强手指肌力及耐力训练；增强手指协调性及手眼协调能力训练等。

16. 抛接球　主要用于保持身体稳定性训练；增强身体坐位及站立位平衡能力训练；增强上肢协调功能及手眼协调能力训练等。

二、下肢训练常用器械

1. 起立床　主要用于长期卧床的患者进行渐进式适应性站立训练，防止直立性低血压、压疮和骨质疏松等卧床综合征。

2. 站立架 主要用于偏瘫、截瘫、脑瘫等站立功能障碍患者进行站立训练，预防长期卧床导致的并发症。

3. 股四头肌训练器 主要用于增加膝关节屈伸活动度训练；增强股四头肌肌力及耐力训练等。

4. 踝关节训练器 主要用于增加踝关节跖屈、背伸、内翻、外翻主动及被动关节活动度训练；增强胫前肌、小腿三头肌肌力及耐力训练等。

5. 踝关节矫正板 主要用于小腿三头肌痉挛的持续牵伸训练；足内翻、足外翻、马蹄足等畸形的矫正训练；增强下肢肌力及预防并发症训练等。

6. 平衡板 主要用于平衡功能障碍患者的评定和训练。

7. 平行杠 主要用于站立训练；步行训练；增加关节活动度训练；增强肌力训练以及作为辅助装置配合平衡板、踝关节矫正板等进行平衡功能训练和踝关节矫正训练等。

8. 助行器 主要用于步行功能障碍患者进行行走训练。

9. 训练阶梯 主要用于步行功能障碍患者进行行走和上下楼梯训练。

10. 功率自行车 主要用于增加下肢关节活动度训练；增强下肢肌力训练；提高患者平衡能力、协调能力和心肺功能训练等。

11. 运动平板 常用的是电动跑台，主要用于步行功能障碍患者的评定和训练；心肺功能的评定和训练；步态矫正训练及耐力训练等。

12. 四肢联动训练器 主要用于四肢的主动和被动关节活动度训练；四肢的肌力及耐力训练；四肢的协调能力训练等。

13. 实用步行训练装置 主要用于步行功能障碍患者的步行训练；使用轮椅的患者进行综合基本动作训练；增加下肢关节活动度训练；增强下肢肌力及耐力训练等。

三、其他常用训练设备

1. 姿势矫正镜 主要用于异常姿势患者进行姿势矫正训练；平衡能力低下患者增强平衡功能训练；面神经麻痹患者进行表情肌训练等。

2. 训练球 又称巴氏球，主要用于平衡能力低下患者增强平衡功能训练；脑瘫患儿进行肌肉松弛训练及综合基本动作训练等。

3. 训练床 又称PT床，主要用于肢体功能障碍患者进行良肢位摆放训练；床上翻身、坐起、床上转移、床椅转移训练；坐位及跪位平衡训练；治疗师与患者一对一徒手训练以及作为训练台配合悬吊网架进行肌力训练等。

4. 训练凳 又称PT凳，主要作为治疗师坐凳，可调整高度及方向，以适应治疗师在训练患者时使用。

5. 运动垫 又称体操垫，主要用于患者卧位、手膝位、跪位、长坐位、爬行的动作训练及行走训练，也可与肋木架、助行器、手杖、拐杖及轮椅配合使用，作为摔倒的防护垫。

6. **楔形垫**　主要用于偏瘫、截瘫和脑瘫患者的卧位及坐位功能训练，包括感知功能、平衡功能、协调功能、肌力及关节活动度训练等。

7. **牵引装置**　颈椎牵引器主要用于颈椎病、颈椎错位的牵引治疗；腰椎牵引器主要用于腰椎间盘突出症的牵引治疗；四肢关节功能牵引器主要用于四肢较大关节疾病的牵引治疗；手指关节功能牵引器主要用于掌指关节、指间关节的牵引治疗。

8. **等速肌力训练仪**　主要用于等速肌力的评定和训练。

9. **辅助设备**　主要用于步行辅助训练，如拐杖、手杖、助行器、轮椅等；转移辅助训练，如滑板、转移支架等；生活辅助训练，如取物延伸器、穿鞋器、纽扣辅助器等。

10. **平衡功能检测训练系统**　主要用于平衡功能障碍患者的平衡功能检测和训练。手稳定检测训练装置可用来分析、训练手指的精细动作和评估治疗效果。

11. **下肢康复机器人**　主要用于下肢步行功能障碍的患者模拟生物反馈环境，辅助进行步行训练或替代步行运动，也可用于开展远程康复训练。

复习思考

1. 运动治疗的定义？

2. 运动治疗技术分哪几类？

3. 临床常用的神经发育学疗法有哪几种？

4. 运动治疗有哪些作用？

模 块 二

关节活动技术

【学习目标】

掌握全身各关节主动运动、主动助力运动、被动运动技术的操作。

熟悉关节活动技术的基本原则与注意事项。

了解全身各关节的解剖及运动特点。

项目一 概述

一、概念

关节活动技术（technique of joint activity）是指利用各种方法来维持和恢复因组织粘连或肌肉痉挛等多种因素引起的关节功能障碍的一种运动治疗技术。

二、关节活动受限的原因

关节运动时所通过的轨迹称为关节活动范围（又称关节活动度）。正常各关节的屈曲或旋转均有一定的活动范围，即关节活动度的正常值。关节活动度的正常值因个体、性别、年龄、职业、人种、运动史等而不同。

（一）生理因素

关节活动范围受骨性限制、软组织限制、韧带限制、肌肉的肌张力以及失神经支配等生理因素的影响。

1.拮抗肌的肌张力　如髋关节的外展受到内收肌张力的限制，一些痉挛型脑瘫患儿因内收肌张力过高导致外展困难而呈剪刀步态。

2.软组织接触　如做髋膝关节屈曲时，与胸腹部接触而影响髋膝关节的过度屈曲。

3. 关节的韧带张力　关节周围宽厚坚韧的韧带会限制关节的活动范围，如膝关节伸展时会受到前交叉韧带、侧副韧带等的限制。

4. 关节周围组织的弹性情况　关节囊薄而松弛的关节，其活动度较大，如肩关节；反之，其活动度较小，如胸锁关节。

5. 骨组织的限制　当骨与骨相接触时，会限制其关节的过度活动。如肘关节伸展时，会因尺骨鹰嘴与肱骨滑车的接触，而限制肘关节过度伸展。

（二）病理因素

1. 关节及周围软组织疼痛　如骨折、手术后、关节炎症等引起的疼痛导致关节主动活动和被动活动的减少。

2. 关节周围软组织的痉挛、挛缩或粘连　锥体系损伤导致肌肉痉挛，造成肢体肌群张力的不平衡，使肢体主动活动减少，常被动活动大于主动活动。关节或韧带损伤引起的肌肉痉挛，可致主动活动和被动活动均减少。烧伤、肌腱修复术后关节周围的肌肉、肌腱、韧带、关节囊等软组织挛缩、粘连，以及严重的肌痉挛而致的关节挛缩，导致关节的主动活动和被动活动均减少。

3. 关节的长时间制动　肢体长时间制动后，使关节周围软组织的疏松结缔组织发生短缩变成致密结缔组织，使之失去弹性和伸缩性能，造成关节挛缩，使关节主动活动和被动活动均减少。长时间制动后导致肌肉肌力下降和废用性萎缩，使关节主动活动减少。

4. 肌肉瘫痪或无力　中枢神经系统病变、周围神经损伤、肌肉或肌腱的断裂引起的肌肉瘫痪或无力，导致关节主动活动的减少。

5. 关节本身病变　关节炎症、异位骨化、关节内渗出或有游离体，关节的主动活动和被动活动均减少。关节僵硬时主动活动和被动活动丧失。

三、关节活动技术的基本原则

1. 在功能评定的基础上，决定训练的形式，如被动训练、主动–辅助训练和主动训练等。

2. 患者处于舒适体位，同时确保患者处于正常的身体力线，必要时除去影响活动的衣服、夹板等固定物。

3. 治疗师选择能较好发挥治疗作用的位置。

4. 扶握将被治疗关节附近的肢体部位，以控制运动。

5. 对过度活动的关节、近期骨折的部位或麻痹的肢体等结构完整性较差的部位予以支持。

6. 施力不应超过有明显疼痛范围的极限。

7. 关节活动度训练可在解剖平面（额状面、矢状面、冠状面）、肌肉可拉长的范围、组合模式（数个平面运动的合并）、功能模式等情况下进行。

8.在进行训练中和完成后，都应注意观察患者总体状况，注意生命体征、活动部分的皮温和颜色改变，以及关节活动度和疼痛等变化。

四、关节活动技术的注意事项

1.选择合适体位　在进行关节活动技术之前要向患者解释其目的、操作方法、作用及可能出现的情况，以取得患者的信任和配合。患者和治疗师的体位选择要合适，以患者舒适和操作方便为宜。

2.熟悉关节结构　在进行关节活动技术之前要熟练掌握关节的解剖结构、运动方向、运动平面以及各关节的正常活动范围。

3.早期活动　在不引起病情、疼痛加重的情况下，为了防止关节活动度受限，应早期进行关节活动训练。有条件的可选择关节持续被动运动治疗方法；如条件不具备则要缓慢、平稳、不引起疼痛地进行关节的被动运动、主动助力运动或无阻力的主动运动。

4.避免暴力　应在无痛或者轻微疼痛、患者能够忍受的范围内进行训练，避免使用暴力，以免发生组织损伤。

5.由远及近　同一肢体数个关节均需关节活动度训练时，可依次从远端向近端的顺序逐个关节或者数个关节一起进行训练。

6.全范围活动　关节活动范围的维持训练应包括身体的各个关节，每个关节必须进行各个方向全范围的活动（如肘关节的屈曲、伸展；肩关节的屈曲、伸展、内收、外展、内旋和外旋等）。每次活动只针对一个关节。

7.多种疗法综合应用　为了改善和维持关节活动范围，关节活动技术应与关节松动技术、肌肉牵伸技术、关节牵引、神经生理学疗法、物理因子疗法等多种疗法综合应用。

项目二　上肢关节活动技术

一、肩部关节

（一）运动解剖概要

狭义的肩关节指盂肱关节，广义的肩关节包括盂肱关节、肩锁关节、胸锁关节、喙锁关节、肩峰下关节和肩胸关节共6个关节。

1.盂肱关节　由肩胛骨的关节盂和肱骨头组成，属球窝关节、多轴关节，是人体最灵活的一个关节。该关节可做前屈、后伸、内收、外展及内外旋转等多方向活动。

2.肩锁关节　由锁骨的肩峰端与肩胛骨的肩峰关节面构成。关节有三个轴和三个自由度，可做上提、外展和旋转运动。

3. 胸锁关节　由锁骨的胸骨端前下半与胸骨柄上角和第一肋软骨组成，它是唯一连接上肢与胸廓的关节。胸锁关节参与肩带各种运动，包括上举、下降、向前、向后及环行运动。肩锁关节和胸锁关节运动结合的作用是允许肩胛骨运动，当肩胛骨的肋面保持紧贴胸壁时，关节盂就可按其需要向前、向上或向下。肩锁关节和胸锁关节运动范围的总和等于肩胛骨的运动范围。

4. 喙锁关节　由喙骨和锁骨的外侧端组成，喙锁间运动幅度不大，与肩锁关节和胸锁关节共同组成联合关节。

5. 肩峰下关节　由肩峰和肱骨头组成，盂肱关节的运动需要喙肩弓和肱骨头之间较大的运动。

6. 肩胸关节　由肩胛骨与肋骨构成的胸壁组成，虽不具关节的结构，但在功能上也应视为肩关节的一部分。肩胛胸壁关节的正常功能对上肢的灵活性和稳固性十分重要。肩胛胸壁关节为肱骨运动提供了一个可移动的基础，增加了臂的运动范围；当臂上举或用手倒立时，提高了盂肱关节的稳定性，吸收震动。

7. 肩带运动　主要是肩胛骨和锁骨的运动，包括提肩和降肩、前突和后缩、环转运动以及上旋和下旋等。

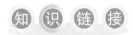

肩关节的正常活动范围

肩关节的活动是各关节间的协调活动，肩肱关节活动时肩胸连接处也随之活动，这种协调活动称为肩肱节律性。肩关节外展至30°或前屈至60°时，肩胛骨是不旋转的，称为静止期。在此以后肩胛骨开始旋转，每外展15°，则肩关节转10°，肩胛骨转5°，两者比例为2∶1；当外展至90°以上时，每外展15°，则肩关节转5°，肩胛骨转10°，两者比例为1∶2。肩关节的正常活动范围为：前屈上举0°~180°、后伸0°~60°、外展上举0°~180°、贴胸壁内收0°~45°、外旋0°~90°、内旋0°~70°、水平内收0°~130°、水平外展0°~40°，加之肩关节的活动是以胸锁关节为支点，以锁骨为杠杆，因此肩关节的活动范围又可因肩胸关节的活动而增加。

（二）关节活动技术

1. 被动活动技术

（1）肩关节前屈：患者仰卧位，治疗师立于患侧，一手握住患侧肘关节稍上方，另一手握住腕关节处，然后缓慢地将患侧上肢沿矢状面向上高举过头（图2-1）。

（2）肩关节后伸：患者俯卧位或健侧卧位，治疗师立于患侧，一手握住患侧肘关节稍上方，另一手握住腕关节处，然后缓慢地将患侧上肢沿矢状面向上举起（图2-2）。

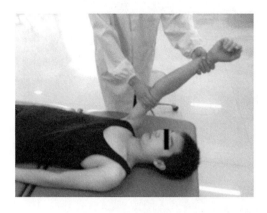
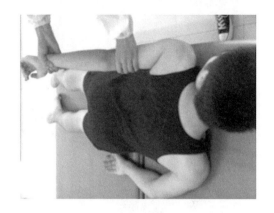

图2-1　肩关节前屈　　　　　　　　　　　　　　　　　图2-2　肩关节后伸

（3）肩关节外展：患者仰卧位，治疗师立于患侧，一手握住患侧肘关节稍上方，另一手握住腕关节处，然后缓慢地将患侧上肢沿额状面外展，当患侧上肢被移动到外展90°时，应将患肢外旋（掌心朝上）后再继续缓慢移动直至接近同侧耳部（图2-3）。

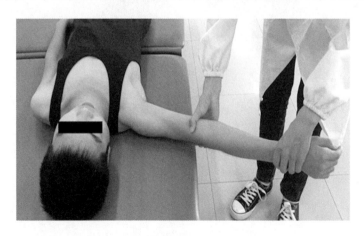

图2-3　肩关节外展

（4）肩关节水平外展和内收：患者仰卧位，肩位于床沿，上肢外展90°，治疗师立于患侧身体及外展的上肢之间，一手握住患侧肘关节稍上方，另一手握住腕关节处，然后缓慢地将患侧上肢沿水平面做外展（图2-4），再做内收（图2-5）。

（5）肩关节内旋和外旋：患者仰卧位，患侧肩关节外展90°，肘关节屈曲90°，治疗师立于患侧，一手固定其肘关节，另一手握住腕关节，缓慢地将患侧前臂向足的方向运动（内旋）（图2-6）、向头的方向运动（外旋）（图2-7）。

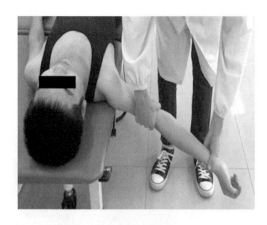

图 2-4 肩关节水平外展

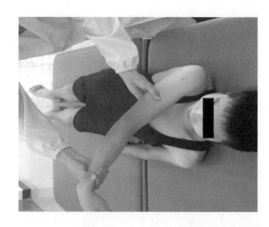

图 2-5 肩关节水平内收

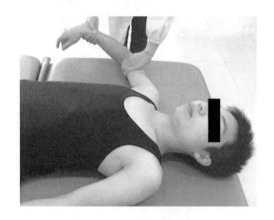

图 2-6 肩关节内旋

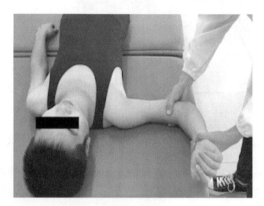

图 2-7 肩关节外旋

（6）肩胛骨被动活动：患者健侧卧位，患肢在上，肘关节屈曲。治疗师面向患者站立，一手拇指与四肢分开，虎口置于肩胛下角，以固定肩胛下角和内缘，一手放在肩胛冈（图 2-8）。两手同时向各个方向活动肩胛骨，使肩胛骨做上提、下降、前突、后缩运动，也可以将上述运动结合起来，做旋转运动。

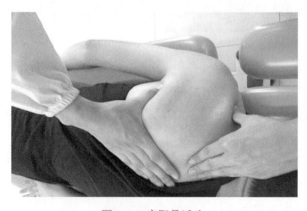

图 2-8 肩胛骨活动

2. 辅助活动技术

（1）自我辅助关节活动技术：患侧上肢可在健侧上肢的帮助下上举过头，直至屈曲最大限度再还原，以训练肩关节前屈活动度；患侧肩关节外展 90°，由健侧上肢带动患侧上肢做水平外展和内收至最大限度再还原，以训练肩关节水平外展和内收活动度；患侧肩关节外展 90°，肘关节屈曲 90°，由健侧上肢帮助患侧前臂活动，至最大限度后还原，以训练肩关节内旋和外旋活动度。

（2）器械辅助关节活动技术：改善肩关节活动度的常用器械有吊环、肩轮、肩关节旋转器、肩梯、肋木、体操棒等。

3. 主动活动技术　肩关节的基本运动有屈曲、伸展、外展、内收、水平外展、内收、内旋、外旋和环转。主动活动时要求动作平稳，对关节的各个方向进行最大范围的活动，每天多次重复练习。

二、肘部关节

（一）运动解剖概要

肘关节是一个复合关节。由肱尺关节、肱桡关节、桡尺近侧关节三个单关节，共同包在一个关节囊内所构成。

1. 肱尺关节　由肱骨滑车与尺骨滑车切迹组成。属滑车关节，可绕额状轴做屈曲、伸展运动。

2. 肱桡关节　由肱骨小头与桡骨头关节凹组成。是球窝关节，可做屈曲、伸展运动和回旋运动。因受肱尺关节的制约，其外展、内收运动不能进行。

3. 桡尺近侧关节　由桡骨环状关节面与尺骨的桡切迹组成。为圆柱形关节，只能做旋内、旋外运动。

三个单关节被包在一个关节囊内，形成一个关节腔，因而构成了一个复合关节。无论在结构上，还是在功能上，肱尺关节都是肘关节的主导关节。所以肘关节的主要运动形式是屈、伸运动，其次是由桡尺近侧关节与桡尺远侧关节联合运动，完成前臂的旋前、旋后运动。

（二）关节活动技术

1. 被动活动技术

（1）肘关节屈曲和伸展：患者仰卧位，治疗师一手固定肱骨远端，一手握住腕关节上方，缓慢地做肘关节的屈曲（图 2-9）和伸展运动（图 2-10）。

（2）前臂旋前和旋后：患者仰卧位，患侧肩关节外展位，肘关节屈曲 90°，前臂中立位，治疗师一手固定上臂，一手握住前臂远端，沿前臂骨干轴线做旋前（向内转动，图 2-11）和旋后（向外转动）运动。

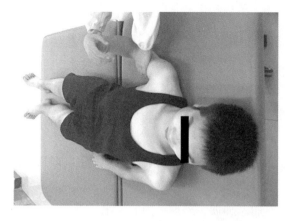

图 2-9　肘关节屈曲

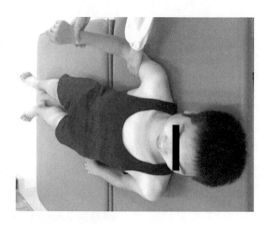

图 2-10　肘关节伸展

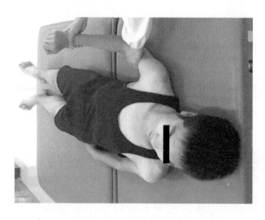

图 2-11　前臂旋前

2.辅助活动技术

（1）自我辅助关节活动技术：患者用健侧手握住患侧前臂远端，帮助患侧肘关节屈曲至手靠近肩关节处，然后还原至伸展位，以训练肘关节的屈伸活动度；患侧前臂在健侧手的帮助下，做桡骨绕尺骨的旋转运动，以训练前臂旋转活动度。

（2）器械辅助关节活动技术：改善肘关节及前臂运动的器械常用的有肘屈伸牵引椅和前臂旋转器等。

3.主动活动技术　肘关节的基本运动有屈曲 – 伸展，前臂的旋前 – 旋后。患者双上肢靠近身体自然下垂，弯曲手臂触肩后再伸直；两上臂靠近身体两侧，肘关节屈曲 90°，做掌心向上和向下运动。要求同肩关节主动活动。

三、腕部关节

（一）运动解剖概要

从功能上讲，腕关节应包括桡腕关节、腕骨间关节、腕掌关节。

1. 桡腕关节　是腕部的主要关节，由桡骨远端关节面和三角纤维软骨与手舟骨、月骨、三角骨组成，呈椭圆形关节。有两个运动轴，绕额状轴可做屈、伸运动，绕矢状轴可做内收和外展运动，还可以做环转运动。

2. 腕骨间关节　由近侧列腕骨（豌豆骨除外）与远侧列腕骨组成。在机能上与桡腕关节组成联合关节，该联合关节称为手关节。手关节的运动同桡腕关节，但增大了运动幅度。

3. 腕掌关节　由远排腕骨与第 1~5 掌骨底组成。拇指腕掌关节是典型的鞍状关节。可做屈、伸运动和外展、内收运动，但上述运动都不典型。而常常做的是对掌运动，对掌运动是拇指与其余四指的相对运动。其余各个腕掌关节都是平面关节。

（二）关节活动技术

1. 被动活动技术　患者仰卧位或坐位，肘关节屈曲，治疗师一手握住患侧前臂远端，一手握住患侧手掌，做腕关节的屈曲（图 2-12）、伸展（图 2-13）、尺偏（图 2-14）和桡偏（图 2-15）运动。

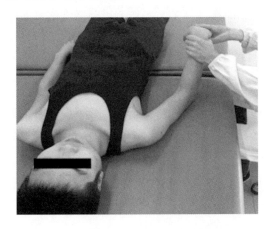

图 2-12　腕关节屈曲

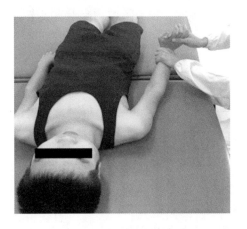

图 2-13　腕关节伸展

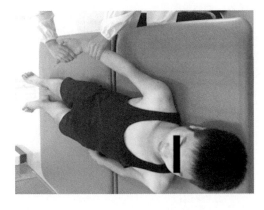

图 2-14　腕关节尺偏

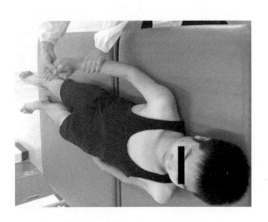

图 2-15　腕关节桡偏

2. 辅助活动技术

（1）自我辅助关节活动技术：患者用健侧手握住患者手背，帮助患侧手做屈曲、伸展、尺偏、桡偏训练。

（2）器械辅助关节活动技术：改善腕关节活动的器械常选择腕屈伸练习器、旋转练习器体操球等。

3. 主动活动技术 腕关节的基本运动有屈曲、伸展、尺偏、桡偏。主动活动要求同肩关节主动活动。

四、手指关节

（一）运动解剖概要

1. 掌指关节 由掌骨头与近节指骨底组成，共有五个。可做屈、伸运动和内收、外展运动。由于没有回旋肌，以及两侧韧带的限制，所以不能做回旋运动。

2. 指间关节 第2~5指，每指都有近端指间关节和远端指间关节两个，拇指只有一个指间关节，指间关节均为滑车关节，只能做屈、伸运动。关节囊背侧松弛，掌侧紧而坚韧。因此屈的幅度大于伸的幅度。

（二）关节活动技术

1. 被动活动技术

（1）掌指关节：患者仰卧位或坐位，治疗师一手握住患侧掌骨远端，一手握住手指近端，做掌指关节的屈曲（图2-16）、伸展（图2-17）、内收（图2-18）、外展（图2-19）运动。

（2）指间关节：患者仰卧位或坐位，治疗师一手固定指间关节的近节，一手活动指间关节的远节，做指间关节的屈曲（图2-20）、伸展（图2-21）运动。掌指关节和指间关节可利用分指板进行练习。

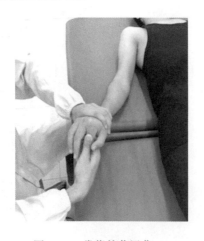 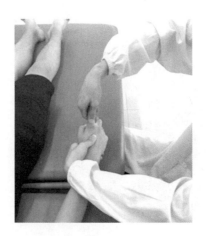

图2-16　掌指关节屈曲　　　　　图2-17　掌指关节伸展

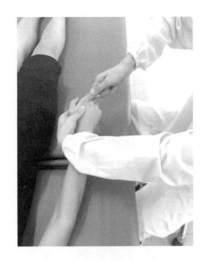
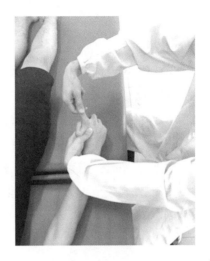

图 2-18 掌指关节内收　　　　　　　　图 2-19 掌指关节外展

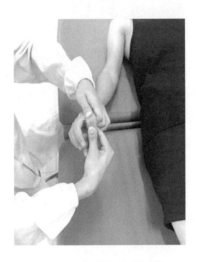
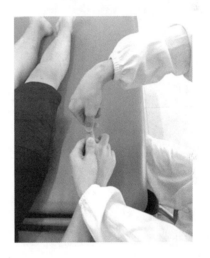

图 2-20 指间关节屈曲　　　　　　　　图 2-21 指间关节伸展

2. 主动活动技术　结合日常生活活动进行掌指关节和指间关节的训练。

项目三　下肢关节活动技术

一、髋部关节

（一）运动解剖概要

髋关节由髋骨的髋臼和股骨头组成。髋关节可绕冠状轴做屈伸运动，绕矢状轴做内收外展运动，绕垂直轴做内旋外旋运动，还可做环转运动。运动形式与肩关节相同，但运动幅度小的多。

（二）关节活动技术

1. 被动活动技术

（1）髋关节前屈：患者仰卧位，治疗师立于患侧，一手托住患侧小腿近腘窝处，一手托住患侧足跟，双手缓慢地将患侧大腿沿矢状面向上弯曲，使大腿尽量接近患侧腹部。

（2）髋关节后伸：患者俯卧位或健侧卧位，治疗师立于患侧，一手固定骨盆，一手托住膝关节处，并用前臂托起小腿，缓慢地将下肢向上方抬起。

（3）髋关节内收、外展：患者仰卧位，做内收动作时让对侧下肢稍外展，治疗师一手握住膝关节，一手握住踝关节上方，缓慢地向外用力完成外展动作（图 2-22），然后还原并向内做内收动作（图 2-23）。

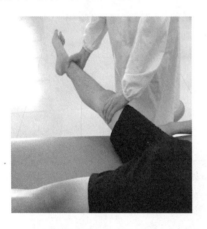

图 2-22　髋关节外展

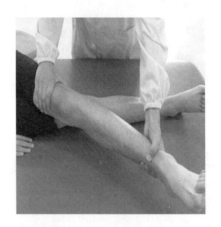

图 2-23　髋关节内收

（4）髋关节内旋、外旋：患者仰卧位，下肢伸展位，治疗师一手握住膝关节近端，一手握住踝关节近端，做下肢轴位的旋转，膝向内为内旋（图 2-24），膝向外为外旋（图 2-25）。也可在患侧髋关节屈曲位下完成，治疗师一手固定患侧踝部，一手握住小腿近端，向内、外侧摆动小腿，做髋关节的内旋、外旋运动。

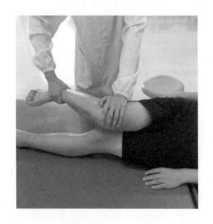

图 2-24　髋关节内旋

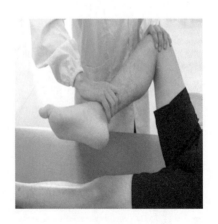

图 2-25　髋关节外旋

2. 辅助活动技术

（1）自我辅助关节活动技术：用健侧足抬起患侧膝关节，并用健侧手抓住膝关节帮助大腿向腹部靠近，以训练髋关节的屈曲活动度；将健侧下肢插入患侧下肢下方，帮助其完成向外、向内的运动，以训练髋关节的外展、内收活动度。

（2）器械辅助关节活动技术：改善髋关节屈曲，内收、外展等活动的器械常选择治疗架、滑轮、套带的组合装置，以及髋内收外展练习器等。

3. 主动活动技术　髋关节的基本运动有屈曲、伸展、外展、内收、外旋、内旋等。主动活动要求同肩关节主动活动。

二、膝部关节

（一）运动解剖概要

膝关节是由股骨和胫骨的内、外侧髁关节面以及髌骨关节面组成的复合关节，在一个关节囊内包含两个单关节。

1. 髌股关节　由股骨的髌面和髌骨关节面构成的滑车关节，可做屈、伸运动。

2. 胫股关节　由股骨和胫骨的内、外侧髁关节面构成的双椭圆关节，可做屈、伸运动。由于双椭圆关节的相互制约作用，加之两侧韧带的限制，故不能做外展、内收运动。当胫股关节屈曲 90° 时，就成了双球窝形关节，因为股骨内、外侧髁的后部是半球状关节面。双球窝关节除了能做屈、伸运动外，还能做小幅度的回旋运动。

膝关节的主要运动形式是屈、伸运动，其次还可以做小幅度回旋运动。屈、伸运动是由髌股关节和胫股关节共同完成的。

（二）关节活动技术

1. 被动活动技术　患者仰卧位，治疗师一手托住患侧膝关节腘窝处，一手握住患侧踝关节的近端缓慢地做膝关节的屈曲运动，再做伸展运动。

2. 辅助活动技术

（1）自我辅助关节活动技术：用健侧手帮助患侧膝关节做屈曲运动。

（2）器械辅助关节活动技术：改善膝关节活动度的器械也可选用治疗架、滑轮、套带的组合装置。

3. 主动活动技术　患者可在坐位或卧位，主动屈曲、伸展膝关节。

三、踝及足关节

（一）运动解剖概要

1. 踝关节　由胫、腓骨下端的踝关节面和距骨滑车组合而成的滑车关节。距骨滑车关节面前宽后窄，关节窝比关节头明显的宽大，关节囊较松弛，关节腔宽大。踝关节能绕额状轴做背屈（足尖向上）和跖屈运动（足尖向下）。当跖屈时，从距骨滑车较窄的后部进入较宽的关节窝，故可在矢状轴上做轻微的内收、外展运动。

2.距跗关节　由距跟关节和跟舟关节组成的距跗关节，两关节形态不同，构造上无联系，它们是功能上的复合关节。运动时跟骨和舟骨连同其他骨对距骨做内翻、外翻。

3.跗跖关节　由骰骨和三块楔骨和五块跖骨组成，活动甚微。

4.跖趾关节　由跖骨和近节趾骨组成，可做轻微的屈、伸、收、展运动。

5.趾骨间关节　是相邻趾骨间的关节，只能做屈、伸运动。

（二）关节活动技术

1.被动活动技术

（1）踝关节背屈：患者仰卧位，下肢伸展位，踝关节中立位，治疗师立于患侧，一手固定患侧踝关节近端，一手托住患侧足跟，用前臂抵住足底，前臂用力使足向小腿方向推压；或者用另一手握着患侧足部向足背运动（图2-26）。

（2）踝关节跖屈：患者仰卧位，下肢伸展位，踝关节中立位，治疗师立于患侧，一手固定患侧踝关节近端，一手下压足背（图2-27）。

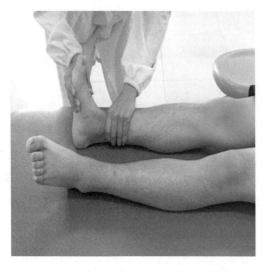
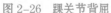
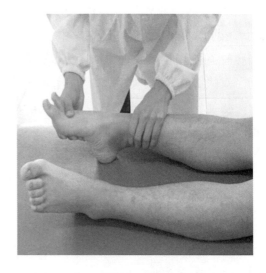

图2-26　踝关节背屈　　　　　　　　　图2-27　踝关节跖屈

（3）踝关节内翻、外翻：患者仰卧位，下肢伸展位，治疗师立于患侧，一手固定患侧踝关节，一手拇指和其余四指分别握住足两侧，内翻时足跟向内侧转动（图2-28），外翻时足跟向外侧转动（图2-29）。

（4）跗跖关节旋转：患者仰卧位，下肢伸展位，治疗师立于患侧，一手固定足跟，一手抓握跗跖关节处，将跖骨向足底方向转动，再向足背方向转动。

（5）跖趾关节屈曲、伸展和内收、外展：患者仰卧位，下肢伸展位，治疗师一手固定关节的近端，一手活动关节的远端。趾骨间关节的运动亦如此。

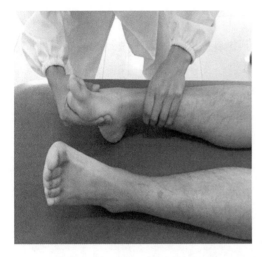
图 2-28 踝关节内翻

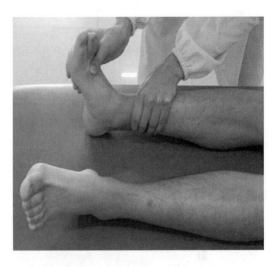
图 2-29 踝关节外翻

2.辅助活动技术

（1）自我辅助关节活动技术：患者长坐位，患侧腿呈"4"字型置于健侧膝关节上方，用健侧手帮助患侧踝关节做背屈、跖屈、内翻、外翻，跖趾关节的屈伸、收展等运动。

（2）器械辅助关节活动技术：改善踝关节活动度的器械常选择踝背屈、踝跖屈练习器。

3.主动活动技术　患者卧位或坐位，主动进行踝关节各方向全活动度的训练。

项目四　躯干关节活动技术

一、运动解剖概要

躯干骨包括椎骨、胸骨和肋骨三部分，共51块。它们相互连结构成了脊柱和胸廓。脊柱由24个椎骨、1块骶骨、1块尾骨、23个椎间盘以及关节韧带组成。脊柱中央有由椎孔连成的椎管，容纳脊髓。两侧各有23个椎间孔，脊神经由此通过。从侧面观察脊柱，可见有四个生理弯曲，即颈曲、胸曲、腰曲和骶曲。颈曲和腰曲向前凸，胸曲和骶曲向后凸。脊柱的弯曲可维持重心和缓冲震荡。

脊柱可绕额状轴做前屈后伸运动，绕矢状轴可做左右侧屈动作，绕垂直轴可做回旋运动，还可做环转运动。脊柱各段的运动幅度有很大区别：屈伸运动以腰段最大，颈段次之。侧屈幅度以颈段最大，腰段次之。回旋运动也是以颈段为最大，腰段次之。

二、关节活动技术

1. 被动活动技术

（1）颈段活动：患者仰卧位，治疗师双手置于下颌及枕后，依次做颈的前屈后伸、左右侧屈和左右旋转运动（图2-30至图2-35）。

（2）胸腰段活动：患者仰卧位，患侧下肢膝关节屈曲，治疗师一手固定患侧肩关节，一手置于患侧骨盆部位，使肩和骨盆向相反的方向旋转并停留数秒钟，以充分牵拉躯干。

2. 主动活动技术 患者坐位或站位，做颈椎、腰椎的前屈、后伸、左右侧屈和左右旋转运动。

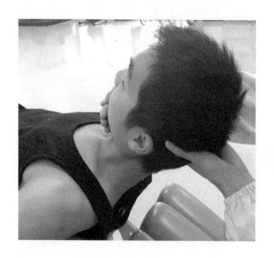

图 2-30 颈前屈

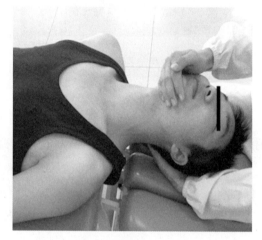

图 2-31 颈后伸

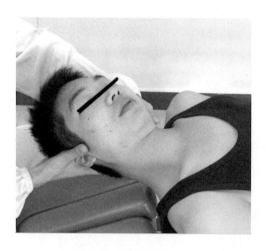

图 2-32 颈左侧屈

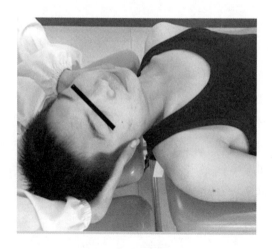

图 2-33 颈右侧屈

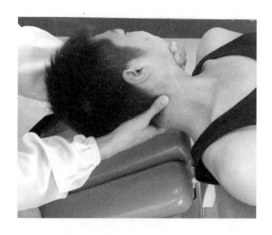
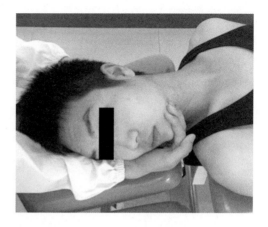

图 2-34　颈左旋 图 2-35　颈右旋

复习思考

1. 上肢关节活动技术包含哪些内容？ 如何操作？
2. 下肢关节活动技术包含哪些内容？ 如何操作？
3. 颈部关节被动活动技术包含哪些内容？ 如何操作？

模块 三

关节松动技术

【学习目标】

掌握上肢关节松动技术、下肢关节松动技术及脊柱关节松动技术的操作。

熟悉关节松动技术的基本手法及手法分级。

了解全身各关节的解剖及运动特点。

项目一　概述

一、概念

关节松动技术（jiont mobilization）是治疗者在关节活动允许范围内完成的手法操作技术，属于被动运动范畴，用于因疼痛、粘连等原因导致的关节活动功能障碍。具有针对性强，见效快、患者痛苦小、易于接受等特点。

二、关节松动技术的基本手法

（一）生理运动（physiological movement）

生理运动指关节在生理活动允许的范围内完成的运动。如肩关节的前屈、后伸、内收、外展、旋前、旋后等。生理运动可以由患者主动完成，也可由治疗者被动完成，在关节松动技术中，生理运动即是由治疗者完成的被动运动。

（二）附属运动（accessory movement）

附属运动指关节在自身及其周围组织允许范围内完成的运动，是维持关节正常活动不可缺少的一种运动。这些运动发生在生理范围之外、解剖范围之内，一般不能主动完成，需要他人或健侧肢体的帮助才能完成，如掌指关节的轴向分离。常见的附属运动有转动、滑动、旋转、分离和牵引等。

1. **转动**　指一骨骼在另一骨骼上滚动。相邻的两骨骼面不吻合，运动中两骨骼面接触点均不相同，转动中产生骨骼的角运动（摆动）。转动的方向与骨骼运动的方向相同（无论是凸面或凹面）（图 3-1A、B）。如果只单独发生转动将产生骨骼面一端的压迫及另一端的分离。因此，以此方式被动牵张关节时将产生关节面的压迫，有可能造成关节损伤。功能正常的关节，纯粹的转动是不会单独发生的，一定会伴随滑动及旋转。

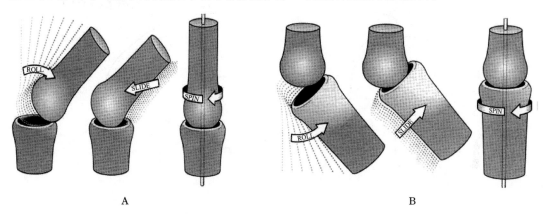

图 3-1　关节附属运动（转动、滑动、旋转）

2. **滑动**　一块骨滑过另一块骨称为滑动（图 3-1）。滑动时，一骨骼面上的同一点与相对骨骼面上的不同点接触。两骨表面形状一致或两骨表面的凹凸程度相等（图 3-2）。单纯的滑移不会发生在关节内，因为事实上两关节面并非完全吻合。滑移的方向取决于移动面是凸面或凹面。若移动的关节面是凸面，滑移的方向与骨骼产生角运动的方向相反；若移动的关节面为凹面，滑移的方向与骨骼产生角运动的方向相同（图 3-3）。这种力学关系称为"凹凸定律"（convex-concave rule），是关节松动技巧决定施力方向的依据。由于滑动手法可以缓解疼痛，若与牵拉手法一起应用，还可以松解关节囊使关节放松，改善关节活动范围，临床应用较多。

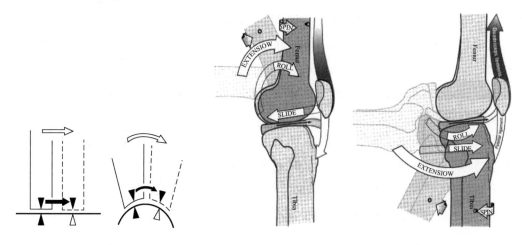

图 3-2　凹凸受力程度　　　　　　　　　　图 3-3　凹凸定律

3. 旋转　指一骨骼在另一骨骼上沿一静止的机械轴旋转（图 3-1）。在关节内，旋转很少单独发生，多半与转动及滑动一起发生。如肩关节屈曲及伸展，髋关节屈曲及伸展。

4. 分离和牵引　当沿骨骼的纵轴牵拉时，称为长轴牵引（图 3-4），可减轻或消除疼痛。当与骨骼面成直角拉开时，称为分离牵引或关节分离（图 3-5）。

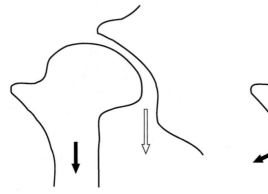

图 3-4　长轴牵引示意图

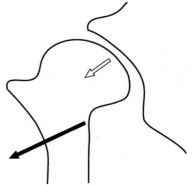

图 3-5　分离牵引示意图

（三）生理运动与附属运动的关系

当关节因疼痛、僵硬而限制了活动时，其生理运动和附属运动都有可能受到影响。若生理运动恢复后，关节仍有疼痛或僵硬，则关节的附属运动可能尚未完全恢复正常。治疗时通常在改善关节的生理运动之前，先改善关节的附属运动，而关节附属运动的改善，又可以促进关节生理运动的改善。

三、关节松动技术的手法分级

关节松动术的手法等级是以关节活动的可动范围为标准，根据手法操作时活动关节所产生的活动范围大小，可将关节松动术手法分为 4 级（图 3-6）。这种分级具有一定的客观性，不仅可以用来记录治疗结果，也可用于临床研究。

临床上用得最广的关节松动术手法分级是麦特兰德（Maitland）手法，分级标准如下：

Ⅰ级　治疗者在关节活动的起始端，小范围、节律性的来回推动关节。

Ⅱ级　治疗者在关节活动允许范围内，大范围、节律性的来回推动关节，但不接触关节活动的起始端和终末端。

Ⅲ级　治疗者在关节活动允许范围内在范围、节律性地来回推动关节，每次均接触到关节活动的终末端，并能感觉到关节周围软组织的紧张。

Ⅳ级　治疗者在关节活动的终末端，小范围、节律性地来回推动关节，每次均接触到关节活动的终末端，并能感觉到关节周围软组织的紧张。

手法分级范围随着关节活动范围的大小而变化，当关节活动范围减小时，分级范围相应减小，当治疗后关节活动范围改善时，分级范围也相应增大（图3-7）。

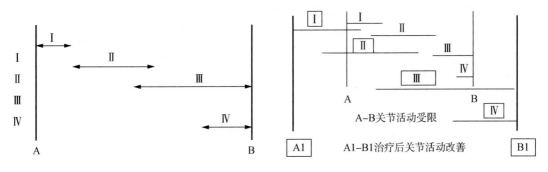

图3-6 关节松动术的手法分级　　　　　图3-7 关节松动术手法–效果对比

上述4级手法中，Ⅰ、Ⅱ级用于治疗因疼痛引起的关节活动受限；Ⅲ级用于治疗关节疼痛并伴有僵硬；Ⅳ级用于治疗关节因周围组织粘连、挛缩而引起的关节活动受限。

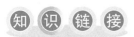

关节松动技术手法分级原因

　　手法分级关节松动术的一个最大特点是对操作者施加的手法进行分级，分级标准是以操作者施加手力的轻重或大小以及所引起关节的活动范围，因此，具有一定的客观性。手法分级在临床中具有广泛的作用。使专业人员在工作中有比较一致的共同语言，不仅可以用于记录治疗结果，比较不同级别手法的疗效，而且可以用于临床研究。手法分级有两种方法。一种是澳大利亚麦特兰德（Maitland）的4级手法，适用于附属运动和生理运动；另一种是美国卡顿波恩（Kaltenborn）的3级分法，主要用于关节内牵引。

四、关节松动技术的治疗作用

1.缓解疼痛　当关节因肿胀或疼痛不能进行全范围活动时，关节松动可以促进关节液的流动，增加关节软骨和软骨盘无血管区的营养，缓解疼痛；同时防止因活动减少引起的关节退变，这些是关节松动术力学作用。关节松动的神经作用表现在松动可以抑制脊髓和脑干致痛物质的释放，提高痛阈。

2.改善关节活动范围　关节制动可引起组织纤维增生，关节内粘连，肌腱、韧带和关节囊的挛缩。关节松动术直接牵拉了关节周围的软组织，可保持或增加其伸展性，改善关节的活动范围，尤其是Ⅲ、Ⅳ级手法，作用更为明显。

3.增加本体反馈　关节松动直接活动关节、牵伸关节周围的韧带、肌腱和关节囊，刺激位于关节周围韧带、肌腱和关节囊中的本体感受器，可提供关节的静止位置和运动速度及其变化、关节运动的方向、肌肉张力及其变化等本体感觉信息。

五、关节松动技术的适应证与禁忌证

（一）适应证

关节松动术主要适用于任何因力学因素（非神经性）引起的关节功能障碍，包括：

1.关节疼痛、肌肉内紧张及痉挛。

2.可逆性关节活动降低。

3.进行性关节活动受限。

4.功能性关节制动。

对于进行性关节活动受限、功能性关节制动，其主要作用是维持现有的活动范围，延缓病情发展，预防因不活动引起的其他不良反应。

（二）禁忌证

1.关节活动过度。

2.关节因外伤或疾病引起的肿胀（渗出增加）。

3.关节的急性炎症。

4.关节部位的恶性肿瘤。

5.未愈合的关节内骨折。

六、关节松动技术的操作程序

1.患者体位　治疗时，患者应处于一种舒适、放松无疼痛的体位，通常为卧位或坐位，尽量暴露所治疗的关节并使其放松，以达到关节最大范围的被动松动。

2.治疗师位置　治疗时，治疗者应靠近所治疗的关节，一手固定关节的一端，一手松动另一端。根据治疗过程中手的放置位置，凡靠近患者身体的手称内侧手；远离患者身体的手称外侧手；靠近患者头部一侧的手为上方手；靠近患者足部一侧的手为下方手。位置术语：靠近腹部为前，靠近背部为后，靠近头部为上，靠近足部为下。

3.治疗前评估　手法操作前，对拟治疗的关节先进行评估，分清具体的关节，找出存在的问题（疼痛、僵硬）及其程度。根据问题的主次，选择有针对性的手法。当疼痛和僵硬同时存在时，一般先用小级别手法（Ⅰ、Ⅱ级）缓解疼痛后，再用大级别手法（Ⅲ、Ⅳ级）改善活动。治疗中要不断询问患者的感觉，根据患者的反馈来调节手法强度。

4. 手法实施

（1）手法操作的运动方向：操作时手法运用的方向可以平行于治疗平面，也可以垂直于治疗平面。治疗平面是指垂直于关节面中点旋转轴线的平面。一般来说，关节分离垂直于治疗平面，关节滑动和长轴牵引平行于治疗平面。

（2）手法操作的程度：在治疗时，无论是生理运动还是附属运动，手法操作均应达到关节活动受限处。如治疗疼痛时，手法应达到痛点，但不超过痛点；治疗僵硬时，手法应超过僵硬点。操作过程中，手法要平稳，有节奏。不同的推动速度产生的效应不同，小范围、快速度可抑制疼痛；大范围、慢速度可缓解紧张或挛缩。

（3）手法操作的强度：一般来说，活动范围大的关节如肩、髋、胸腰椎，手法的强度可以大一些，移动的幅度要大于活动范围小的关节，如腕关节和颈椎。

（4）治疗时间：治疗时每一种手法可以重复 3~4 次，每次治疗的总时间在 15~20 分钟。根据患者对治疗的反应，可以每日或隔日治疗 1 次。

项目二 上肢关节松动技术

一、肩部关节

肩关节的生理运动包括前屈、后伸、内收、外展、内旋、外旋、水平内收、水平外展；附属运动包括分离、长轴牵引、挤压、前后向滑动等。常见的肩关节松动技术如下：

（一）分离牵引

1. 作用　一般松动，缓解疼痛。

2. 患者体位　仰卧位，上肢处于休息位，肩略外展，前臂中立位。

3. 操作方法　治疗师站在患者躯干及外展上肢之间，外侧手托住患者上臂远端及肘部，内侧手四指放在腋窝下肱骨头内侧，拇指放在腋前。内侧手向外侧持续推肱骨约 10 秒钟，然后放松。重复 3~5 次，操作中要保持分离牵引力与关节盂的治疗平面相垂直（图 3-8）。

（二）长轴牵引

1. 作用　一般松动，缓解疼痛。

2. 患者体位　仰卧位，上肢稍外展。

3. 操作方法　治疗师站在患者躯干及外展上肢之间，外侧手握住患者上肢远端，内侧手在肱骨远端，拇指在前。内侧手向足的方向持续牵拉肱骨约 10 秒，使肱骨在关节盂内滑动，重复 3~5 次，操作中要保持牵引力与肱骨长轴平行（图 3-9）。

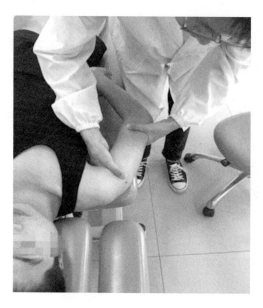

图 3-8　分离牵引

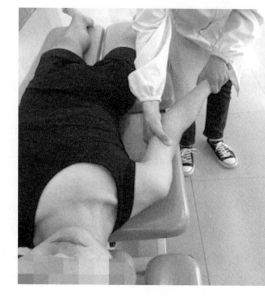

图 3-9　长轴牵引

（三）上下滑动

1.作用　一般松动，缓解疼痛。

2.患者体位　仰卧位，上肢稍外展。

3.操作方法　此手法是上述两种手法的结合。治疗师站在患者躯干一侧，双手分别握住患者肱骨近端的内外侧，内侧手稍向外做分离牵引，同时，外侧手将肱骨上下推动。

（四）前屈向足侧滑动

1.作用　增加肩前屈活动范围。

2.患者体位　仰卧位，上肢前屈 90°，屈肘，前臂自然下垂。

3.操作方法　治疗师站在患者躯干一侧，内侧手握住患者上臂远端内侧，外侧手握住肱骨近端外侧，外侧手向足的方向推动肱骨（图 3-10）。

（五）外展向足侧滑动

1.作用　增加肩外展活动范围。

2.患者体位　仰卧位，上肢外展 90°，屈肘约 90°，前臂旋前放在治疗者前臂内侧。

3.操作方法　治疗师站在患者体侧，外侧手握住患者肘关节内侧，内侧手虎口放在肱骨近端外侧，四指向下。外侧手稍向外牵引，内侧手向足的方向推动肱骨（图 3-11）。

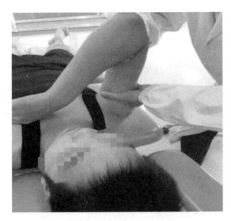

图 3-10　前屈向足侧滑动

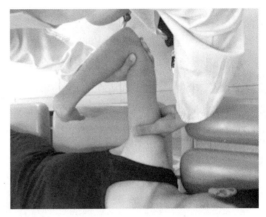

图 3-11　外展向足侧滑动

（六）前后向滑动

1.作用　增加肩前屈及内旋的活动范围。

2.患者体位　仰卧，患肩置于床外或将一毛巾置于肩下，上肢休息位。

3.操作方法　治疗师站在患肩外侧，上方手掌根放在患者肱骨头上，下方手放在肱骨远端内侧，将肱骨托起，如关节疼痛明显，也可将双手拇指放在肱骨头上操作。下方手固定，上方手将肱骨头向后推动（图 3-12）。

（七）后前向滑动

1.作用　增加肩后伸和前屈的活动范围。

2.患者体位　俯卧位，患肩放在治疗床边缘，肩前方垫一毛巾，上肢略外展。

3.操作方法　治疗师站在患者外展的上肢与躯干之间，上方手放在患者肱骨近端后面，下方手置于肱骨远端。身体前倾，下方手固定，上方手借助于上身及上肢力量将肱骨向前推动（图 3-13）。

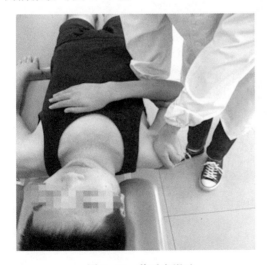

图 3-12　前后向滑动

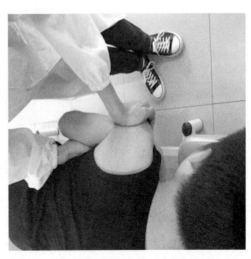

图 3-13　后前向滑动

（八）外展摆动

1. 作用　当外展超过 90° 时，进一步增加外展的活动范围。

2. 患者体位　仰卧位，肩外展至关节活动受限处，屈肘 90°，前臂旋前。

3. 操作方法　治疗师站在患者外展上肢与躯干之间，内侧手从患者肩背部后方穿过，手指放在肩上，以防耸肩的代偿作用；外侧手托住肘部，并使肩稍外旋和后伸。外侧手将肱骨在外展范围内摆动。

（九）侧方滑动

1. 作用　增加肩水平内收活动范围。

2. 患者体位　仰卧位，上肢前屈 90°，屈肘，前臂自然下垂。

3. 操作方法　治疗师站在患者躯干一侧，内侧手握住患者肱骨近端内侧，外侧手握住肱骨远端及肘部。外侧手固定，内侧手向外侧推动肱骨。

如果关节僵硬明显，治疗者也可以用双手握住患者肱骨近端，颈肩部抵住肱骨远端外侧，松动时，双手向外，肩部向内同时推动肱骨。

（十）水平内收摆动

1. 作用　增加肩水平内收活动范围。

2. 患者体位　坐位，肩前屈 90°，屈肘，前臂旋前，手搭在对侧肩上。

3. 操作方法　治疗师站在患肩后方，同侧手托住患者患侧肘部，另一手握住搭在对侧肩的手。双手同时将患侧上肢作水平内收摆动（图 3-14）。

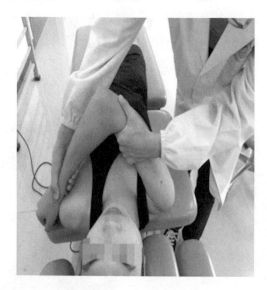

图 3-14　水平内收摆动

（十一）后前向转动

1. 作用　增加肩内旋活动范围。

2. 患者体位　健侧卧位，患侧在上，肩稍内旋，稍屈肘，前臂放在身后。

3. 操作方法　治疗师站在患者身后，双手拇指放在患者肱骨头后面，其余四指放在肩部及肱骨近端前面。双手拇指同时由后向前转动肱骨。

（十二）内旋摆动

1. 作用　增加肩内旋活动范围。

2. 患者体位　坐或仰卧位，肩外展 90°，屈肘 90°。

3. 操作方法　治疗师站在患肩后外方，内侧手握住患者肱骨远端，外侧手握住前臂远端及腕部。内侧手固定，外侧手将前臂向下后来回摆动，使肩内旋（图 3-15）。

（十三）外旋摆动

1. 作用　增加肩外旋活动范围。

2. 患者体位　仰卧，肩外展，屈肘 90°。

3. 操作方法　治疗师站在患肩外侧，上方手握住患者前臂远端及腕部，下方手握住肱骨远端后面。下方手固定肱骨远端，上方手将前臂向床面运动，使肩外旋（图 3-16）。

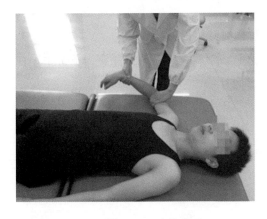
图 3-15　内旋摆动

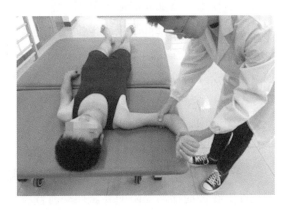
图 3-16　外旋摆动

二、肘部关节

肘关节的生理运动主要是屈、伸；桡尺近侧关节与桡尺远侧关节共同作用可以内旋、外旋；附属运动包括分离、长轴牵引、前后向滑动、后前向滑动及侧方滑动等。常见的肘关节松动技术如下：

（一）肱尺关节

1. 分离牵引

（1）作用：增加屈肘活动范围。

（2）患者体位：仰卧位，屈肘至最大范围，前臂旋后。

（3）操作方法：治疗师站在患侧，上方手放在患者肘窝，手掌接触前臂近端，掌根靠近尺侧，下方手握住前臂远端和腕部背面尺侧。下方手固定，上方手向足的方向推动尺骨。

2. 长轴牵引

（1）作用：增加屈肘活动范围。

（2）患者体位：仰卧位，肩稍外展，肘关节伸到最大范围，前臂旋前。

（3）操作方法：治疗师站在患侧，内侧手握住患者肱骨远端内侧，外侧手握住前臂远端尺侧。内侧手固定，外侧手沿着长轴牵引尺骨。

3. 侧方滑动

（1）作用：增加肱尺关节的活动。

（2）患者体位：仰卧位或坐位，肩外展，伸肘，前臂旋后。

（3）操作方法：治疗师站或坐在患侧，一侧手放在患者肱骨远端，另一侧手握住前臂近端。将尺骨向桡侧推。

4. 屈肘摆动

（1）作用：增加屈肘活动范围。

（2）患者体位：仰卧位或坐位，肩外展，屈肘，前臂旋前或旋后。

（3）操作方法：治疗师站或坐在患肢的外侧，上方手放在患者肘窝固定，下方手握住前臂远端，并将前臂稍做长轴牵引后再屈曲肘关节。

5. 伸肘摆动

（1）作用：增加伸肘活动范围。

（2）患者体位：仰卧位或坐位，肩外展，前臂旋后。

（3）操作方法：治疗师站或坐在患肢外侧，上方手放在患者肘窝固定，下方手握住前臂远端，在伸肘活动受限的终点摆动前臂。

（二）肱桡关节

1. 分离牵引

（1）作用：增加肱桡关节的活动范围，增加屈肘和伸肘。

（2）患者体位：仰卧位或坐位，屈肘，前臂中立位。

（3）操作方法

方法一：治疗师站或坐在患侧，上方手握住患者前臂近端的桡侧，下方手握住前臂远端的尺侧。下方手固定，上方手向外侧推动桡骨，做肱桡关节分离的动作。

方法二：治疗师站或坐在患侧，上方手握住患者上臂远端，下方手握住前臂远端。上方手固定，下方手沿前臂方向做牵拉动作（图3-17）。

2. 长轴牵引

（1）作用：增加肱桡关节的活动范围，增加屈肘和伸肘。

（2）患者体位：仰卧位，肩外展，肘关节在伸肘活动受限处，前臂旋后。

（3）操作方法：治疗师上方手握住患者肱骨远端，下方手握住前臂远端。上方手固定，下方手沿桡骨长轴向远端牵拉（图3-18）。

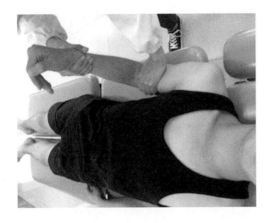

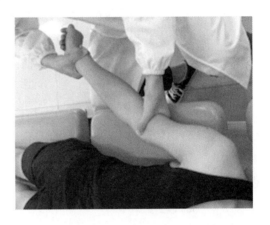

图3-17　肱桡关节分离牵引　　　　　　　图3-18　肱桡关节长轴牵引

3. 侧方摆动

（1）作用：增加肱桡关节的活动范围。

（2）患者体位：仰卧位或坐位，肩外展，屈肘，前臂旋后位。

（3）操作方法：治疗师站或坐在患侧，上方手放在患者上臂远端内侧，下方手握住前臂远端外侧，上方手固定，下方手将前臂向尺侧摆动。

（三）桡尺近端关节

1. 长轴牵引

（1）作用：一般松动。

（2）患者体位：仰卧位或坐位，屈肘，前臂旋后。

（3）操作方法：治疗师站或坐在患侧，双手分别握住患者桡骨或尺骨的远端。一侧手固定，另一侧手将桡骨或尺骨沿长轴牵引。

2. 前后向滑动

（1）作用：增加前臂旋前的活动范围。

（2）患者体位：仰卧位或坐位，伸肘，前臂旋后。

（3）操作方法：治疗师面向患者站或坐，双手分别握住患者桡骨和尺骨的近端，拇指在上，四指在下。一侧手固定尺骨，另一侧手向背侧推动桡骨（图3-19）。

3. 后前向滑动

（1）作用：增加前臂旋后活动范围。

（2）患者体位：仰卧或坐位，肩稍外展，屈肘，前臂中立位。

（3）操作方法：治疗师面向患者站或坐位，一侧手拇指或掌根部放在患者桡骨小头处，四指放在肘窝，另一侧手握住肘关节下方。上方手向掌侧推桡骨小头。

4. 前臂转动

（1）作用：增加前臂旋转活动范围。

（2）患者体位：仰卧位或坐位，屈肘90°，前臂中立位。

（3）操作方法：治疗师站或坐在患侧，上方手握住患者肱骨远端，下方手握住前臂远端掌侧。上方手固定，下方手将前臂旋前或旋后摆动。

三、腕部关节

腕关节的生理运动包括屈腕（掌屈）、伸腕（背伸），桡侧偏斜（外展）、尺侧偏斜（内收）以及旋转等。附属运动有分离牵引，前后向滑动，后前向滑动，侧方滑动等。常见的腕关节松动技术如下：

（一）桡尺远端关节

1. 前后向滑动

（1）作用：增加前臂旋前活动范围。

（2）患者体位：仰卧位或坐位，前臂旋后。

（3）操作方法：治疗师站或坐在患侧，双手分别握住患者桡骨和尺骨的远端，拇指在掌侧，其余四指在背侧。握住尺侧的手固定，握住桡侧手的拇指将桡骨远端向背侧推动。如果关节僵硬比较明显，可以改拇指为鱼际推动桡骨。

2. 后前向滑动

（1）作用：增加前臂旋后活动范围

（2）患者体位：仰卧位或坐位，前臂旋前。

（3）操作方法：治疗师双手分别握住患者桡骨和尺骨远端，拇指在背侧，其余四指在掌侧。用拇指将腕骨向掌侧推动（图3-20）。

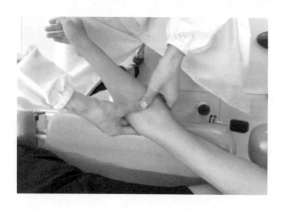 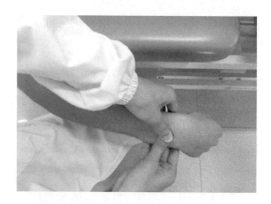

图3-19 桡尺近端关节前后向滑动　　图3-20 桡尺远端关节后前向滑动

（二）桡腕关节

1. 分离牵引

（1）作用：一般松动，缓解疼痛。

（2）患者体位：坐位，前臂旋前放在治疗床或治疗台上，腕关节中立位伸出床沿或桌沿，前臂下可垫一毛巾卷。

（3）操作方法：治疗师一侧手握住患者前臂远端固定，另一侧手握住腕关节的近排腕骨处并向远端牵拉腕骨。

2. 前后向滑动

（1）作用：增加屈腕活动范围。

（2）患者体位：坐位或仰卧位，前臂和腕关节中立位。

（3）操作方法：治疗师一侧手握住患者手背近排腕骨处固定，另一侧手握住前臂远端桡侧，并向背侧推动桡骨。

3. 后前向滑动

（1）作用：增加伸腕活动范围。

（2）患者体位：坐位或仰卧位，屈肘90°，前臂和腕关节中立位。

（3）操作方法：治疗师一侧手握住患者近端腕骨掌侧固定，另一侧手握住前臂远端桡侧背面，并向掌侧推动桡骨。

4. 尺侧滑动

（1）作用：增加腕桡侧偏斜的活动范围。

（2）患者体位：坐位或仰卧位，伸肘，前臂和腕关节中立位，伸出治疗床或治疗台缘。

（3）操作方法：治疗师一侧手固定患者前臂远端，另一侧手握住近排腕骨桡侧，并向尺侧推动。

5. 桡侧滑动

（1）作用：增加腕尺侧偏斜的活动范围。

（2）患者体位：坐位或仰卧位，肩关节外展，内旋，伸肘，前臂旋前或旋后位，腕关节中立位。

（3）操作方法：治疗师一侧手固定患者前臂远端尺侧，另一侧手握住近排腕骨尺侧，并向桡侧推动。

6. 旋转摆动

（1）作用：增加腕关节旋转活动范围。

（2）患者体位：坐位或仰卧位，屈肘90°，前臂和腕中立位。

（3）操作方法：治疗师一侧手握住患者前臂远端固定，另一侧手握住近排腕骨，将腕骨顺时针或逆时针转动。

（三）腕骨间关节

1. 前后向滑动

（1）作用：增加腕骨间关节的活动范围，增加屈腕活动范围。

（2）患者体位：坐位，前臂旋后，腕中立位。

（3）操作方法：治疗师面向患者坐位，双手拇指分别放在患者相邻腕骨的掌面，示指放在相应腕骨的背面。一侧手固定，另一侧手向背侧推腕骨。

2. 后前向滑动

（1）作用：增加腕骨间关节活动范围，增加伸腕活动范围。

（2）患者体位：坐位，前臂旋前，腕中立位。

（3）操作方法：治疗师面向患者坐位，双手拇指分别放在患者相邻腕骨的背面，示指放在相应腕骨的掌面。一侧手固定，一侧手向掌侧推动腕骨（图3-21）。

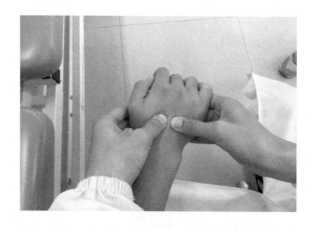

图3-21　腕骨间关节后前向滑动

四、手部关节

手部关节的生理运动包括屈、伸，内收、外展，拇指对掌等。附属运动包括分离牵引，长轴牵引以及各方向的滑动等。常见的手部关节松动技术如下：

（一）腕掌关节长轴牵引

1. 作用　一般松动，缓解疼痛。

2. 患者体位　坐位，前臂旋前放在治疗床或治疗桌上，腕部伸出床沿或桌沿，中立位。

3. 操作方法　治疗师一侧手固定患者远端腕骨，一侧手握住相对应的掌骨，向远端牵拉。

（二）掌骨间关节前后向及后前向滑动

1. 作用　增加相邻掌骨间的活动范围。

2. 患者体位　坐位，前后向滑动时前臂旋后，后前向滑动时前臂旋前。

3. 操作方法　治疗师面向患者坐位，双手拇指放在患者相邻掌骨的远端，前后向滑动时，拇指在掌侧，四指在背侧；后前向滑动则相反，拇指在背侧，四指在掌侧。松动时，一侧手固定，一侧手将相邻的掌骨由掌侧向背侧（前后向滑动），或由背侧向掌侧（后前向滑动）推动。

（三）掌指关节

1. 分离牵引

（1）作用：一般松动，增加掌指关节屈曲活动范围。

（2）患者体位：坐位，前臂中立位放在治疗床或治疗桌上，腕关节中立位，掌指关节屈曲 90°。

（3）操作方法：治疗师一侧手固定患者掌骨远端，一侧手握住指骨近端，将指骨向掌骨远端牵拉。

2. 长轴牵引

（1）作用：一般松动，增加掌指关节的屈伸活动范围。

（2）患者体位：坐位，前臂旋前放在治疗床或治疗桌上，腕关节中立位，手指放松。

（3）操作方法：治疗师一侧手握住患者掌骨远端固定，另一侧手握住指骨近端，将指骨沿长轴向远端牵拉。

3. 前后向及后前向滑动

（1）作用：前后向滑动增加掌指关节屈曲活动范围，后前向滑动增加掌指关节伸展活动范围。

（2）患者体位：坐位，前臂旋前或中立位放在治疗床或治疗桌上，手指放松。

（3）操作方法：治疗师一侧手握住患者掌骨远端固定，另一侧手握住指骨近端，前后向滑动时将近端指骨向背侧推动，后前向滑动时将近端指骨向掌侧推动（图 3-22）。

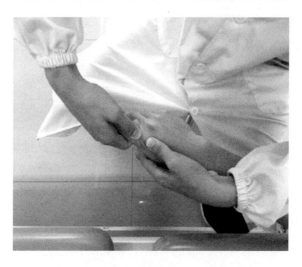

图 3-22　掌指关节前后向及后前向滑动

4. 侧方滑动

（1）作用：增加掌指关节内收、外展活动范围。

（2）患者体位：坐位，前臂旋前或中立位放在治疗床或治疗桌上，腕关节中立位，手指放松。

（3）操作方法：治疗师一侧手握住患者掌骨远端固定，另一侧手握住指骨近端的内外侧，将指骨向桡侧或尺侧来回推动。

5. 旋转摆动

（1）作用：一般松动，增加掌指关节活动范围。

（2）患者体位：坐位，前臂旋前放在治疗床或治疗台上，手指放松。

（3）操作方法：治疗师一侧手握住患者掌骨远端固定，另一侧手握住指骨近端，将指骨稍作长轴牵引后再向掌侧转动，或向背侧转动。

（四）拇指腕掌关节

1. 长轴牵引

（1）作用：一般松动，缓解疼痛。

（2）患者体位：坐位，前臂中立位放在治疗床上，腕关节中立位，可在前臂下垫一毛巾卷。

（3）操作方法：治疗师一侧手握住患者远端腕骨的大角骨固定，另一侧手握住拇指近端指骨，将拇指近端指骨沿长轴向远端牵引。

2. 前后向滑动

（1）作用：增加拇指腕掌关节屈的活动范围。

（2）患者体位：坐位，前臂旋后放在治疗床或治疗桌上。

（3）操作方法：治疗师一侧手握住患者前臂远端及远排腕骨的大多角骨，另一侧手握住第1掌骨并向背侧推动。

3. 后前向滑动

（1）作用：增加拇指腕掌关节伸的活动范围。

（2）患者体位：坐位，前臂旋前放在治疗床上。

（3）操作方法：治疗师一侧手握住患者前臂远端掌侧固定远排腕骨的大多角骨，另一侧手握住第1掌骨，并向掌侧推动。

4. 尺侧滑动

（1）作用：增加拇指外展活动范围。

（2）患者体位：坐位，前臂中立位放在治疗床或治疗桌上，腕关节中立位，拇指掌侧内收。

（3）操作方法：治疗师一侧手握住患者舟状骨及大多角骨固定，另一侧手握住第1掌骨，并向尺侧推动。

5.桡侧滑动

（1）作用：增加拇指对掌活动范围。

（2）患者体位：坐位，前臂旋后位放在治疗床上，腕中立位，拇指掌侧内收。

（3）操作方法：治疗师一侧手握住患者手腕背侧，手指放在舟状骨、大多角骨及第2掌骨近端固定，另一侧手放在第1掌骨处，将第1掌骨向桡侧推动。

（五）近端指间关节和远端指间关节

操作手法包括分离牵引、长轴牵引、前后向或后前向滑动、侧方滑动、旋转摆动。这些手法的治疗作用，治疗师操作手法与掌指关节相同，可参阅本节掌指关节这一部分内容。

项目三　下肢关节松动技术

一、髋部关节

髋关节的生理运动包括屈、伸，内收、外展，以及内旋和外旋。附属运动包括分离牵引，长轴牵引，前后向滑动，后前向滑动以及旋转摆动等。常见的髋关节松动技术如下：

（一）长轴牵引

1.作用　一般松动，缓解疼痛。

2.患者体位　仰卧位，下肢中立位，双手抓住床头，以固定身体。

3.操作方法　治疗师面向患者站立于患侧，双手握住患者大腿远端，将小腿夹在内侧上肢与躯干之间。双手同时用力，身体向后倾，将股骨沿长轴向足部方向牵拉。

（二）分离牵引

1.作用　一般松动，缓解疼痛。

2.患者体位　仰卧位，患侧屈髋90°，屈膝并将小腿放在治疗师的肩上，对侧下肢伸直。双手抓住床沿，以固定身体。

3.操作方法　治疗师面向患者站立于患侧，上身稍向前弯曲，一侧肩部放在患者的小腿下，双手五指交叉抱住大腿，治疗中保持患侧髋关节屈曲90°，上身后倾，双手同时用力将股骨向足部方向牵拉（图3-23）。

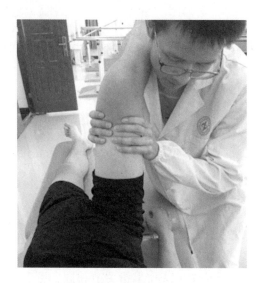

图 3-23 髋关节分离牵引

（三）前后向滑动

1. 作用　增加屈髋和外旋髋活动范围。

2. 患者体位　仰卧位，患侧下肢稍外展。

3. 操作方法　治疗师面向患者站在患侧，上方手掌放在患者大腿近端前外侧，下方手放在腘窝内侧。下方手将大腿稍托起，上方手不动，借助身体及上肢力量将股骨向背侧推动（图 3-24）。

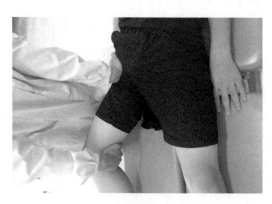

图 3-24 髋关节前后向滑动

（四）后前向滑动

1. 作用　增加髋后伸及内旋活动范围。

2. 患者体位　俯卧位，健侧下肢伸直，患侧下肢屈膝。

3. 操作方法　治疗师面向患者患侧站立，上方手放在患者大腿近端后面，下方手托住膝部和大腿远端。下方手稍向上抬起，上方手固定，上身稍前倾，借助上肢力量将股骨向腹侧推动（图 3-25）。

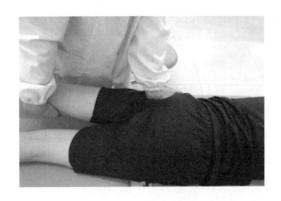

图 3-25　髋关节后前向滑动

（五）屈曲摆动

1. 作用　增加髋屈曲活动范围。

2. 患者体位　仰卧位，患侧下肢屈髋，屈膝，健侧下肢伸直。

3. 操作方法　治疗师面向患者站立，上方手放在患者膝关节上，下方手托住小腿。双手同时将大腿向腹侧摆动，使患侧下肢髋关节发生被动屈曲。

（六）旋转摆动

1. 作用　增加髋的内旋或外旋活动范围。

2. 患者体位　①患者仰卧位，患侧下肢分别屈髋，屈膝 90°，健侧下肢伸直。②患者俯卧位，患侧下肢屈膝 90°，健侧下肢伸直。

3. 操作方法

（1）治疗师面向患者站立，上方手放在患者髌骨上，下方手握住踝部，将小腿抬起。做内旋摆动时，上方手向内摆动大腿，下方手向外摆动小腿（图 3-26）；做外旋摆动时，上方手向外摆动大腿，下方手向内摆动小腿（图 3-27）。

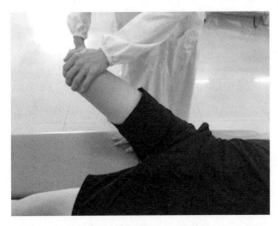

图 3-26　髋关节内旋摆动

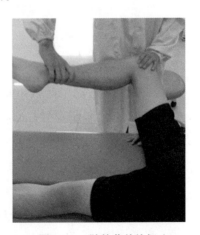

图 3-27　髋关节外旋摆动

（2）治疗师面向患者站在患侧，上方手放在患者臀部固定，下方手握住小腿远端的内外踝处。做内旋时下方手将小腿向外摆动，做外旋时下方手将小腿向内摆动。

（七）内收内旋摆动

1. 作用　增加髋内收、内旋活动范围。

2. 患者体位　仰卧位，患侧下肢屈髋，屈膝，健侧下肢伸直。

3. 操作方法　治疗师面向患者站立于患侧，上方手放在患者膝部，下方手放在踝部。上方手现将患肢内收，下方手再将小腿向外侧方向摆动（图3-28）。

（八）外展外旋摆动

1. 作用　增加髋外展、外旋活动范围。

2. 患者体位　仰卧位，患侧下肢屈髋，屈膝，足放在对侧膝关节上方，呈"4"字状，健侧下肢伸直。

3. 操作方法　治疗师面向患者站立于患侧，上方手放在患者膝部，下方手放在踝部。上方手固定，下方手将踝部向上摆动（图3-29）。

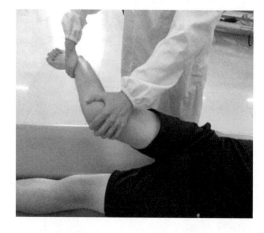

图3-28　髋关节内收内旋摆动

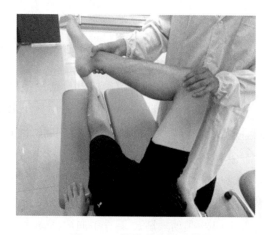

图3-29　髋关节外展外旋摆动

二、膝部关节

膝关节的生理运动包括屈和伸，在屈膝位小腿可内旋（足尖向内）和外旋（足尖向外）。附属运动包括长轴牵引，前后向滑动，后前向滑动，侧方滑动等。常见的膝关节松动技术如下：

（一）股胫关节

1. 长轴牵引

（1）作用：一般松动，缓解疼痛。

（2）患者体位：坐在治疗床上，患侧屈膝垂于床沿，腘窝下可垫一毛巾卷，身体稍后倾，双手在床上支撑。

（3）操作方法：治疗师面向患者下蹲或坐在低治疗凳上，双手握住患者小腿远端，将小腿向足端牵拉。

2. 前后向滑动

（1）作用：增加膝关节伸的活动范围。

（2）患者体位：①仰卧位，患侧下肢屈髋，屈膝，足平放床上，健侧下肢伸直。②患者坐位，患侧下肢屈膝，腘窝下垫一毛巾卷。

（3）操作方法：①治疗师上方手放在患者大腿远端的前面，下方手放在小腿近端前面，虎口位于胫骨结节稍上方。上方手固定，上身前倾，借助身体及上肢力量将胫骨向背侧推动。（图3-30）②治疗师面向患者坐位，一手虎口或掌根部放在患者小腿近端大约胫骨结节处，一手握住小腿远端，将胫骨近端向背侧推动。

3. 后前向滑动

（1）作用：增加膝关节屈曲活动范围。

（2）患者体位：仰卧位，患侧下肢屈髋，屈膝，足平放床上，健侧下肢伸直。

（3）操作方法：治疗师坐在治疗床一侧，以大腿压住患者足部，双手握住小腿近端，四指放腘窝后方。双手固定，身体后倾，将胫骨向前拉动（图3-31）。

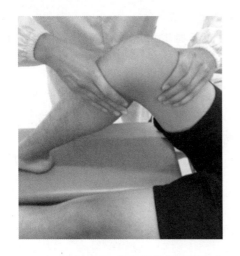

图3-30　股胫关节前后向滑动

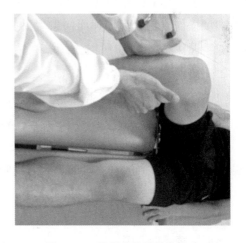

图3-31　股胫关节后前向滑动

4. 侧方滑动

（1）作用：增加膝关节活动范围。

（2）患者体位：仰卧位，下肢伸直。

（3）操作方法：治疗师站立于患侧，双手将患者下肢托起，内侧手放在小腿近端内侧，外侧手放在大腿远端外侧，将小腿夹在内侧前臂与躯干之间。外侧手固定，内侧手将胫骨向外侧推动。

注意：此手法和骨科检查膝关节内侧副韧带损伤的手法相同。

5. 伸膝摆动

（1）作用：增加膝关节伸的活动范围。

（2）患者体位：仰卧位，患侧下肢稍外展，屈膝。

（3）操作方法：治疗师面向患者足的方向站立于患侧，双手抬起患者下肢，将其置于内侧上肢与躯干之间。双手握住小腿远端，稍将小腿向下牵拉，并同时将小腿向上摆动。

6. 旋转摆动

（1）作用：内旋摆动增加小腿内旋活动范围，外旋摆动增加小腿外旋活动范围。

（2）患者体位：①患者坐位，小腿垂于治疗床沿。②患者仰卧位，下肢稍外展。

（3）操作方法：①治疗师面向患者坐在一低凳上，双手握住患者小腿近端，并稍向下牵引。内旋时，向内转动小腿；外旋时，向外转动小腿。②治疗师面向患者站立，双手托起患者下肢，上方手放在大腿远端前面，下方手托住足跟。上方手固定，下方手将小腿向外转动（内旋）或向内转动（外旋）。

（二）髌骨关节

1. 分离牵引

（1）作用：一般松动，增加髌骨活动范围。

（2）患者体位：仰卧位，稍屈膝，可以在腘窝下垫一毛巾卷。

（3）操作方法：治疗师面向患者站立于患侧，双手拇指与示指分别放在患者髌骨两侧。双手握住髌骨，同时向上抬动。

2. 侧方滑动

（1）作用：一般松动，增加髌骨活动范围。

（2）患者体位：仰卧位，稍屈膝，可以在腘窝下垫一毛巾卷。

（3）操作方法：治疗师站在患侧膝关节外侧。双手拇指放在患者髌骨外侧，示指放在对侧。双手固定，同时将髌骨向外侧或内侧推动。

3. 上下滑动

（1）作用：向上（头部方向）滑动时，增加伸膝活动范围；向下（足部方向）滑动时，增加屈膝活动范围。

（2）患者体位：仰卧位，稍屈膝，可以在腘窝下垫一毛巾卷。

（3）操作方法：治疗师面向患者站立于患侧。向下滑动时，双手拇指放在患者髌骨上端，其余四指放在髌骨两侧。向上滑动时，双手拇指放在髌骨下端，其余四指放在髌骨两侧。双手同时用力将髌骨向上或向下推动。如果髌骨活动明显受限，可以将一侧手的虎口或掌根放在髌骨的上端（向下滑动）或下端（向上滑动），另一侧手虎口放在髌骨的下方（向下滑动）或上方（向上滑动）操作（图3-32）。

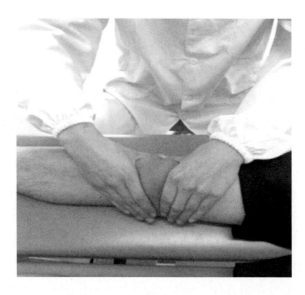

图 3-32　髌骨关节上下滑动

（三）上胫腓关节前后向滑动

1. 作用　一般松动，缓解疼痛。

2. 患者体位　仰卧位，小腿下方垫一枕头或将小腿放在治疗师的大腿上。

3. 操作方法　治疗师站在患侧，或将自己的内侧腿屈膝放在治疗床上，托住患者小腿，双手拇指放在腓骨小头后面，其余四指放在小腿两侧。双上肢同时用力将腓骨小头向前推动。

三、踝部关节

踝部关节的生理运动包括跖屈、背伸，内翻、外翻等。附属运动包括长轴牵引，前后向滑动，后前向滑动，上下滑动等。其中下胫腓关节可以进行以下运动：①上下运动：即腓骨头在胫骨平台下向外方活动。②前后运动：范围很小，通常用手才能感觉出来，并随年龄的增加而减少。③旋转及侧方运动：二者常同时发生。此外，当足背伸时，外踝向上、外、后方，跖屈时向下、内、前方。常见的踝部关节松动技术如下：

（一）下胫腓关节

1. 前后向及后前向滑动

（1）作用：增加踝关节活动范围。

（2）患者体位：俯卧位，患侧下肢屈膝90°，踝关节放松。

（3）操作方法：治疗师站在患侧。前后向滑动时，上方手掌根部放在患者内踝后面，下方手掌根部放在外踝前面；后前向滑动时，上方手掌根部放在患者外踝后面，下方手掌根部放在内踝前面。前后向滑动时，上方手固定，下方手将患者外踝向后推动；后前向滑动时，下方手固定，上方手将患者外踝向前推动。

（二）胫距关节

1. 分离牵引

（1）作用：一般松动，缓解疼痛。

（2）患者体位：①患者俯卧位，患侧下肢屈膝90°，踝关节放松。②患者仰卧位，下肢伸直，踝关节伸出床沿外。

（3）操作方法：①治疗师面向患者站在患侧，双手握住患者内、外踝远端，相当于距骨处。也可用一侧下肢屈膝压住患者大腿后面固定。双手同时向上用力牵引。②治疗师面向患者站在或坐在床尾，双手握住患者足背近端，借助上肢力量将足向远端牵引。

2. 前后向滑动

（1）作用：增加踝关节背伸活动范围。

（2）患者体位：①患者俯卧位，患侧下肢屈膝90°，踝关节稍跖屈。②患者仰卧位，下肢伸直，踝关节伸出治疗床外。

（3）操作方法：①治疗师面向患者站立，下方手放在患者距骨前面，上方手放在内、外踝后方。上方手固定，下方手将距骨向后推动。②治疗师面向患者站在床尾，上方手握住患者内、外踝前方，下方手握住距骨前面，拇指在外侧，四指在内侧。上方手固定，下方手借助上肢力量将距骨向后推动（图3-33）。

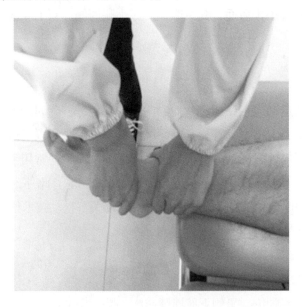

图 3-33　胫距关节前后向滑动

3. 后前向滑动

（1）作用：增加踝关节跖屈活动范围。

（2）患者体位：①患者俯卧位，患侧下肢屈膝 90°，踝关节放松。②患者俯卧位，踝关节伸出治疗床外。③患者仰卧位，下肢伸直。

（3）操作方法：①治疗师面向患者站立，上方手虎口放在患者距骨后面，下方手虎口放在内、外踝前面。下方手固定，上方手将距骨向前推动。②治疗师面向患者站在床尾，上方手握住患者内、外踝后面，下方手虎口放在距骨后面。上方手固定，下方手借助上肢力量将距骨向前推动（图 3-34）。③治疗师面向患者站立，上方手握住患者内、外踝前面，下方手托住跟骨。下方手固定，上方手借助上肢力量将内、外踝向后推动。

4. 向内侧滑动

（1）作用：增加踝关节外翻活动范围。

（2）患者体位：俯卧位，下肢伸直，踝关节伸出治疗床外，小腿前面垫一毛巾卷。

（3）操作方法：治疗师面向患者站在患足外侧，上方手握住患者内、外踝后面，下方手握住跟骨及距骨。上方手固定，下方手借助上肢力量将跟骨及距骨向内侧推动。

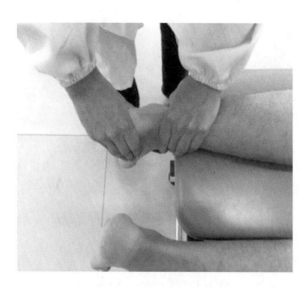

图 3-34　胫距关节后前向滑动

注意：这一手法对距下关节也有一定的松动作用。

5. 向外侧滑动

（1）作用：增加踝关节的内翻活动范围。

（2）患者体位：患侧卧位，患肢置于下方并伸直，踝关节伸出治疗床外。上方健侧下肢屈髋、屈膝。

（3）操作方法：治疗师面向患者站立，上方手握住患者内、外踝后面，下方手握住跟骨及距骨。上方手固定，下方手借助上肢力量将跟骨及距骨向外侧推动。

6. 屈伸摆动

（1）作用：增加踝关节屈、伸活动范围。

（2）患者体位：俯卧位，患侧下肢屈膝90°，健侧下肢伸直。

（3）操作方法：治疗师面向患者站立，上方手握住患者内、外踝后面，下方手握住足底。上方手固定，下方手将足做屈、伸摆动。

注意：这一手法对距下关节也有一定的松动作用。

7. 翻转摆动

（1）作用：内翻摆动增加踝内翻活动范围，外翻摆动增加踝外翻活动范围。

（2）患者体位：俯卧位，患侧下肢屈膝90°，健侧下肢伸直。

（3）操作方法：治疗师面向患者站立，上方手握住患者足跟后部，下方手握住足跟前部。内翻摆动时，双手将跟骨向内侧翻转；外翻摆动时，双手将跟骨向外翻转。如果关节比较僵硬，治疗师可以用上方手握住足跟，下方手握住足的中部，双手同时摆动，以增加摆动的强度和范围。

（三）距下关节

1. 分离牵引

（1）作用：一般松动，缓解疼痛。

（2）患者体位：①患者仰卧位，下肢伸直，踝关节伸出治疗床外。②患者俯卧位，患侧下肢屈膝90°，健侧下肢伸直。

（3）操作方法：①治疗师面向患者站在床尾，内侧手放在患者内、外踝远端距骨前面，外侧手握住跟骨。上方手固定，下方手借助上肢力量将跟骨向远端牵拉。②治疗师面向患者站立，双手用虎口分别握住患者跟骨和楔骨，双上肢同时用力将跟骨及足向上牵拉。

2. 前后向滑动

（1）作用：增加踝关节背伸活动范围。

（2）患者体位：俯卧位，患侧下肢屈膝90°，健侧下肢伸直。

（3）操作方法：治疗师面向患者站立，上方手握住患者内、外踝及距骨后面，下方手虎口放在距骨前下方的跗骨上。上方手固定，下方手将距下方关节的远端向后推动。

3. 后前向滑动

（1）作用：增加踝关节跖屈活动范围。

（2）患者体位：俯卧位，患侧下肢屈膝90°，健侧下肢伸直。

（3）操作方法：治疗师面向患者站立，上方手握住患者足跟，手掌放在跟骨后，下方手虎口或掌根部放在距骨前面。下方手固定，上方手借助上肢力量将跟骨向前推动。

4. 侧方滑动　见胫距关节操作方法。

5. 屈伸摆动　见胫距关节操作方法。

6. 翻转摆动　见胫距关节操作方法。

上述三种手法的操作与胫距关节的手法操作基本相同，主要区别在于操作时固定手尽量靠近距骨，松动手尽量靠近跟骨，使力量真正作用于距下关节。具体操作方法此处不再赘述。

（四）跗骨间关节上下滑动

1. 作用　向足底滑动可以增加跗骨的背伸活动范围；向足背滑动可以增加跗骨的跖屈活动范围。

2. 患者体位　仰卧位，稍屈髋，屈膝；或坐位，踝关节放松，稍跖屈。

3. 操作方法　治疗师站立或坐位，双手拇指分别放在患者相邻跗骨的背侧，示指放在足底相应跗骨的跖面。向足底滑动时，一侧手固定，另一侧手拇指向足底方向推动相邻跗骨；向足背滑动时，一侧手固定，另一侧手示指向足背方向推动相邻跗骨。

（五）跗跖关节

1. 上下滑动

（1）作用：增加跗跖间活动范围。

（2）患者体位：仰卧位或坐位，踝关节放松稍跖屈。

（3）操作方法：治疗师面向患者，上方手握住患者跗骨，下方手握住跖骨。上方手固定，下方手将跖骨上下推动。如果要松动某个单一跗跖关节，则用双手拇指分别放在相邻的跗骨和跖骨近端的背面，示指放在足底相应的跗骨和跖骨的跖面，上方手固定，下方手将跖骨近端向足背或足底方向推动。

2. 旋转摆动

（1）作用：旋前摆动增加踝关节外翻活动范围，旋后摆动增加踝关节内翻活动范围。

（2）患者体位：仰卧位或坐位，踝关节放松。

（3）操作方法：治疗师面向患者，双手分别握住患者跗骨和跖骨近端，拇指在足背，四指在足底。上方手固定，下方手将跖骨向内转动（旋前），或向外转动（旋后）。

四、足部关节

足部关节的生理运动有屈、伸、内收、外展、内翻、外翻。附属运动有上下滑动、侧方滑动、长轴牵引、旋转等。常见的足部关节松动技术如下：

（一）跖骨间关节上下滑动

1. 作用　增加相邻跖骨间活动范围。

2. 患者体位　仰卧位，俯卧位或坐位，踝关节放松。

3. 操作方法　治疗师面向患者，双手分别握住患者相邻跖骨。一侧手固定，另一侧手将相邻的跖骨上下推动。

（二）跖趾关节上下滑动

1. 作用　增加跖趾关节活动范围。

2. 患者体位　俯卧位，患侧下肢屈膝 90°。

3. 操作方法　治疗师面向患者站立，上方手放在患者跖骨上，拇指在足底，示指在足背，下方手放在相应的趾骨近端，拇指在足底，示指在足背。上方手固定，下方手将趾骨上下推动。

（三）趾骨间关节

包括：①分离牵引；②长轴牵引；③前后向或后前向滑动；④侧方滑动；⑤旋转摆动。上述松动手法与指骨间关节的手法操作基本相同，可参阅本章项目二，此处不再赘述。

项目四　脊柱关节松动技术

一、颈椎关节

颈椎关节的生理运动包括前屈、后伸、侧屈、旋转。活动比较大的节段是 C4~C5、C5~C6、C6~C7，一般从 C2~C6 屈曲程度大于伸直程度，而在 C6~T1 伸直程度稍大于屈曲程度；附属运动包括相邻颈椎的分离牵引、滑动及旋转。分离是颈椎沿着长轴的牵伸运动，滑动是相邻椎体间的前后及侧方的移动，而旋转则是指相邻椎体间或横突间的转动。常见的颈椎关节松动技术如下：

（一）分离牵引

1. 作用　一般松动，缓解疼痛。

2. 患者体位　去枕仰卧位，头部伸出治疗床外，枕在治疗师的手掌上，颈部中立位。

3. 操作方法　治疗师面向患者头部坐或站立，一手托住患者头后部，另一手放在下颌处。双手将头部沿长轴纵向牵拉，持续约 15 秒钟，然后放松还原。重复 3 次。颈椎上段病变在颈部中立位牵引，中下段病变在颈部前屈 10°~15° 位牵引。

注意：治疗师每次施加的牵拉力量逐渐增加，依次为全力的 1/3、2/3、3/3。

（二）旋转摆动

1. 作用　增加颈椎旋转的活动范围。

2. 患者体位　同分离牵引。

3. 操作方法　治疗师位置同分离牵引。向左旋转时，治疗师一手放在患者枕部托住其头部，另一手放在其下颌，双手同时使头部向左缓慢转动（图 3-35）。向右旋转时手法操作相反（图 3-36）。

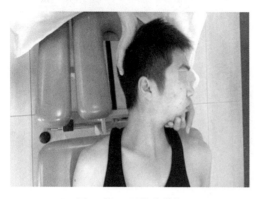

图 3-35 颈椎左旋摆动

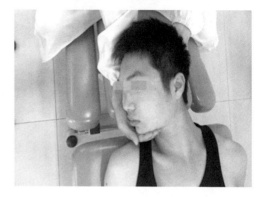

图 3-36 颈椎右旋摆动

（三）侧屈摆动

1. 作用 增加颈椎侧屈的活动范围。

2. 患者体位 同分离牵引。

3. 操作方法 治疗师位置同分离牵引。向右侧屈时，治疗师的右手放在患者的枕后部，示指和中指放在患者颈椎左侧拟发生侧屈运动的相邻椎体横突上，左手托住患者下颌。操作时治疗师上身稍微向左转动，使颈椎向右侧屈，向左侧屈时手法操作与向右侧屈时相反。

（四）屈伸摆动

1. 作用 增加颈椎屈、伸的活动范围。

2. 患者体位 同分离牵引。

3. 操作方法 治疗师取坐位，一侧大腿向前屈曲支撑患者头后部，双手托起枕部两侧，拇指放在耳后固定，通过治疗师的双肩上提和下沉引导颈椎前屈和后伸（图 3-37）。

（五）垂直按压棘突

1. 作用 增加颈椎屈、伸的活动范围。

2. 患者体位 去枕俯卧位，双手五指交叉，掌心向上放在前额处，下凳稍内收。

3. 操作方法 治疗师取坐位，双手拇指指尖相对放在患者同一椎体的棘突上，将棘突向腹侧垂直推动。C2 和 C7 的棘突在体表比较容易摸到，操作时可以 C2 或 C7 的棘突为标准，依次向下（从 C2 开始）或向上（从 C7 开始）移动。

（六）垂直按压横突

1. 作用 增加颈椎旋转的活动范围。

2. 患者体位 去枕俯卧位，双手五指交叉，掌心向上放在前额处，下凳稍内收。

3. 操作方法 治疗师取坐位，双手拇指放在患者同一椎体的一侧横突上，拇指指背相接触，将横突垂直向腹侧推动。可以双手拇指同时推动，或内侧手拇指固定，外侧手推动。如果局部疼痛明显，外侧手的拇指可以靠近横突尖；如果关节僵硬明显，外侧手的拇指可以靠近横突根部（图 3-38）。

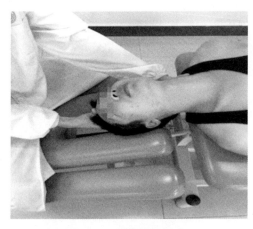

图 3-37　颈椎屈伸摆动

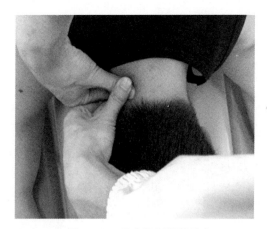

图 3-38　垂直按压颈椎横突

（七）垂直松动椎间关节

1. 作用　增加颈椎侧屈和旋转的活动范围。

2. 患者体位　同上，但头部向患侧转动约 30°。

3. 操作方法　治疗师取坐位，双手拇指放在患者横突与棘突之间，向腹侧推动。如果在此体位上一时不能摸准，可先让患者头部处于中立位，治疗师一侧手拇指放在棘突上，另一侧手拇指放在同一椎体的横突，然后让患者头向患侧转动约 30°，治疗师双手拇指同时向中间靠拢，此处即相当于椎间关节处。如果症状偏向棘突，可以外侧手固定，内侧手稍偏向棘突用力；如果症状偏向横突，可以内侧手固定，外侧手稍偏向横突用力。

二、胸椎关节

胸椎的生理运动可以前屈 30°、后伸 20°，左右侧屈共为 40°，左右旋转为 70°，旋转时合并有侧弯。附属运动包括垂直按压棘突，侧方推棘突，垂直按压横突等。常见的胸椎关节松动技术如下：

（一）垂直按压棘突

1. 作用　增加胸椎的屈、伸活动范围。

2. 患者体位　去枕俯卧位，上段胸椎（T1~T4）病变时，脸向下，双手五指交叉，手掌向上放在前额；中、下段胸椎（T5~T8，T9~T12）病变时，头向一侧，上肢放在体侧或上肢外展，前臂垂于治疗床两侧，胸部放松。

3. 操作方法　上段胸椎病变，治疗师面向患者头部站立，双手拇指放在患者胸椎棘突上，指尖相对或指背相接触，其余四指自然分开放在胸椎背部。中、下段胸椎病变，治疗师站在体侧，一侧手掌根部（相当于豌豆骨处）放在患者胸椎棘突。操作时借助上肢力量将棘突向腹侧按压。

（二）侧方推棘突

1. 作用 增加胸椎旋转活动范围。

2. 患者体位 同上。

3. 操作方法 治疗师站在患侧，双手拇指重叠放在患者拟松动棘突的侧方，其余四指分开放在胸背部。拇指固定，双上肢同时用力将棘突向对侧推动。

（三）垂直按压横突

1. 作用 增加胸腰椎旋转及侧屈活动范围。

2. 患者体位 同上。

3. 操作方法 治疗师站在患侧，双手拇指放在患者拟松动胸椎的一侧横突上，指背相接触或拇指重叠将横突向腹侧推动。如果疼痛明显，拇指移向横突尖部；如果僵硬明显，拇指移向横突根部。

（四）旋转摆动

1. 作用 增加胸椎旋转活动范围。

2. 患者体位 坐在治疗床上，双上肢胸前交叉，双手分别放在对侧肩部。

3. 操作方法 治疗师站在患者一侧，向右旋转时，左手放在患者右肩前面，右手放在左肩后面，双上肢同时用力，使胸椎随上体向右转动，向左旋转时治疗师手法操作与向右旋转时相反。

三、腰椎关节

腰椎的生理运动可以前屈 50°、后伸 30°，左右侧屈，侧屈时常伴有旋转。屈伸运动通过椎间盘的横轴，范围由上到下逐渐增加，腰椎的单独旋转幅度甚小，左右共约 16°。附属运动包括垂直按压棘突，侧方推棘突，垂直按压横突以及旋转摆动等。常见的腰椎关节松动技术如下：

（一）垂直按压棘突

1. 作用 增加腰椎屈、伸活动范围。

2. 患者体位 去枕俯卧位，腹部可以垫一小枕，使腰椎生理性前屈变平，上肢放在体侧或垂于治疗床沿两侧，头转向一侧。

3. 操作方法 治疗师站在患侧，下方手掌根部（相当于豌豆骨处）放在患者拟松动的棘突上，五指稍屈曲，上方手放在下方手腕背部。双手固定，上身前倾，借助上肢力量将棘突垂直向腹侧按压（图 3-39）。

（二）侧方推棘突

1. 作用 增加腰椎旋转活动范围。

2. 患者体位 同上。

3. 操作方法　治疗师站在患侧，双手拇指分别放在患者相邻棘突一侧，指腹接触棘突，拇指尖相对或拇指相互重叠，其余四指自然分开放在腰部。双手固定，上身前倾，借助上肢力量将棘突向对侧推动。

（三）垂直按压横突

1. 作用　增加腰椎侧屈及旋转活动范围。

2. 患者体位　同上。

3. 操作方法　治疗师站在患侧，双手拇指放在患者拟松动腰椎的一侧横突上，指背相接触或拇指重叠。双手固定，上身前倾，借助上肢力量将横突向腹侧推动。如果疼痛明显，拇指移向横突尖部；如果僵硬明显，拇指移向横突根部（图 3-40）。

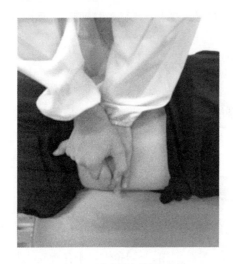
图 3-39　垂直按压腰椎棘突

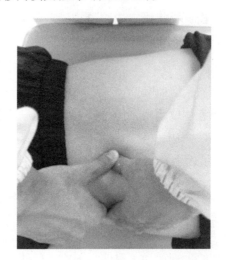
图 3-40　垂直按压腰椎横突

（四）旋转摆动

1. 作用　增加腰椎旋转活动范围。

2. 患者体位　健侧卧位，患侧在上，下肢屈髋、屈膝。屈髋角度根据松动的腰椎节段而定，松动上段腰椎，屈髋角度偏小，松动下段腰椎，屈髋角度偏大。

3. 操作方法　治疗师面向患者站立，一侧肘部放在患者的肩前，另一侧肘部放在患者髂嵴上，双手示指分别放在拟松动相邻椎体的棘突上，同时反方向（肩向后，髂嵴向前）来回摆动。

四、骨盆

骨盆由髋骨、骶骨和尾骨构成，主要关节有腰骶关节、骶髂关节、骶尾关节及耻骨联合关节。骨盆的生理运动主要包括旋转、前屈和后伸。附属运动主要包括挤压、分离和滑动。

（一）骨盆整体

1. 骨盆挤压

（1）作用：增加骶髂关节活动范围。

（2）患者体位：仰卧位，双下肢伸直、髋关节内旋。

（3）操作方法：治疗师站在患者一侧，上身前倾，屈肘，双手分别放在患者两边髂嵴外侧，固定好骨盆，双上肢同时从两侧向骨盆中间方向用力，由外向内挤压骨盆。

2. 骨盆分离

（1）作用：增加耻骨联合活动范围。

（2）患者体位：仰卧位，双下肢伸直、髋关节外旋。

（3）操作方法：治疗师站在患者一侧，上身前倾，双手交叉分别放在患者对侧髂前上棘内侧，固定好骨盆，双上肢内收，同时从正中向对侧髂前上棘外下方用力，由内向外分离骨盆。

3. 头侧滑动

（1）作用：增加骨盆后侧活动范围。

（2）患者体位：仰卧位，双下肢伸直，正中。

（3）操作方法：治疗师站在患侧，外侧手固定好患者骨盆，内侧手放在髂前上棘下方，上身前倾，借助上肢力量将骨盆向头部方向并同时稍向下（脊柱方向）推动。

4. 足侧滑动

（1）作用：增加骨盆前侧活动范围。

（2）患者体位：同头侧滑动。

（3）操作方法：治疗师站在患侧，外侧手固定好患者骨盆，内侧手放在髂前上棘上方，上身前倾，借助上肢力量将骨盆向足部方向并同时稍向小腹前面推动。

（二）腰骶关节

1. 前屈摆动

（1）作用：增加腰骶关节前屈活动范围。

（2）患者体位：俯卧位，头转向一侧，上肢垂于治疗床沿，腹部垫一枕头，双下肢伸直。

（3）操作方法：治疗师站在患者一侧，面向足部，上身前倾，外侧手协助固定好患者骨盆，内侧手掌根放在骶骨上端固定不滑动，手指朝向下肢，借助上肢力量将骶骨向足部并向腹部方向推动。

2. 后伸摆动

（1）作用：增加腰骶关节后伸活动范围。

（2）患者体位：同前屈摆动。

（3）操作方法：治疗师站在患者一侧，面向头部，上身前倾，外侧手协助固定好患者骨盆，内侧手掌根放在骶骨下端固定不滑动，手指朝向头部，借助上肢力量将骶骨向头部并向腹部方向推动。

（三）骶髂关节

1.侧方旋转

（1）作用：增加骶髂关节旋转活动范围。

（2）患者体位：俯卧位，头转向一侧，上肢垂于治疗床沿，双下肢伸直。

（3）操作方法：治疗师站在患者一侧，上身前倾，双手交叉分别放在患者对侧骶髂关节外侧髂骨上固定不滑动，借助上肢力量将髂骨向外侧并向腹部方向推动。

2.交叉旋转

（1）作用：增加骶髂关节旋转活动范围。

（2）患者体位：俯卧位，头转向一侧，上肢垂于治疗床沿，双下肢伸直，左侧髋关节内旋（外旋），右侧髋关节外旋（内旋）。

（3）操作方法：治疗师站在患者一侧，上身前倾，一手放在患者左侧（右侧）髂骨上并向下向外按压，另一手放在右侧（左侧）髂嵴的前侧面并向上向内提拉，使双侧骶髂关节反向旋转。

3.髂嵴前旋

（1）作用：增加骨盆前倾活动范围。

（2）患者体位：半俯卧位，健侧下肢足底着地，治疗师托住患侧下肢。

（3）操作方法：治疗师站在患者身后，上身前倾，右手（左手）放在患者左侧（右侧）髂后上棘固定下按，左手（右手）及前臂托住患者左侧（右侧）下肢，左侧（右侧）上肢将患者左侧（右侧）下肢后伸、内收，借助上肢力量将左侧（右侧）髂嵴向下并同时向外推动。

4.髂嵴后旋

（1）作用：增加骨盆后倾活动范围。

（2）患者体位：健侧卧位，健侧下肢伸直，患侧下肢屈膝屈髋90°，上半身外旋，上肢屈肘，手放在上腹部。

（3）操作方法：治疗师面向患者站立，上身前倾，一手放在患者患侧髂嵴上固定，另一手放在患侧坐骨结节处固定，双上肢同时用力，放在髂嵴上的手向后向外推，放在坐骨结节处的手向前向内推，借助上肢力量转动髂嵴。

5.髂嵴内旋

（1）作用：增加骶髂关节旋转活动范围。

（2）患者体位：俯卧位，头转向一侧，腹部垫一枕头，健侧下肢伸直，患侧下肢屈膝 90°。

（3）操作方法：治疗师站在患侧，上身前倾，一手放在患者健侧骶髂关节的髂骨上固定，另一手握住患肢踝关节外侧固定，双上肢同时用力，放在髂骨上的手向下向内推，放在踝关节处的手将小腿向外展，借助上肢力量使患侧整个髂嵴内旋。

6. 髂嵴外旋

（1）作用：增加骶髂关节旋转活动范围。

（2）患者体位：俯卧位，头转向一侧，腹部垫一枕头，双下肢伸直。

（3）操作方法：治疗师站在患侧，上身前倾，一手放在患者患侧髂前上棘处固定，另一手放在髂后上棘处固定，双上肢同时用力，放在髂前上棘处的手向后向外拉，放在髂后上棘处的手向前向内推，借助上肢力量使患侧整个髂嵴外旋。

复习思考

1. 麦特兰德手法分级有哪些特点？

2. 常见的上肢关节松动技术有哪些内容？如何操作？

3. 常见的下肢关节松动技术有哪些内容？如何操作？

4. 常见的脊柱关节松动技术有哪些内容？如何操作？

模 块 四

肌力和肌肉耐力训练技术

【学习目标】

掌握肌力及肌肉耐力训练的基本技术与方法。

熟悉肌力及肌肉耐力训练的注意事项及适应范围。

了解肌肉的特性、构造、分类、各肌群的功能及神经支配。

项目一 概述

一、概念

1. 肌力（muscle strength） 指肌肉收缩时所能产生的最大力量。

2. 肌肉耐力（muscle endurance） 指肌肉持续收缩时对抗疲劳的能力。即肌肉持续地维持一定强度的等长收缩，或做多次一定的等张（速）收缩的能力。

二、肌力和肌肉耐力训练的基本原理

增强肌力和肌肉耐力的目的及方法有所不同。增强肌力主要是增加最大肌肉收缩的瞬间爆发力，要求在较短时间内对抗较大负荷，重复次数少，如举重、投掷、跳远、跳高等；增强肌肉耐力主要是增加肌肉的持久收缩力，需要肌肉长时间用力，要求较长时间内用较小负荷下多次重复锻炼才有效，如长跑、慢跑、游泳等。

三、肌力和肌肉耐力训练的基本原则

（一）施加阻力原则

施加阻力是增强肌力和肌肉耐力的主要原则。在无阻力状态下的训练是达不到力量训

练目的的，因此在肌力3级以上时，应考虑抗阻训练方式。这种阻力可以来自肌肉本身重量、肢体在移动过程中所受到的或纯粹的外加阻力等。

（二）超常负荷原则

即训练时必须超过一定的负荷量和一定的时间，也称超负荷原理。改善肌力和肌肉耐力的负荷量要在日常活动的负荷量以上，否则就无法达到肌力和肌肉耐力训练的目的。这样的超负荷原理才可能引发超量恢复机制。超量恢复是肌力训练的生理学基础，主要指肌肉或肌群经过适当的训练后，产生适度的疲劳，肌肉先经过疲劳恢复阶段，再达到超量恢复阶段。在疲劳恢复阶段，训练中消耗的能源物质、收缩蛋白、酶蛋白恢复到运动前水平，在超量恢复阶段，这些物质继续上升并超过运动前水平，然后又逐渐回到运动前水平，而当下一次训练在这一超量恢复阶段内进行时，就可以以上一次超量恢复阶段水平为起点，巩固超量恢复的效果，实现肌肉形态发展和肌力水平的增强（图4-1）。超量恢复阶段通常于运动后1~2天内出现，与上一次训练负荷量大小相关，负荷量大，超量恢复效果明显，出现时间较晚；反之，负荷量小，超量恢复效果不明显，出现时间较早，若运动负荷量过小，可能无超量恢复出现。

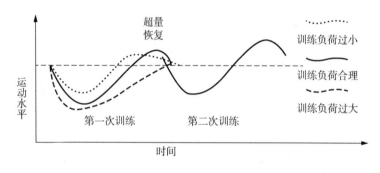

图4-1　超量恢复机制

训练者要达到五个基本条件才可以增强肌力与肌肉耐力，分别是一定的运动强度、训练的持续时间、训练频率、训练间期和根据肌肉收缩形式选择的对应训练方法。一般情况下，增强肌力训练时所给的负荷应略高于现有的肌力水平或达到60%肌肉最大收缩所需负荷量，并持续训练6周，才能取得较好效果。

1.训练强度　指对患者进行肌力训练时选择适度的训练强度。常用的指标分别是最大肌力比值（%）、1次最大重复量（1 repetition maximum，1RM）或10次最大重复量（10 repetition maximum，10RM）

（1）1RM指受试者仅能完成1次全关节活动范围的最大抗阻力重量。训练时，将1RM作为基准进行等长训练，1日1次，每周进行1次1RM测定，再逐渐增加运动负荷。

（2）10RM指受试者进行10次连续全关节范围运动时所能对抗的最大抗阻负荷量。超过此负荷量，就无法完成 10 次同样的抗阻运动，将此极限重量作为基准，每周进行 1 次 10RM 测定，再逐渐增加运动负荷。

2.训练时间　主要包括运动时间和肌肉收缩时间。

（1）运动时间指一次训练所需的时间，包括肌肉收缩的时间和期间放松的时间。

（2）肌肉收缩时间常用于等长收缩训练，训练时，如果肌肉收缩时间长，训练强度需较小；反之，若肌肉收缩时间较短，则训练强度可较大。

3.训练频率　主要指每日、每周、每月训练的次数。一般情况下，训练频率越高，训练效果越好。原则上，每周 3 次的训练，就会有较好的效果。尽量将训练安排在超量恢复阶段内进行。训练间隔太短，肌肉疲劳未恢复，继续训练会加重疲劳，进而可能引起肌肉劳损；而间隔时间过长，超量恢复消退，无法巩固效果，肌力及肌肉耐力将得不到增强。

4.训练间期　训练间期长短与训练效果密切相关。训练刚开始阶段，有肌力的增强，但是未见肌肉横断面积变化，训练 40 天后，可见肌肉横断面积逐渐增加。

5.肌肉收缩方式　训练目的不同可选择不同肌肉收缩方式，如等长收缩、等张收缩（向心性或离心性）及等速收缩。

（三）适度疲劳原则

训练时，肌肉以一定负荷进行收缩运动，并持续一段时间、重复一定次数直至引起适度的肌肉疲劳，从而达到增强肌力、增粗肌肉纤维的目的。训练可使肌肉产生适度疲劳，但不能出现过度疲劳，这是控制超常负荷不过度的主观限制指标。当训练时间充足，以患者自愿为前提，训练时间持续至患者产生疲劳感为止，如果训练过程没有休息直接进入疲劳更为有效。

训练过程中一定不可以出现过度疲劳，过度疲劳会造成较弱肌肉的损害，训练中密切观察患者表现，出现过度疲劳时应立刻停止训练。过度疲劳的表现主要是：运动速度减慢、运动幅度下降、肢体出现不协调现象或患者主诉疲乏劳累。另外，在肌力增强训练后，反而出现肌力下降现象，往往提示前段时间训练强度过大，出现了过度疲劳。

四、肌肉收缩形式和影响肌力的因素

（一）肌肉收缩形式

1.等长收缩　也称静力性收缩，收缩过程中肌肉起止点距离不发生变化，肌纤维长度基本不变，没有肉眼可见的关节运动，但是肌肉张力不断增加的一种收缩形式，是增强肌力的一种有效训练方式。

等长收缩的特点：简单易行、不受环境限制，适用于骨折、关节炎、废用性萎缩或因疼痛限制关节运动的患者。

等长收缩进行肌力训练的具体方法：嘱患者尽全力进行肌肉收缩，持续 6s 左右，放松数秒再重复肌肉收缩，反复数次。

2.等张收缩　也称动力性收缩，指一定阻力情况下进行的肌肉收缩，肌张力基本保持不变，但肌纤维长度发生变化，并产生关节运动的一种收缩形式。可分为离心性收缩和向心性收缩。

离心性收缩时，肌肉的起止点距离逐渐增加延长。运动学功能表现为减速，可控制肢体下落的速度和控制动作的快慢。例如股四头肌下楼梯时的离心性控制收缩、肱二头肌在上肢负重屈肘时的缓慢放松。

向心性收缩时，肌肉的起止点距离缩短。运动学功能是加速。例如股四头肌收缩时的伸膝动作、肱二头肌收缩时的屈肘动作。

3.等速收缩　根据运动过程中的肌力大小变化调节外加阻力，使整个关节依照预先设定的速度运动，常用专门设备进行，且仪器较为昂贵。

（二）影响肌力的因素

1.肌肉的横断面积　肌力的生理横断面积反映了该肌肉纤维的数量和粗细。与肌力的大小成正比，即肌肉的生理横断面积越大，产生的肌力越大。

2.肌肉的初长度　指肌肉收缩前的长度。当肌力收缩前被拉长至适宜长度时，可产生较大的肌力，一般认为当初长度是静息长度的1.2倍时，产生的肌力最大。

3.肌纤维的类型　肌纤维类型主要有红肌和白肌两种。不同类型肌纤维在肌肉中所占比例也影响着肌力的大小。肌力大小与白肌纤维数量关系密切，白肌纤维所占比例越高，肌力越大。

4.肌肉收缩形式　不同肌肉收缩形式产生的力量不同，向心性收缩过程中产生的肌力最小，等长收缩次之，离心性收缩产生的肌力为最大。

5.其他　肌肉的募集单位、年龄、性别以及心理因素也在一定程度上影响着肌肉收缩过程中力量的大小。

五、肌力和肌肉耐力训练技术的分类

1.根据肌肉收缩形式分类　分为等长收缩训练、等张收缩训练（向心性收缩训练和离心性收缩训练）及等速收缩训练。

2.根据肌力大小分类　分为传递神经冲动训练、被动训练、辅助主动训练、主动训练和抗阻训练（表4-1）。

（1）0级肌力

1）神经肌肉电刺激疗法：可以有效预防或延缓肌萎缩的发生。

2）传递神经冲动训练：患者集中注意力，主观努力做关节全范围运动，可与被动运动交替进行。

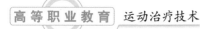

（2）1~2级肌力

1）肌肉电刺激疗法：可以有效刺激收缩，加速肌力恢复。

2）辅助主动训练：让患者做关节运动，给予一定外力帮助，但只限于最低限度的助力，应强调主观用力。可进行徒手辅助主动训练、悬吊辅助主动运动训练、悬吊辅助主动运动训练、滑车辅助主动运动训练。

（3）3级肌力

1）抗肢体重力训练：患者在抗重力位下完成主动前屈训练。

2）等速运动训练：疼痛、挛缩、不能抗阻等原因，在等速训练过程中，选择多角度等长收缩训练，每隔20°为一个训练角度。

（4）4~5级肌力

1）徒手抗阻主动运动训练：等长抗阻训练，给患者的关节运动方向持续施加反方向阻力。等张抗阻训练，患者以肌肉收缩的力量进行抗阻力运动，然后复位，重复进行。

2）器械抗阻主动运动训练：利用墙壁、门环、墙扶手、肋木等进行等长抗阻收缩；利用悬吊、哑铃、弹力带等进行等张抗阻训练。

表4-1　肌力分级训练一览表

肌力级别	训练方法
0级	肌肉电刺激法、传递神经冲动训练
1~2级	肌肉电刺激法、辅助主动训练
3级	抗肢体重力训练、等速运动训练
4~5级	徒手抗阻主动运动训练、器械抗阻主动运动训练

3. 根据训练目的分类　分为增强肌力训练和增强肌肉耐力训练。增强肌力时，应加大负荷量、加快运动速度、减少重复次数及缩短运动时间；而增强肌肉耐力时，需减小运动负荷、增加重复次数、延长训练时间。

六、肌力训练和肌肉耐力训练的关系

一般来说，发展耐力的同时必然会发展肌力，耐力是肌力所能维持的时间。肌力训练和肌肉耐力训练统称为力量训练，两者有不少共同之处，但在训练方法上两者并不相同。为迅速增强肌力，要求短时间、大负荷、少重复；而增强耐力则需小负荷、长时间、多重复才有效。临床上常将肌力训练和耐力训练结合起来，从而使肌肉做功更合理。

七、肌力和肌肉耐力训练的注意事项

1. 调动患者参与积极性　患者的主动参与程度决定肌力与肌肉耐力训练的效果。训练前让患者充分了解肌力和肌肉耐力训练的目的意义，消除其可能存在的疑虑，给予合适的语言鼓励，以增强患者信心和长期参与训练的积极性。

2. 选择适宜的运动处方　按照超负荷原则，每次训练需引起一定的肌肉疲劳，实现超量恢复，避免过度疲劳，注意密切观察。制定适宜的运动处方，根据患者的全身状况（素质、体力）、局部状况（关节活动、肌力强弱）选择训练方法，一般每天练习1~2次，每次20~30分钟，分组练习，中间休息1~2分钟。

3. 注意无痛或轻度疼痛范围内训练　训练初始阶段会引起轻微的肌肉疼痛，次日会自行恢复。如果肌力训练引起了明显的疼痛，则应停止训练，查明原因后再进行训练。

4. 注意调节阻力　训练过程中根据患者肌力变化适当调节施加阻力的大小。阻力施加在关节活动的起始端和终末端最小，中间最大；要施加充分的阻力，但不要阻碍患者完成活动。

5. 注意心血管反应　抗阻训练会引起血压的升高。抗阻训练过程中切忌患者屏气，使患者保持适宜的呼吸节律，协助患者呼吸完成动作，可在训练过程中要求患者数数、说话。

6. 避免代偿运动　训练阻力过大，容易引起代偿运动。如三角肌肌力减弱或肩外展疼痛时，患者会耸肩并向对侧躯干屈曲，看似在做耸肩运动，实际上并没有。为避免代偿运动，在肌力训练过程中应选择适量的阻力和正确的固定方法。

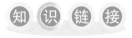

悬吊系统

悬吊系统 Neurac 技术最早由挪威的物理治疗师及医师发明，并逐渐在应用中完善和进步。Redcord 公司于 1991 年创建，其发展得益于 Redcord 工作站的临床应用、临床实践经验的积累及相关的研究工作进展。

Redcord 强调主动训练的理念，其技术核心为渐进的规范的神经肌肉训练技术。训练和治疗的过程中始终借助重力为治疗手段，在不稳定环境下应用吊索、震颤技术，应用闭链运动（CKC）进行无痛的、高强度的肌肉训练。

项目二 上肢肌力和肌肉耐力训练技术

一、肩部肌群

肩关节是活动范围最大、最灵活的关节，不同方向的运动都由各自肌群所控制。

（一）肩前屈肌群肌力训练

1. 主动肌 包括三角肌前部纤维、喙肱肌、肱二头肌、胸大肌。

2. 正常关节活动范围 0°~180°。

3. 训练方法 肌力训练方法主要根据肌力水平而定。

（1）0级肌力：患者仰卧位，集中注意力，主观努力做肩关节前屈全范围运动，这种主观努力可以增强神经营养作用，促进神经本身再生，可与被动运动交替进行。

（2）1~2级肌力：患者仰卧位，主动前屈肩关节，治疗师给予一定外力帮助，但只限于最低限度的助力，应强调主观用力。

（3）3级肌力：患者取坐位，为防止肱二头肌代偿，上肢自然下垂，肘关节轻度屈曲，手掌向下，完成主动前屈训练。

（4）4~5级肌力

1）等长抗阻训练：患者取仰卧位，上肢自然放于体侧，肘关节伸直。治疗师立于患者患侧，一手固定肩胛骨，一手置于肱骨远端，向下持续施加阻力。

2）等张抗阻训练：患者以肩部力量向前抗阻力前屈90°，然后复位，重复进行（图4-2）。

（二）肩后伸肌群肌力训练

1. 主动肌 包括三角肌后部纤维、背阔肌、大圆肌。

2. 正常活动范围 0°~60°。

3. 训练方法

（1）0级肌力：患者健侧卧位，操作方法同上0级肌力训练技术。

（2）1~2级肌力：患者健侧卧位，主动后伸肩关节，治疗师给予一定外力帮助，但只限于最低限度的助力，应强调主观用力。

（3）3级肌力：患者健侧卧位，同上3级肌力训练操作方法。

（4）4~5级肌力

1）等长抗阻训练：患者取俯卧位，患者患侧上肢置于体侧，伸肘，治疗师立于患侧，一手固定肩胛骨，一手置于肱骨远端，向下持续施加阻力。

2）等张抗阻训练：患者抗阻力全范围后伸肩关节，然后复位，重复进行（图4-3）。

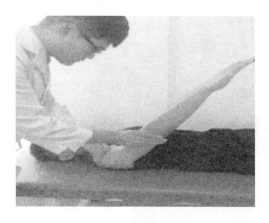

图 4-2　肩前屈肌群训练

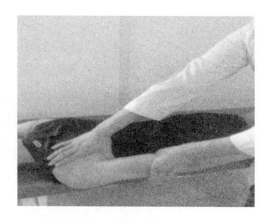

图 4-3　肩后伸肌群等张抗阻训练

（三）肩外展肌群肌力训练

1.主动肌　包括三角肌中部纤维、冈上肌。

2.正常活动范围　0°～180°。

3.训练方法

（1）0 级肌力：患者仰卧位，操作方法同上 0 级肌力训练技术。

（2）1~2 级肌力：患者仰卧位，治疗师立于患侧，一手托住患者肘关节，一手托住患者前臂，主动外展肩关节，治疗师给予一定外力帮助，但只限于最低限度的助力，应强调主观用力。

（3）3 级肌力：患者仰卧位，治疗师帮患者托起患侧上肢，完成主动外展训练。

（4）4~5 级肌力

1）等长抗阻训练：患者取仰卧位，患者患侧上肢置于体侧，伸肘，前臂中立位，治疗师立于患侧，一手固定前臂远端，一手置于肱骨远端外侧，向内持续施加阻力。

2）等张抗阻训练：患者抗阻力全范围外展肩关节，然后复位，重复进行（图 4-4）。

（四）肩内收肌群肌力训练

1.主动肌　包括胸大肌、背阔肌、大圆肌、小圆肌、冈下肌。

2.正常活动范围　0°～45°。

3.训练方法

（1）0 级肌力：患者仰卧位，操作方法同上 0 级肌力训练技术。

（2）1~2 级肌力：患者仰卧位，治疗师立于患侧，一手托住患者肘关节，一手托住患者前臂，主动内收肩关节，治疗师给予一定外力帮助，但只限于最低限度的助力，应强调主观用力。

（3）3 级肌力：患者仰卧位，同上 3 级肌力训练操作方法。

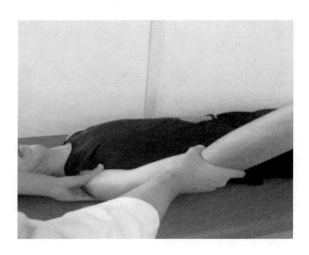

图 4-4 肩外展肌群训练

（4）4~5 级肌力

1）等长抗阻训练：患者取仰卧位，患者患侧上肢置于体侧，伸肘，前臂中立位，治疗师立于患侧，一手固定前臂远端，一手置于肱骨远端外侧，向外持续施加阻力。

2）等张抗阻训练：患者抗阻力全范围内收肩关节，然后复位，重复进行。

（五）肩内旋肌群肌力训练

1.主动肌　包括肩胛下肌、胸大肌、背阔肌、大圆肌。

2.正常活动范围　0°~90°。

3.训练方法

（1）0 级肌力：患者仰卧位，操作方法同上 0 级肌力训练技术。

（2）1~2 级肌力：患者仰卧位，患侧肩关节外展 90°，屈肘 90°，前臂旋前垂直向上，治疗师立于患侧，一手托住患者肘关节，一手托住患者前臂，使其旋前向上，治疗师在前臂远端给予一定外力帮助，患者主动内旋肩关节，但只限于最低限度的助力，应强调主观用力。

（3）3 级肌力：患者仰卧位，同上 3 级肌力训练操作方法。

（4）4~5 级肌力

1）等长抗阻训练：患者取仰卧位，患侧肩关节外展 90°，屈肘 90°，前臂旋前垂直向上，治疗师立于患侧，一手托住患者肘关节，一手托住患者前臂，使其旋前向上，治疗师立于患侧，一手固定肘关节，一手置于前臂尺侧远端，向上持续施加阻力（图 4-5 ）。

2）等张抗阻训练：患者抗阻力全范围内旋肩关节，然后复位，重复进行。

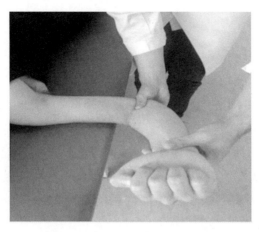

图 4-5　肩内旋肌群等长抗阻训练

（六）肩外旋肌群肌力训练

1. 主动肌　包括冈下肌、三角肌后部纤维、小圆肌。

2. 正常活动范围　0°～90°。

3. 训练方法

（1）0 级肌力：患者仰卧位，操作方法同上 0 级肌力训练技术。

（2）1~2 级肌力：患者仰卧位，患侧肩关节外展 90°，屈肘 90°，前臂旋前垂直向上，治疗师立于患侧，一手托住患者肘关节，一手托住患者前臂，治疗师在前臂远端给予一定外力帮助，患者主动外旋肩关节，但只限于最低限度的助力，应强调主观用力。

（3）3 级肌力：患者仰卧位，同上 3 级肌力训练操作方法。

（4）4~5 级肌力

1）等长抗阻训练：患者及治疗师体位同外旋 1~2 级手法，治疗师立于患侧，一手固定肘关节，一手置于前臂远端背侧，向足的方向持续施加阻力。

2）等张抗阻训练：患者抗阻力全范围外旋肩关节，然后复位，重复进行（图 4-6）。

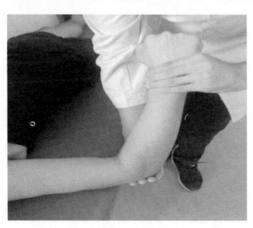

图 4-6　肩外旋肌群等张抗阻训练

二、肘部及前臂肌群

（一）屈肘肌群肌力训练

1. 主动肌　包括肱二头肌、肱肌、肱桡肌。

2. 正常关节活动范围　0°~150°。

3. 训练方法

（1）0级肌力：患者仰卧位，操作方法同上0级肌力训练技术。

（2）1~2级肌力：患者坐位，肩关节稍外展，肘关节被动伸直，治疗师立于患侧，一手托住患者上臂远端，一手托着前臂远端，主动前屈肘关节，治疗师给予一定外力帮助，但只限于最低限度的助力，应强调主观用力。

（3）3级肌力：患者取坐位，同上3级肌力训练操作方法。

（4）4~5级肌力

1）等长抗阻训练：患者取仰卧位，上肢自然放于体侧，稍屈肘，前臂旋后。治疗师立于患者患侧，一手固定肱骨，一手置于前臂远端，向足的方向持续施加阻力。

2）等张抗阻训练：患者抗阻力全范围前屈肘关节，然后复位，重复进行（图4-7）。

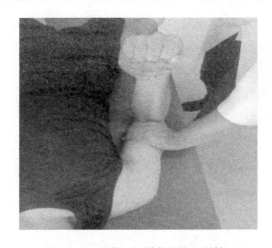

图4-7　肘前屈肌群等张抗阻训练

（二）伸肘肌群肌力训练

1. 主动肌　包括肱三头肌、肘肌。

2. 正常关节活动范围　0°~150°。

3. 训练方法

（1）0级肌力：患者俯卧位，操作方法同上0级肌力训练技术。

（2）1~2级肌力：患者坐位，肩关节稍外展，肘关节被动屈曲，治疗师立于患侧，一手托住患者上臂远端，一手托着前臂，肘关节屈曲90°，治疗师在前臂远端给予一定外力帮助，但只限于最低限度的助力，应强调主观用力。

（3）3级肌力：患者取坐位，同上3级肌力训练操作方法。

（4）4~5级肌力

1）等长抗阻训练：患者取仰卧位，上肢外展90°，自然放于体侧，屈肘，肘关节下垫毛巾卷。治疗师立于患者患侧，一手固定肱骨，一手置于前臂远端，向上持续施加阻力。

2）等张抗阻训练：患者抗阻力全范围伸展肘关节，然后复位，重复进行（图4-8）。

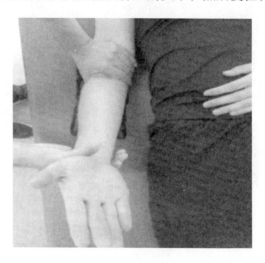

图4-8 肘伸展肌群等张抗阻训练

（三）前臂旋前旋后肌群肌力训练

1.**主动肌** 旋前肌群包括肱前圆肌、旋前方肌；旋后肌群包括肱二头肌、肱桡肌、旋后肌。

2.**正常关节活动范围** 均为0°~90°。

3.**训练方法**

（1）0级肌力：患者仰卧位，操作方法同上0级肌力训练技术。

（2）1~2级肌力：患者坐位，上臂置于体侧，肘关节屈曲90°，前臂中立位，治疗师立于患侧，一手固定上臂远端，一手托着前臂远端，治疗师在前臂远端给予一定外力帮助，但只限于最低限度的助力，应强调主观用力。

（3）3级肌力：患者取坐位，同上3级肌力训练操作方法。

（4）4~5级肌力

1）等长抗阻训练：患者取仰卧位，肘关节屈曲90°，前臂中立位。治疗师立于患者患侧，一手固定上臂远端，一手在腕部施加阻力，增强前臂旋前的肌群肌力时，在腕部掌面桡侧和背面尺侧施加阻力，增强前臂旋后肌群肌力时，在腕部掌面尺侧和背面桡侧持续施加阻力。

2）等张抗阻训练：患者抗阻力全范围旋前或旋后，然后复位，重复进行（图4-9）。

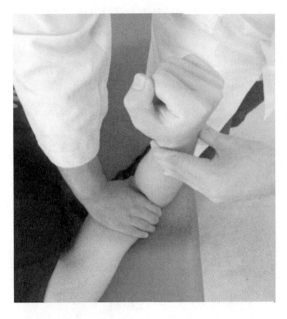

图4-9 前臂旋前旋后肌群等张抗阻训练

三、腕及手部肌群

腕关节可以做屈伸运动及尺桡偏运动，手部关节是人体最小的关节，可以进行掌指关节屈曲、伸展，指间关节屈曲、伸展及远端指间关节屈曲、伸展。

（一）屈腕肌群肌力训练

1. 主动肌 包括桡侧腕屈肌、掌长肌、尺侧腕屈肌。

2. 正常关节活动范围 0°~90°。

3. 训练方法

（1）0级肌力：患者坐位，操作方法同上0级肌力训练技术。

（2）1~2级肌力：患者坐位，肘关节及前臂置于桌面，前臂中立位，手指放松伸直，治疗师立于患侧，一手固定腕关节近心端，一手握住手掌，主动向掌侧屈曲腕关节，治疗师给予一定外力帮助，但只限于最低限度的助力，应强调主观用力。

（3）3级肌力：患者取坐位，同上3级肌力训练操作方法。

（4）4~5级肌力

1）等长抗阻训练：患者取坐位，前臂旋后置于桌上，治疗师立于患者患侧，一手固定前臂远端，一手握住手掌，向桌面方向持续施加阻力，重点训练桡侧腕屈肌时，阻力加于大鱼际；重点训练尺侧腕屈肌时，阻力施加于小鱼际（图4-10）。

2）等张抗阻训练：患者抗阻力全范围屈曲腕关节，然后复位，重复进行。

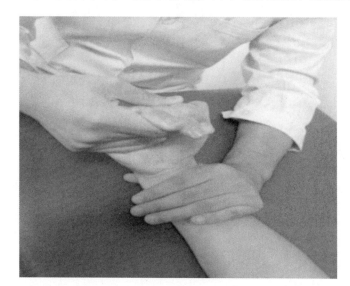

图 4-10　屈腕肌群等长抗阻训练

（二）伸腕肌群肌力训练

1.**主动肌**　包括桡侧腕长伸肌、桡侧腕短伸肌、尺侧腕伸肌。

2.**正常关节活动范围**　0°～70°。

3.**训练方法**

（1）0级肌力：患者坐位，操作方法同上0级肌力训练技术。

（2）1~2级肌力：患者坐于桌旁，前臂旋前置于桌面，手指放松伸直，治疗师立于患侧，一手固定前臂远端，一手握住手掌，主动做腕关节伸展，治疗师给予一定外力帮助，但只限于最低限度的助力，应强调主观用力。

（3）3级肌力：同上3级肌力训练操作方法。

（4）4~5级肌力

1）等长抗阻训练：患者取坐位，前臂旋前置于桌上，治疗师立于患者患侧，一手固定前臂远端，一手握住手背，并向桌面方向施加阻力，需注意重点训练桡侧腕伸肌时，阻力加于手背桡侧面；重点训练尺侧腕屈肌时，阻力施加于手背尺侧面（图4-11）。

2）等张抗阻训练：患者抗阻力全范围伸展腕关节，然后复位，重复进行。

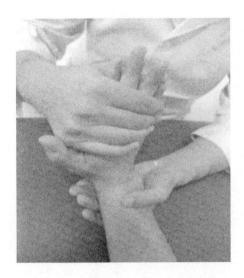

图 4-11　伸腕肌群等长抗阻训练

（三）腕桡偏尺偏肌力训练

1. 主动肌　桡偏肌群包括桡侧腕长伸肌、桡侧腕屈肌和桡侧腕短伸肌；尺偏肌群包括尺侧腕屈肌和尺侧腕伸肌。

2. 正常关节活动范围　桡偏 0°~25°，尺偏 0°~55°。

3. 训练方法

（1）0 级肌力：患者坐位，操作方法同上 0 级肌力训练技术。

（2）1~2 级肌力：患者坐于桌旁，前臂旋前置于桌面，治疗师立于患侧，一手固定前臂远端，一手握住手背，主动做腕关节桡偏 / 尺偏训练，治疗师给予一定外力帮助，但只限于最低限度的助力，应强调主观用力。

（3）3 级肌力：同上 3 级肌力训练操作方法。

（4）4~5 级肌力

1）等长抗阻训练：患者取坐位，前臂旋前置于桌上，治疗师立于患者患侧，一手固定前臂远端，当锻炼腕关节桡偏肌群时，另一手置于第 1 掌骨并向尺侧方向施加阻力；当锻炼腕关节尺偏肌群时，另一手置于第 5 掌骨并向桡侧方向施加阻力。

2）等张抗阻训练：患者抗阻力全范围腕关节桡偏 / 尺偏，然后复位，重复进行。

（四）掌指关节屈曲肌群肌力训练

1. 主动肌　蚓状肌、骨间背侧肌、骨间掌侧肌。

2. 正常关节活动范围　0°~90°。

3. 训练方法

（1）0 级肌力：操作方法同上 0 级肌力训练技术。

（2）1~2 级肌力：患者坐于桌旁，前臂旋后置于桌面，治疗师立于患侧，一手固定掌骨，一手握住近节指骨，主动做掌指关节屈曲训练，治疗师给予一定外力帮助，但只限于最低限度的助力，应强调主观用力。

（3）3级肌力：同上3级肌力训练操作方法。

（4）4~5级肌力

1）等长抗阻训练：患者取坐位，前臂旋后置于桌上，治疗师立于患者患侧，一手固定掌骨，一手置于近节指骨掌面并向下施力（图4-12）。

2）等张抗阻训练：患者掌指关节伸直，抗阻力全范围屈曲掌指关节，然后复位，重复进行。

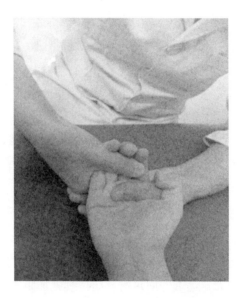

图4-12 屈掌指肌群等长抗阻训练

（五）对掌肌群肌力训练

1. 主动肌 包括拇对掌肌、小指对掌肌。

2. 正常关节活动范围 拇指末端指腹与小指末端指腹距离为0。

3. 训练方法

（1）0级肌力：操作方法同上0级肌力训练技术。

（2）1~2级肌力：患者坐于桌旁，前臂旋后置于桌面，治疗师立于患侧，一手固定腕关节，另一手拇指和食指握住拇指或小指掌骨，主动做对掌肌力训练，治疗师给予一定外力帮助，但只限于最低限度的助力，应强调主观用力。

（3）3级肌力：同上3级肌力训练操作方法。

（4）4~5级肌力

1）等长抗阻训练：患者体位同上，治疗师立于患者患侧，双手分别握住拇指和小指掌侧并向外侧持续施加阻力。

2）等张抗阻训练：患者抗阻对掌，然后复位，重复进行。

项目三　下肢肌力和肌肉耐力训练技术

一、髋部肌群

髋关节是三轴关节，能进行屈曲、伸展、内收、外展、内旋、外旋等围绕三个轴的运动。

（一）屈髋肌群肌力训练

1. 主动肌　包括髂腰肌、股直肌、缝匠肌、阔筋膜张肌。

2. 正常关节活动范围　0°～125°。

3. 训练方法　肌力训练方法主要根据肌力水平而定。

（1）0级肌力：操作方法同上肢0级肌力训练技术。

（2）1~2级肌力：患者健侧卧位，伸髋，屈膝90°，治疗师立于患侧，一手固定患肢踝部，另一手托住大腿远端及膝关节，主动做屈髋肌力训练，治疗师给予一定外力帮助，但只限于最低限度的助力，应强调主观用力。

（3）3级肌力：同上肢3级肌力训练操作方法。

（4）4~5级肌力

1）等长抗阻训练：患者仰卧位，患侧下肢屈膝屈髋，治疗师立于患者患侧，一手握住患侧下肢踝部，一手置于大腿远端并向足的方向持续施加阻力（图4-13）。

2）等张抗阻训练：患者抗阻屈髋，然后复位，重复进行。

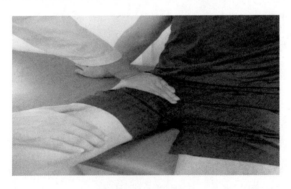

图4-13　屈髋肌群等长抗阻训练

（二）髋后伸肌群肌力训练

1. 主动肌　包括臀大肌、股二头肌、半腱肌、半膜肌。

2. 正常关节活动范围　0°～15°。

3.训练方法

（1）0级肌力：操作方法同上0级肌力训练技术。

（2）1~2级肌力：患者健侧卧位，屈髋90°，屈膝90°，治疗师立于患者身后，一手固定患肢踝部，另一手托住大腿远端及膝关节，主动做伸髋肌力训练，治疗师给予一定外力帮助，但只限于最低限度的助力，应强调主观用力。

（3）3级肌力：同上肢3级肌力训练操作方法。

（4）4~5级肌力

1）等长抗阻训练：患者俯卧位，患侧下肢伸直，治疗师立于患者患侧，一手置于臀部固定骨盆，一手置于股骨远端后方并向下持续施加阻力（图4-14）。

2）等张抗阻训练：患者抗阻伸髋，然后复位，重复进行。

（三）髋外展肌群肌力训练

1.主动肌　包括臀中肌、臀小肌、阔筋膜张肌。

2.正常关节活动范围　0°～45°。

3.训练方法

（1）0级肌力：操作方法同上肢0级肌力训练技术。

（2）1~2级肌力：患者仰卧位，下肢伸直、中立位，治疗师立于患侧，一手置于股骨远端后方，一手托住踝部，托起下肢，主动做髋关节全范围外展动作，治疗师给予一定外力帮助，但只限于最低限度的助力，应强调主观用力。

（3）3级肌力：同上肢3级肌力训练操作方法。

（4）4~5级肌力

1）等长抗阻训练：患者体位同上，治疗师立于患者患侧，一手置于髂前上棘固定骨盆，一手置于股骨远端外侧并向内持续施加阻力（图4-15）。

2）等张抗阻训练：患者抗阻全范围外展髋关节，然后复位，重复进行。

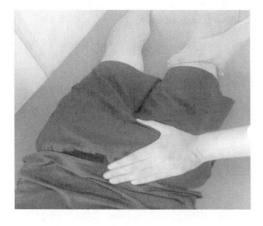 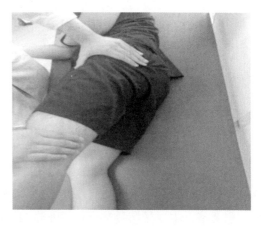

图4-14　伸髋肌群等长抗阻训练　　　　图4-15　髋关节外展肌群等长抗阻训练

83

（四）髋内收肌群肌力训练

1. 主动肌　包括大收肌、长收肌、短收肌、耻骨肌。

2. 正常关节活动范围　0°～45°。

3. 训练方法

（1）0级肌力：操作方法同上0级肌力训练技术。

（2）1~2级肌力：患者仰卧位，患侧下肢外展30°，健侧下肢外展25°。治疗师立于患侧，一手置于患肢膝关节处，一手托住踝部，托起下肢，主动做髋关节全范围内收动作，治疗师给予一定外力帮助，但只限于最低限度的助力，应强调主观用力。

（3）3级肌力：同上肢3级肌力训练操作方法。

（4）4~5级肌力

1）等长抗阻训练：患者体位同上，治疗师立于患者患侧，一手置于髂前上棘固定骨盆，一手置于股骨远端内侧并向外持续施加阻力，或者患者取患侧卧位，治疗师立于身后，一手置于健侧下肢膝关节处托起健肢，一手置于患侧下肢股骨远端内侧并向下持续施加阻力（图4-16）。

2）等张抗阻训练：患者抗阻全范围内收髋关节，然后复位，重复进行。

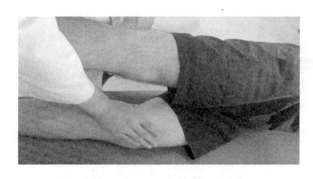

图4-16　髋关节内收肌群等长抗阻训练

（五）髋内旋外旋肌群肌力训练

1. 主动肌　外旋肌群包括髂腰肌、臀大肌、臀中肌后部、臀小肌后部、梨状肌、闭孔内肌、闭孔外肌、股方肌；内旋肌群包括臀中肌前部、臀小肌前部、阔肌膜张肌。

2. 正常关节活动范围　0°～45°。

3. 训练方法

（1）0级肌力：操作方法同上0级肌力训练技术。

（2）1~2级肌力：患者仰卧位，患侧膝关节伸直，髋关节外旋或内旋。治疗师立于患侧，外旋时，一手置于膝关节外侧，一手托住踝部；内旋时，一手置于膝关节外侧，一手托住踝关节，主动做髋关节全范围外旋/内旋动作，治疗师给予一定外力帮助，但只限于最低限度的助力，应强调主观用力。

（3）3级肌力：同上肢3级肌力训练操作方法。

（4）4~5级肌力

1）等长抗阻训练：患者仰卧位，患侧下肢屈髋屈膝，治疗师立于患者患侧，增强髋外旋肌群时，一手置于大腿远端外测，一手握住内踝处并持续向外施加阻力；增强髋内旋肌群时，一手置于大腿远端内侧，一手握住外踝处并向内施加阻力。

2）等张抗阻训练：患者抗阻全范围外旋／内旋髋关节，然后复位，重复进行。

二、膝部肌群

膝关节可以围绕额状轴进行屈伸运动。

（一）屈膝肌群肌力训练

1.主动肌　包括股二头肌、半腱肌、半膜肌。

2.正常关节活动范围　0°~135°。

3.训练方法

（1）0级肌力：操作方法同上0级肌力训练技术。

（2）1~2级肌力：患者健侧卧位，双下肢伸直，治疗师面向患者，一手固定患侧大腿远端，一手托住小腿远端，主动做屈膝肌力训练，治疗师给予一定外力帮助，但只限于最低限度的助力，应强调主观用力。

（3）3级肌力：同上肢3级肌力训练操作方法。

（4）4~5级肌力

1）等长抗阻训练：患者俯卧位，患侧下肢伸直，治疗师立于患者患侧，一手置于臀部固定骨盆，一手置于小腿远端后方并向下持续施加阻力（图4-17）。

2）等张抗阻训练：患者抗阻屈膝，然后复位，重复进行。

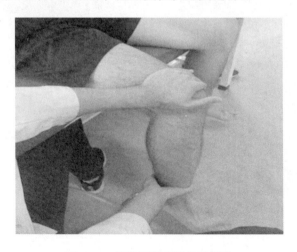

图 4-17　屈膝肌群等长抗阻训练

（二）伸膝肌群肌力训练

1.主动肌　包括股二头肌、半腱肌、半膜肌、腘绳肌。

2.正常关节活动范围　0°～135°。

3.训练方法

（1）0级肌力：操作方法同上0级肌力训练技术。

（2）1~2级肌力：患者健侧卧位，患侧下肢伸髋，屈膝90°。治疗师面向患者，一手固定患侧大腿远端，一手托住小腿远端，主动做伸膝肌力训练，治疗师给予一定外力帮助，但只限于最低限度的助力，应强调主观用力。

（3）3级肌力：同上肢3级肌力训练操作方法。

（4）4~5级肌力

1）等长抗阻训练：患者坐位，双下肢垂于床沿，大腿远端下方垫一毛巾卷，治疗师立于患者患侧，一手置于膝关节上方固定股骨，一手握住小腿远端并向后持续施加阻力（图4-18）。

2）等张抗阻训练：患者抗阻伸膝，然后复位，重复进行。

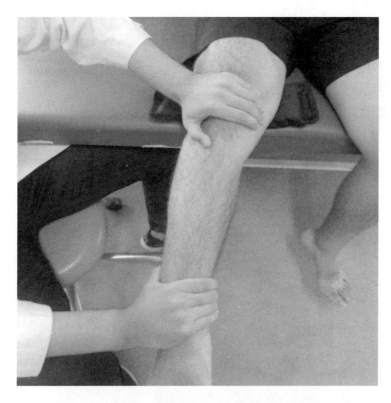

图4-18　伸膝肌群等长抗阻训练

三、踝部肌群

踝关节可以进行跖屈、背屈、内翻、外翻运动。

（一）踝背屈肌群肌力训练

1. 主动肌　包括胫骨前肌、踇长伸肌、趾长伸肌。

2. 正常关节活动范围　0°～20°。

3. 训练方法

（1）0级肌力：操作方法同上0级肌力训练技术。

（2）1~2级肌力：患者健侧卧位，患侧下肢伸直，治疗师面向患者，一手固定小腿远端，一手握住足背，主动做踝背屈肌力训练，治疗师给予一定外力帮助，但只限于最低限度的助力，应强调主观用力。

（3）3级肌力：同上肢3级肌力训练操作方法。

（4）4~5级肌力

1）等长抗阻训练：患者仰卧位，稍屈膝，在膝关节下方垫枕头，踝关节中立位，面向患者站立，一手置于小腿远端固定胫骨，一手握住足背，前臂掌侧抵住足底并向足底方向持续施加阻力。

2）等张抗阻训练：患者抗阻做踝背屈，然后复位，重复进行。

（二）踝跖屈肌群肌力训练

1. 主动肌　包括腓肠肌、比目鱼肌、胫骨后踇长屈肌、趾长屈肌。

2. 正常关节活动范围　0°～45°。

3. 训练方法

（1）0级肌力：练操作方法同上0级肌力训练技术。

（2）1~2级肌力：患者健侧卧位，踝关节中立位，治疗师面向患者，一手固定小腿远端，一手握住足背，主动做踝跖屈肌力训练，治疗师给予一定外力帮助，但只限于最低限度的助力，应强调主观用力。

（3）3级肌力：同上肢3级肌力训练操作方法。

（4）4~5级肌力

1）等长抗阻训练：患者仰卧位，稍屈膝，在膝关节下方垫枕头，踝关节中立位，面向患者站立，一手置于小腿远端固定胫骨，一手握住足跟，前臂掌侧抵住足底并向足背方向持续施加阻力。

2）等张抗阻训练：患者抗阻做踝跖屈，然后复位，重复进行。

（三）足外翻内翻肌群肌力训练

1. 主动肌　外翻肌群包括腓骨前肌、腓骨短肌、趾长伸肌；内翻肌群包括小腿三头肌、胫骨前肌、胫骨后肌、趾长屈肌。

2. 正常关节活动范围　外翻 0°～35°，内翻 0°～25°。

3. 训练方法

（1）0级肌力：操作方法同上 0级肌力训练技术。

（2）1~2级肌力：患者仰卧位，外翻时保持踝关节轻度跖屈；内翻时保持踝关节中立位，治疗师面向患者站立，一手固定小腿远端，一手握住足背，主动做踝外翻/内翻肌力训练，治疗师给予一定外力帮助，但只限于最低限度的助力，应强调主观用力。

（3）3级肌力：同上肢 3级肌力训练操作方法。

（4）4~5级肌力

1）等长抗阻训练：患者坐位，小腿垂于床沿，足放于治疗师腿上，一手固定小腿远端，增强外翻肌力训练时，另一手置于足外侧缘向足底持续施加阻力；增强内翻肌力时，另一手置于足内侧缘向足底持续施加阻力。

2）等张抗阻训练：患者抗阻做足外翻/内翻，然后复位，重复进行。

项目四　躯干肌力和肌肉耐力训练技术

躯干肌群运动主要包括前屈、后伸、旋转。

一、躯干前屈肌群

1. 主动肌　包括腹直肌、腹外斜肌、腹内斜肌、腹横肌、胸固有肌。

2. 正常关节活动范围　0°～80°。

3. 训练方法　肌力训练方法主要根据肌力水平而定。

（1）0级肌力：操作方法同上肢 0级肌力训练技术。

（2）1~2级肌力：患者仰卧位，下肢被固定，双上肢置于体侧，治疗师立于患者一侧，一手托住患者头部，另一手固定患者骨盆，主动做头和肩抬离床面运动，治疗师给予一定外力帮助，但只限于最低限度的助力，应强调主观用力。

（3）3级肌力：同上肢 3级肌力训练操作方法。

（4）4~5级肌力

等张抗阻训练：患者仰卧位，肩部放松，治疗师立于患者一侧，双手固定患者两侧大腿，患者努力完成双手向前平举坐起和双手抱头坐起动作，然后复位，重复进行。

二、躯干后伸肌群

1. 主动肌　包括骶棘肌、胸最长肌、背髂肋肌、背棘肌、腰髂肋肌、腰方肌。

2. 正常关节活动范围　腰椎 0°~25°。

3. 训练方法　肌力训练方法主要根据肌力水平而定。

（1）0 级肌力：操作方法同上肢 0 级肌力训练技术。

（2）1~2 级肌力：患者俯卧位，下肢被固定，双上肢置于体侧，治疗师立于患者一侧，一手压住患者臀部，另一手托住患者上胸部，主动做头和肩抬离床面运动，治疗师给予一定外力帮助，但只限于最低限度的助力，应强调主观用力。

（3）3 级肌力：同上肢 3 级肌力训练操作方法。

（4）4~5 级肌力

等张抗阻训练：患者俯卧位，下肢固定，双上肢置于体侧，治疗师立于患者一侧，一手压住患者臀部，另一手置于患者上背部并向下施加阻力，患者抗阻力抬起上身，然后复位，重复进行。

三、躯干旋转肌群

1. 主动肌　包括腹内斜肌、腹外斜肌。

2. 正常关节活动范围　0°~45°。

3. 训练方法　肌力训练方法主要根据肌力水平而定。

（1）0 级肌力：操作方法同上肢 0 级肌力训练技术。

（2）1~2 级肌力：患者坐位，固定骨盆，治疗师立于患者一侧，双手扶住患者双肩，主动做使上身向左右两侧旋运动，治疗师给予一定外力帮助，但只限于最低限度的助力，应强调主观用力。

（3）3 级肌力：同上肢 3 级肌力训练操作方法。

（4）4~5 级肌力

等张抗阻训练：患者仰卧位，下肢固定，双上肢置于体侧，治疗师立于患者一侧，双手固定患者双下肢，患者努力双手抱头向一侧转体坐起，然后复位，重复进行（图 4-19）。

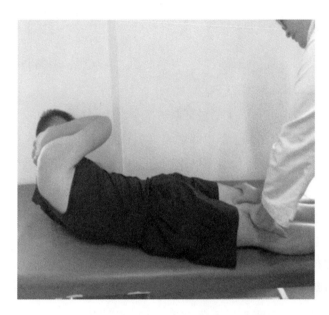

图 4-19　躯干旋转肌群肌群等张抗阻训练

复习思考

1. 增强肌力和肌肉耐力训练的注意事项有哪些?

2. 简述肌力和肌肉耐力训练的基本原则。

3. 如何训练膝部肌群，躯干后伸肌群的肌力和肌肉耐力?

模 块 五

牵伸技术

【学习目标】

掌握牵伸技术要求和操作。

熟悉软组织挛缩类型和牵伸原理。

了解牵伸相关基础理论和相关名词意义。

项目一　概述

一、概念与分类

（一）牵伸技术

牵伸技术（stretching）是指利用人体软组织生理特性，运用外力牵伸短缩或挛缩组织使其延长，以达到重新获得关节周围软组织的伸展性、降低肌张力，改善或恢复关节活动范围的目的治疗技术。

（二）软组织的特性

软组织是指肌肉、肌腱、筋膜、滑囊、腱鞘、关节囊、韧带以及皮肤和皮下组织等连接组织。

1.**骨骼肌、肌腱与韧带解剖学特点**　骨骼肌由大量的肌纤维组成，属永久性细胞，数目恒定是不能再生的。肌腱细胞内存在胶原纤维，对肌腱的修复起一定的作用；韧带的结构主要由弹力纤维构成。肌腱和韧带从组织学上属于规则的结缔组织，具有很大的抗牵拉性。

2.**软组织的柔韧性**　软组织的柔韧性指肌腱单位在身体节段或关节活动超过关节活动范围时可以被拉长的能力，或者是关节完成无限制、无痛关节活动范围活动的能力。

（三）软组织挛缩及分类

1. **挛缩概念**　挛缩是指肌肉、肌腱装置和通过关节周围的软组织适应性短缩，导致被动或主动牵伸明显的抵抗和限制关节活动。挛缩常见原因有：

（1）长期制动、创伤或烫伤导致肌肉皮肤短缩，瘢痕形成。关节损伤后制动将使胶原纤维和网硬蛋白沉淀，形成致密的网状结构，导致关节运动受限。

（2）长时间将肢体置于某一种强制体位造成的，称为反射性挛缩。中枢神经系统原因所致的称为痉挛性挛缩。因末梢神经疾患造成的称为失神经支配性挛缩。

2. **挛缩分类**　根据挛缩发生的组织及其性质，可将挛缩分为以下几种：

（1）肌静态性挛缩：又可称可逆性肌肉紧绷，是指肌肉—肌腱单元有些轻微的，暂时的缩短现象，正常人如果没有规律地做一些柔韧度运动，就容易出现轻微的肌肉紧绷，关节活动范围明显受限，但没有明确的组织病理学表现，通常在较短的时间内通过牵伸治疗即可见效果。

（2）纤维性粘连：没有特定组织病变存在，由于缺少运动也会使胶原纤维间的横向连结增加而产生粘连。组织受伤，在新生毛细血管长入受损伤部位的同时胶原组织开始形成，加入受损组织内形成桥梁。但其分布是杂乱无章的，易与正常组织周围发生粘连，使软组织的延伸性受到破坏。

（3）不可逆性挛缩：正常软组织或结缔组织如果由于某些病理性原因被大量的非伸展性组织如骨、纤维组织所替代，使软组织永远失去了延长的能力，称为不可逆性挛缩。常见于关节长期慢性炎症、异位骨化、骨性关节炎。通常不能通过保守治疗来缓解，而需要手术松解。

（4）假性肌静力性挛缩：中枢神经损伤引起的肌张力增高可使肌肉处于一种不正常的持续收缩状态而引起关节活动受限，称为假性静力性肌挛缩。

二、牵伸技术的基本原理

牵伸技术旨在增加软组织的延伸性和改善关节活动中柔韧性。每种软组织都有各自的生理特性，影响着制动作用和延长能力。当牵拉这些软组织时，速度、强度、持续时间和温度的不同，不同组织会有不同的反应结果。可收缩性和不可收缩性的组织都具有弹性和可塑性。

对于非收缩性的软组织，如韧带，肌腱及肌肉中非收缩性组织成分，其中都含有一定比例的胶原纤维，当受到轻微拉力时，胶原纤维就会开始延伸，波浪状纤维的前端部分会变直，张力越大或持续时间越长，胶原微纤维与分子间连结逐渐被打开，应变也会增加。但当应力过大或持续时间过长，很多连接就会断裂，纤维就会衰竭。故需根据患者的反应及疗效来掌握适宜的强度和时间。低剂量，长时间的外力较易为人所接受。

对于收缩性软组织，肌梭是一种感受肌肉长度变化和牵拉刺激的特殊的梭形感受装置，属于本体感受器，肌梭囊内有梭内肌纤维、梭外肌纤维。当梭外肌纤维收缩时，感受装置所受的牵拉刺激将减少，而当梭内肌纤维收缩时，则感受装置对牵拉刺激的敏感度增高。中枢有运动传出纤维交配梭外肌纤维和梭内肌纤维，前者称为 a 传出纤维，后者称为 γ 传出纤维。当 γ 传出纤维活动加强时，梭内肌纤维收缩，可提高肌梭内感受装置的敏感性。因此，γ 传出纤维的活动对调节牵张反射具有重要作用。位于肌肉 - 肌腱结合处的高尔基腱器是肌肉接受牵伸刺激的感受器，当肌肉受到快速牵伸时，肌梭兴奋，刺激传入神经纤维，增加肌肉张力，这一过程称为单突触牵伸反射，当肌肉受到缓慢持续牵伸时、高尔基腱器兴奋、激发抑制反应，使肌肉张力降低，肌肉放松，长度变长，从而逐步恢复肌肉的柔韧度。故牵伸时宜缓慢。另外紧绷肌肉在被牵伸前先收缩后会成自体性抑制而放松，紧绷肌肉的对侧肌肉收缩可使紧绷肌肉产生交互性抑制放松。故牵伸时可以结合自体性抑制及反射性抑制使肌肉放松后再进行。

三、牵伸技术的治疗作用、适应证和禁忌证

（一）牵伸的治疗作用

1. 预防肌肉挛缩　由于疾病使身体某部位长期制动，肌腱单位适应性缩短，可导致肌肉紧张、挛缩，关节活动度明显缺失。通过牵伸治疗可预防肌肉的挛缩，同时恢复和保持关的正常活动范围。

2. 调节肌张力　通过牵伸刺激肌肉内的感受器——肌梭，调节肌张力。对于中枢神经系统损伤或疾病导致的肌张力增高、肌痉挛，也可以通过牵伸技术降低肌张力，保持肌肉的初始态长度，改善或重新获得关节周围软组织的伸展性。

3. 防止结缔组织发生不可逆性挛缩　被动牵伸技术在拉长挛缩的肌纤维的同时，也能降低韧带、肌腱、关节囊这些非收缩成分挛缩的可能性，使结缔组织在牵伸应力作用下逐渐延长。

4. 提高肌肉的兴奋性　对肌肉张力低下的肌群，进行快速牵拉，刺激传入纤维，促使梭外肌纤维收缩，可以直接或间接反射性地提高肌肉的兴奋性，增强肌肉相关能力。

5. 预防软组织损伤　躯体在活动或从事某项运动之前，应预先对关节和软组织进行适当的牵伸活动，使肌肉、肌腱等软组织对应力有适应过程，以增加关节的灵活性，降低肌肉和肌腱等软组织的损伤或疼痛。

（二）适应证

1. 适用于短缩和挛缩组织的牵伸　如肩关节周围炎、各种原因引起的关节炎。

2. 预防由于固定、制动、失用造成的肌力减弱和相应组织短缩等造成的畸形发生　如制动或外周神经损伤所致的失用性肌无力造成的挛缩等。

3. 缓解软组织挛缩、粘连或瘢痕形成　如皮肤严重挫伤后所致的粘连和瘢痕。

4. 肌张力高导致的挛缩　如血管意外、小儿脑瘫、脊髓损伤、颅脑损伤所致的肌张力异常和挛缩。

5. 体育锻炼前后牵伸　预防肌肉骨骼损伤，减轻运动后肌肉疼痛。

（三）禁忌证

1. 关节内或关节周围组织有病变，如结核、感染、肿瘤，特别是在各种炎症急性期。

2. 新近发生的骨折，肌肉和韧带损伤，组织内有血肿存在的。

3. 骨性原因导致的关节活动度下降。

4. 神经损伤吻合术后 1 个月内。

5. 关节活动或肌肉被拉长时有剧烈疼痛。

6. 肌肉组织为了维持关节的稳定性或为了使肌肉保持一定的力量，增加功能活动的基础而出现的挛缩或缩短，特别是严重肌肉力的病人，牵伸应慎重。

7. 挛缩或软组织已经造成关节固定，形成了不可逆性挛缩。

四、牵伸技术的注意事项

1. 明确目标：通过评估明确需要牵伸部位，明确需要限制可能出现代偿作用的肌肉和关节。

2. 避免过度牵伸：过度牵伸是指牵拉超过正常的关节活动度。过度牵伸对患者有害无益。因长时间制动后，结缔组织失去了正常的张力，过度牵伸容易引起损伤，造成关节不稳定，又增加了骨骼肌再次损伤的风险。

3. 避免牵伸水肿组织：水肿的组织比正常组织更易受到损伤，同时牵伸后水肿加剧，可以增加疼痛和肿胀。

4. 避免牵伸肌力较弱的肌肉：对肌力较弱的肌肉，应与肌力训练结合起来，使患者在伸展性和力量之间保持平衡。

5. 用力方式：牵伸中避免挤压关节对关节可先稍加分离牵引力，牵伸力量要适度、缓慢、持久，既能使软组织产生张力，又不会引起或加重疼痛。避免跳跃性牵伸，在关节活动末端应避免弹动关节，因其可刺激被牵伸肌肉的牵张反射，反射性引起收缩。

6. 了解治疗反应：牵伸后的肌肉酸胀，属于正常反应，但是不能持续超过 24 小时。

7. 牵伸时保护不稳定关节。

8. 患者患有骨质疏松时，要特别小心。

9. 其他方法与牵伸技术相配合：可以帮助肌肉放松，提高牵伸效果。

（1）热疗及冷疗：在牵伸肌肉之前，局部可先进行热疗。其方法有高频电疗（超短波、微波）、传导热疗（蜡疗、水疗）、红外线照射、超声波等方法，加热后的肌肉更容易放松和被牵伸，牵伸时患者的感觉较舒服，可增加组织的伸展性以及降低发生损伤的可能性。在牵伸后给予冷敷，以减少软组织牵伸后的肿痛，促进关节活动范围的改善。

（2）按摩：采用轻手法按摩，特别是深部按摩，可以增加局部的血液循环，降低肌痉挛和肌紧张。如在热疗后按摩，可使软组织放松，改善软组织的伸展性。

（3）关节松动技术：牵伸前，应用关节松动技术中轻手法如关节分离牵引，可以缓解关节疼痛和关节周围软组织的痉挛，具体操作参照有关章节。

（4）支具：牵伸治疗后，次日被牵伸的关节功能会出现反弹，可在牵伸之后应用支具或动力夹板，使肌肉保持在最大有效长度，进行长时间持续的牵伸，达到牵伸挛缩部位、增加关节活动度的目的。

10. 注意应配合在作业疗法和日常生活活动中应用，以巩固治疗。

五、牵伸的方法

（一）技术分类

根据牵伸技术动力来源将牵伸分为以下几种。

1. 被动牵伸　被动牵伸是利用外界力量如治疗者、器械或病人自身健侧肢体力量来牵伸的一种方法。根据是否使用器械又分为徒手被动牵伸和机械牵伸两种。

（1）徒手被动牵伸：是指对患者肌张力增高的部位、挛缩的组织或活动受限的关节，徒手施加外力进行牵伸，并通过控制牵伸方向、速度和持续时间，来增加挛缩组织的延展性达到提高关节活动范围目的。手法被动牵伸是一种短时间的牵伸，一般每次牵伸持续15秒左右，重复多次。牵伸的强度与时间长短根据患者的耐受程度。在具体应用时常用以维持性牵伸为主，即缓慢、轻手法牵伸，持续10~40秒或更长时间。这种牵伸不容易引起肌肉的牵伸反射和增加已被拉长了的肌肉张力，有时也称为静力性牵伸。

（2）机械被动牵伸：是指借助机械装置，增加小强度的外部力量，较长时间作用于缩短组织的一种牵伸方法。其牵伸力量通过重量牵引、滑轮系统或系列夹板而发生作用。牵伸方式可以采用持续式或周期性断续式。持续牵伸时间至少要15~30分钟，甚至长达数小时。断续式可以通过机械装置进行设置，如15秒末，调整牵伸力量，短暂休息，如此重复多次。无论是持续式还是断续式机械牵伸都比徒手牵伸效果好，因为牵拉力量能维持一段较长的时间，而徒手牵伸是短暂的。

2. 主动牵伸　又称自我牵伸，是患者自己完成的一种肌肉伸展性训练，牵伸力量为自身重量或周围环境中的物体，牵伸强度和持续时间与被动牵伸（徒手、器械）相同。患者处于固定而舒服的体位进行牵伸训练，经过严格的指导训练后，患者自我合理调节牵伸参数，这是巩固疗效的重要措施。

3. 主动抑制　对于具有收缩性的软组织，患者可通过主动活动有意识地放松该肌肉

（主动抑制），使被动牵伸阻力最小，牵伸因此更容易。紧绷肌肉在被牵伸前先收缩后会成自体性抑制而放松，另外紧绷肌肉的对侧肌肉收缩可使紧绷肌肉产生交互性抑制而放松。故牵伸时可以结合这两种主动抑制的方法使肌肉放松后再进行。这种牵伸主要用于肌肉神经支配完整，病人能自主控制的情况下，而对那些具有神经－肌肉障碍引起的肌无力、痉挛或瘫痪，以及没有很好收缩性的挛缩组织则没有作用。

临床上常用的主动抑制方法有 3 种：收缩－放松；收缩－放松－收缩；拮抗肌收缩。分述如下：

（1）收缩－放松：牵伸的肌肉处于该肌肉的末端范围或者为舒适的拉长位置。紧张或挛缩的肌肉先进行无痛性中等强度较长时间的等长抗阻收缩 5~10 秒，使肌肉感觉疲劳。让患者主动放松肌肉。治疗者被动活动肢体，并继续牵伸肌肉。休息几秒钟后重复上述过程。

（2）收缩－放松－收缩：牵伸的肌肉处于该肌肉的末端范围或者为舒适的拉长位置。紧张或挛缩的肌肉先进行无痛性中等强度较长时间的等长抗阻收缩 5~10 秒，使肌肉感觉疲劳。让患者主动放松肌肉。对治疗肌肉的拮抗肌进行向心性收缩，对抗挛缩肌，扩大关节活动度。

（3）拮抗肌收缩：先把紧张的肌肉被动拉长到一个舒适的位置。紧张肌肉的拮抗肌做等张收缩。无论向心还是离心运动，都要对收缩肌肉施加允许关节运动的轻微阻力，当关节运动时，由于交互抑制的结果，紧张的肌肉可以放松。

（二）牵伸程序

1. 治疗前评估　牵伸前必须对患者进行系统的检查和评估，了解其关节活动受限的部位、性质、原因以及功能情况，是否有炎症性疼痛，挛缩组织处于什么阶段，同时还要评估活动受限的肌肉的肌力，其年龄、认知、身体状况如何，能否主动参与以及预后等。

2. 治疗交流　开始牵伸之前，应选择好最有效的牵伸方法，并向病人解释牵伸的目标和牵伸步骤以及放松的重要性，以取得配合。告知可能出现的反应，嘱其及时沟通。

3. 患者体位　将患者安置在舒适和放松的体位，一般选择卧位和坐位，尽量暴露治疗的部位，以利于治疗时关节被牵伸至最大的活动范围。上肢被动牵伸时患者也可取坐位，将前臂放置在治疗床上或者治疗台上，这样很容易固定被牵伸的近端结构。

4. 治疗师位置及操作手法　治疗时，治疗师应面向患者站在牵伸侧，双手固定在被牵伸肌肉的两端，靠近患者身体的称内侧手；远离患者身体的称外侧手；靠近患者头部的为上方手，靠近患者足部的为下方手。其他位置术语与标准解剖位相同，即靠近腹部为前，靠近背部为后，靠近头部为上，靠近足部为下。

5. 技术参数

（1）牵伸方向：牵伸用力的方向应与肌肉紧张或挛缩的方向相反。先在可控制的关节活动范围内活动缓慢移动肢体至受限的终末端,后固定近端,牵伸远端,对关节施加分离牵引力,以避免挤压关节。

（2）牵伸强度:牵伸力量要适度、缓慢、持久,必须能足够拉紧软组织的结构,但不至于导致疼痛或损伤。低强度、长时间的持续牵伸优于高强度、短时间的牵伸效果。

（3）牵伸时间:被动徒手牵伸持续时间为每次 10~20 秒,也可达 30~60 秒,然后重复 10~20 次,反复使被牵伸肌肉在长度上延伸、局部有紧张牵拉感。每次之间要休息 30 秒左右,并配合轻手法按摩,以利于组织修复并缓解治疗反应。机械牵伸每次 15~20 分钟。患者每天进行 1~2 次。10 次为 1 个疗程,一般 3~5 个疗程。如果规范治疗一个星期无明显疗效,应该进行重新评估,调整参数或改用其他治疗方法。

6.治疗反应　在牵伸过程中患者感到轻微疼痛是正常的,要以患者能够耐受为原则。当患者感到明显疼痛或剧痛难忍,应视为负荷过度,容易造成被牵伸组织损伤,应及时调整强度,避免造成医源性损伤。

一般牵伸治疗后患者感到被牵伸部位关节周围软组织放松,关节活动范围改善。如果第二天被牵伸部位有肿胀和明显的疼痛,说明牵伸强度太大,应降低牵伸强度或休息一天。牵伸治疗的效果因治疗强度和时间以及损伤的部位、病情而异。

项目二　上肢牵伸技术

上肢的肌肉包括:上肢带肌、臂肌、前臂肌及手肌,由于解剖结构的特点,使得上肢的关节活动范围广,功能活动多,与人的日常生活活动关系密切。上肢的牵伸技术较为复杂,需要有扎实的运动解剖学基础才能掌握。

一、徒手被动牵伸

（一）肩部

肩关节的生理活动有前屈、后伸、外展、内收、内旋和外旋等,其中许多与肩关节运动有关的肌肉附着于肩胛骨,因此,许多肩带肌肉被牵伸时需要特别注意固定肩胛骨,预防肩胛骨的代偿性运动,否则,很容易引起牵伸效果不佳或肩部相关肌肉过度牵伸。

1.牵伸肩后伸肌群　患者仰卧位,上肢尽量前屈,屈肘,前臂及手放松。治疗师站在患侧,上方手将上肢沿矢状面向上缓慢用力抬高,肱骨被动前屈到最大范围,以拉长肩后伸肌群,患者前屈受限角度不同,为了达到更好的治疗效果,治疗师可适当调整体位进行牵伸（图 5-1）。

2.牵伸肩前屈肌群　患者俯卧位,上肢放在体侧,前臂及手放松。治疗师站在患侧,下方的手提拉起肱骨远端,将肱骨被动后伸至最大范围,以拉长肩前屈肌群,注意固定好肩胛骨。

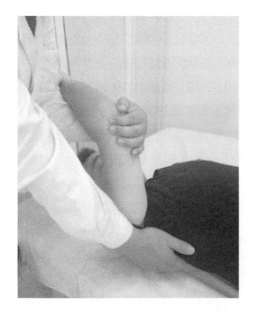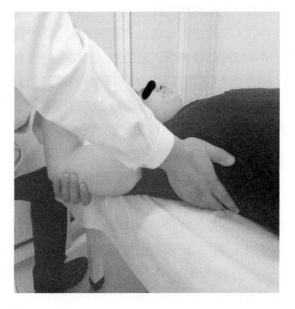

图 5-1 牵伸肩后伸肌群　　　　　　　　　　图 5-2 牵伸肩内收肌群

3. **牵伸肩内收肌群**　患者仰卧位，肩放松，尽量外展，屈肘 90°。治疗师坐在患侧，上方手将肱骨被动外展到最大范围，当上肢沿额状面被动移到外展 90° 时，要注意将上肢稍外旋后再继续移动，以牵伸肩内收肌群（图 5-2）。

4. **牵伸肩外展肌群**　患者仰卧位，肩放松，尽量内收，屈肘 90°，前臂放松。治疗师站在患侧，下方手将肱骨被动内收到最大范围，以牵伸肩外展肌群。

5. **牵伸肩内旋肌群**　患者仰卧位，肩外展 90°，屈肘 90°，如不能充分外展，可外展至一舒服的位置（30°~60°）。治疗师站在患侧，内侧手移动前臂使肩关节外旋，以肘关节为原点，在确保肘关节稳定且无痛情况下。将前臂向上朝床面被动牵伸至最大范围，充分拉长肩关节内旋肌群。

6. **牵伸肩外旋肌群**　患者体位同上。治疗师站在患侧，外侧手移动前臂使肩关节内旋，以肘关节为原点，在确保肘关节稳定且无痛情况下。将前臂向下朝床面被动牵伸至最大范围，充分拉长肩关节外旋肌群（图 5-3）。

7. **牵伸肩水平内收肌群**　患者仰卧位，患侧肩部位于床沿，肩关节前屈 90°，肘关节可以屈曲。治疗师内侧手固定肩部，外侧手握住肱骨远端，使肩关节完全水平外展至最大范围。还可以在坐位下进行，患者双手交叉放在枕部，治疗者位于患者身后，双手分别握住肘；向后水平外展，同时让患者配合作深吸气后呼气的运动（图 5-4）。

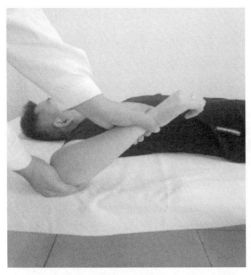

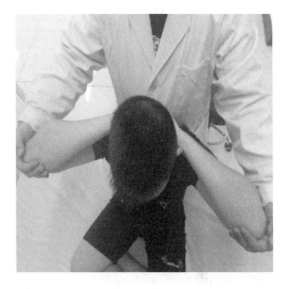

图 5-3 牵伸肩外旋肌群

图 5-4 牵伸肩水平内收肌群

8. 牵伸肩水平外展肌群　患者仰卧位，患侧肩部位于床沿，肩关节外展 90°，肘关节可以屈曲。治疗师内侧手固定肩部，外侧手握住肱骨远端，使肩关节完全水平内收至最大范围。

9. 牵伸提肩胛肌　患者坐在椅上，头转向健侧，稍向前屈，直至颈部后外侧有酸胀感。牵伸侧上肢外展，屈肘，手放枕部。治疗师站在患者身后牵伸侧，外侧手向上抬，内侧手向下压，同时，让患者深吸气后深呼气，以牵伸提肩胛肌（图 5-5）。

（二）肘部

肘部主要生理活动是屈伸，保持前臂旋后、旋前和中立位，以牵伸各个不同的屈肘肌（如肱二头肌、肱桡肌）。肘部骨骼较长，杠杆作用明显，此处肌肉相对细小，牵伸力量过大，特别是暴力牵伸，很容易引起肌肉拉伤，导致骨化性肌炎的发生。因此牵拉肘部需要格外谨慎，尤其是牵伸儿童的肘部肌群，用力应轻柔、缓慢，牵拉时间稍长，或应用主动抑制技术，以避免发生损伤。

1. 牵伸屈肘肌群　患者仰卧位，上肢外展至舒服的位置（30°~60°），前臂旋前。治疗师面向患者坐在患侧，内侧手固定上臂，限制不必要活动，外侧手牵伸肘关节至最大范围，以牵拉屈肘肌群（图 5-6、图 5-7）。

2. 牵伸伸肘肌群　患者仰卧位，上肢外展至舒服的位置（30°~60°），前臂旋后。治疗师上方手屈曲肘关节至最大范围（图 5-8、图 5-9）。

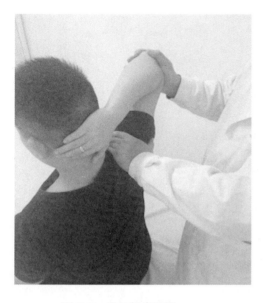

图 5-5　牵伸提肩胛肌

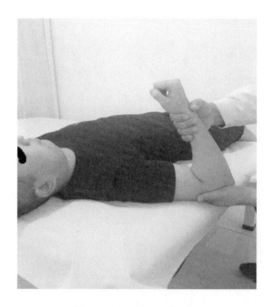

图 5-6　牵伸屈肘肌群

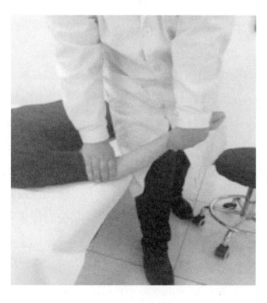

图 5-7　牵伸屈肘肌群

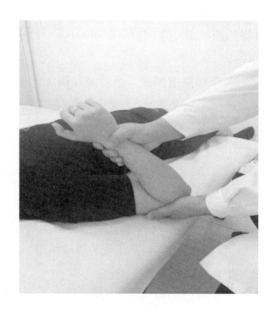

图 5-8　牵伸伸肘肌群

3. 牵伸旋后肌群、旋前肌群　患者仰卧位或坐位，肩外展至舒适位置，屈肘90°。治疗师面向患者坐在患侧，上方手握住前臂远端内侧或者外侧，作旋后或旋前至最大的活动范围。牵伸时，桡骨、尺骨纵轴为中心轴旋转，不要让手腕发生扭曲和旋转（图5-10）。

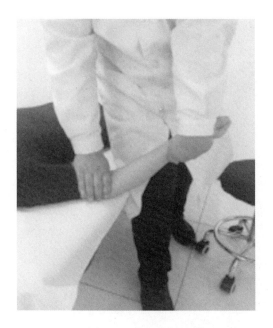

图 5-9　牵伸伸肘肌群

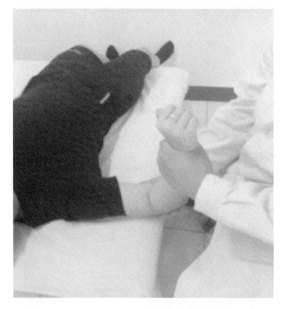

图 5-10　牵伸旋后肌群、旋前肌群

（三）腕部和手部

手部肌通过腕关节，在牵伸腕部肌肉时，牵伸力应集中作用在腕掌关节近端，手指自然放松。治疗时应对腕关节、手指各关节进行充分的活动，并注重拇指功能的恢复。手指关节挛缩需分别进行牵伸。同时注意腕关节肌牵伸的连续性，在一个关节牵拉肌肉时稳定其相邻的关节，然后维持被拉长时的位置，越过第二个关节牵伸肌肉，直至被全部牵伸到正常的长度。牵伸应从最远端的关节开始，以减小对小关节的应力。

1. **牵伸屈腕肌群**　患者仰卧位或坐在治疗台旁。治疗师站或坐于患侧，一手握住前臂远端固定，另一手握住患者的手掌。牵拉腕屈肌。

2. **牵伸伸腕肌群**　患者仰卧位或坐在治疗床旁。上臂外展放在治疗床上，屈肘90°，前臂成中立位，手指放松。治疗师站或坐于患侧，一手握住前臂远端固定，另一手握住手掌背面掌骨远端。屈曲患者腕部，并允许手指自然伸直，使被动屈腕至最大范围（图5-11）。

3. **牵伸尺侧偏肌群**　患者取坐位，前臂放松支持于治疗台上，手掌平放治疗面上。治疗师面对患者坐于治疗台旁，上方手固定前臂的远端，下方手向桡侧偏，以牵伸尺侧肌群。

4. **牵伸桡侧偏肌群**　患者取坐位，前臂放松支持于治疗台上，手掌平放治疗面上。治疗师坐于治疗台旁，上方手固定前臂的远端，下方手向尺侧偏，以牵伸桡侧肌群（图5-12）。

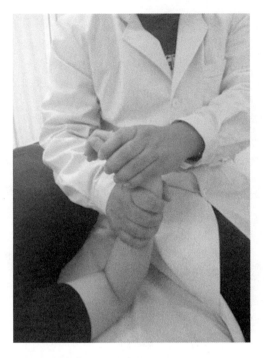

图 5-11　牵伸伸腕肌群　　　　　　　　　　　图 5-12　牵伸伸腕肌群

5.牵伸屈指肌群　患者仰卧位或坐位，牵伸侧上肢稍外展，屈肘 90°。治疗师面对患者坐于治疗台旁，上方手握住掌骨外侧，下方手放在手指掌侧，四指并拢。被动将手指完全伸直。

6.牵伸伸指肌群　患者仰卧位或坐位，牵伸侧上肢稍外展，屈肘 90°。治疗师面对患者坐于治疗台旁，上方手握住掌骨外侧，下方手放在手指掌侧，四指并拢。被动将手指完全屈曲（图 5-13）。

二、自我牵伸

自我牵伸是患者按照治疗师的讲解，在治疗者的指导下，独自完成的一种牵伸技术。患者可应用自身肢体重量或体重作牵伸力量，也可利用主动抑制作用来进行牵伸，从而达到独立地进行保持或增加关节活动度的治疗活动。自我牵伸方法多样，患者可以因地制宜选择适合自己需要的正确方式进行。下述可供参考。

（一）肩部

1.长轴牵伸　患者侧坐，牵伸侧腋窝放在椅背或类似支持物上，肩部置于支持物外缘，患侧上肢自然下垂，可手提一适当重量物体，达到更好的牵伸效果。

2.增加肩前屈活动范围　当上肢前屈不到 90° 时，可坐在桌旁，牵伸侧上肢放在桌上，肘伸直，前臂旋前，健侧手放在患手上面，向上提拉患肢或身体向前下方即桌面方向倾斜，以牵伸肩后伸肌。当上肢前屈大于 90° 时，距肋木一定距离站稳，双上肢上举，手握肋木，弯腰下压牵伸肩后伸肌群（图 5-14）。

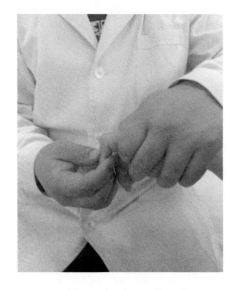

图 5-13　牵伸伸指肌群

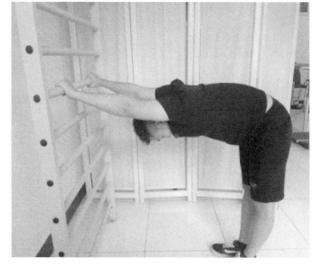

图 5-14　增加肩前屈

3. 增加肩后伸活动范围　患者背对肋木而站。双侧上肢后伸，肘关节挎住肋木，身体向前并向下运动，以牵伸肩前屈肌群。

4. 增加肩外展活动范围　患者侧坐在桌旁，患侧上肢屈肘，前臂放在桌上，健侧手放在肱骨近端，身体向下及桌子方向倾斜（图 5-15）。

5. 增加肩旋转活动范围　患者侧坐桌旁。肩外展 90°，屈肘 90°，前臂平放在桌上，牵伸内旋肌群时，前臂掌面离开桌面。牵伸外旋肌群时，前臂掌面向桌面运动。

（二）肘部

1. 增加屈肘活动范围　患者侧坐坐在治疗桌床边，患侧上肢屈肘置于桌面，上身向内侧前倾，借助自身重量以达到牵伸伸肘肌群。

2. 增加伸肘活动范围　患者双手握住肋木，上身后倾，借助躯干力量牵伸屈肘肌群。或双足悬空，借助身体重量牵伸肩、肘部肌群。

3. 增加旋前或旋后活动范围　牵伸侧肩前屈外展至舒适位置，屈肘 90°，手握住小木棍一端，健侧手握住小木棍另一端，分别朝向面和离开桌面加压，对前臂进行旋前或旋后牵伸（图 5-16）。

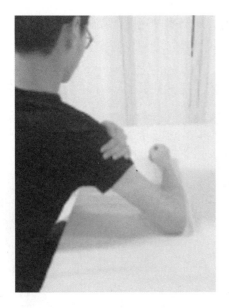

图 5-15　增加肩外展

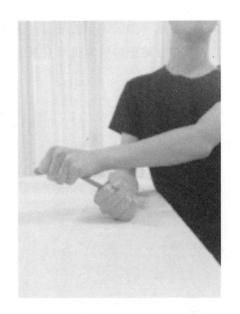

图 5-16　增加旋前、旋后

（三）腕和手部

1. 增加屈腕活动范围　双肘关节屈曲、双手放于胸前，患侧手指向下，健侧手推压患侧手背，稳定住手掌，患侧肘关节做向下运动，以牵伸伸腕肌群。

2. 增加伸腕活动范围　双肘关节屈曲，双手放于胸前，患侧手指向上，健侧手推压患侧手掌，稳定住手掌，患侧肘关节做向上运动，以牵伸伸腕肌群（图 5-17）。

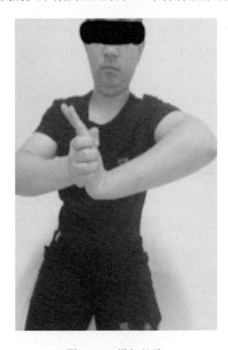

图 5-17　增加伸腕

3.增加桡偏、尺偏活动范围 患侧前臂旋前放在桌上，手掌向下，健侧手放在手背上。增加桡偏时，将患侧手向桡侧牵拉；增加尺偏时，将患侧手向尺侧牵拉。

4.增加掌指关节屈、伸活动范围 患侧手握拳，健侧手放在患侧掌指关节背侧，将近端指骨向手掌方向屈曲，牵伸掌指关节伸肌群。患侧四指并拢，健侧拇指放在患侧掌指关节背侧，余四指放在手指掌侧，向背侧牵伸掌指关节屈肌群。

5.增加指间关节屈、伸活动范围 健手握住患手指背侧，同时屈曲近端及远端指间关节，以牵伸伸指肌腱。健手拇指放在近端指骨背面，四指放在远端指骨掌面，同时牵伸近端及远端关节屈指肌腱。

项目三 下肢肌肉牵伸技术

下肢肌肉牵伸主要涉及髋关节、膝关节和踝关节，其中髋部肌肉附着在骨盆和腰椎椎体上，当牵伸髋部肌肉时，必须固定好骨盆，以避免代偿运动，使牵伸力量真正作用在髋部。下肢肌肉丰厚，治疗师单纯用上肢力量进行牵伸不仅操作难度大，耗费体力，而且动作可控性下降，需要利用一定力学原理，合理使用躯干的重量，才可以顺利进行治疗。

一、徒手被动牵伸

（一）髋部

1.牵伸臀大肌 患者仰卧位，下肢屈膝。治疗师面向患者头部站在患侧，上方手扶按骨盆外侧，稳定躯干。当屈髋角度小于90°时，下方手从内侧托住腘窝，抬起患侧下肢，牵伸臀大肌；当屈髋角度大于90°时，下方手向下按压髌骨处，牵伸髋关节达最大范围（图5-18）。

2.牵伸腘绳肌 患者仰卧位，健侧下肢伸直。治疗师面向患者头部站在患侧，上方手扶按骨盆外侧，稳定躯干。当屈髋角度小时，治疗师用上臂与躯干夹持患者小腿，下方手从内侧托住腘窝，抬起患侧下肢，牵伸臀腘绳肌；当屈髋角度大时，患肢放在治疗师肩上。下方手向前推腘窝处，牵伸髋关节达最大范围。此时髋外旋时，屈髋的牵拉力量作用于腘绳肌中间，髋内旋时，屈髋的牵拉力量作用于腘绳肌外侧。

3.牵伸髂腰肌 患者俯卧位，患侧下肢伸膝。治疗师面向患者头部站在患侧，上方手放在臀部外侧扶持并固定骨盆，下方手抬起大腿离开治疗床面进行牵拉，后伸髋关节至最大范围。

4.牵伸股直肌 患者俯卧位，患侧下肢屈膝，小腿放松，置于治疗师上臂处。治疗师面向患者头部站在患侧，上方手放在臀部外侧扶持并固定骨盆，不要使髋外展或旋转，使股直肌得到最大的牵伸。下方手抬起大腿离开治疗床面进行牵拉（图5-19）。

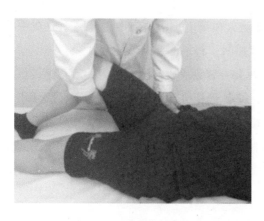

图 5-18 牵伸臀大肌

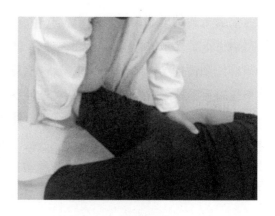

图 5-19 牵伸股直肌

5.牵伸髋内旋、髋外旋肌群　患者仰卧，患侧下肢屈髋90°，屈膝90°。治疗师面向患者头部站在患侧，上方手保持体位，防止髋、膝部角度变化，下方手将小腿向外转、内转，至髋部内旋、外旋最大范围以牵拉髋外旋、髋内旋肌群。还可以使用以下方式：患者俯卧，患侧髋部保持中立位，屈膝90°。治疗师面向患者站在患侧，上方手固定骨盆，下方手将小腿向外转、内转，至髋部内旋、外旋最大范围，以牵拉髋外旋、髋内旋肌群（图5-20）。

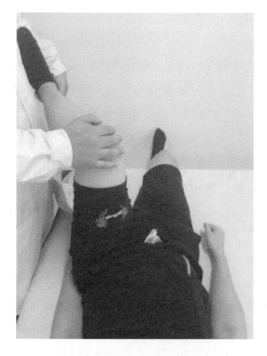

图 5-20 牵伸髋外旋肌群

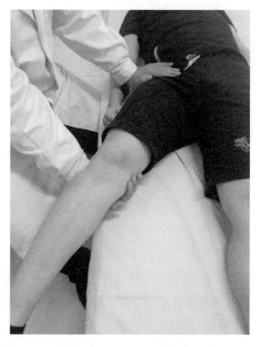

图 5-21 牵伸髋内收肌群

6.牵伸髋内收肌群　患者仰卧位，下肢伸直。治疗师面向患者坐在患侧床旁，下方手托抬患者大腿的远端，使大腿稍离开床面，以减少操作阻力，上方手推压固定骨盆。尽可能外展髋关节至最大范围，以牵拉内收肌群。如患者有较好躯干控制力，可治疗师双手可分别托持腘窝和足跟处，向外侧牵伸。内收肌群相对薄弱，容易造成肌肉拉伤，需要注意控制牵伸力度和关节角度变化（图5-21）。

（二）膝部

1.牵伸伸膝肌群　患者俯卧位，在大腿下垫软枕，防止牵伸时髂前上棘和髌骨被挤压。治疗师面向患者站在患侧，当膝关节屈曲角度较小时，上方手按压固定腘窝，下方手向上提拉踝处；当膝关节屈曲角度较大时，上方手固定骨盆，下方手向上推压，屈膝至最大范围，以牵拉膝部伸肌群。操作时，动作过快或用力过大，容易导致肌肉损伤和局部肿胀（图5-22）。

2.牵伸屈膝肌群　患者仰卧位。治疗师面向患者头部站在患侧，上方手固定大腿，阻止在牵拉过程中髋关节屈曲或外展内收等代偿运动。下方手握住小腿远端踝关节后方，向足侧拉伸小腿或向上抬起小腿，治疗师双手反方向用力，以最大限度地伸展膝关节。

（三）踝与足部

1.牵伸跖屈肌群　患者仰卧位，膝关节伸直或屈曲。治疗师面向患者坐在患侧床旁，上方手握住小腿远端，固定小腿，下方手握住患者足跟，前臂掌侧抵住足底，使足在中立位。远端牵拉足跟，前臂向近端推压足底向上运动（图5-23）。

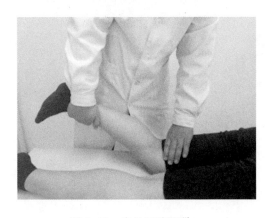
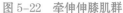

图5-22　牵伸伸膝肌群

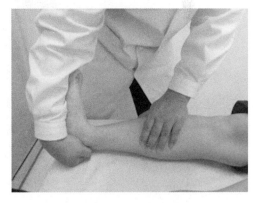

图5-23　牵伸跖屈肌群

2.牵伸踝背伸肌群　患者坐位或者仰卧位。治疗师面向患者坐在患侧床旁，上方手向上推压足跟部，并固定踝部，下方手用力向下活动足至最大跖屈活动范围。

3.牵伸足内、外翻肌群　患者仰卧位，下肢伸直。治疗师面向患者坐在患侧床旁，上方手固定小腿远端，下方手握住脚掌。当牵拉外翻肌群时，将足跟向内转动；牵拉内翻肌群时，将足跟向外转动。

4.牵伸脚趾的屈曲、伸肌群　患者仰卧位或坐位。治疗师面向患者坐在患侧床旁，上方手固定趾骨近端，下方手握住趾骨的远端。朝着需要的方向活动。

二、自我牵伸

（一）髋部

1.增加屈髋活动范围　患者手膝跪位，腰部保持稳定，臀部向后运动至最大范围，以牵伸伸髋肌群。

2.增加伸髋活动范围　患者俯卧位，双上肢伸直支撑躯干，上身向上抬至最大范围，以牵伸髂腰肌。或者患者立位，双足分开，双手放在腰后，上身尽量后伸。

3.增加交叉伸屈髋活动范围　患者取前弓箭步，牵伸侧屈髋、屈膝90°，非牵伸侧下肢向后伸直，双手放在弓健步腿的髌骨上方，挺胸，身体下压，此方法可同时牵伸前侧伸髋肌群和后伸侧下肢的屈髋肌群（图5-24）。

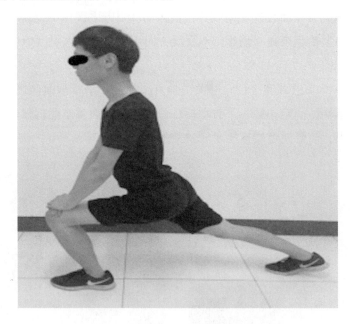

图 5-24　增加交叉伸屈髋活动范围

4.增加髋内收、外展活动范围　患者取双足左右分开站立位，骨盆做左右摆动，在躯干重心转移过程中以牵伸髋内收和外展肌群。

（二）膝部

1.增加伸膝活动范围　患者坐在床沿，双手下压膝关节，上身向前弯曲向牵伸侧至最大范围，以牵伸屈膝肌群。

2.增加屈膝活动范围　根据屈膝活动受限程度可取不同牵伸方法。屈膝明显受限（ROM<90°），可双手扶肋木，屈髋、屈膝下蹲，借助自身重量，以牵伸伸膝肌群。如果屈膝轻度受限（ROM>90°），牵伸侧下肢可放在较高的套凳上作屈髋、屈膝动作，站稳后身体向前倾，牵伸伸膝肌群。该方法同时对牵伸踝跖屈肌，增加踝背也有作用。

（三）踝部

增加踝背伸活动范围的方法：患者背靠墙，健腿在前，患腿在后，离墙壁适当距离，屈膝下蹲，利用自身体重量牵伸小腿后群肌肉。要求下蹲时腰部挺直，贴近墙面。治疗时必须感受到三头肌紧张牵拉感，双足跟不能离开地面（图5-25）。

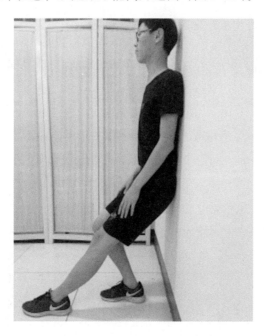

图 5-25　增加踝背伸

项目四　脊柱周围肌肉牵伸技术及机械牵伸

脊柱周围肌肉分布于脊柱的背侧和前外侧，直接或者间接作用于脊柱，控制人体头部和躯干的活动，一旦出现痉挛或挛缩，影响头颈部、躯干的活动度。可通过被动牵伸、自我牵伸缓解，维持正常的关节活动度。

一、徒手被动牵伸

（一）颈部

1. 牵伸伸颈肌群　患者取端坐位。治疗师站于患者身侧，下方手固定脊柱，上方手轻柔的向下压头部，使颈部最大程度前屈，牵伸颈部后伸肌群（图5-26）。

2. 牵伸屈颈肌群　患者取端坐位。治疗师站于患者身侧，下方手固定脊柱；上方手在前额部轻柔的向后推，使颈部后伸达最大的活动范围，牵拉屈颈肌群（图5-27）。

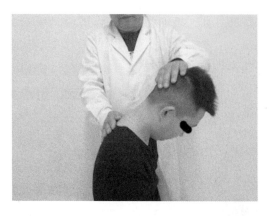

图 5-26　牵伸伸颈肌群

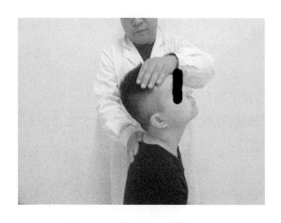

图 5-27　牵伸屈颈肌群

3. 牵伸颈侧屈肌群　患者取端坐位。治疗师站于患者身后，上方手放于牵拉侧的颞部，下方手放于同侧的肩部，固定牵拉侧肩部，防止肩关节代偿运动（图 5-28）。

（二）腰部

1. 牵伸腰部屈肌群　患者站立位。治疗师站于患者身侧，下方手固定腰骶部，防止伸髋代偿，上方手向后推，牵拉腰屈肌群。注意动作应缓慢，保持人体平衡（图 5-29）。

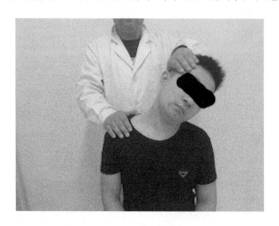

图 5-28　牵伸颈侧屈肌群

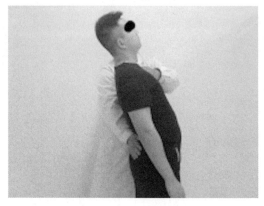

图 5-29　牵伸腰部屈肌群

2. 牵伸腰背部伸肌群　患者坐位或站立位。治疗师站于患者身侧，上方手放于胸椎上部，下方手固定腰骶部，如果采取站位，应注意控制屈髋代偿。上方手在背部轻轻向下压，牵拉腰椎伸肌群（图 5-30）。

3. 牵伸腰侧屈肌群　患者站立位。治疗师站于患者身后，上方手放于牵伸侧肩峰，下方手放于非牵伸拉侧髂部，固定骨盆，上方手在肩部轻轻向对侧推，牵伸侧屈肌群（图 5-31）。

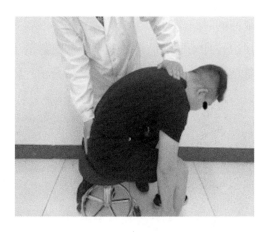
图 5-30　牵伸腰背部伸肌群

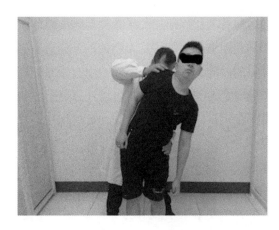
图 5-31　牵伸腰侧屈肌群

二、自我牵伸

（一）颈部

1. **颈椎后伸肌群牵伸**　坐在靠背椅子上，双上肢放松于躯干的两侧，前屈颈椎牵伸颈部伸肌群，增加颈椎前屈活动范围。

2. **颈椎前屈肌群牵伸**　患者体位同，后伸颈椎牵伸颈部前屈肌群，增加颈椎后伸活动围。

3. **颈侧屈肌群牵伸**　患者体位同，颈部向一侧做侧屈运动，牵伸对侧颈屈肌群。

（二）腰部

1. **腰椎后伸肌群牵伸**　站立位，双上肢放松于躯干的两侧，作腰椎前屈运动至最大的活动范围，牵伸腰部后伸肌群。

2. **腰椎前屈肌群牵伸**　屈肌群。站立位，双手叉腰，作后伸腰运动至最大的活动范围。

3. **腰侧屈肌群牵伸**　站立位，双手叉腰，范围，牵伸腰部侧屈肌群。一手上举，向对侧作腰部侧屈运动至最大的活动范围。

三、机械被动牵伸

机械被动牵伸是借助机械装置，使用小强度的外部力量，较长时间作用于治疗部位，常利用重力、弹力结合滑轮系统或固定装置进行牵伸，目前也利用动态牵引装置来牵伸。牵伸时间可持续 20~30 分钟至数小时。机械被动牵伸节省人力，牵伸强度小，时间长，较徒手被动牵伸更安全、更舒适，疗效也更好。

利用沙袋、哑铃等重物直接或间接地放在患者的肢体上的方法进行牵伸，可根据患者的病情需求，逐渐加大或减少重物的重量或延长牵伸的时间。

利用滑轮系统将重力牵伸的方向进行调整，可以拉伸不同的肢体，达到牵伸更好的治疗目的。此方式可弥补手法牵引有困难或效果欠佳的不足。也可以利用弹力，结合治疗体位的固定给与准确调整，可以让患者自主调节牵引力，进行动态牵伸。

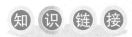

知 识 链 接

智能穿戴式牵伸康复系统

支具和夹板作为传统设备，一直应用于临床。可在手法牵伸之后应用，进行长时间的持续牵伸挛缩部位、以增加关节活动度。目前康复工程技术发展进步很快，很多新的牵伸设备不断研制成功，设计也越来越合理，效果越来越好，可以满足各类人群的康复需求。智能穿戴式牵伸康复系统采用先进的静态进展型牵伸技术，以应力松弛为原理并包含远程管理系统，有别于传统的牵伸器械和矫形器，能够在专业人员的远程指导下进行牵伸训练，通过牵伸挛缩部位、降低肌张力、增加关节活动度，以达到改善患者肢体功能的目的。

复习思考

1. 上肢牵伸技术包括哪些训练方法？
2. 下肢牵伸技术包括哪些训练方法？
3. 脊柱牵伸技术包括哪些训练方法？

模 块 六

平衡能力训练技术

【学习目标】

    掌握平衡的分类及平衡训练方法。

    熟悉平衡功能训练原则。

    了解平衡的基本原理。

项目一 概述

一、概念

平衡是指人体不论处在何种位置、运动，或受到外力作用时，能自动地调整并维持重心，使身体处于一种稳定的状态。当人体重心垂线偏离稳定的支持面时，能立即通过主动或反射性的活动使重心垂线返回到稳定的支持面内，这种能力称为平衡能力。平衡能力是人体保持体位，完成起居动作和步行等日常生活动作的基本保证。

平衡训练需要人体的平衡能力作为保障，是为提高患者维持身体平衡能力所采取的各种训练方法。通过平衡训练，能激发姿势反射，加强前庭器官的稳定性，从而改善平衡能力，有助于运动能力的提高。

正常的人体平衡能力依赖于以下 3 种因素：

1. 人体具有保持身体空间位置安定，在身体最小的摆动下能保持姿势的稳定。

2. 在随意运动中能调整姿势。

3. 能安全有效地对外来干扰做出反应，保持动态稳定性。

二、平衡的基本原理

为了保持平衡，人体重心必须垂直落在支撑面的范围内。支撑面是指人体在各种体位下（卧、坐、站立、行走）所依靠的接触面。站立时的支撑面为包括两足底在内的两足之间的面积。支撑面的大小影响身体平衡。当身体的重心落在支撑面内，人体就保持平衡，反之，重心落在支撑面之外时就失去平衡。支撑面的改变直接影响着维持平衡的能力。不同体位下支撑面的改变对人体维持平衡能力的影响是不同的。支撑面大，人体的体位稳定性好，则容易维持姿势的平衡；反之，随着支撑面的变小，身体重心的提高，难以维持姿势的平衡，体位的稳定就需要较强的平衡能力来维持。

一般认为，保持人体平衡需要三个环节的参与：感觉输入、感觉整合和动作策略。而前庭系统、视觉调节系统、躯体本体感觉系统、大脑平衡反射调节系统、小脑共济协调系统以及骨骼肌肉系统在人体平衡功能的维持上都起到了重要作用。

1.感觉输入　主要由神经系统支持，神经系统在感觉输入方面的作用主要有：①提供了主要来自于视觉、前庭觉、本体系统等的反馈的有关身体在空间中位向认知的感觉处理；②对于平衡相关动作控制方面所必要的感觉与动作的整合，这连结了感觉与动作，以及适应性与预期性，亦即在自发性的动作之前来自中枢规律性地进行姿势调整；③计划、设计和执行平衡反应的动作策略，以维持身体平衡。

正常情况下，人体通过视觉、躯体觉、前庭觉的传入来感知站立时身体所处于的位置以及地球引力和周围环境的关系。因此，适当的感觉输入，特别是视觉、躯体觉和前庭信息对平衡的维持和调节具有前馈（feed forward）和反馈（feedback）的调节作用。

（1）视觉系统：视网膜收集到的人体所处的周围环境及身体运动状态和方向的信息经视觉神经通路传入到神经决策系统的视中枢。视觉系统提供的讯息有：①头部相对于环境中的位置；②头部的方向维持在某一水平的注视方向；③当头部的移动以及周边物体向反方向移动时，视觉的刺激可借由注视某一物体，来改善个人的稳定度。相反的，视觉的输入有时会提供不正确的讯息，而影响平衡的控制。像是当某人静止时，如附近的车辆等大型物体开始移动，就会让人产生错觉，以为是自己在移动。总之，视觉信息影响站立时身体的稳定性，当躯体感觉被干扰或破坏时，视觉系统即发挥重要作用。

（2）躯体感觉：与平衡的维持有关的躯体感觉包括皮肤感觉（触、压觉）和本体感觉，提供了有关身体、身体的部分，以及支持平面间的相对姿势和动作。这些讯息来自于包括肌梭与高尔基氏体（特别对肌肉的长度与张力敏感）等肌肉接收器、关节接收器（对关节的姿势、动作和压力敏感）、皮肤的机械性接收器（对震动、轻触、重压、皮肤牵拉等敏感）等，都是当支撑平面平稳、平坦且固定时，要维持平衡的主要输入讯息。然而，当站在一个会移动表面（如船上）或非水平的表面（如斜坡）时，有关身体姿势相对于平面的讯息，就不足以适当的维持平衡，因此，在这些状况下就必须依赖其他的感觉输入以维持平衡。

在维持身体平衡和姿势的过程中与支撑面接触的皮肤的触觉、压觉感受器向大脑皮质传递有关体重的分布情况和身体重心的位置；分布于肌肉、关节及肌腱等处的本体感受器（属于螺旋状感觉神经末梢）收集随支撑面而变化的信息（如面积、硬度、稳定性以及表面平整度等而出现的身体各部位的空间定位和运动方向），经深感觉传导通路向上传递。正常人站立在固定的支撑面上时，足底皮肤的触觉、压觉和踝关节的本体感觉输入起主导作用，当足底皮肤和下肢本体感觉输入完全消失时（如外周神经病变），人体失去了感受支撑面情况的能力，姿势的稳定性就会受到影响，需要其他感觉特别是视觉系统的输入。如果此时闭目站立，由于同时失去了躯体和视觉感觉输入，身体会出现倾斜、摇晃，并容易摔倒。

（3）前庭系统：前庭系统提供了相关的重力与惯性力量作用时所造成头部的姿势与动作等信息，包括三个半规管感知人体角加速度运动、椭圆囊、球囊（耳石器）感知的瞬时直线加速运动与直线加速有关的头部位置改变的信息，经中脑的第四对脑神经（滑车神经）进入脑干。头部的旋转刺激了前庭系统中两个感受器。其一为半规管内的壶腹嵴（运动位置感受器），能感受头部在三维空间中运动角加（减）速度变化而引起的刺激；其二为前庭迷路内的椭圆囊斑和球囊斑，感受静止时的地心引力和直线加（减）速度变化而引起的刺激。简而言之，半规管对于像行进间或突发性失去平衡（如滑跤、失足、绊倒等）时，头部的快速动作特别敏感；而内耳石则是对于像姿势的摇晃等，头部的慢速反应较敏感。在躯体感觉和视觉信息输入均不存在（被阻断）或输入不准确发生冲突时，前庭系统的感觉输入在维持平衡的过程中才变得至关重要。

但是仅有前庭系统本身是无法区别身体的姿势，举例来说，无法区分各种简单的点头（在稳定躯干上做头部的动作）之间的差异。因此，必须有额外的咨询，特别像是头部的机械性接收器，可以提供中枢神经系统有关头部相对于身体相关的真实情况。前庭系统利用来自于前庭核的动作路径，作为姿势的控制，并协调眼睛与头部的动作。前庭脊髓反射对于倾斜和身体的动作所做的代偿性姿势变化，是通过脊髓各个层次的前庭脊髓路径，传送到对抗重力的肌肉群。前庭眼球的反射会在头和身体运动期间，通过前庭核，传送到眼球外的肌肉群，以稳定视野。

2.感觉整合　视觉、前庭觉、本体觉等感觉信息输入经过包括脊髓、前庭核、内侧纵束、脑干网状结构、小脑及大脑皮质等多级平衡觉神经中枢的整合加工，并形成产生运动的方案。

本体觉讯息的处理，最先做出最快速的反应；其次为视觉与前庭觉的输入。当来自于某一个系统的知觉输入，因为环境的状况或受伤而不正确时，都会降低讯息的输入，并结合其他两个系统适当的感觉输入。这种调试的过程就称为感觉整合。

当体位或姿势变化时，为了判断人体重心的准确位置和支持面的情况，中枢神经系统将三种感觉信息进行整合，迅速判断何种感觉信息是有用的，何种感觉信息是相互冲突的，从中选择出那些提供准确定位信息的感觉输入，放弃错误的感觉输入。

动作控制又分为开放性回路的动作控制和闭锁式回路的动作控制。开放性回路的动作控制是当动作发生得太快而无法利用感觉回馈（亦即反射性的反应），或预期性的姿势控制牵扯到姿势性肌肉的活化，进而表现出技巧性的动作，像是当站着要拉动把手，或是计划要如何进行跨越环境中的障碍物时，会活化大腿后侧的肌肉和背部的伸直肌。闭锁式回路控制是当需要感觉回馈来做精确的动作（举例来说，当坐在一个球上或站在平衡杆上）时，所采取的方式。

3. 动作策略　对于支持表面的突然扰动，为了要维持平衡，身体必须不断地调整在空间中的姿势，以维持身体的重心在支撑平面上；或是在一个干扰后能够将重心返回原本的位置。

当身体受到干扰后，中枢神经系统利用 3 个动作系统以维持平衡，也就是反射性、自发性与自主性系统。牵拉反射是脊髓对于外界扰乱最直接的第一反应，潜伏期最短（<70毫秒），是根据动作的需要以及感觉的输入而独立做出固定模式的肌肉收缩。自主性的反应潜伏期最长（<150毫秒），是根据动作的参数而产生多变的动作输出。自发性的姿势反应潜伏期介于中间（80~120毫秒），而且是第一个有效地避免跌倒的反应，类似反射需要将身体各部位间的反应做一协调，而且根据动作的要求做一修正（这有点类似于自主性的发生）。不论是反射性、自主性和自发性的动作系统，都会互相影响，以确保所做出的回应能够配合姿势上所受到的挑战。

而当平衡发生变化时，人体可以通过策略调节机制或姿势性协同运动模式来应变，包括：

（1）踝关节策略（ankle strategy）：在静态站立以及面对小的干扰时（亦即，通常在一个大且稳定的表面上，发生慢速的扰乱时），踝关节的动作就能够将人的重心拉回以恢复稳定的姿势。当一个小的外在干扰造成向前失去平衡时（亦即站在平台向后移动时），肌肉的活化性通常是由末端往近端的序列发生：腓肠肌在干扰发生后 90~100 毫秒就开始产生活动，之后，20~30 毫秒腘绳肌也跟着活动，最后脊旁肌才接着活动。向后的不稳定反应胫前肌会先产生动作，再来，才是股四头肌以及腹部的肌肉产生收缩。

（2）重心偏移策略：运动策略中，要用来控制内、外侧的干扰时，就牵扯到从一只脚到另一只脚的侧向重心偏移。髋关节是重心偏移策略的关键控制点，主要是借由髋外展与内收肌群，以达到重心的侧向移动，另外也有借由踝关节内翻与外翻肌肉的一些协调。

（3）悬吊性策略：所谓的悬吊性策略，就是一个人借由快速地将膝关节弯曲以降低身体的重心时，造成踝关节与髋关节的联合屈曲；在这平衡的动作中，可常常看到悬吊性策略可以结合前面提到的踝关节策略，或重心偏移策略通用，以提高平衡动作的效率。

（4）踏步策略：如果一个更大的力量造成重心的位移，超过稳定限度范围，就要利用一个向前或者向后的踏步策略来增加支撑底面积的移动，且重获平衡的控制，在不平顺的地面上，走出不协调的蹒跚步法，就是踏步策略的例子。

（5）组合策略：现代研究已经得出结论，面对姿势被干扰时的动作反应模式，其实是更复杂和多变的。大多数健康的个体会根据控制所需，使用组合式策略以维持平衡。而平衡控制的需求，需依赖动作和环境而有所不同。举例来说，站在正在移动的公共汽车上与站在固定表面上相比较，就需要较高的控制需求。因此，在治疗平衡控制的问题时，根据动作与环境的不同而加以改变是很重要的，如此，病患才能针对不同的情况，发展出适当的动作策略。

三、平衡分类及与平衡有关的概念

1. 分类　人体平衡可以分为三类：

（1）静态平衡：一级平衡，指的是人体或人体某一部位处于某种特定的姿势，例如坐或站等姿势时保持稳定的状态。

（2）自动态平衡：二级平衡，指的是人体在进行各种自主运动，例如由坐到站或由站到坐等各种姿势间的转换运动时，能重新获得稳定状态的能力。

（3）他动态平衡：三级平衡，指的是人体对外界干扰，例如推、拉等产生反应、恢复稳定状态的能力，故又称反应性平衡。

2. 平衡反应　平衡反应是指当身体重心或支持面发生变化时，为了维持平衡，身体必须不断地调整在空间中的姿势，以维持身体的重心在支撑平面上；或是在一个干扰后能够将重心返回原本的位置，是人体为恢复被破坏的平衡做出的保护性反应。平衡反应状况可以通过活动的支持面或随意运动或破坏被检查者的体位而获得。

平衡反应是受大脑中枢控制的一种高级水平的自主反应。针对不同的人群，可以根据不同的需要进行针对性的训练，以改善或者提高平衡能力。例如平衡木、体操、高低杠等运动员在经过长期的平衡能力训练后平衡能力明显高于普通人，手术、外伤等原因引起的平衡能力受损，通过积极针对性的平衡能力训练，可以使得平衡能力得到改善。

3. 各种平衡形成时间　通常在出生 6 个月时形成俯卧位平衡反应，7~8 个月形成仰卧位和坐位平衡反应，9~12 个月形成站立反应。

4. 受干扰的站立平衡　站立平衡所受的干扰包括内在干扰，也就是施于身体的主动动作，外在干扰，也就是施于身体的外力。两种干扰都有肌肉协同性活动，但由内生成的干扰反应时间为前向性的，也就是预期性姿势控制，由外生成的为应变性的。移动平台，让个体站在不可预期情形下的平移或倾斜力板上的研究结果，提供许多有关动作策略（也就是踝关节、膝关节、髋关节）及相关的肌肉活化模式等资讯。随着力板重复的干扰，会产生学习适应，特别是应变性反应明显变小。研究发现，力板向上倾斜一开始，因受测者产生身体将向前倾倒的错误印象，就会引发受测者腓肠肌的反射性收缩，到了第四个重复动作时，这样的反应就会完全消失。因此，先前的经验及前馈预期控制，在平衡反应上有重要的影响。

5. **全身抬举的平衡**　日常生活中最常见平衡受挑战的一种活动，就是搬东西或抬地上物品，抬举间失去平衡，会导致跌倒、滑倒或背部受伤。执行抬举时，身体朝向重物的动作会干扰重心所在的位置。抬举身体前方的重物时，随着躯干及下肢的屈曲质心（指的就是代表整个身体质量中心的一个点，同时也是当身体处于完美平衡状态下的点）移向前方，产生内生性的平衡干扰。加重手上重物时，质心又会再进一步前移，产生预期性的姿势调整。中枢神经根据其对于重物或其他类似物理性质的物件经验，估计抬举重物所需重量。向后水平线性重量的产生，可以维持身体质心在支撑底面积外。角重量的产生，对于个体朝直立姿势将重物抬起是很重要的。

四、平衡能力训练的适应证和禁忌证

1. **适应证**　平衡能力训练适用于具有平衡功能障碍的各类患者，例如脑卒中、脑外伤、中枢神经系统疾病等的患者。

2. **禁忌证**　严重的心肺肝等重要脏器疾病、严重感染、严重的痉挛、严重的精神障碍、生命体征不稳定的患者，暂不宜训练。

五、平衡能力训练的注意事项

在进行平衡能力训练时，要注意以下事项：

1. 训练前，要求患者学会放松，减少紧张或恐惧心理，如有肌肉痉挛，要先设法缓解。

2. 密切监控以防意外，但又不能把患者固定过牢，否则患者不能做出反应。

3. 一定要让患者有安全感，否则因害怕、紧张而容易诱发全身痉挛。

4. 对下肢运动协调功能障碍的患者应特别注意保护，防止跌倒。

5. 操作时切忌过分用力，以免引起兴奋的扩散，因为兴奋扩散往往会加重不协调运动；从而加大跌倒风险。

6. 严格掌握运动量，过度疲劳影响平衡训练。

7. 平衡能力训练不是孤立进行的，要同时进行相应的肌力训练、协调功能训练等其他训练。

项目二　常用平衡能力训练技术

一、影响平衡的因素

1.支撑面积　是指人体在各种体位下（卧、坐、站立、行走）所依靠的接触面。人体站立时的支撑面为两足及两足之间的面积。当身体的重心落在支撑面内，人体就保持平衡；当身体的重心落在支撑面以外时，人体就失去平衡。支撑面大小与人体平衡的维持能力密切相关。支撑面大，体位稳定性好，容易维持平衡；支撑面小，身体重心提高，体位的稳定就需要较强的平衡能力来维持。

2.压力中心　指的是地面反作用力垂直投射的位置，当一脚站在地面上时，压力中心就会落那只脚上；若当两只脚都站在地面上，则压力中心就会落在两只脚中间的某一点，当两只脚接触在一起时，每一脚下方的压力中心是可以分别计算出来的。为了维持平衡，需要肌肉收缩产生的力量持续地控制重心的位置。因此，压力中心可以反映出身体对于重心的不平衡所作出的神经肌肉反应。

3.稳定限度　稳定限度指的是在某个摇晃的界限范围之内，某人可不必改变支撑底面，而能维持在一个平衡的状态。这个界限范围会随着所从事的动作、生物力学以及环境等的改变而持续在变化。举例来说，当某个人在静态站立时的稳定限度，指的是足部与地接触时，外侧缘所包覆的面积大小。任何身体重心相对于这些界限的位置变化，都会正确且立即地产生一个随机的摇晃运动。对于正常的成年人来说，前后摇晃的限度约为 12°。侧向的摇晃会随着足部的方与身高有关；当成人足部分开约 4 英尺站立时，侧向的摇晃限度大约为 16°。然而，当某人坐着即使身体没有支撑时，也比站立时有较高的稳定限度，这是因为重心所在支撑面上方的高度较小，而且体面积也较大的因素。

4.摆动的频率　摆动频率与平衡性成负相关。

5.与平衡有关的感觉系统　要感知到身体在空间中的姿势与动作，必须结合来自于多重感觉系统周边接收器的讯息，包括了视觉、浅感觉、本体感觉和前庭系统。

6.与平衡有关的运动控制系统　平衡是一个反复的运动控制，牵涉到讯息的侦查与统整，进而评估身体的姿势以及在空间中的动作，并产生适当的肌肉骨骼反应，去控制身体在特定的环境与动作下的姿势。因此，平衡的控制需要神经、肌肉与骨骼系统，以及其他相关效应间的互动。

二、平衡能力训练的基本原则

（一）安全性原则

1. 任何时候，在患者练习平衡时，都是用腰带保护。

2. 站在病患斜后方，一手抓住腰带，另一手放在肩关节上方或肩关节后方。

3. 在有扶手附近或在平行杆内，有必要时，允许病患抓握。

4. 不要在靠近器具或物品尖锐的边缘处执行运动。

5. 若在治疗具高风险跌倒的病患或执行具高度受伤风险的运动，要一人在前，一人在后。

6. 检查器具仪器是否正确运作。

7. 上下仪器时，要保护病患（如跑步机及静态脚踏车）。

8. 确保地面的整洁与干净，没有垃圾废物。

（二）由易到难原则

1. **支撑面积由大到小**　通过身体在运动中的支撑面积由大逐渐变小来进行训练，即从最稳定的体位通过训练逐步进展至最不稳定的体位。患者在进行平衡训练时，初时应选择支撑面较大的体位开始进行训练，当患者的平衡稳定性提高之后，支撑面积要逐渐变小，辅助器具也逐渐减少。例如，先让患者在仰卧位下进行训练，然后转至侧卧位进行训练，或从仰卧位至坐位再到站立位，或从双足站立位到单足站立再到足尖站立位等，通过缩小支撑面积逐步加大平衡训练的难度。

2. **身体重心由低到高**　例如先在平地上进行训练，然后进展至体操凳上或更高的板条上行走。治疗师可通过改变患者的训练体位来减小支撑面积、变换身体重心的高度，如初期的平衡训练，可在仰卧位下进行，逐步进展至坐位，到手膝位、双膝跪位，再进展至立位等，身体的重心随着训练体位的改变而逐渐提高，而平衡训练的难度也将逐步加大。

3. **从静态平衡到动态平衡**　平衡训练应首先从维持稳定、静态的姿势开始，之后逐步过渡到动态的平衡。只有这样，患者才有可能在坐位或立位的姿势下，灵活自如地完成日常的生活动作。例如，开始时只是在安静状态下要求保持平衡，继而要求患者在运动中也能保持平衡，以逐步加大平衡难度，可进行破坏立位平衡的训练和平衡板上的训练，以诱发患者的平衡反应。

4. **从自动态平衡到他动态平衡**　例如偏瘫患者开始进行坐位训练时，身体的重心常常向一侧方向倾倒，当患者的身体重心能恢复到正位后，治疗师从身体的一侧推动患者，以破坏其平衡，并且要求患者再度保持坐正的体位。但要注意在使用外力时，必须由轻渐重，并注意保护，以免引起患者跌倒损伤。

5. 从注意下保持平衡到不注意下保持平衡　例如开始时先告诉患者在推动时要求其保持平衡，然后可在患者不注意的情况下突然发力推动患者，并要求患者继续保持平衡。

6. 从训练时睁眼过渡到闭眼　例如开始训练时，要求患者两眼睁开站立，并注视地面所画的直线行走，然后要求患者闭眼站立，并向正前方行走。

7. 破坏前庭器官的平衡来保持身体的平衡　这一治疗方法可进一步提高患者的平衡能力，常常用来治疗晕车、晕船或"航空病"等。例如，要求患者在转动身体后继续保持平衡，或迅速由仰卧位到站立位时保持平衡（可在睁眼或闭眼下进行训练），或者让患者在大转轮中进行训练等。这些训练应在严密保护下进行。

（三）因人而异原则

患者平衡功能障碍的原因和损伤程度不同，应当根据不同患者的病情及严重程度，分别制定训练方案，坚持因人而异，个性化的原则，不可固化地运用平衡训练法。

（四）综合训练原则

在制定平衡训练的方针时，要同时考虑患者存在的其他功能障碍，比如心力下降、语言障碍、听力障碍等，制定相关的训练方案，综合治疗患者相关疾病。

三、平衡能力训练的方法

（一）仰卧位训练

此种体位下的平衡训练主要适合于偏瘫早期的患者。卧位平衡能力训练的主要目标是躯干的平衡能力提高，所采用的主要训练方法为桥式运动。

1. 桥式运动的目的　是训练腰背肌、腹肌等核心肌群的肌力和提高患者对自身骨盆的控制能力，逐步诱发下肢分离运动，缓解躯干肌群及下肢肌群的痉挛，提高患者的躯干肌肌力和维持躯干的平衡能力。应鼓励患者在病情稳定后尽早进行桥式运动。

2. 桥式运动预备姿式　患者仰卧，双上肢放松放在身体两侧，双膝屈曲，双足平踩在床上。

3. 双侧桥式运动（图 6-1）　在预备姿势的基础上，伸髋将臀部抬离床面，使膝、股骨、髋及躯干在一条线上，并保持骨盆呈水平位。为防止双下肢稳定性不要使足滑动，宜由治疗师或家属扶助固定，慢慢地抬起臀部，维持一段时间后慢慢放下。随着患者的进步，助者可在逐渐减少帮助的同时，要求患者学会自己控制活动，不能让患侧膝关节伸展或侧方倾倒。一组练习 10 次，每次 5~10 分钟，可根据情况循序渐进，每天至少重复 3 组。

4. 单侧桥式运动（图 6-2）　在患者完成双侧桥动作后，可让患者伸展健侧下肢，不抬离床面，患侧下肢支撑将臀部抬离床面（强化式单桥：患侧腿屈髋屈膝患足支撑床面，健侧腿伸直抬起与患侧大腿持平，并嘱患者臀部抬起）。

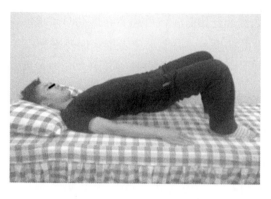

图 6-1 双侧桥式运动训练

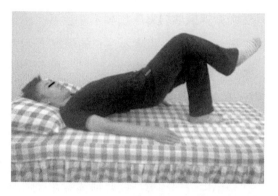

图 6-2 单侧桥式运动训练

5.动态桥式运动（图 6-3） 为获得对患侧下肢内收、外展的控制能力。双侧桥式运动是让患者仰卧屈膝，双足踏住床面，双膝平行并拢，健侧下肢保持不动，患侧下肢进行交替的幅度较小的内收、外展动作，并学会控制动作幅度和速度，然后让患侧下肢保持不动，健侧下肢进行内收、外展练习，同时可与双侧桥式运动结合起来训练。

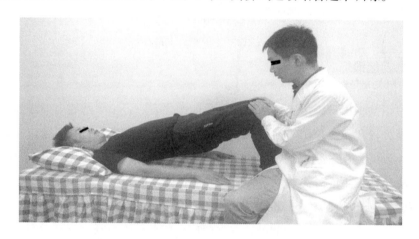

图 6-3 动态桥式运动训练

（二）前臂支撑下俯卧位训练

此种训练体位主要适合截瘫患者，是上肢和肩部的强化训练及持拐步行前的准备训练。

1.一级平衡训练 患者取俯卧位，以前臂支撑体重，保持静态平衡。开始保持的时间较短，随着平衡功能和上肢肌力的逐渐改善，保持支撑动作时间达 30 分钟后，则可以再进行他动态平衡训练（图 6-4）。

2.二级平衡训练 患者取俯卧位，以前臂支撑体重，患者可从各个方向使自己失去平衡，力量要适宜，达到既要使自己失去平衡又不至于无法恢复的程度。

3.三级平衡训练 患者取俯卧位，以前臂支撑体重，治疗师用适当的力量向各个方向推动患者的肩部使患者失去平衡但又不至于无法恢复。然后随着患者肌力和平衡能力的提高逐渐增加推动的力度和范围（图6-5）。

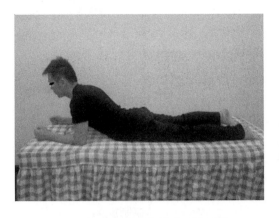
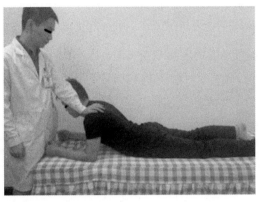

图6-4 俯卧位静态平衡训练　　　　　图6-5 俯卧位他动态平衡训练

（三）肘膝跪位训练

此种训练体位同样主要适合截瘫患者，也适用于运动失调症和帕金森综合征等具有运动功能障碍的患者。

1. 一级平衡训练　患者取肘膝跪位，由肘部和膝部作为体重支撑点并保持平衡，经过一段时间的功能锻炼，患者保持肘膝跪位时间如果达到30分钟，再进行动态平衡训练（图6-6）。

2. 二级平衡训练　患者取肘膝跪位。

（1）整体活动：患者从各个方向使自己失去平衡，然后恢复平衡，如此循环反复的训练后，逐渐增加失去平衡的幅度，然后恢复平衡，以此增加训练难度和复杂性。

（2）肢体活动：指示患者将一侧上肢或下肢抬起并保持平衡，随着稳定性增强，再将一侧上肢和另一侧下肢同时抬起并保持平衡，如此逐渐增加训练的难度和复杂性（图6-7）。

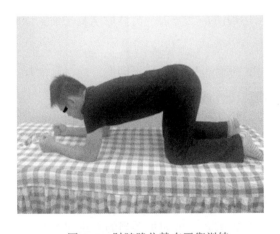
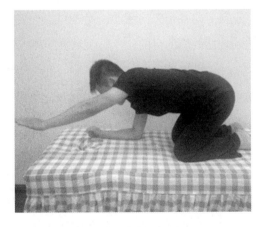

图6-6 肘膝跪位静态平衡训练　　　　图6-7 肘膝跪位自动态平衡训练

3. 三级平衡训练　患者取肘膝跪位，治疗师向各个方向推动患者，推动的力度和幅度逐渐由小到大，训练开始时推动的力度要适宜，力度要达到使患者失去静态平衡的状态，又能够在干扰后恢复到静态平衡状态的目的，然后随着患者肌力和平衡能力的提高逐渐增加推动的力度和范围（图 6-8）。

（四）双膝跪位和半跪位训练

这两种训练体位主要适用于截瘫患者，双膝跪位平衡掌握后，再进行半跪位平衡训练。

1. 一级平衡训练　患者取双膝跪位，然后保持平衡。静态平衡保持达到 30 分钟后，可进行动态平衡训练（图 6-9）。

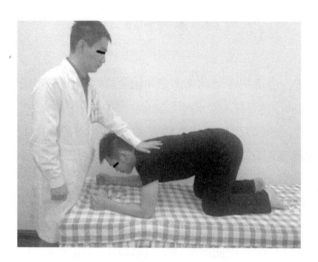
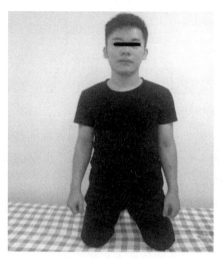

图 6-8　肘膝跪位他动态平衡训练　　　　图 6-9　双膝跪位静态平衡训练

2. 二级平衡训练　患者取双膝跪位。

（1）向各个方向活动：患者可以向各个方向运动使自己失去平衡然后恢复平衡，以此达到功能锻炼的目的。

（2）抛接球训练：经过一段时间的功能锻炼，患者可以从各个不同的方向接到治疗师抛来的球，并不断增加距离和力度，从而达到增加训练难度的目的（图 6-10）。

在保证安全性的条件下，治疗师可根据患者训练的情况适当增加训练难度和复杂性。

3. 三级平衡训练　患者取双膝跪位。

（1）治疗床上训练：患者跪于治疗床上，治疗师从各个方向破坏患者平衡，力度适宜，随着患者肌力和平衡技能的提升不断增加推动的力度和范围（图 6-11）。

（2）平衡板上训练：患者跪于平衡板上，治疗师向各个方向推动患者。由于平衡板会随着患者身体的倾斜而出现翘动，增加了训练的难度。

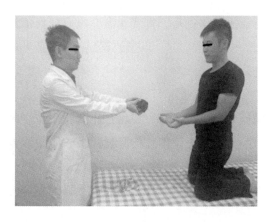 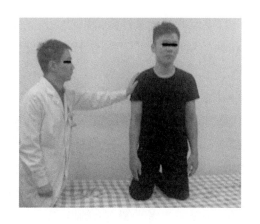

图6-10 双膝跪位动态平衡训练　　　　　图6-11 双膝跪位他动态平衡训练

（五）坐位训练

对于截瘫患者，在进行坐位平衡训练时应该依次由前臂支撑下俯卧位，肘膝跪位，双膝跪位，半跪位，逐渐过渡到坐位和站位。

早期的偏瘫患者，若去掉靠背，往往因不能保持躯干的直立位而倒下去，故需进行平衡功能训练。而截瘫患者，有时因躯干肌瘫痪不能保持躯干直立位，因此需要根据脊髓损伤部位的高度进行保持坐位平衡的训练。还有许多疾患也会引起平衡功能障碍，因此需要首先进行平衡功能的康复训练。

1. 长坐位的平衡训练　大部分患者根据自身残疾情况，能够选择最舒适的坐姿，临床中截瘫患者多采用长坐位和端坐位进行平衡维持训练。垫上长坐位的保持平衡训练，主要包括静态平衡和动态平衡两种。

（1）静态平衡训练：患者取长坐位，在前方放一姿势镜，患者和治疗师可随时调整坐位的姿势，然后按下述训练顺序进行长坐位平衡训练。当患者能完成这些训练后，再指示患者将双上肢从前方、侧方抬起至水平位，保持长坐位平衡，或指示患者将双手从前方举起过头顶，保持长坐位。在训练中，治疗师应逐渐减少辅助力量，由保护状态逐渐过渡到非保护状态，使患者能独立维持坐位平衡。为增加训练的难度，可让患者增加上肢抬起的次数；延长上肢抬起的时间；治疗师给予患者一定的外来力量，破坏患者的平衡；也可收拢两腿，通过缩小双腿之间的角度即缩小支撑面积的方法来增加训练难度（图6-12）。

动作要领：

①治疗师用手把持患者肩部，用身体靠住患者背部，使患者记住正常坐位时的感觉。

②治疗师仅用双手把持患者肩部，不时把手放开，将要倒时再扶住患者，从前方握住患者的双手，时而松开，并指示患者独立维持坐位。

③患者能自己抓住大腿保持平衡，不时将手松开，如果又要跌倒，则立即抓住大腿。

④当患者不用任何借助，且手能自由上举或伸展时，即能独立维持静态的坐位平衡。

（2）动态平衡训练：待患者可独立保持静态长坐位平衡后，即当患者在没有任何依靠及帮助的情况下，而且双侧上肢抬起后能够维持一定时间，便可进行长坐位的动态平衡训练。

动作要领：

①治疗师位于患者的前方，可与患者进行抛球、传球的训练，以增加维持长坐位平衡的难度。此训练不但可加强患者的平衡能力，也可强化患者双上肢、腹背肌的肌力以及耐力。

②逐渐增大抛接球距离，训练时，治疗师与患者之间的抛球距离与患者接抛球的能力有关，应随着患者平衡能力的增强而进行调整。

③治疗师可从各个方向、各个角度向患者抛球，也可通过增大抛球的力度来增加训练的难度。当患者能够独立准确地完成抛接球的训练之后，便可进行下一步的训练（图6-13）。

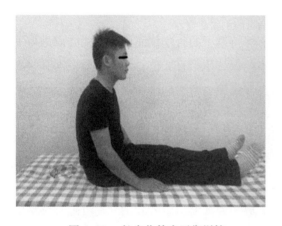 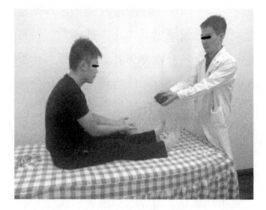

图6-12　长坐位静态平衡训练　　　　　图6-13　长坐位动态平衡训练

（3）垫上长坐位的平衡训练：患者坐于垫上，保持长坐位，双手放在支撑器上，头及躯干尽量向前方倾斜，双手向下用力支撑将臀部抬起，并保持在此体位6秒钟，然后再放下。此基础动作能否保持及其稳定性如何，对患者在床上移动和转移身体是非常重要的。

2. 端坐位的平衡训练　偏瘫患者多采用端坐位进行平衡训练。患者是否能独立保持坐位，是判断将来能否步行的标准。当患者能独立完成坐位平衡时，即从前后左右推动患者，患者能维持体位，则可认为患者已经具有了保持平衡的能力。这时偏瘫患者应进行一些动态的坐位平衡训练，如从坐位站起、躯干左右侧屈、躯干前屈和左右旋转运动的练习，并不断强化动态平衡。

动作要领：

①患者握住床栏杆，治疗师把持其肩部，不时松手，将要倒时再给以支撑。

②患者抓住床栏杆，尽力不要歪倒。

③手扶床垫努力不要歪倒。

④抓住自己的大腿保持平衡，不时将手松开，快要歪倒时再抓住大腿。双脚放在台阶上，保持髋、膝、踝关节屈曲90°，增加坐位的稳定性。

（六）站立位训练

当患者坐位平衡、跪位平衡及耐力改善后，就应开始立位平衡训练。立位平衡的原理与坐位平衡一样，由于平衡与身体的支撑面积成正比，立位时支撑面积小，所以立位平衡训练要难一些。训练时，患者需要面对姿势镜，这可帮助患者了解自己的姿势，并且引导进行自我矫正及保持正确姿势。截瘫患者可配戴双下肢支具，首先应在平行杠内进行站立训练，再逐渐过渡到平行杠外持拐的站立平衡训练。对于偏瘫患者，在训练静态平衡之后，再训练其动态平衡，还可进行双足和单足的平衡训练，可让患者立于平衡板上，训练其身体前后、左右的重心转移动作，为单足立位平衡和步行做好准备。

1. 立位平衡姿势训练　患者面对姿势镜，有助于了解自己的姿势，并且可以通过自我矫正异常姿势，保持正确姿势。偏瘫患者首先训练站立位静态平衡，再训练动态平衡。双足间距离逐渐缩短，先双足与肩等宽站立，两眼直视前方，逐渐使支撑面变窄，即双足间距离缩短至1/2足长。截瘫患者可佩戴双下肢支具，先在平行杆内练习，然后逐渐过渡到持拐杖站立。

（1）取站立位，双足间距10cm，腰背伸直，肩部保持中立位，双下肢支撑体重，保持稳定，嘱患者头和躯干向后转动，然后回到中立位。

（2）患者站立位，手分别伸向前方、侧方及后方抓握物品，然后回到直立位置。

（3）将身体重心向患侧移动，尽可能让患侧下肢负重，单独支撑体重，然后再用同样方法将重心回到两下肢同等量支撑体重。

（4）嘱患者用患侧下肢负重，将健腿分别向前、后和侧面迈一步，并将重心移到患腿上，使其逐渐能独立支撑体重。

（5）取站立位，重心转移到患侧下肢上，健腿横过患腿，向前侧方迈一步，再逐步将重心前移使两下肢同等量负重，然后回到原站立位，对侧做同样的动作。

（6）治疗师站在患者前面或后面，用双手向前后及两侧来回推动患者的肩部，要求患者恢复并保持站立平衡。

2. 平衡器械训练　利用各种平衡训练器械进行训练，以促进立位平衡功能恢复。

（1）利用平衡板进行训练：①患者双足左右分开站立，治疗师也站在平衡板上位于患者身后，并将双手放在患者的骨盆处给予支撑，然后，用双足缓慢摇动平衡板，破坏患者的站立平衡，诱发患者的头部、躯干的调整反应及身体重心的左右转移。②患者双足前后分开站立，治疗师立于患者身体一侧，一脚放在平衡板上，缓慢摇动平衡板，以诱发患者的头部、躯干的调整反应及身体重心的前后转移。③训练时要注意进行保护，最好在平行杠内进行，以确保患者的安全。初时，治疗师摇动平衡板的幅度要小且速度应缓慢，然后逐渐加大速度和幅度，在训练的初期，可指示患者用双手抓握平行杠，随着稳定性的加强，再逐渐减少辅助量，治疗师也可以不站在平衡板上。

（2）利用平衡训练球进行训练：本法属于较复杂的平衡功能训练方法，对于复杂的平衡活动，其重心的移动范围要比一般简单活动的重心移动范围大，而且患者姿势控制能力的好坏，也决定着完成复杂活动能力的大小。利用训练球进行各种体位下的平衡训练方法如下：①训练球上俯卧位平衡训练：训练时使患者双腿放松，躯干呈伸展位，随着治疗师轻轻向下挤压球部，患者肢体肌张力也随之降低，再继续把球左右推动，可激发患者头部控制及平衡反应。②训练球上坐位双腿负重训练：患者坐于球上，双髋关节屈曲、外展位，双臂扶在治疗师髋部。让患者自己轻轻左右摇动球，促使双侧髋部均匀负重，维持坐位平衡；然后治疗师用双侧膝部挤压球体两侧并使之振动，可促进患者的正常感觉输入和姿势矫正机制。待患者稳定性加强后，治疗师可指示患者向前晃动训练球直到患者双脚能平放在地上均匀负重。此训练对患者准备学习移动和站起非常重要。③训练球上坐位单腿负重训练：患者双足平放在地上，提起一侧下肢，并举起对侧上肢保持坐位的平衡，让患者学习用一侧肢体单独保持平衡，然后再换另侧手臂和下肢重复此动作。④训练球上双腿交叉坐位训练：患者双手重叠放在膝盖上，维持平衡体位。此训练可加强肢体的对称性和正常感觉的输入并诱发平衡反应。⑤训练球上站起训练：患者坐于球上，治疗师将球体向前拉动，直到患者的双足平放在地板上，指示患者独立起立并转移到轮椅上，完成这一系列动作。

（3）拍球训练：患者立位，治疗师位于患者身后，并扶住患者两侧髋部，指示患者双手交替向下拍打训练球。此训练在加强患者立位平衡的基础上，可加强双手的协调性。待患者的稳定性加强后，治疗师可逐渐减少辅助力量，鼓励患者独立完成立位平衡的保持训练。

（4）利用手杖进行训练：偏瘫患者常常利用手杖行走，手杖使用前的平衡训练是十分必要的。训练时，治疗师应位于患者患侧方进行辅助。患者两足稍分开站立，将身体重心平均分配。指示患者将身体重心左右转移，待重心稳定后，患者将身体前屈，并利用手杖来保持平衡不致摔倒，然后患者再将手杖向前上方抬起，并停留片刻，随着稳定性的加强，患者保持的时间应逐渐延长，达3~4秒即可。当治疗师左右推动患者时，患者若能保持平衡不摔倒，则认为患者已经完成了立位平衡的保持训练。

四、特殊的平衡训练方法

（一）前庭功能训练

1.眼训练 眼球向上、下运动 20 次；左、右运动 20 次。注视手指于一臂的距离，移动手指到 35cm 处，再回到一臂的距离 20 次。开始缓慢，以后逐渐加快。

2.头运动 睁眼头前屈后伸 20 次，从一侧转头到另一侧 20 次，开始慢后加快。眩晕消失后，闭眼做同样动作。逆时针、顺时针转头各 20 次。

3.体位改变 坐位——悬头位——转向左，坐位——悬头位——转向右。

（1）坐位：耸肩 20 次；转肩向右再向左 20 次；向前屈，从地上捡东西再坐好 20 次。

（2）位置改变：鼻触左膝——右耳触右肩，鼻触右膝——左耳触左肩，各 20 次。

（3）体位改变：坐位——仰卧位，仰卧位——左侧卧位，左侧卧位——右侧卧位，右侧卧位——仰卧位——坐位，各 20 次。

4.站立 睁眼从坐到立，再坐回，20 次。闭眼做同样的动作 20 次。于眼平面或膝以上，在两手之间掷橡皮球。

5.行走 横穿房间走动，先睁眼，后闭眼，20 次。上下斜坡，先睁眼后闭眼，各 10 次。弯腰俯首 20 次。单足站立，先睁眼后闭眼，各 10 次。一足在另一足前方行走（脚尖碰脚跟走直线），先睁眼后闭眼。各动作开始可缓慢，后逐渐加快。以上动作一次做完。每天 2~3 次，每次 15~30 分钟。至少锻炼 2 个月后方可康复。

（二）本体感觉训练

本体感觉能感受关节的位置，是人体运动能否正常完成的重要条件。具体训练方法如下：

1.下肢开链运动 站立功能障碍的患者，可在卧位情况下，进行双下肢交替屈曲、伸展、内收、外展、内旋、外旋等练习。

2.下肢闭链运动 保持站立位姿势，背部靠墙，双足与肩同宽，进行下蹲、站起训练，速度由慢到快。

3.平衡板训练 患者站在平衡板上，进行快慢交替的重心转移训练，具体方法见平衡器械训练。

4.棉垫训练 患者站在棉垫上，进行重心转移训练、外力干扰训练、抛接球训练和步行训练等，由于棉垫是软的，在上面训练有助于本体感觉的恢复。

5.复杂行走训练 患者进行前进、后退、侧走、走圆圈、"8"字行走、S 形行走、倒行、上下楼梯、绕障碍物或跨障碍物行走等训练，速度快慢交替。

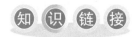

知 识 链 接

平衡功能检测训练系统

　　平衡功能检测训练系统是一套用来评估和训练患者平衡能力及精细活动的治疗仪器，适用于偏瘫、截瘫、脑瘫、运动损伤、骨科疾病、老年疾病及矫形术后患者的平衡功能检测和训练。本系统具有如下功能：评估和训练患者的坐位平衡能力及立位平衡能力，其站立位双轴系统能分析一侧下肢前后左右的平衡状况，提高检测的敏感性，可选用适合患者的多种训练方法，增强患者的平衡能力；评估和训练患者上肢的精细活动功能，其手稳定检测训练装置既可用来分析手指的精细动作情况，又可用来进行手指精细活动的作业治疗训练，评估作业治疗效果。

复习思考

1. 什么是平衡？
2. 平衡训练的原则？
3. 常用平衡能力的训练技术有哪些？

协调能力训练技术

【学习目标】

掌握临床常用的协调能力训练技术。

熟悉协调能力障碍的临床表现和协调能力训练的适应证及禁忌证。

了解协调能力的概念及障碍发生的机制。

项目一 概述

一、概念

协调（coordination）是人体自我调节，完成平滑、准确且有控制的随意运动的一种能力。协调能力是正常运动的重要组成部分，也是体现人体对自身运动控制的指标。协调功能与平衡不同，必须集中注意力，且在多种感受器的共同参与下完成。

动作质量的判断应按照具备一定的方向和节奏，采用适当的力量和速度，达到准确的目标等几个方面。即使是很简单的动作也需要很多不同组肌群的参与：它们在根据不同的运动，分别担任主动肌、协同肌、拮抗肌以及固定肌的角色。动作过程是否准确流畅取决于这些肌肉对运动相关关节在速度、幅度和力量等方面控制的密切协调，同时体现神经系统在不同时间内对各组肌肉运动单位的动员数目和冲动频率的控制能力。

二、协调的基本原理

简单来说，感觉输入、感觉整合和动作策略三个环节，保证人体协调动作的完成。

1. 感觉输入障碍会影响肢体对协调动作的调节　正常情况下，人体通过视觉、躯体觉、前庭觉的传入来感知运动时肢体所处于的位置以及肢体与地球引力、周围环境的关系。但与平衡有所不同，协调的感觉输入主要依靠视觉和本体感觉，而前庭觉所起到的作用相对次要。

所有运动都是在一定的姿态和位置上发生的，为了进行正确的运动，个体必须掌握头、躯干和各个肢体关节原来姿位的情况，这主要通过外周传入感觉信息。因此，协调运动与感觉传入联系密切、不可分割。由某个特定动作所引起的感觉信息（主要是本体感觉信息）又反馈传入运动皮质，调节有关神经元的放电，从而改变这个动作或使之更为精确。本体感觉和视觉对运动的调节具有重要作用。将人的双目蒙住或将肢体的感觉神经麻醉后，手进行精细、熟练动作的灵巧程度就受影响。手外伤者中有不少人由于手部的关节位置觉障碍而不得不借助视觉的代偿，比如有些患者可能会因为与人交谈时转移了视线而使手中的杯子跌落。触觉对粗大的运动没有太大的影响，但手指末端的触觉对手的精细运动却有着不可忽视的作用，比如在拿起一个硬币或一个小纸片时，触觉的传入对动作的幅度和力度的调整有相当重要的作用。

2. **感觉的整合作用依靠大脑反射调节和小脑共济协调系统** 小脑的共济协调系统起到更为重要的作用。小脑相当于随意运动的函数发生器，小脑半球的开式回路与快速随意运动的程序预编有关。在个体进行活动时，由小脑安排主动肌和拮抗肌发生兴奋的适当时相关系，小脑中间部则与随意运动执行过程中的随时纠正、调整有关。运动皮质经锥体系统发出的指令由侧支传至小脑中间部，在小脑与个体以往动作经验和当前具体情况相核对后，又发出冲动传回运动皮质，形成特定反馈回路。运动皮质每发出一个动作指令后的10~20毫秒内，即可从小脑获得有关修正、调节此动作的冲动。在动作的整个过程中，这个回路不断地重复活跃。同时，还存在另一个较长的反馈回路，即运动皮质发出指令引起运动后，身体各有关部分位置发生改变的信息经各种感受器传入小脑，小脑综合从运动皮质和外周感受器两方面传入的冲动而调整对运动皮质的传出信号，使运动皮质的指令适应当时信号的客观情况。此外，小脑还可根据这些传入信息通过红核和脑干网状结构等，更直接地影响脊髓的运动神经元，在个体进行活动时，控制体轴和肢体近端肌肉的活动。

小脑还具有类似稳定器的作用，使得通过快速随意运动而达到的位置能够保持稳定。因而，小脑一方面对由大脑皮质编制程序和发动的运动进行调整；另一方面，对不能通过反馈进行及时调整的快速运动进行预编程序。小脑损害时的运动症状之一即产生和调节快速运动发生缺陷，表现为动作发动减慢，动作幅度障碍，以及快速交替运动不能等。

3. **大脑皮质对动作策略具有重要作用** 人体所有的动作都是通过肌肉收缩发生的，但是在进行随意运动时，往往只是意识到行动的目的，而对实现这个行动过程中各个肌肉的收缩并不自觉。越是完善的动作，其执行过程越不为意识所察觉。高超的小提琴手和娴熟的打字员在操作时几乎是自动地进行，甚至感觉不到自己手指的具体活动情况。大脑运动皮质作为进行随意运动的基本结构，通过锥体束可直接作用于脊髓的运动神经元，后者引起肌肉收缩，但大脑并非运动的原动者，而只是在大脑皮质广泛区域以及小脑、基底节等部位进行与运动有关的复杂神经整合过程的最后换元站。随意动作的发生是大脑皮质按一定时空构型进行处理的结果。经过皮质广泛区域内大量神经元的活动后才产生有关动作的指令，最后集中至运动区皮质。运动皮质选择性地调节那些需要本体感觉信息参加的动作。运动皮质最主要的传入为本体感觉传入，其次为前庭传入，而皮质本体感觉区和前庭区又位于紧邻运动皮质的部位。皮质感觉投射区中也只有本体感觉区和前庭区有纤维直接投射至运动皮质。不受本体感觉调节影响的运动（眼球运动）在运动皮质损害后不发生障碍。最需要本体感觉传入控制的运动（手指运动），其中枢机制在发展过程中上升至运动皮质，皮质损害后执行这些动作的缺陷最严重。不依赖本体感觉信息进行复杂调节的那些运动不上升至皮质，其中枢在皮质下的前庭核、红核和网状结构，它们的神经机制为接受小脑和基底节的传入投射。对动作进行更细致的调节则可能主要通过顶叶、额叶和枕叶得以实现。额 – 颞、额 – 顶和额 – 枕联结，以及从扣带回经丘脑外侧后部分而后至顶叶的投射均对行为有很大影响。

以上三个环节缺一不可，共同作用，保证着人体协调一致，任何一个环节出问题，都会导致机体协调功能障碍。

三、协调功能障碍的临床表现

中枢神经系统由三个领域控制协调运动的产生，它们是小脑、基底神经节和脊髓后索。

1. 小脑共济失调　缺乏精细协调及对距离的判断力，可影响步态、姿势和运动方式。具体表现为：

（1）辨距不良：对距离的判断力不好，常表现为两脚分开较宽、不规则、步态不稳。

（2）意向性震颤：震颤发生于随意运动时。

（3）姿势性震颤：站立时身体前后摇摆。

（4）轮替运动障碍：又称为快速运动不良，完成快速交替运动有困难。

（5）运动分律：所完成的活动不是平滑的一个活动，而是一连串运动成分。

2. 基底节共济失调　基底神经节病变，主要是随意运动功能障碍和肌张力发生改变. 具体表现为：

（1）静止性震颤：静止时身体各部位出现节律性颤动，随着有目的的运动而减轻或消失。

（2）运动不能：由于肌张力控制障碍，导致肌肉僵硬或出现抽搐，活动时启动动作困难。

（3）手足徐动：常见于四肢末端出现缓慢的、不规则的、扭曲的运动。

（4）偏身舞蹈症：一侧身体突然出现痉挛性的、有力的、无目的的、不规则的鞭打样运动。

（5）肌张力障碍：躯干及四肢部分肌肉不断痉挛，肌张力从高到低的变化无法预测。

3. 脊髓后索共济失调　脊髓后索病变，本体觉和辨别性触觉的信息不能穿入大脑皮质，患者闭眼时，不能确定各关节的位置。具体表现为：

（1）平衡功能紊乱：当闭上眼或光线太暗时，由于视反馈的减弱，增加了平衡紊乱，患者站立时身体摇晃倾斜，易跌倒。

（2）步态异常：两脚分开较宽，摇摆不定，步距不等，高抬腿，落地有声，走路看脚。

（3）辨距不良：不能准确摆放四肢位置或不能触及某一特定物体，患者不用眼看就不能说出检查者在其皮肤上所写的文字。

四、协调训练的康复机制

临床康复中，协调性训练（coordination exercise）适用于共济失调或缺乏运动控制能力的患者，一般常用于上运动神经元障碍患者，例如脑性瘫痪、脑外伤及脑卒中等，但其原则也可应用于某些下运动神经元和软组织病变。

多数人知道训练可增强肌肉的力量与耐力，但对其增加控制和协调能力及生理学效应了解不多。控制和协调能力二者密不可分，但并非完全相同。控制和协调能力练习的目标是形成感觉印象和运动程序，二者存储于大脑中，进而产生动作。当中枢神经系统受损时，可通过未受损神经元的侧支生长、其他神经元或神经通路的替代，在受损区域外的其他地方重新形成感觉印象和运动程序。当中枢神经系统未受损，而下运动神经元或软组织疾病导致运动障碍时，通过练习可重新启用正常情况下被抑制的神经通路；学习控制和协调能力最主要的是重复，如果一种动作重复得足够多，这种过程将被学会并存储，并且在不断重复的过程中，完成这种动作所花费的精力会越来越少。将支配猴子一侧前肢脊髓神经的背根切断后，猴子在一般情况下不再运用这个失传入支配的肢体。然后将正常侧前肢缚住不让活动，则猴子在饥饿情况下能学会以失传入支配的前肢伸出笼外拿取食物。刚进行手术后不久，肢体执行任何动作都极度依赖于视觉的监控，经过2周3个月，肢体动作的灵活性恢复，能不借助于视觉而进行活动。

五、影响协调训练的因素

1. 与协调有关的感觉　视觉、本体感觉与协调有重要关系，视觉、本体感觉对协调有补偿作用，同样其维持也得益于协调的作用。

2. 协调动作的频率　协调动作的频率高低与协调性的保持成负相关，与协调有关的系统功能与协调功能成正相关。

3. 其他因素　如社会压力、心理障碍、认知功能和患者的积极性、耐性等。患者不肯坚持治疗会影响协调训练的效果，认知功能差则训练效果可能不明显，来自社会、家庭的压力也会影响训练效果。

六、协调功能的评定

协调功能的评定包括平衡性协调试验和非平衡性协调试验。平衡性协调试验主要包括单腿站立、双腿站立和步行等。非平衡性协调试验主要包括指鼻试验、轮替试验、跟–膝–胫试验、反弹实验等，这些动作即可以用来评定，同时也可以用来进行协调训练，现以指鼻试验及跟–膝–胫试验来举例说明：

（一）指鼻试验

动作要点：检查者先给病人做示范动作，手臂外展并完全伸直，然后用示指指端点触自己的鼻尖，手臂伸出的位置不断变化，速度先慢后快。然后让病人做同样的动作，先睁眼后闭眼，并进行双侧对比。

试验意义：正常人动作准确。指鼻动作笨拙、不准确、不协调、不平稳提示小脑半球的病变，以病变侧上肢的共济失调为明显，睁眼和闭眼时变化不大，称为小脑性共济失调。睁眼时仅见轻微障碍，闭目时由于失去了视觉的补偿，与睁眼时有很大差别，甚至找不到自己的鼻尖提示是感觉性共济失调。

不适宜人群：手部有残疾或损伤的患者。

检查前禁忌：检查前要将指甲剪短剪平，防止戳伤自己的脸部。

检查时要求：睁眼时，要小心患者戳到自己眼睛。

（二）跟–膝–胫试验

动作要点：被检查者仰卧位，上抬一侧下肢，用足跟碰对侧膝盖，再沿胫骨前缘向下移动至踝关节附近。

试验意义：正常人动作准确。共济失调患者动作笨拙、缓慢、节律不均。小脑损害时动作不准；感觉性共济失调者则闭眼时出现该动作障碍。

不适宜人群：下肢有残疾或损伤的患者。

检查前禁忌：保持正常的饮食和作息时间。

检查时要求：病人检查时不要过于紧张，积极配合好医务人员的工作。

项目二　常用协调能力训练技术

一、协调训练的目的和基本原则

（一）协调训练的目的

协调训练的目的是改善动作的质量，即改善完成动作的方向和节奏、力量和速度，以达到准确的目标。

（二）协调训练的基本原则

1. 无论症状轻重，患者均应从卧位训练开始，待熟练后再在坐位、站立位、步行中训练。

2. 从简单的单侧动作开始，逐步过渡到比较复杂的动作。

（1）简单动作：从上肢、下肢和头部单一轴心方向的运动，逐渐过渡到多轴心方向。

（2）复杂动作：双侧上肢同时动作、上下肢同时动作、上下肢交替动作、两侧肢体做互不相关的动作。

3. 先做容易完成的大范围、快速的动作，然后再做小范围、缓慢动作的训练。

4. 上肢和手协调训练应从动作的正确性、反应速度较慢、动作节律性方面进行。

5. 下肢协调训练主要采用下肢各方面的运动和各种正确的行走步态训练。

二、协调训练的适应证和禁忌证

1. 适应证　协调功能训练适用于具有协调功能障碍的患者，例如脑卒中、脑外伤、中枢神经系统疾病等的患者。

2. 禁忌证　严重的心肺肝等重要脏器疾病、严重感染、严重的痉挛、严重的精神障碍、生命体征不稳定的患者，暂不宜训练。

三、协调训练的注意事项

在进行协调训练时，要明注意以下事项：

1. 训练前，要求患者学会放松，减少紧张或恐惧心理，如有肌肉痉挛，要先设法缓解。

2. 密切监控以防意外，但又不能把患者固定过牢，否则患者不能做出反应。

3. 一定要让患者有安全感，否则因害怕、紧张而容易诱发全身痉挛。

4. 对下肢运动协调功能障碍的患者应特别注意保护，防止跌倒。

5. 操作时切忌过分用力，以免引起兴奋的扩散，因为兴奋扩散往往会加重不协调运动。

6.严格掌握运动量，过度疲劳不但影响训练的继续，而且使运动不协调加重。

7.协调功能训练不是孤立进行的，要同时进行相应的肌力训练、平衡功能训练等其他训练。

四、协调训练的方法

协调功能训练的方法与平衡功能训练的方法基本相同，二者的区别在于侧重点不同。平衡功能的训练侧重于身体重心的控制，以粗大动作、整体动作训练为主，协调功能训练侧重于动作的灵活性、稳定性和准确性，以肢体远端关节的精细动作、多关节共同运动的控制为主，同时强调动作完成过程的质量，例如动作的完成是否准确、正确、在完成的过程中是否出现肢体的震颤等。同时还可以用协调能力评定方法来进行协调训练。具体的训练方法主要包括轮替动作的练习和定位的方向性动作练习两个方面。

（一）上肢协调训练

上肢协调训练包括轮替动作的练习和定位的方向性动作练习。

1.轮替动作　上肢的轮替动作练习主要根据关节的活动方向进行。

（1）双上肢交替上举：左右上臂交替上举，要求高过头顶，并尽量伸直，并随着患者功能改善可逐渐加快速度（图7-1）。

（2）双上肢交替摸肩上举：左侧屈肘（鹰嘴尖朝下），手摸同侧肩，然后上举，左右交替进行，并随着患者功能改善可逐渐加快速度（图7-2）。

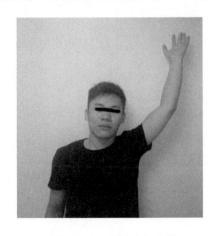

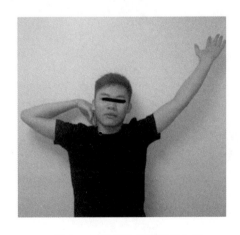

图7-1　双上肢交替上举　　　　　　　　　图7-2　双上肢交替摸肩上举

（3）双上肢交替前伸：左右上肢交替向前伸展至水平位，并逐渐加快速度（图7-3）。

（4）双上肢交替屈肘：双臂向前平举（肩屈曲90°）、前臂旋后，左右交替屈肘拍肩、伸肘，速度可逐渐加快。并随着患者功能改善逐渐加快动作速度（图7-4）。

（5）前臂旋前、旋后：双上肢前平举，左右前臂交替旋前、旋后，快速进行，并随着患者功能改善逐渐加快练习速度（图7-5）。

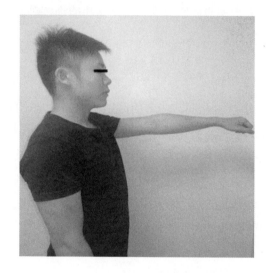 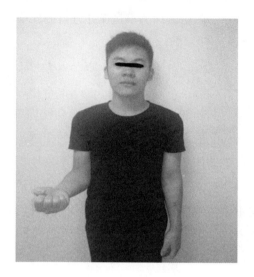

图7-3　双上肢交替前伸　　　　　　　　　　图7-4　双上肢交替屈肘

（6）腕屈伸：双侧同时进行腕屈伸练习，或一侧练习一定时间，再换另一侧练习，并随着患者功能改善逐渐加快练习速度（图7-6）。

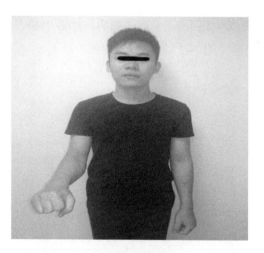 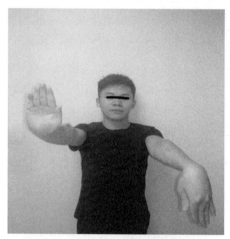

图7-5　前臂旋前、旋后　　　　　　　　　　图7-6　腕屈伸

（7）双手交替掌心拍掌背：双手置于胸前，掌心相对互击，然后双手手背相击，交替进行。并随着患者功能改善逐渐加快练习速度（图7-7）。

2.方向性动作　上肢的方向性动作练习主要包括以下方面：

（1）指鼻练习：将前臂外旋、伸直，以示指触自己的鼻尖，先慢后快，先睁眼后闭眼，反复上述运动，并随着患者功能改善逐渐加快练习速度（图7-8）。

（2）对指练习：双手相应的手指互相触碰，由拇指到小指交替进行，或左手的拇指分别与其余四个手指进行对指，练习一定时间，再换右手，或双手同时练习。以上练习同样要随着患者功能改善逐渐加快速度（图7-9）。

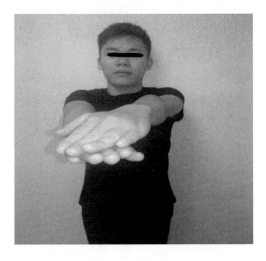

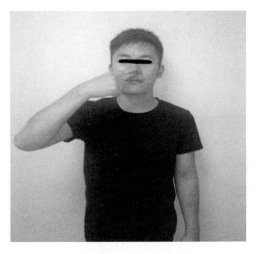

图 7-7　双手交替掌心拍掌背　　　　　　　　　图 7-8　指鼻练习

（3）指敲桌面：双手同时以五个手指交替敲击桌面，或一侧练习一定时间，再换另一侧练习，并随着患者功能改善逐渐加快练习速度（图7-10）。

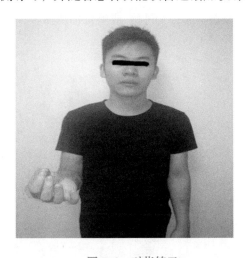

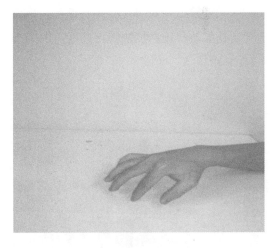

图 7-9　对指练习　　　　　　　　　　　图 7-10　指敲桌面

3.其他　走迷宫、触摸治疗师伸出的手指，在纸上画圆圈、拧螺丝、拧螺母、堆积木、夹跳棋子、用木钉盘进行插木棒练习等。

（二）下肢协调训练

下肢协调训练包括轮替动作的练习和定位的方向性训练。

139

1. 轮替动作 下肢的轮替动作练习主要包括以下方面：

（1）交替屈髋：仰卧于床上，膝关节伸直，左右侧交替屈髋至 90°，并随着患者功能改善逐渐加快速度（图 7-11）。

（2）交替伸膝：坐于床边，小腿自然下垂，左右侧交替伸膝，并随着患者功能改善逐渐加快练习速度（图 7-12）。

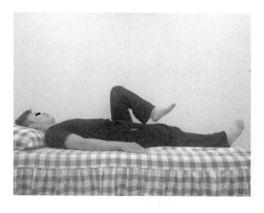
图 7-11 交替屈髋

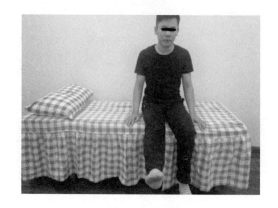
图 7-12 交替伸膝

（3）坐位交替踏步：坐位左右交替伸膝、屈膝，或坐位抬腿踏步，并随着患者功能改善逐渐加快练习速度（图 7-13）。

（4）拍地练习：双脚交替拍打地面，坐位左右交替伸膝、屈膝，或坐位抬腿踏步，并随着患者功能改善逐渐加快练习速度（图 7-14）。

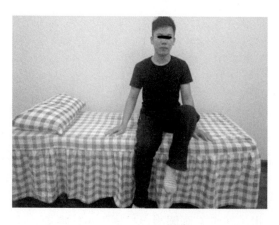
图 7-13 坐位交替踏步

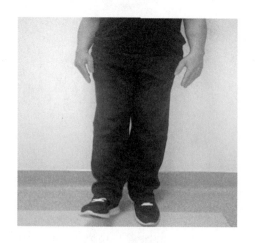
图 7-14 拍地练习

2. 整体动作 整体动作练习主要包括以下方面：

（1）原地踏步走：保持身体直立，眼睛平视前方，大腿带动小腿踏步，并随着患者功能改善逐渐加快练习速度（图 7-15）。

（2）原地高抬腿跑：上身挺直，两腿交替抬至水平，并随着患者功能改善逐渐加快练习速度（图7-16）。

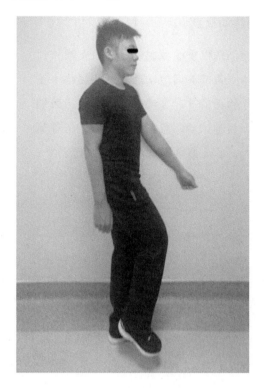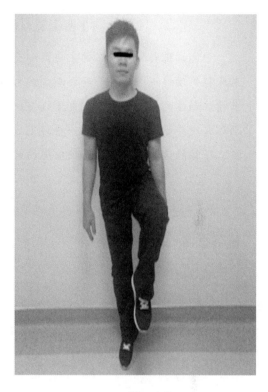

图7-15　原地踏步　　　　　　　　　　　　　图7-16　原地高抬腿

（3）其他：跳绳、踢毽子等。

根据协调训练由易到难，循序渐进的理论，当协调功能锻炼进行一段时间协调功能适当改善之后，协调训练可由开始地睁眼状态改为闭眼状态，以增加训练难度，如指鼻练习、对指练习。此外，还可结合其他方法来促进运动。反射、电刺激以及感觉易化技术（如冷刺激、振动和皮肤按摩）均是有益的。利用反射和恰当的姿势也能抑制不利运动的出现。

还有一些其他有关协调性练习的方法可用以解决各种问题，国外学者提出一系列下肢协调性的练习方法，用来治疗运动性共济失调，主要有：开始阶段利用简单的模式，重复缓慢的、精细的下肢运动，而当获得控制能力后再提高难度。上肢协调练习通常包括各种握持方式的使用，如对指或拇指－示指对指练习等。利用这些不同的练习方法，可完成一定的控制活动，由治疗师指导或协助患者完成功能性的活动或娱乐活动。开始阶段需要帮助，当取得进步后可逐渐减少帮助，直至患者能独立完成训练。

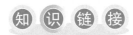

平衡训练与协调训练的区别

平衡训练与协调训练的主要区别有：平衡训练以重心控制训练、粗大动作训练及整体动作训练为主；而协调训练则以整体多关节共同运动的控制、肢体小关节精细动作的控制为主，侧重于训练肢体动作的灵活性、准确性和稳定性，强调动作完成质量。协调功能的一些评定方法，如指鼻试验、拇指对指试验、轮替试验、跟膝胫试验等，既是协调功能的评定技术，又是协调功能的训练技术。

复习思考

1. 什么是协调能力？
2. 协调功能障碍的临床表现？
3. 常用协调能力训练技术有哪些？

模块八
体位与转移训练技术

【学习目标】
　　掌握偏瘫、截瘫患者体位转移的训练方法。
　　熟悉体位转移训练技术的适应证和禁忌证。
　　了解体位转移训练技术的生物力学原理。

项目一　概述

一、概念与分类

（一）概念

1. 体位（body position）　是指人体所处的某种姿势。

2. 体位转移（transfer）　是指人体从一种姿势转移到另一种姿势的过程，包括卧→坐→站→行走。

3. 人体重心　是指人体各组成部分所受重力的合力作用点。当人体自然站立时，中心的位置在两髋关节中心连线的中点。

4. 基底面　是指身体的支撑点在支撑面上所围成的面积。如：单腿站立时，基底面仅为支撑足的面积；双腿站立时，基底面为双足及双足之间的面积之和。

5. 重力线　重力线是重力的作用线，是自重心垂直于地面的线。

转移训练是指为提高患者体位转移能力而进行的训练，包括床上转移、从卧到坐、从坐到站、轮椅与床之间的转移活动。转移训练是患者恢复自理能力和活动能力的大前提，因此，应该尽早教会患者以上的各种转移活动。

（二）分类

转移的过程中，通常根据患者主动参与的程度将体位转移分为主动转移（独立转移）、辅助转移、被动转移三类。

1.主动转移　是指患者不需他人帮助，能够独立完成的转移方法。

2.辅助转移　是指由治疗师或者家属协助完成的转移方法。

3.被动转移　是指患者完全由外力从一个地方转移到另一个地方的转移方法，也称之为搬运。一般分为人工搬运和机械搬运两种，不管是何种搬运都需要治疗师或家属的介入以及患者的配合。

二、生物力学原理

转移活动的完成需要一定的平衡能力和稳定的基底面，在转移过程中，如转移者与患者能够合理地利用生物力学原理，则可使转移活动更容易完成。

（一）影响平衡的因素

1.人体重心的高度　在转移的过程中，稳定性的高低与重心的高低程度成反比。因此，在辅助转移时，治疗师屈髋屈膝有利于维持平衡，且有利于发挥腿部的力量。

2.基底面的大小　相对而言稳定性的高低与支撑的基底面面积大小成正比。如：人在站立时，双腿站立的稳定性高于单腿站立，而扎马步的稳定性又高于双腿站立。因此，在辅助转移时治疗师和患者脚下所形成较大的基底面有利于增加二者的稳定性，从而维持平衡。

3.重力线和基底面的关系　重力线在基底面内，物体就稳定平衡；反之重力线落于基底面之外，物体就会失去平衡。因此，在转移过程中，若身体倾斜过多会使重力线落在基底面外，人体将会失去平衡。

（二）生物力学原理的运用

1.治疗师尽可能地靠近患者，双下肢弓字步站立（呈前后或左右弓步），前倾上身，伸直腰背，头抬起，使重力线在基底面内。

2.治疗师双手置于患者的重心处（腰部或臀部）用力上抬，同时伸髋、伸膝，即可借助下肢伸肌的力量站起。

3.转移时，治疗师的一些旋转动作不要用腰部旋转来实现，主要是足的转动，同时身体要循着转移方向移动。

三、转移的基本原则

（一）主动转移的基本原则

1.选择转移的时机要适当，太早因功能低下容易失败，会使患者失去信心，太晚则因形成依赖而失去动力。

2. 选择转移的方法要因人而异，最好选安全、容易的方法。

3. 两个平面之间相互转移时，高度尽可能地相等，距离越近越好。

4. 两个平面之间相互转移时要确保两平面的稳定。如：轮椅转移时必须先制动，活动床转移时先将床的脚轮锁住，椅子转移时先将椅子置于最稳定的位置等。

5. 相互转移的两个平面应具有一定的硬度，起到良好的稳定和支撑作用，以利于患者转移。

6. 教会患者利用体重转移，如利用倾斜力、摆动惯性等增加起身的动量。

7. 转移时应注意安全，患者应尽量避免被家具或轮椅、脚踏板等碰伤肢体；必要时可卸下轮椅扶手，移开脚踏板。

（二）辅助转移的基本原则

1. 治疗师了解患者病情，根据患者的功能障碍情况选择适宜的辅助转移方式，并准备好必要的设施和空间，使转移可以安全、有效地进行。

2. 治疗师和患者之间应该相互信任，取得患者的配合。在转移前，治疗师向患者解释清楚转移的目的、方向、方法和程序，并使患者处于最好的起始位置。

3. 治疗师必须清楚自己的技能和体力，需要合理利用生物力学原理有技巧地辅助转移，没有把握时不要单独帮助患者转移。

4. 转移时治疗师和患者的衣着要适宜，如须穿防滑、合脚的鞋子，以免转移过程中发生意外。

5. 转移过程中治疗师的口令应简单、明确，要使患者能正确理解和接受。

6. 转移过程中，治疗师应时刻注意患者突然或不正常的动作，以免意外发生。

7. 随着患者的功能恢复，治疗师应逐渐减少帮助。

（三）被动转移的基本原则

1. 治疗师熟知患者病情，转移时不能加重患者的痛苦，不能影响或加重病情。

2. 转移前治疗师应该消除患者的对抗和紧张心理，使患者身心放松，对治疗师有信心，配合完成搬运。

3. 利用器械转移时，转移前应检查器械是否完好，转移时要固定好，并保证空间通畅。

4. 转移过程中应该让患者保持转移起始的姿势，避免造成再次损伤。

5. 转移过程中需要两个及以上治疗师时，每位治疗师都必须清楚地了解整个转移的方向、方法和程序，由其中一位治疗师负责喊口号，如"一、二、三，起"。要注意保护患者有损伤的部位，避免在转移中造成再次损伤。

四、转移训练的适应证和禁忌证

1. 适应证 脊髓损伤、脑血管意外、脑外伤、肢体部分或完全瘫痪、小儿麻痹后遗症等疾病损伤后。

2. 禁忌证 认知障碍或不能配合训练者；关节不稳或脱位、骨折未愈合、骨关节肿瘤、重要脏器衰竭、严重感染和其他重危情况等。

项目二 体位摆放

体位摆放，又称为良肢位摆放，是对患者疾病初期进行康复治疗的重要手段之一，根据患者疾病的特点以及功能障碍情况也有可能是贯穿于整个疾病期。其目的是缓解疾病症状，促进功能恢复，以及预防并发症；如防止长期卧床而引起的压疮，预防肢体挛缩，减轻肌肉痉挛，维持良好的血液循环等。常用于偏瘫、脊髓损伤、四肢瘫、脑瘫、烧伤、骨折术后等疾病的康复治疗。在此主要介绍偏瘫和脊髓损伤两种临床常见疾病良肢位摆放的方法。

一、偏瘫患者良肢位的摆放

根据患者的功能情况，体位摆放分为卧位和坐位。其中卧位又分为仰卧位、患侧卧位和健侧卧位。一般在疾病的急性期，体位摆放多采用卧位，尤其是患侧卧位。

1. 仰卧位 头置于枕头上保持中立位，枕头不宜过高，保持躯干平直；患侧肩胛骨和上肢下方垫置软枕，做到远端比近端略抬高利于血液回流；使肩关节处于相对前屈、稍外展位，肘关节伸直，前臂旋后，腕关节背伸（可使用毛巾卷），掌心向上，拇指外展，手指分开伸展，平放于枕头上；患侧臀部和大腿下面垫置软枕，使骨盆向前并防止患腿外展外旋；患侧髋关节伸直，膝关节下方垫毛巾卷使其稍屈曲，可在足底放置沙袋、枕头使踝关节保持在背伸90°（中立位），足尖向上，防止足下垂；必要时足跟下方可垫软枕，防止压疮的发生（图8-1）。由于患者在该体位下容易引起骶尾部、足跟外侧、外踝等骨突明显处发生压疮，因此应尽量少采用仰卧位，一般是患者在卧床期间进行体位变换时，需要此种体位与其他体位交替使用。

2. 患侧卧位 患侧在下方健侧在上方的侧卧位。头部稍前屈，躯干稍向后倾（如患者控制能力较差背部可使用枕头支撑）；患侧肩胛带前伸，肩关节前屈不小于90°，肘关节伸直，前臂旋后，腕关节背伸（可使用毛巾卷），掌心向上，拇指外展，手指分开伸展；健侧上肢可自然放于躯干之上；患侧下肢髋关节稍后伸，膝稍屈，踝关节保持在背伸90°；健侧下肢屈髋、屈膝，向前跨过患侧放于软枕上（图8-2）。患侧卧位有利于患侧肢体整体伸展，可以控制痉挛的发生，又不影响健侧的正常使用，因此患侧卧位也是所有卧姿当中最有利于患者恢复的体位。

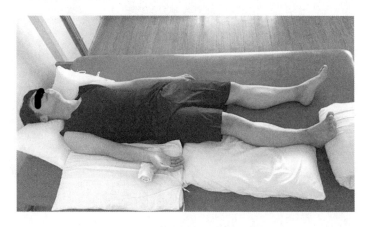

图 8-1 偏瘫患者仰卧位体位摆放

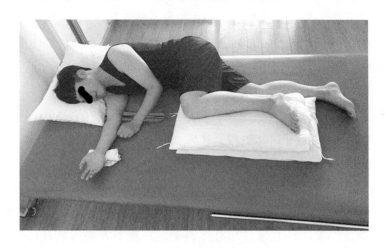

图 8-2 偏瘫患者患侧卧位体位摆放

3. 健侧卧位　健侧在下方患侧在上方的侧卧位。侧卧时躯干保持在中立位，患侧肩胛带前伸，肩关节前屈不小于 90°，肘关节伸直，前臂旋前，腕关节背伸（可使用毛巾卷），掌心向下，拇指外展，手指分开伸展，并在患侧上肢下方垫置软枕；健侧上肢可随意摆放在舒适的位置；患侧下肢屈髋、屈膝，踝关节保持在背伸 90°（中立位），并在患侧下肢下方垫置软枕，避免足部悬在枕头边缘导致足内翻；健侧下肢可随意摆放在舒适的位置（图 8-3）。该体位使患肢处于相对高的位置，有利于患侧肢体的血液循环，可起到预防患肢水肿的用。

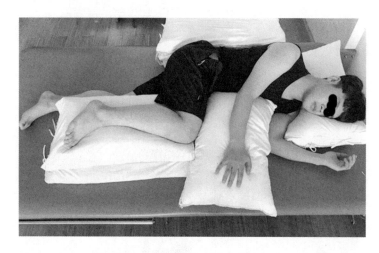

图 8-3　偏瘫患者健侧卧位体位摆放

4. 椅坐位　患者左右两侧肩和躯干对称，躯干伸直，避免像患侧倾斜（可借助枕头等支撑），骨盆直立，髋、膝、踝关节处于 90° 位，小腿垂直于地面且双足触地；患侧上肢放于桌面上，肩关节前屈，肘关节伸直，前臂旋后，腕关节背伸（可使用毛巾卷），掌心向上，拇指外展，手指分开伸展；健侧上肢可随意摆放在舒适的位置。

二、脊髓损伤患者良肢位的摆放

脊髓损伤患者急性期处于卧床阶段，在床上的正确体位可以促进肢体功能恢复，预防关节挛缩、压疮和痉挛的发生。一般床上的卧位姿势有仰卧、侧卧和俯卧位，其中常用的是仰卧位和侧卧位。

1. 仰卧位　头置于枕头上保持中立位，对于四肢瘫的患者，双侧肩胛下垫置枕头，使肩保持在前伸的位置，双上肢放在身体两侧，并在下方垫置软枕，肘伸直，腕背伸 30°~45°（即功能位），手指稍屈曲，拇指对掌；如上肢功能正常，双上肢则可采取自然舒适的体位；双侧髋关节保持在伸展并稍外展位，可在双下肢之间放 1~2 个枕头；膝关节伸直，可在膝关节下方放毛巾卷或小枕头避免膝过伸；足底放置沙袋、枕头使踝关节保持在背伸 90°（中立位），防止足下垂，足跟下方垫软枕，防止压疮的发生（图 8-4）。

2. 侧卧位　对于四肢瘫的患者，下方上肢的肩前屈，肘屈曲，前臂旋后，上方上肢的肩稍前屈，肘伸直，前臂旋前，手指稍屈曲，拇指对掌；如上肢功能正常，双上肢则可采取自然舒适的体位；下方下肢伸髋、伸膝，上方下肢屈髋、屈膝，踝关节自然背屈，上方肢体下均垫置软枕，避免对下方肢体压力过大；躯干背后放软枕，使保持在侧卧位（图 8-5）。

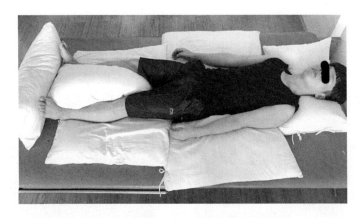

图 8-4 脊髓损伤患者仰卧位体位摆放

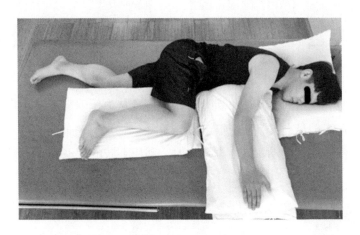

图 8-5 脊髓损伤患者侧卧位体位摆放

3. 俯卧位 俯卧时，双肩关节外展 90°，前臂旋前，掌心向下，支撑于床面上，膝、踝关节下垫置软枕，以防压疮。俯卧位一般是身体背侧发生压疮时与侧卧位交替使用，有利于控制下肢屈肌反射，缓解腹部肌肉痉挛。

项目三 体位转换训练

偏瘫和截瘫患者常用的体位转换技术有主动或辅助下的床上转换、卧位与坐位转换、坐位与立位之间的转换。体位转换训练是转移训练的基础，有助于恢复患者的生活自理。

一、偏瘫患者的体位转换训练

（一）床上翻身

1. 从仰卧位到患侧卧位 患者仰卧位，健侧髋、膝屈曲，双上肢 Bobath 握手（双手十指交叉相握，患手拇指在上方），伸肘，肩前屈 90°，健侧上肢带动患侧上肢向左右两侧摆动，摆动幅度逐渐增加时，健侧下肢用力蹬床，同时利用上肢的摆动和躯干旋转的惯性向患侧翻身（图 8-6）。训练时治疗师可站在患者的患侧，以消除患者怕摔倒的顾虑。

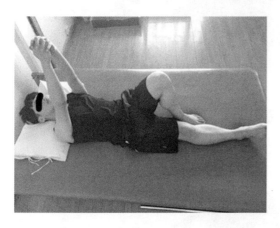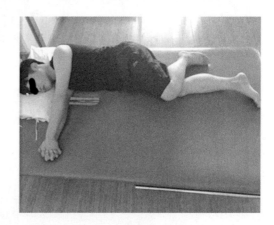

图 8-6　偏瘫患者从仰卧位到患侧卧位

2. 从仰卧位到健侧卧位　患者仰卧位，用健侧足从患侧腘窝处穿入并沿患侧小腿下滑至跟腱，将患足置于健足上方，双上肢 Bobath 握手，伸肘，肩前屈 90°，健侧上肢带动患侧上肢向左右两侧摆动，摆动幅度逐渐增加时，利用上肢的摆动和躯干旋转的惯性向健侧翻身（图 8-7）。

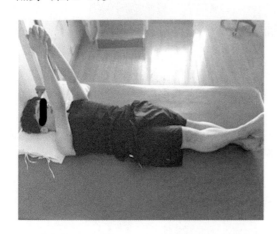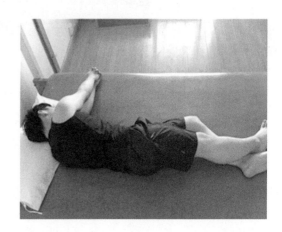

图 8-7　偏瘫患者从仰卧位到健侧卧位

3. 辅助下向健侧翻身　治疗师将患者患侧下肢置于健侧下肢的上方，患者 Bobath 握手将双上肢放于健侧，治疗师于患侧帮助患者向健侧旋转肩胛和骨盆，或将患侧下肢保持在屈髋、屈膝，足底着床的体位，于患侧帮助患者向健侧旋转肩胛和骨盆。

（二）床上卧位移动

1.左右平移　患者仰卧位，将健足置于患足下方，Bobath 握手将双上肢放于胸前，利用健侧下肢将患侧下肢抬起向一侧移动，用健足和肩支起臀部移向同侧，再将肩、头同方向移动。

2.上下平移　患者仰卧位，健侧下肢屈髋、屈膝，健侧肘稍屈曲，以足、肘为支撑点，健足蹬床抬起臀部同时向上、下移动身体。

（三）卧位与坐位之间的转换

1.从健侧坐起　患者健侧卧位，健侧手将患侧上肢置于胸前，健侧下肢穿过患侧下肢，并将患腿移到床缘下，先健侧肘支撑体重，头、颈和躯干用力向上方侧屈，后健手支撑，慢慢坐起（图 8-8）。

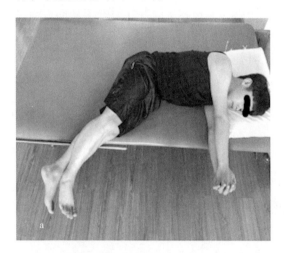
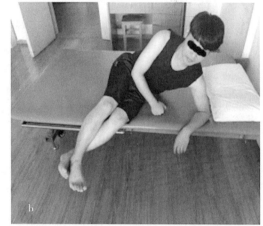
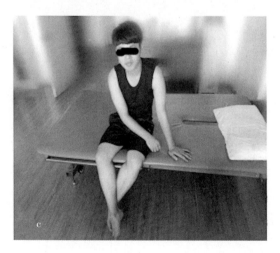
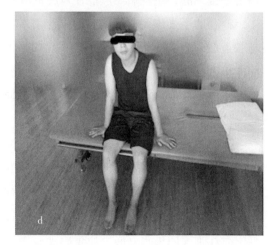

图 8-8　偏瘫患者从健侧坐起

2.从患侧坐起　患者患侧卧位，健侧手将患侧上肢置于胸前，健侧下肢穿过患侧下肢，并将患腿移到床缘下，头、颈和躯干用力向上方侧屈，健侧上肢横过胸前置于床面上支撑，慢慢坐起。

3. 辅助下坐起　患者侧卧位（健侧、患侧卧均可），治疗师将患者双腿置于床缘，一手托着患者位于下方的肩部，一手按着患者位于上方的骨盆或两膝后方，尽可能让患者侧屈头部和躯干，健侧上肢支撑，然后治疗师抬起患者下方的肩部，以骨盆为枢纽转移成坐位。

4. 从健侧躺下　患者坐于床边，将患手放于大腿上避免躺下时压伤，健侧腿置于患腿后方，躯干向健侧倾倒，健侧肘支撑在床面上，健侧腿将患腿抬到床上，双腿放在床上后，逐渐将躯干贴近床面，最后躺下。必要时躺下后可以上、左右移动调整至安全位置。

5. 从患侧躺下　患者坐于床边，将患手放于大腿上避免躺下时压伤，健手从前方横过身体，置于患侧床面上，将健侧腿置于患腿后方并抬到床上，双腿放在床上后，逐渐将躯干贴近床面，最后躺下。必要时躺下后可以上下、左右移动调整至安全位置。

6. 辅助下躺下　患者坐于床边，将患手放于大腿上避免躺下时压伤，健侧腿置于患腿后方，治疗师站于患侧，双膝微屈，一手托住患者的颈部和肩部，一手置于患者的腿下方，帮助患者将双腿抬到床面。

（四）坐位与立位之间的转换

1. 坐位到立位的转换　患者端坐于床边（床的高度以坐位时髋、膝、踝能屈曲90°为宜），双足分开与肩同宽，两足着地，足尖与膝盖成一直线，患足稍靠后；患者Bobath握手，双上肢向前伸，躯干前倾使重心前移，患者下肢充分负重，臀部离开床面，双腿同时用力慢慢站起，站立后尽可能使双腿同等负重（图8-9）。

2. 辅助下坐位到立位的转换　患者端坐于床边，双足分开与肩同宽，两足着地，足尖与膝盖成一直线，患足稍靠后，患者Bobath握手，双上肢向前伸；治疗师站于患者患侧，面向患者，指导患者躯干前倾使重心前移，引导患者重心移向患侧，同时治疗师将膝挡于患者膝前方，双手放在患者骨盆帮助抬起体重，使患者臀部离开床面，伸髋、伸膝慢慢站起，站立后尽可能使双腿同等负重。

3. 立位到坐位的转换　患者背靠床站立，双下肢均匀负重，Bobath握手，双上肢向前伸，躯干前倾并保持脊柱伸直，屈膝、屈髋，慢慢坐下；立位坐下与坐位站起顺序相反。

4. 辅助下立位到坐位的转换　患者背靠床站立，指导患者双下肢均匀负重，患者Bobath握手，双上肢向前伸，躯干前倾并保持脊柱伸直，屈膝、屈髋，慢慢坐下；在此过程中治疗师要向足跟方向下压患膝。

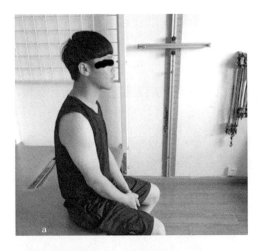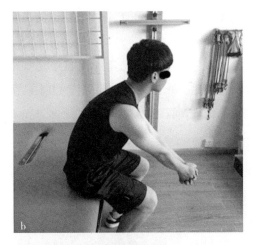
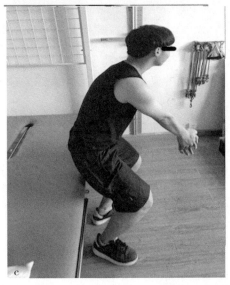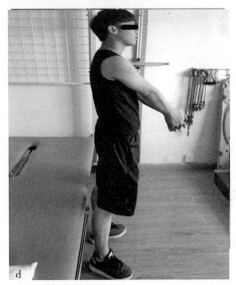

图 8-9　偏瘫患者从坐位到立位

二、截瘫患者的体位转换训练

（一）床上翻身

1. C6 完全性损伤患者由仰卧位到俯卧位翻身（左侧翻身）　患者仰卧位，颈屈曲，两侧肩前屈，左右对称性摆动双上肢；向右侧摆动时尽可能使左侧上肢越过身体右侧以获得向左翻转所需的动力，迅速从右侧甩向左侧，利用上肢甩动产生的惯性，将头颈、肩胛带的旋转力通过躯干和骨盆传到下肢，翻身成俯卧位；右前臂支撑于床面撑起身体的重量将左肩后拉，避免上肢压于身体之下，使两侧前臂负重。按相反顺序即可完成由俯卧位到仰卧位的翻身。

2. C6 完全性损伤患者利用布带翻身（右侧翻身） 患者仰卧位，治疗师在床的一侧（床架或床栏）系上布带，患者左侧肘关节屈曲，勾住布带，用力屈肘带动躯干旋转，同时左上肢用力向右侧摆动完成翻身（图 8-10）。

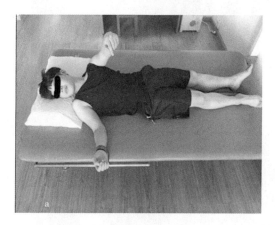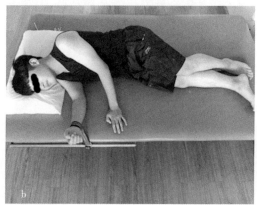

图 8-10　C6 完全性损伤患者利用布带翻身（右侧翻身）

3. C7~C8 完全性损伤患者由仰卧位到俯卧位翻身　方法同 C6。

4. 胸、腰段脊髓损伤患者的翻身　方法同 C6 损伤患者，或直接用肘、手支撑完成翻身。

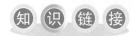

脊髓损伤患者不同损伤平面的特点

1. C4 及以上的脊髓损伤　患者呼吸肌、四肢肌、躯干肌完全瘫痪。

2. C5 完全性脊髓损伤　患者躯干肌、下肢肌完全瘫痪，上肢仅三角肌、肱二头肌存在功能，伸肘及前臂、腕、手功能丧失。

3. C6 完全性脊髓损伤　患者躯干肌、下肢肌完全瘫痪，能屈肘、伸腕，屈腕、手功能丧失。

4. C7 完全性脊髓损伤　患者躯干肌、下肢肌完全瘫痪，上肢功能基本正常，手功能较差。

5. C8~T2 完全性脊髓损伤　患者躯干控制无力，下肢肌完全瘫痪，上肢、手功能正常。

6. T3 以下完全性脊髓损伤   患者躯干、下肢肌部分瘫痪或正常，上肢、手功能正常。

（二）卧位与坐位之间的转换

1. 从卧位坐起

（1）C6 完全性损伤患者从卧位坐起：患者侧卧位，躯干屈曲尽可能地靠近下肢，上方上肢用力勾住膝关节，同时下方上肢肘屈曲，通过肩关节的运动和肘支撑使躯干靠近下肢，用力坐起后，依次外旋左、右上肢，通过惯性将双上肢在身体后方伸展，左、右手均支撑在床面上（图 8-11）。

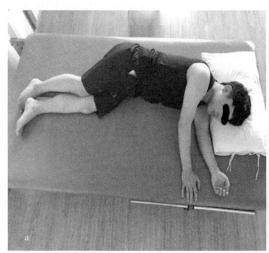
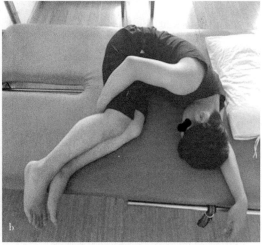
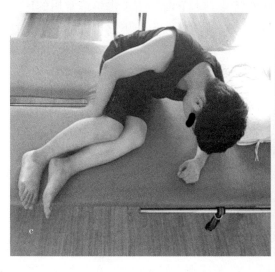
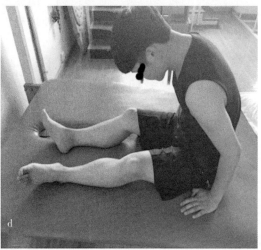

图 8-11   C6 完全性损伤患者从卧位坐起

（2）C6完全性损伤患者利用上方吊带坐起：治疗师将吊带悬挂于患者身体中线上方，接近胸骨剑突的位置，确保患者伸展腕部能触及；患者仰卧位，伸展上肢，屈肘，伸腕，用腕部勾住吊带，向吊带方向拉起身体，同时左肘支撑体重；外旋、前屈肩关节尽可能使右前臂穿过吊带，用力屈曲右肘关节使右上肢承重，左上肢在身体后方外旋并通过惯性伸肘，手掌支撑于床面，重心移向左上肢，右上肢从吊带中取出，在身体后方外旋并通过惯性伸肘，手掌支撑于床面，交替向前移动双上肢，直到躯干直立，上下肢承重。

（3）C7~C8完全性损伤患者从卧位坐起：患者仰卧位，头颈和躯干用力左右旋转，反复转动将两侧肘关节置于身后支撑上躯干，再次旋转头颈和躯干，使两肘伸直，双手掌支撑在床面坐起。

（4）胸、腰段脊髓损伤患者从卧位坐起：患者仰卧位，向一侧翻身，分别用同侧肘和对侧手支撑于床面，同侧肘伸直坐起，调整至长坐位。

2. 从坐位躺下

（1）C6完全性损伤患者从坐位到卧位：患者坐位，双上肢在身体稍后方支撑，颈、肩屈曲，身体向一侧倾倒，同侧肘部承重，对侧上肢屈曲并将重心移至该侧肘部，继续颈、肩屈曲，依次伸直双上肢直到躺下。

（2）胸、腰段脊髓损伤患者从坐位到卧位：与仰卧位坐起顺序相反。

项目四　转移训练

体位转移训练主要包括偏瘫和截瘫患者的床上坐位转移，床与轮椅之间的转移，轮椅与轮椅之间的转移以及轮椅与坐厕、浴盆之间的转移。本节内容主要讲解最常用的床上坐位转移、床与轮椅之间的转移两种转移训练。转移训练可以大大提高患者的生活自理能力。

一、偏瘫患者的体位转移训练

（一）床上坐位转移

患者坐位，双下肢于床面上屈曲成侧坐位，健侧上肢支撑于身体前方或后方，以健侧下肢向健侧上肢处移动，完成向前或向后的坐位转移。

（二）床与轮椅之间的转移

1. 由床向轮椅的独立转移　患者坐于床边，双足触地，患侧足位于健足稍后方，将轮椅放在患者健侧并与床成45°夹角，关闭轮椅手刹，必要时将靠近床侧的扶手卸下，移开脚踏板；患者健侧手支撑于远侧轮椅扶手，患侧手支撑于床面，躯干前倾，健手用力支撑站起，以健足为轴，旋转身体至双腿后方贴近轮椅后坐下，双足放于脚踏板上（图8-12）。

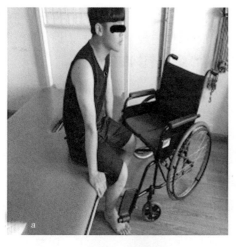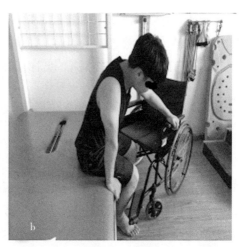

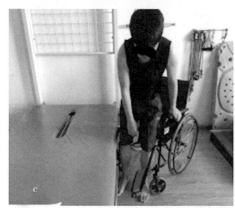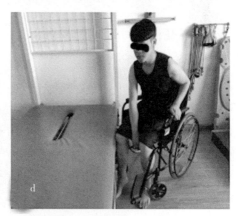

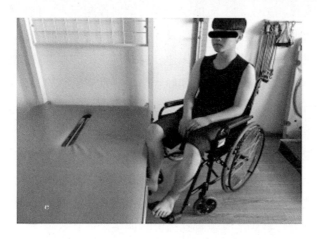

图 8-12 偏瘫患者由床向轮椅的独立转移

2. 由床向轮椅的辅助转移 患者坐于床边，双足触地，患侧足位于健足稍后方，将轮椅放在患者健侧并与床成 45° 夹角，关闭轮椅手刹，必要时将靠近床侧的扶手卸下，移开脚踏板；治疗师站于患者前面，双膝微屈，双足放于患者足两侧并用膝抵住患者的患膝，治疗师双手从患者腋下穿过置于骨盆，带动患者躯干前倾帮助抬起体重，使患者臀部离开床面，慢慢站起，引导患者旋转身体，双腿后方贴近轮椅后坐下，双足放于脚踏板上。

3. 由轮椅向床的独立转移　顺序与由床向轮椅的独立转移相反。

二、截瘫患者的体位转移训练

（一）床上坐位转移

1. 向前移动　患者取长坐位，双下肢外旋，膝关节放松，身体前倾使头超过膝关节，前臂的旋后来保持肘伸直，双手用力支撑抬起臀部并向前移动，屈肘时坐下。

2. 向侧方移动　患者取长坐位，双手紧靠在身体两侧支撑，左侧或右侧手向外侧移至离髋关节30cm处，身体前倾使头超过膝关节，双手用力支撑抬起臀部，向左侧或右侧移动。

（二）床与轮椅之间的转移

1. 由床向轮椅的独立转移

（1）侧方成角转移：患者坐于床边，双足触地，将轮椅放在患者一侧并与床成20°~30°夹角，关闭轮椅手刹，将靠近床侧的扶手卸下，移开脚踏板；患者靠近轮椅一侧的手放于轮椅外侧扶手支撑，另一侧手支撑于床面，同时撑起躯干，旋转身体将臀部移到轮椅上，将双足放于脚踏板上，调整坐姿。

（2）侧方平行转移：患者长坐位坐于床边，双腿交叉叠加摆放，将轮椅放在患者一侧并与床平行，关闭轮椅手刹，将靠近床侧的扶手卸下，移开脚踏板；患者靠近轮椅一侧的手放于轮椅外侧扶手支撑，另一侧手支撑于床面，同时撑起躯干，向一侧将臀部移到轮椅上，将双足放于脚踏板上，调整坐姿。

（3）背面转移：患者长坐位背向坐于床边，将轮椅正对并紧靠床边放置，关闭轮椅手刹；患者双手放于身体两侧后方支撑，撑起躯干向后移动臀部，然后双手放于两侧轮椅扶手支撑调整坐姿，打开手刹，向后驱动轮椅，距离床边约30cm处再次关闭手刹，将双下肢从床上抬起放于脚踏板上。

（4）利用上方吊带转移：患者长坐位坐于床边，双腿交叉叠加摆放，将轮椅放在患者一侧并与床平行，关闭轮椅手刹，将靠近床侧的扶手卸下，移开脚踏板；患者靠近轮椅一侧的手放于轮椅外侧扶手支撑，另一侧手伸入上方吊带，双手同时分别向上支撑和向下拉吊带，将臀部移到轮椅上，将双足放于脚踏板上，调整坐姿。

2. 由床向轮椅的辅助转移　患者坐于床边，双足触地，将轮椅放在患者健侧并与床成45°夹角，关闭轮椅手刹，将靠近床侧的扶手卸下，移开脚踏板；治疗师站于患者前面，双膝微屈，双足放于患者足两侧并用膝抵住患者的患膝，治疗师双手从患者腋下穿过置于骨盆，带动患者躯干前倾帮助抬起体重，使患者臀部离开床面，旋转身体，患者双腿后方贴近轮椅后慢慢放下使坐下，辅助患者将双足放于脚踏板上。

3. 由轮椅向床的独立转移　顺序与由床向轮椅的独立转移相反。

4. 由轮椅向床的辅助转移　顺序与由床向轮椅的辅助转移相反。

三、被动转移

患者因瘫痪程度较重不能完成独立和辅助转移时，完全由外力从一个地方转移到另一个地方，也称之为搬运。一般分为人工搬运和机械搬运两种；不管是何种搬运都需要治疗师或家属的介入以及患者的配合。在此主要介绍人工搬运。

（一）人工搬运

1. 标准式或椅式搬运法　患者坐位，两治疗师分别站在患者两侧，面向患者背部，双腿打开，髋、膝微屈，头、背伸直，两治疗师双手互相握腕（图 8-13），靠近患者一侧肩下降，抵住患者侧胸壁，患者双臂向前外侧伸展落在治疗师的后背上，两治疗师一手置于患者臀部下方，另一手置于患者背部，两治疗师同时伸直腰腿将患者抬起。搬运时要遵循被动转移的原则。

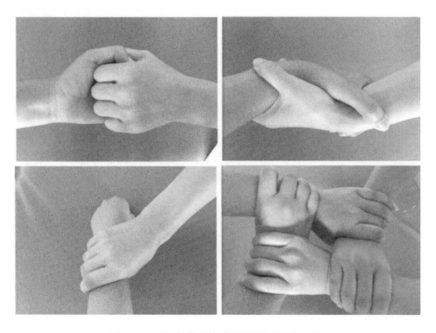

图 8-13　标准式或椅式搬运的四种握腕法

2. 穿臂搬运法　患者坐位，双上臂在身体前方互握，一名治疗师贴近站于患者身后，双手穿过患者腋窝伸向患者胸前，分别握住患者前臂，另一名治疗师站在患者侧面，双手放在患者大小腿下方，两治疗师同时伸直腰腿将患者抬起（图 8-14）。搬运时要遵循被动转移的原则。

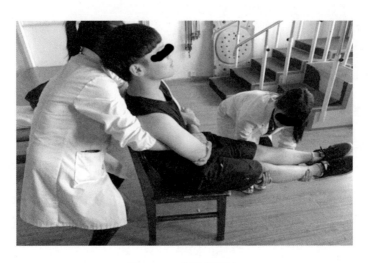

图 8-14　穿臂搬运法

（二）机械搬运

机械转移就是借助器械，如升降机来转运患者的一种搬运方法，常用的升降机有移动式升降机、落地式固定升降机、上方固定式升降机。无论采用哪类升降机搬运都要遵循被动转移的原则。

复习思考

1. 体位摆放的方法有哪些？
2. 临床常用的有哪些体位转移技术？如何操作？
3. 标准式或椅式搬运法有几种握腕法？如何操作？

模 块 九

步行训练技术

【学习目标】

　　掌握常用步行训练技术及步行能力训练方法。

　　熟悉常见异常步态的矫治训练方法。

　　了解正常步行周期的时 - 空参数及步行的基本条件。

项目一　概述

　　步行（walking）　是指人通过双脚的交互移动来实现安全、有效地转移肢体的一种活动，是人体躯干、骨盆、下肢各关节及肌群的一种规律、协调的周期性运动。步行是人类基本的活动方式之一，也是人类区别与其他动物的重要特征。人类的社会活动离不开步行。多种致病因素都会对人体的步行功能产生影响甚至造成步行功能障碍，给患者的日常生活、学习和工作带来极大的困难。因此，步行能力也是步行功能障碍患者最迫切希望恢复的功能之一。步行训练技术正是针对各种致病因素导致步行功能受限的患者进行康复治疗的一门运动治疗技术。

一、概念

（一）步态

　　步态（gait）是步行的行为特征，是一个人行走时的表现形式，又称行走模式。人在正常的自然条件下移动身体，交替迈出脚步的固定姿态称为自然步态。正常人的行走模式各不相同，各有特点。步态的控制与大脑中枢命令、平衡和协调控制能力密切相关，涉及下肢各关节和肌肉的协同运动，也与上肢和躯干的姿态有关，躯体任何环节的失调都可能影响步态。临床步态分析是研究步行规律的检查方法，包括临床分析、运动学分析、仪器分析等，通常用来揭示步态异常的关键环节和影响因素。

（二）步行周期

1. **步行周期（gait cycle）** 是指完成一个完整步行过程所需要的时间，即一侧腿向前迈步自该足跟着地时起，至该足跟再次着地时止所用的时间，称为一个步行周期。在每个步行周期中，双下肢任何一侧都要经历一个与地面由接触到负重，再离地腾空向前移动的过程，故根据下肢在步行时的位置，步行周期可分为支撑相和摆动相两个阶段。

（1）支撑相（stance phase）：是指人体在步行时足接触地面和承受重力的时间，即从一侧足跟着地到足趾离地的过程，一般分为支撑早期、支撑中期、支撑末期三期。支撑相包括单支撑相和双支撑相，占整个步行周期的60%。整个支撑相中大部分时间是单支撑相，占步行周期的40%，小部分时间是双支撑相，占步行周期的20%。双支撑相是人体步行状态的最大特点，时间与步行速度成反比。人体步行功能受限时，通常在临床中首先表现为双支撑相时间延长，以增强步行的稳定性。

（2）摆动相（swing phase）：是指人体在步行中足趾离开地面腾空向前迈步到该足再次落地之间的时间，即步行时始足始终与地面无接触的阶段，占整个步行周期的40%。一般分为摆动早期、摆动中期、摆动末期三期。

2. **正常步行周期的时 - 空参数**

（1）步长（step length）：指人行走时，一侧足跟着地至对侧足跟着地的平均距离。通常用cm表示，自然步速时，健全的成年人步长为50~80cm。

（2）步长时间（step time）：指指人行走时，一侧足跟着地至对侧足跟着地的平均时间，通常用秒（s）表示，自然步速时，健全的成年人步长时间大约为0.5秒。

（3）步幅（stride length）：指人行走时，一侧足跟着地至该侧足跟再次着地的距离，又称跨步长。通常用cm表示，自然步速时，健全的成年人步幅一般是步长的两倍，为100~160cm。

（4）步宽（stride width）：指人行走时，两侧足跟中心点或重力点之间的水平距离，左右足分别计算。通常用cm表示，自然步速时，健全的成年人步宽为5~10cm。

（5）步频（cadence）：指人在单位时间内行走的步数。通常用步数/分钟（steps/min）表示，也可用步频=60（s）÷步长平均时间（s）计算。自然步速时，健全的成年人步频为95~125步/分钟。

（6）步速（velocity）：指人在单位时间内行走的距离。通常用以米/秒（m/s）或米/分钟（m/min）表示，自然步速时，健全的成年人步速为1.1~1.6m/s或65~95m/min。

（7）步行周期（gait cycle）：相当于平均步幅时间（stride time），即支撑相和摆动相之和。通常用秒（s）表示，自然步速时，健全的成年人步行周期为1~1.32秒。

（8）足偏角（toe out angle）：指人在行走过程中前行的方向与贯穿整个足底的中心线

之间所形成的夹角。通常用度（°）表示，自然步速时，健全的成年人足偏角为 7°~8°，左右足分别计算。

（9）步行能耗（energy consumption of walking）：指人在单位时间内行走时消耗的能量。通常用 kJ/（min·kg）或 cal/（min·kg）表示，健全人在自然步速时耗能不多，大约为 0.33kJ/（min·kg）或 0.8cal/（min·kg），但步速增加或步态改变时能耗会增加。偏瘫、截瘫、脑瘫及骨科疾病等导致步行功能受限的患者行走时消耗的能量会明显增加。

二、步行训练的基本条件

（一）影响步行的因素

1. 步骨关节因素　由于运动损伤、骨关节疾病、先天畸形、截肢、手术、疼痛和关节松弛等对步态的影响。

2. 神经肌肉因素　中枢神经损伤原发性因素导致的肌肉张力失衡和肌肉痉挛；继发性因素导致的关节和肌腱挛缩畸形、肌肉萎缩、代偿性步态改变等；外周神经损伤包括神经丛损伤、神经干损伤、外周神经病变等导致的特定肌肉无力性步态等；儿童患者可伴激发性骨骼发育异常。

（二）步行的必要条件

步行是人的肢体在神经系统对运动功能的支配与控制下完成的协调、对称、均匀、稳定的运动，也是高度自动化的节能运动。健全人在步行时，通过神经系统的支配调节，控制和协调相关肌肉、骨骼和关节共同参与活动。步行功能受限的患者，在进行步行训练之前，必须具备以下条件：

1. 肌力　肌力是保障肌肉收缩和关节正常活动的基础，如要确保步行周期的支撑相稳定，单侧下肢必须能够支撑体重的 3/4 以上。以 80 公斤体重的成人为例，单腿必须要能支撑 60 公斤以上的体重。或双下肢的股四头肌、臀大肌等伸肌肌力必须达到 3 级以上，当一侧下肢支撑体重时，才能确保另一侧下肢能够完成向前摆动的动作。

2. 平衡功能　平衡功能是人体在运动或受外力作用时能自动调整并维持姿势稳定性的能力。一般分为静态平衡（1 级平衡）、自动态平衡（2 级平衡）和他动态平衡（3 级平衡），人在步行时，身体重心随着步行的速度不同也在进行着相应的加速和减速运动，为了保持姿势稳定，人体的重心不能超出平衡支撑面的范围。步行的环境不同，对平衡能力的要求也不一样，室内步行只需达到 2 级平衡即可；但室外步行对平衡能力要求较高，必须达到 3 级平衡。由此可见，平衡功能是保证步行得以完成的基本要素。

3. 协调功能和肌张力　协调功能是由多组肌群共同参与配合，控制肢体平稳、准确和协调的运动能力。良好的协调能力是完成肢体精细运动的必要条件，人体中枢神经系统的小脑、前庭神经、本体感觉及锥体外系等会对运动系统的协调功能发挥重要作用。步行时为了使双下肢各关节在步行周期的各个不同阶段发挥正常作用，双侧上、下肢肌肉的协调配合，特别是各拮抗肌之间肌张力和肌力的均衡协调，是人能够正常步行的重要保证。

4. 感觉功能及认知功能　感觉功能是保证运动功能顺利实施的必要条件，肢体的运动都是在感觉反馈的基础上进行的，其中本体感觉会直接影响人的步行功能，浅感觉会影响步行动作的精确性。人的空间认知能力也对步行功能影响很大，例如步行时上下肢各关节所处的位置、落步时的步幅及深浅高低等均可影响步行完成的质量。

5. 中枢神经系统　人在行走时，中枢神经系统会对多种感觉信息进行分析整合，然后对肢体下达运动指令，中枢神经系统的损伤或病变会对步行的控制产生很大影响，导致临床中患者在行走时通常表现为异常步态，甚至引起患者步行功能障碍。

项目二　常用步行训练技术

步行训练技术是根据不同疾病所致步行功能障碍的特点，通过各种康复训练手段以提高患者的步行能力，矫治异常步态，促进独立转移，改善生活质量，促使患者早日回归家庭、工作岗位和社会的训练方法之一。在步行能力的康复过程中通常需要采取综合治疗措施，如步行基础训练、辅助具使用、手术矫治、药物治疗、理疗等。其中，步行训练技术的正确应用起着非常重要的作用，常用的步行训练技术主要包括步行基础训练、步行分解训练、减重步行训练。

一、步行基础训练

步行基础训练主要包括体位适应性训练、核心稳定训练、肌力训练、关节活动度训练、平衡功能训练、协调功能训练、感觉功能训练及疼痛的处理等。在进行步行训练之前，首先应掌握患者的一般情况，再根据步行能力的评估结果进行有针对性的适应性训练。

（一）体位适应性训练

步行功能障碍的患者大多经历了较长的卧床期，一旦突然从卧位站起，很可能会出现直立性低血压反应，轻者出现眩晕、胸闷、恶心呕吐、面色苍白、视物昏花等症状，重者出现昏厥、冷汗淋漓、心动过速、血压下降、脉象细弱等休克体征。因此，为预防体位突然改变导致的直立性低血压反应，应先对患者进行站立适应性训练。开始时应先将病床的床头摇起30°，进行靠坐训练，每次维持15~30分钟，注意观察患者的反应，如2~3天仍无明显异常反应，即可增加病床摇起的角度，一般每次增加15°，并逐渐将病床摇至90°。如病人在坐起时感觉有头晕、心慌、胸闷、心率加快等反应时，要立即将病床慢慢摇平，以防出现直立性低血压。对一般情况良好的患者，可直接进行直立床站立训练，并逐渐调整直立床起立的角度，以帮助患者最终达到站立状态。

（二）核心稳定训练

核心稳定训练又称核心控制训练，是指患者在运动过程中通过对核心部位的控制，为四肢肌肉的发力建立支点，创造条件以传递上下肢力量，从而为身体重心的稳定和移动提供力量的一种训练技术。核心控制能力包括髋关节、骨盆和脊柱构成的复合系统预防脊柱弯曲的能力，以及脊柱在受到外力干扰失去平衡后迅速恢复平衡的能力。核心稳定训练主要针对核心肌群的力量及平衡协调性进行训练。可提高骨盆、脊柱甚至整个身体的稳定性和平衡协调性，增强核心肌群向四肢及其他肌群的能量输出，减低能量消耗，预防运动损伤，提高身体变向的灵活性和移动速度。

核心力量的训练原则：由稳定到非稳定；由静态到动态；由助力到抗阻；先内后外、先小后大、先稳定后运动。核心力量训练常用于头颈部、躯干及骨盆控制能力弱的患者，在康复训练过程中，既要注重肢体异常姿势的控制，又要加强核心肌群的稳定训练，大多数颅脑损伤的患者由于头颈部、躯干及骨盆的控制能力差，严重制约了运动及平衡协调能力，故除了纠正肢体的异常姿势外，应注重加强头颈部、躯干及骨盆的控制稳定，强化髋部肌群肌力训练，抑制异常肌张力，促进正常运动模式的出现，在此基础上进行步行训练就会取得更好的效果。

1. 头颈部控制训练　大多数颅脑损伤的患者头颈部控制能力较差，与头颈部、躯干肌群的相关肌肉力量不平衡及姿势、肌张力异常密切相关。常用的训练方法包括：①头颈后伸训练：患者取仰卧位，令其头部用力下压枕头，每次维持10秒钟以上，连续做5~10次，治疗人员可将手置于枕下感受患者头部下压的力量大小（图9-1）。②抬头控制训练：患者取俯卧位，刚开始时，令其双肘支撑抬头，治疗人员可在其臀部轻轻下压稍施阻力，抑制异常姿势，训练头颈部的上抬控制及左右旋转活动，待头颈部控制能力稍好时，可采取手膝位四点支撑抬头训练，以进一步提高患者的稳定控制能力（图9-2）。也可在前上方放置色彩鲜艳的玩具来诱导患者的抬头运动。

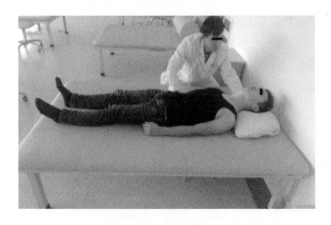
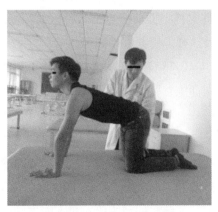

图9-1　头颈后伸训练　　　　　　　图9-2　抬头控制训练

2.**桥式运动和垫上训练**　桥式运动可以训练患者腰背肌和提高骨盆的控制能力，诱导出下肢分离运动，缓解患者躯干及下肢的痉挛，提高日常生活自理能力。治疗人员待病情稳定后，要鼓励患者尽早进行桥式运动训练（图9-3）。患侧单腿桥式运动训练能有效促进膝关节行走时的稳定性，为步行训练奠定良好基础。垫上训练包括床上翻身、移动及独立坐起。治疗人员应多指导患者主动变换体位和进行床上转移训练。

3.**核心控制训练**（图9-4）患者取俯卧位，用悬吊装置将患者吊起，治疗人员向上托住患者腹部，使其腰部由前凸位转变为后凸位，并让患者尽量保持这种体位。此时，由于患者竖脊肌不能发力，只能由内层肌肉和腹肌发力。故不会导致腰椎及腰椎间盘压力过大，而在此部位的腰椎椎管则会相应变宽，可缓解慢性腰痛患者的竖脊肌痉挛及疼痛麻木等症状。

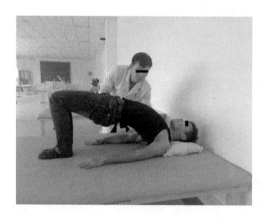

图9-3　桥式运动训练

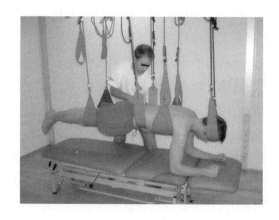

图9-4　核心控制训练

（三）肌力训练

长期卧床会导致患者全身肌力下降。因此，在行走训练之前，应先对患者上肢、躯干、下肢的肌力、肌张力及关节活动度进行评定，然后根据评估报告进行肌力训练。

1.**上肢肌力训练**　适用于需要借助助行器行走和轮椅转移的患者，应重点加强肩带肌、肘伸肌及腕伸肌的肌力训练。既可徒手进行抗阻训练，也可让患者借助于沙袋、哑铃、弹力带等进行训练。

2.**下肢肌力训练**　适用于下肢伸肌及外展肌群无力的患者，包括跪位起立训练、侧踢腿训练、后踢腿训练及膝关节屈伸训练等。应重点加强臀大肌、臀中肌和股四头肌的肌力训练。对于下肢截肢的患者，可进行肢体残端肌群和腹肌力量的训练。

（四）关节活动度训练

为了预防患者关节挛缩和肌肉萎缩，关节活动度训练必不可少，应鼓励病情稳定，神志清醒的患者自己在床上进行关节活动度训练，如健手带患手进行助力上举运动，呼吸练习，下肢屈伸训练等；对不能主动运动的患者，应对四肢各关节所有轴位进行全范围的被动活动，每个动作重复3~5次为宜，但在被动活动肩关节时，应在无痛的前提下先进行肩胛–胸壁关节的滑动；对中枢性损伤造成的肢体痉挛，在关节活动度训练中，应结合神经生理学技术，抑制痉挛，重点对下肢的内收肌、腘绳肌、小腿三头肌和大腿内收肌群等进行牵伸训练（图9-5）。关节活动度训练是常见的步行基础训练项目之一，一般要同时结合上下肢肌力训练，如哑铃操、踏车等，方能取得最佳效果。

（五）平衡功能训练

平衡功能训练是在患者躯干控制训练的基础上进行的，其目的是为了帮助患者重新找回重心位置，保持身体稳定。当患者坐位平衡达到2级以上时，方可进行立位平衡训练。

1.基础性立位平衡训练　共分为立位3级平衡训练：①立位1级平衡训练：又称立位静态平衡训练。患者独自站立时，治疗人员可用双膝或支具帮助固定患者的膝关节以保持稳定。刚开始训练时两足间距较大，待平衡能力增强以后可逐步缩小两足间距，以减小支撑面，增加训练难度。②立位2级平衡训练：又称立位自动态平衡训练，患者在站立姿势下独立完成身体重心转移并保持平衡，包括躯干前屈、后伸、左右侧屈及旋转运动，开始时由治疗人员双手固定患者髋部，协助完成重心转移和躯体活动，逐步过渡到由患者独立完成在平行杠内保持站立姿势和双下肢的重心转移训练。平衡板上的自动态平衡训练：患者可在肋木或双杠内立于平衡板上，治疗人员双手置于患者的骨盆上，调整患者的站立姿势，然后用双足缓慢地摇动平衡板破坏身体的平衡，诱发患者头部及躯干的调整反应；巴氏球或滚筒训练：患者用患腿站立，健足轻踏于巴氏球上，治疗人员用脚将巴氏球前后滚动，患者下肢随之运动，但不得出现阻碍巴氏球滚动的动作，要注意防止患腿膝关节过伸；也可健腿支撑体重，患足轻踏于巴氏球上，随巴氏球的滚动完成屈伸运动，要防止注意患侧髋关节出现内收和骨盆向健侧偏歪的代偿动作。治疗人员应注意安全保护，并协助患者完成训练。③立位3级平衡训练：又称立位反应性平衡训练，指患者在站立姿势下受到外力作用时保持身体平衡的训练。在训练中采用转体抛接球（图9-6）、踢球、站立击掌（图9-7）、治疗人员突然向不同的方向推患者的训练等，训练中要注意对患者安全保护。

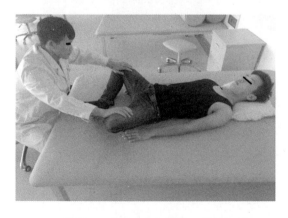

图9-5　大腿内收肌群牵伸训练

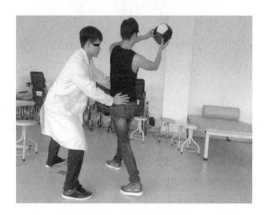

图9-6　转体抛接球训练

2. 运动系统疾患的平衡训练　①躯干平衡训练：适用于脊柱疾患导致腰痛的患者，以本体感觉训练为主。具体训练方法：开始时可进行坐位平衡训练，通过上肢在矢状面的运动稳定其屈肌和伸肌力量，改变运动至对角线方向增加水平面上的稳定；逐步过渡到坐在巴氏球上进行平衡训练（图9-8），使训练难度增大，患者的四肢在开始运动前，可采取躯干活动的方法训练平衡能力；逐步过渡到立位平衡训练，包括站在平衡板训练、滚筒训练等。在进行躯干站立稳定训练时，通过直立位髋关节的运动完成侧向触碰训练，在进行躯干控制能力训练时，应多采用髋的运动结合胸椎的旋转来达到训练目的。②髋平衡训练：适用于年老体弱的患者，以预防跌倒的训练为主。具体训练方法：单腿负重站立；单腿站立伴头部旋转；单腿站立伴上肢运动；单腿站立伴上肢、头眼同时运动；单腿站立伴躯干反向侧屈和旋转；单腿站立伴躯干同向伸展和旋转等。并逐步从稳定支持面过渡到不稳定支持面以增加难度。③踝平衡训练：适用于踝关节扭伤及其邻近肌肉拉伤的患者，以恢复本体感觉训练为主。具体训练方法：患侧下肢单腿在睁眼和闭眼状态下各站立30秒；患侧下肢单腿在睁眼和闭眼状态下站立于枕头或充气软垫上。也可采用患腿站立同时伴健腿晃动的方法，先进行屈曲、伸展，后进行外展、内收训练，并逐渐增加健腿晃动的速度和范围。

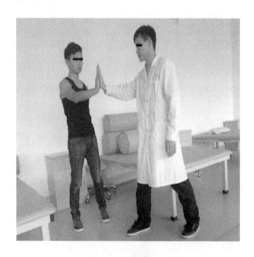

图9-7　站立击掌训练

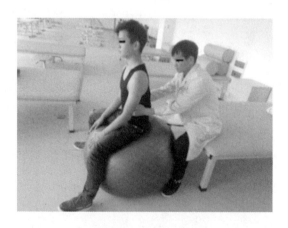

图9-8　巴氏球平衡训练

3. 平衡调节反应训练　指身体支撑面改变导致重心不稳而重建平衡功能的平衡调节反应训练，包括站立时的踝调节和髋调节反应训练、在支撑面变化时诱发平衡调节反应训练、重心移至支撑面之外的跨步反应训练（图9-9）和保护性伸展反应训练（图9-10）等。

（1）感觉反馈训练：又称力线调整训练。具体训练方法：①患者站立于镜子前，利用镜子的视觉反馈，让患者尽量保持垂直站立的状态。也可在此基础上完成各种拿起物件的动作，使身体重心发生移动后再回到直立位置。②患者背靠墙壁坐或站立，由墙壁提供给躯体感觉反馈，墙壁与墙壁垂直的木钉和木棒可进一步增加反馈程度，以促进患者保持端坐或直立位置。③利用运动和力量反馈装置进行姿势力线和承重分布状态的训练，一般采用静态平衡仪训练，也可简单地踩在两个体重秤上进行训练。

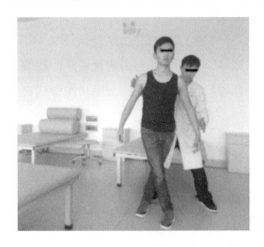
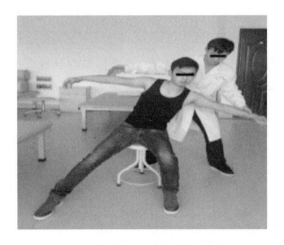

图 9-9　跨步反应训练　　　　　　　图 9-10　保护性伸展反应训练

（2）姿势反射训练：具体训练方法：①踝平衡反应训练：在患者踝关节活动度和肌力正常的基础上，令其伸膝伸髋，小范围向前、后、侧方摆动并保持身体直立。这一训练方法也可在静态平衡仪上进行。若患者躯干稳定性差或害怕跌倒，可采取靠墙训练或在平行杠内进行训练的方式。待患者平衡能力增强后，可采取双髋或双肩小范围的干扰训练进一步促进踝的姿势调节反应。②髋平衡反应训练：一般采取较踝调节反应幅度更大且不引起跨步的移动方式进行，可采用能脱卸的蚌壳式石膏或踝矫形器以限制踝关节的运动，如需增加训练难度，则可进一步采取窄条站立、改良式单腿站立、足跟或足趾站立等髋平衡反应训练方法。③跨步反应训练：激发患者的跨步反应以预防其跌倒。通过跨步反应训练避免患者跌倒时，需要其单腿具备瞬间支撑上半身重量而保持不倾倒的能力。训练过程中，治疗人员一手扶握患者足趾，另一手扶持患者对侧髋部，抬起足趾使其身体重量转移到对侧，然后快速地将重心转移至非承重侧。为进一步增加难度，治疗人员可徒手将患者的一侧足抬起，然后放下并嘱其快速转移重心，训练时要注意患者的安全保护。

（3）前庭平衡功能训练：具体训练方法：患者刚开始进行平衡训练时，双足尽可能并拢，双手或单手扶墙以保持平衡，嘱其左右转头；待其平衡能力增强后，再进行无支撑单独站立训练，双足进一步并拢，时间逐渐延长。必要时可协助患者练习在行走过程中转头。对于前庭功能受损的患者，可采取诱发眩晕的体位或运动以进行平衡功能训练，5 次 / 组，2~3 组 / 天，强度逐渐增加；从相对简单的训练，如坐位水平的头部运动等，逐步过渡到难度相对增加的训练，如行走过程中的水平转头运动等。

（4）闭目站立训练：具体训练方法：患者双足分立，与肩同宽，眼睛直视前方，逐步缩短双足间距至一半足长的距离。在训练过程中，刚开始双上肢向前或向左右两侧水平伸展，双眼闭和睁断续交替，待平衡功能增强后，闭眼时间逐渐延长，睁眼时间逐渐缩短，双上肢逐步放置于体侧，最后交叉于胸前，以增加训练难度；在进行更高难度项目训练前，每一体位至少保持 15 秒。每次训练时间 10~15 分钟。

（5）软垫站立训练：具体训练方法：患者站立于软垫上，双足分立，先睁眼后闭眼，逐步缩短双足间距离，刚开始先在硬地板上站立训练，逐步过渡到在薄地毯、薄枕头或沙发垫上进行站立训练以进一步增加难度，对患者以后在松软地面行走的功能锻炼很有帮助。

（6）"8"字行走训练和倒行训练：患者刚开始训练时先走直线，逐步过渡到走曲线，走曲线时应从转大圈开始，并逐步缩小圈的半径，从顺时针和逆时针两个方向进行训练。待患者平衡功能增强后，则可进行"8"字行走训练（图 9-11）和倒行训练（图 9-12）。①"8"字行走训练：又称"无限行走"训练。首先需在室内地面布置一个"8"字形的步行空间，放置两个道具，距离大约 1m，让患者在道具之间呈"8"字形穿梭行走，并在行走中视线专注于某一对象，如墙上的钉子、图案、字画、电视机等，边走边进行头颈部和上半身扭转、双眼自然观望和加插对话，初期每次 5~10 分钟，逐步增加到每次 10~20 分钟，可以借助于节拍器或音乐校准一个舒适的节奏韵律以练习走路，道具可选用凳子、枕头、粉笔、贴纸、胶布等，最好与地面不同颜色，以免分散视线，"8"字行走训练对患者的平衡协调能力提升有一定的效果。②倒行训练：倒行对患者的平衡能力具有独特的调整作用，对步速和步姿的均衡性也有一定的提升效果，倒行步法是前行步法的反动作，前行

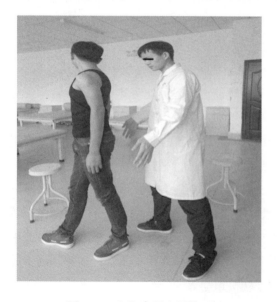

图 9-11 "8"字行走训练

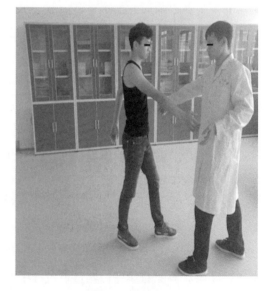

图 9-12 倒行训练

时，会先用足跟着地，然后用足趾向前推进；而倒行时，则是用足趾先着地，后用足跟推进。由于肌肉的活动与前行不同，故倒行除了用来训练平衡能力以外，也能使肌肉在另一种情况下得到锻炼。刚开始可使用助行器训练或在平行杠内练习，逐步过渡到室内或室外训练，初期每次 5~10 分钟，逐步增加到每次 10~20 分钟，训练过程中要注意患者的安全保护以防跌倒。

（六）协调功能训练

协调功能训练是指利用残存的感觉系统及视觉、听觉和触觉来促进随意运动的控制能力，使身体恢复平稳、准确、高效的运动协调能力的训练方法。一般采取在卧位、坐位、站立位、步行中和增加负荷的步行中训练患者的四肢及躯干协调功能。具体训练方法：

1. 无论症状轻重，患者均应从卧位训练开始，待熟练后再在坐位、站立位、步行中进行训练。先从简单的单侧动作开始，逐步过渡到比较复杂的动作；刚开始简单运动为上肢、下肢和头部向单一轴心方向的运动，然后逐步过渡到多轴心方向；复杂的动作包括：双侧上肢或下肢同时动作、四肢肢同时动作、上下肢交替动作、两侧肢体做互不相关的动作等。

2. 先睁眼后闭眼训练，可先做容易完成的大范围、快速动作的训练，待熟练后再做小范围、缓慢动作的训练，动作重复 3~4 次。

3. 上肢和手的协调训练应从动作的正确性、反应速度快慢、动作节律性等方面进行；下肢协调训练主要采下肢各方向的运动和各种正确的行走步态训练。

4. 对于两侧协调功能障碍轻重不等的残疾患者，训练应先从轻侧开始；两侧协调功能障碍相同的残疾患者，训练原则上先从右侧开始。

5. 注意事项：①训练结束后要用与训练大致相等的时间休息。②所有训练均应在患者可活动范围内进行，并注意患者的加强安全保护。

（七）感觉功能训练

感觉功能障碍尤其是本体感觉障碍会直接影响步行功能的恢复，故在步行前应重视感觉功能的训练。常用的方法有：各种皮肤感觉的刺激，脚踩踏不同质地的物品，如踩踏鹅卵石地面、冷热水交替浸泡、垂直叩击足底、脚底震动等训练方法可增强患者的本体感觉功能。

（八）疼痛的处理

疼痛不仅影响功能，同时也影响人的情绪，因此要重视对疼痛的处理，可根据患者的具体情况采用温热疗法、冷疗法及针灸、推拿手法放松，必要时可采取服用药物止痛，对于局部疼痛部位明确的患者，可考虑进行封闭治疗或手术治疗。

二、步行分解训练

步行训练是一个复杂的过程，许多因素都会影响步行功能。根据步行周期的特点，按照由易到难，由简单到复杂的原则，可将偏瘫患者的步行训练分为6个基本步骤：

1.单腿负重 单腿负重训练为患者行走前必备的功能训练方法，能提高下肢的支撑能力，促进机体平衡稳定。负重程度分为零负重、部分负重、完全负重三种。具体训练方法：令患者立于肋木前，一腿置于肋木上，另一腿站立负重；或让患者背靠墙站立，一腿置于小凳子上，另一腿站立负重（图9-13）。刚开始可持续1分钟，并逐步延长站立的时间。

2.靠墙伸髋→离墙站立 具体训练方法：令患者背靠墙站立，脚跟离开墙20cm以上，然后向前挺髋，使背及臀部离开墙，仅以头肩撑墙（图9-14），保持10秒，最后头肩用力向前，使身体全部离开墙面而站稳。一般重复10次。

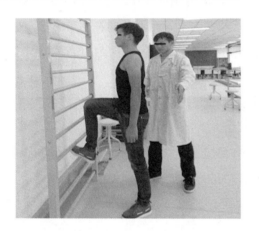 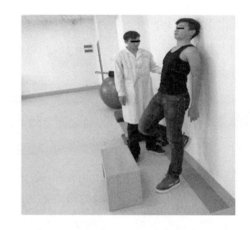

图9-13 单腿负重

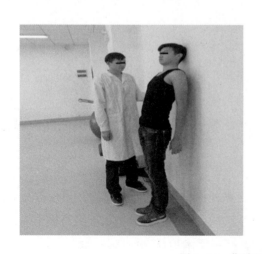 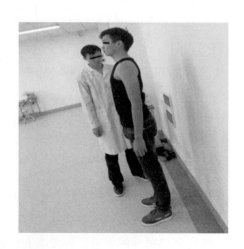

图9-14 靠墙伸髋→离墙站立

3. **患腿上下台阶** 具体训练方法：患者肌力较差的腿先上楼梯，对侧腿后下楼梯，或将肌力较差的腿直接置于台阶上，让对侧腿连续上下台阶，最好在靠墙伸髋的条件下，练习患腿上下台阶（图9-15）。一般10~20次/组，重复3~5组。

4. **患腿支撑伸髋站立，健腿跨越障碍** 具体训练方法：患者背靠墙站立，脚跟离墙20cm，使髋向前挺出，患腿支撑同时健腿跨越障碍（图9-16）。一般10~20次/组，重复3~5组。注意健腿跨越障碍时，患侧髋关节必须保持充分伸展状态，不可后缩。

5. **靠墙伸髋踏步** 具体训练方法：患者背靠墙站立，脚跟离墙20cm，向前挺髋（图9-17），两腿同时做交替踏步的动作。

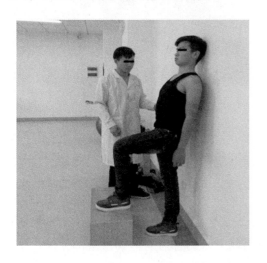
图9-15 患腿上下台阶

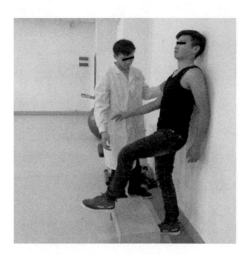
图9-16 患腿支撑伸髋站立，健腿跨越障碍

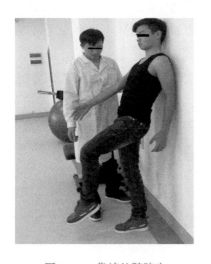
图9-17 靠墙伸髋踏步

6. **侧方迈步、原地迈步** 具体训练方法：患者可选择在平行杠内或靠墙进行训练，当

向一侧迈步时，应先将身体重心转移至另一侧下肢支撑，待躯干稳定后再迈步。如此往复，左右侧交替进行转移重心和迈步训练。当患者能够顺利完成左右重心转移后，即可进行前后原地迈步训练（图9-18）。

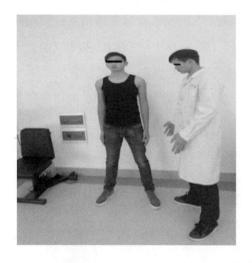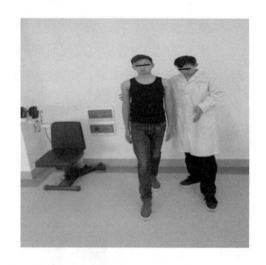

图 9-18 侧方迈步、原地迈步

三、减重步行训练

减重步行训练（body weight support gait trainer）又称部分重量支撑（partial body weight support，PBWS）步行训练，是指通过器械悬吊的方式将患者身体的重量部分向上吊起，使患者步行时下肢的负担减轻，以帮助患者完成身体重心控制、步行及平衡功能练习，纠正异常步态，提高患者日常生活活动能力的一种训练方法。通常配合运动平板进行训练，适用于肌力不足、重心不稳、平衡协调能力差及步态异常等不具备步行基本条件的患者。

（一）组成

减重步行训练系统由减重悬吊系统和步行系统两部分组成。

1. 部分减重支撑训练系统　减重控制台，控制电动升降杆的升降；减重范围为体重的0（完全负重）~100%（完全不负重）调整下肢负重的情况；固定带紧缚于患者腰臀部；固定带的两端对称固定在悬吊支撑架上。

2. 步行系统　主要是指电动运动平板即步行器系统，以辅助进行步行及耐力训练。训练时可以根据患者的病情需要，采用地面行走或活动平板行走。悬吊带通常固定在患者的腰部和大腿部，着力点一般在腰部和大腿，不宜在腋下或会阴部。

（二）禁忌证

1. 脊柱不稳定、下肢骨折未充分愈合、关节损伤处于不稳定阶段。

2. 不能主动配合及运动时诱发严重肌肉痉挛的患者。

3. 体位性低血压及患严重骨质疏松症的患者。

4. 慎用于下肢主动收缩肌力小于 2 级，没有配置矫形器者，以免发生关节损伤。

（三）常规操作程序

训练前要向患者说明减重训练的目的、过程及需要患者配合的事项；检查悬吊减重机电动或手动升降装置，确认处于正常状态；如果使用运动平板训练，必须首先使运动平板处于静止状态，然后根据患者情况缓慢调升平板速度；确定悬吊带及各个连接部件无松动或损伤；在减重悬臂下给患者套上悬吊带，将患者的悬吊带上拉，根据患者能够主动或在协助下向前迈步的情况，确定减重程度；让患者站在训练场地或运动平板上 2~3 分钟，保持身体稳定并适应直立体位；开启运动平板开关进行向前迈步训练，也可让患者从站立的地面主动或以辅助的方式向前迈步（图 9-19）；速度逐步加快到患者可以适应的最快节奏；训练结束后逐步减速直到停止；逐步降低悬吊带，待患者在坐椅或轮椅上坐稳后再解除悬吊带；关闭电源，让患者休息 3~5 分钟，治疗结束。

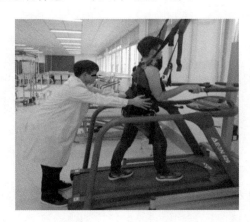

图 9-19　减重步行训练

（四）常用治疗参数

1. 减重程度　一般为体重的 0%~30%，此时的步态参数最接近于完全负重下的步态参数。如果减重过大，反作用力不足，不利于促进步行功能。减重可根据患者情况进行调节。

2. 减重步行速度　平板的起始速度可根据患者的具体情况设定。研究表明，只有以接近正常的步速训练中枢神经损伤患者，才能最大程度的增强患者的活动能力。

3. 训练时间　30~60 分钟 / 次，可分为 3~4 节，每节时间不超过 15 分钟，各节之间适当休息。严重患者每节时间可以缩短到 3~5 分钟，休息 5 分钟，对每次减重较多的患者，训练的时间可 <15 分钟。

4. 训练频率及疗程　每周 3~6 次，以 8~12 周为一个疗程。

5. 其他减重训练　包括减重作业活动训练（图 9-20）、减重坐位平衡训练（图

9-21）、减重站位平衡训练（图9-22）、减重转移训练（图9-23）等，基本方式同上。

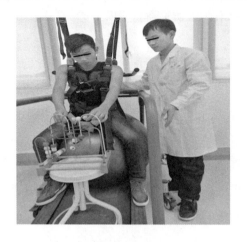

图 9-20　减重作业活动训练

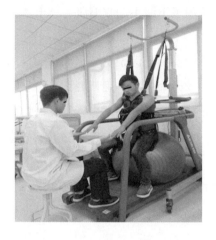

图 9-21　减重坐位平衡训练

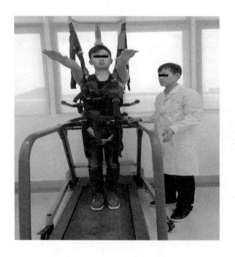

图 9-22　减重站位平衡训练

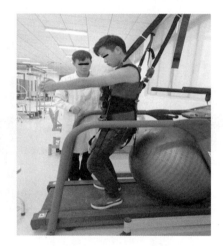

图 9-23　减重转移训练

（五）注意事项

1. 悬吊带要固定正确　为避免诱发患者痉挛，避免局部压力过大而导致压疮。男性患者应特别注意悬吊带不能压迫睾丸。悬吊的重量不能全部集中在腋下，以免造成臂丛神经损伤。悬吊带也不宜固定在大腿上，以免影响步态。

2. 减重要适当　一般减重不超过体重的30%~40%，减重过度将导致身体摆动幅度过大，下肢本体感觉反馈传入减少，而减重不足则会导致患者步行困难。

3. 加强安全保护措施　仔细检查悬吊装置，避免悬吊带松动或滑脱而导致患者跌倒；训练过程中必须有医务人员在场进行全程监督和指导，避免运动平板起始速度过快或加速过快。必要时，患者可以佩戴矫形器进行减重步行训练。

项目三　步行能力训练

步行能力是患者回归家庭、工作岗位和回归社会的日常生活活动能力之一，步行能力训练通常包括室内功能性步行训练和社区性步行训练。

一、室内功能性步行训练

在完成基础步行训练特别是髋、膝、踝关节控制能力训练后，对控制以上关节活动的肌群肌力低于 3 级的患者，为了保证步行的安全稳定，可选用合适的支具，刚开始训练时，应在平行杠内练习站立和行走，并逐步过渡到使用助行器或拐杖行走。同时加强耐力训练，待耐力增强后可练习跨越障碍、上下台阶、摔倒及摔倒后起立训练等。

（一）平行杠内训练

在完成前期训练且具备了相应的功能后，可在平行杠内进行步行过渡训练（图 9-24）。平行杠结构稳固，适合患者进行站立训练、平衡训练、负重训练、步态矫正训练等。站立训练应从每次 10~20 分钟开始，根据患者体能改善状况而逐步增加训练时间。平衡训练是使患者通过学习重新找回身体保持稳定的重心位置。

（二）助行器步行训练

助行器应在平地使用，适用于步行功能障碍患者初期的行走训练，可在使用拐杖或手杖前辅助患者进行步行训练；也适用于下肢无力但无双腿瘫痪的患者；股骨颈骨折或股骨头无菌性坏死的患者；平衡功能差的患者；一侧偏瘫或截肢的患者及行动迟缓的老年人。具体方法：患者双手分别握住助行器两侧的扶手，提起助行器使之先向前移动 20~30cm 后，然后迈出患侧下肢，健侧下肢紧接着移动跟进（图 9-25），如此反复进行。

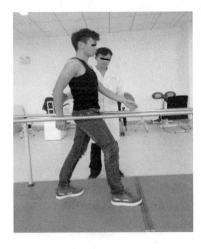

图 9-24　平行杠内训练

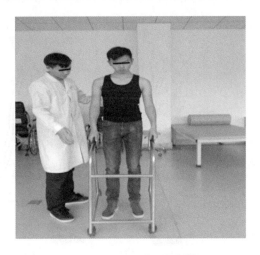

图 9-25　助行器训练

（三）腋拐步行训练

包括拖地步行、摆至步、摆过步、四点步态、两点步态、三点步态。

1. 拖地步训练　又称蹭步训练，具体训练方法：患者将一侧拐向前方伸出，再伸另一侧拐，身体前倾，重量由腋拐支撑，双足同时向前拖移至拐脚附近（图 9-26）。

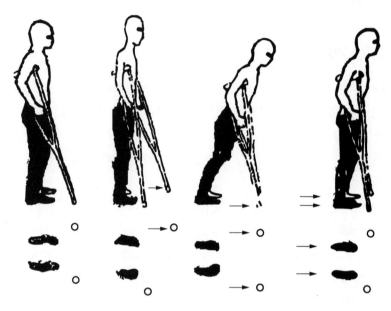

图 9-26　拖地步训练

2. 摆至步训练　采用此种步行方式主要利用背阔肌进行，可减少腰部及髋部肌群的用力，步行稳定，移动速度较快。具体训练方法：患者先将双拐同时向前方伸出，支撑患者身体重心前移，双足离地，下肢同时摆动，双足在拐脚附近着地（图 9-27）。此方法适用于双下肢完全瘫痪下肢无法交替移动的患者进行训练。

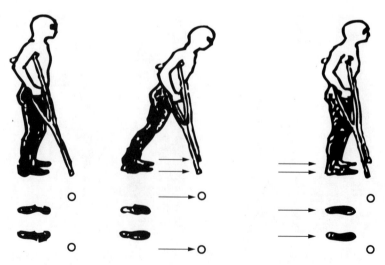

图 9-27　摆至步训练

3. **摆过步训练** 常在摆至步可顺利完成后再进行，摆过步是拄拐步行中最快速的移动方式。具体训练方法：患者先将双拐同时向前方伸出，然后双手支撑身体重心前移，使双足离地，下肢向前摆动，将双足越过双拐落地点前方并着地，再将双拐向前伸出以取得平衡（图9-28）。此方法适用于双下肢完全瘫痪、上肢肌力强壮的患者在路宽人少的场地训练。

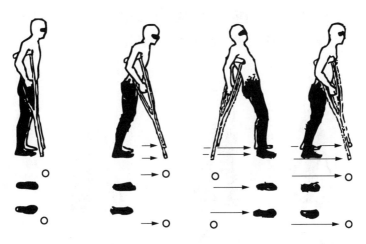

图9-28 摆过步训练

4. **四点步训练** 是一种稳定性好、安全而缓慢、接近自然行走的步行方式。具体训练方法：训练时，患者每次仅移动一个点，始终保持四个点在地面。步行顺序为：伸左拐→迈右腿→伸右拐→迈左腿（图9-29），如此反复进行。步行环境与摆至步相同，此方法适用于骨盆上提肌肌力较好的双下肢运动障碍者、下肢无力者或老人进行训练。

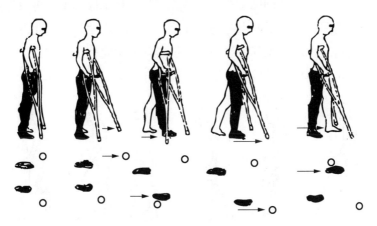

图9-29 四点步训练

5. **两点步训练** 常在掌握四点步行后再进行，本步行方式与正常步态基本接近，且步行速度较快，但稳定性比四点步稍差。具体训练方法：患者一侧拐杖与对侧足同时伸出为第一着地点，然后另一侧拐杖与相对的另一侧足再向前伸出作为第二着地点（图9-30）。步行环境与摆过步相同。此方法适用于一侧下肢疼痛需借助拐杖减轻其负重以减少疼痛刺激的患者。

6.三点步训练　是一种快速移动、稳定性良好的步态训练。具体训练方法：患侧下肢和双拐同时伸出，双拐先落地，健侧待三个点平稳支撑后再向前迈出（图9-31）；此方法适用于一侧下肢功能正常，能够负重，另一侧下肢不能负重的患者进行训练，如一侧下肢骨折的患者或患小儿麻痹症导致一侧下肢麻痹的患者等。

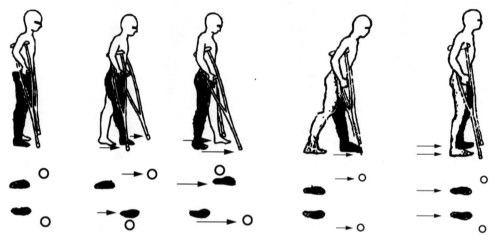

图9-30　两点步训练　　　　　　　图9-31　三点步训练

（四）使用手杖的步行训练

1.手杖三点步训练　具体训练方法：患者先伸出手杖支撑体重，再迈患足，最后迈健足。由于迈健足时有手杖和患足两点起支撑作用，因此稳定性较好。此方法适用于下肢运动功能障碍的患者进行训练，尤其是许多偏瘫患者常采用此种步行方式。也有少部分患者采用先伸出手杖，再迈健足，最后迈患足的方式进行训练（图9-32）。

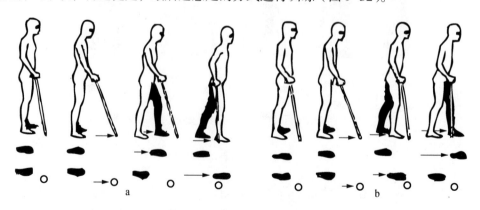

图9-32　手杖三点步训练

2. **手杖两点步训练** 当患者掌握三点步行后,可进行两点步行训练。具体训练方法:手杖和患足同时伸出,再迈健足,将手杖与患足作为一点,健足作为一点,交替支撑体重并驱动身体前行(图9-33)。此种步行方式速度快,有较好的实用价值,适用于具备一定的平衡能力且患侧下肢肌力较好的患者进行训练。

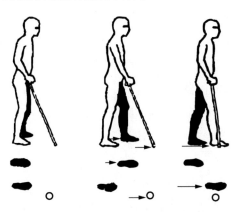

图 9-33 手杖两点步训练

(五)驱动轮椅训练

轮椅对于丧失步行功能的患者来说是一种重要的代步工具,使他们仍能够借助轮椅完成各种日常生活活动,参加各种社会活动及娱乐活动,真正实现回归家庭,回归社会。轮椅有依靠人力驱动的普通轮椅、依靠电力驱动的电动轮椅以及专为残疾运动员设计的竞技轮椅。普通轮椅的使用训练主要包括平地前进驱动训练、方向转换和旋转训练、抬前轮训练及使用轮椅上下楼梯训练等。

(六)注意事项

1. 行走训练时,要注意患者安全保护,尽量在无障碍的环境中练习。

2. 借助于辅助具行走时,正确选择适当的行走辅助具和行走步态。

3. 应根据患者的身高和手臂长度,正确选择和使用适合的助行架、腋拐或手杖。

4. 当患侧下肢支撑力<体重的50%时,不宜使用单腋拐;患侧下肢支撑力<体重的90%时,不宜使用手杖;双下肢支撑力总和<体重的100%时,不宜使用助行架。

二、社区性步行训练

社区性步行是指患者能借助踝-足矫形器(AFO)、手杖等辅助用具,在社区内独自完成各种日常生活活动的步行。包括过马路、购物、乘坐交通工具等。当患者具备室内安全步行能力后,应鼓励患者多进行社区性步行训练,以提高耐力和步行的实际应用能力,促使其能早日回归家庭和社会,提高生活质量。

（一）环境适应性训练

环境适应性训练又称脱敏步行训练。患者刚开始社区性步行时，往往情绪紧张，迈步困难且不规范，可先进行环境适应性训练。

1. 患者在治疗人员指导及陪护人员保护下，先在室外的小院内或小区内进行步行训练，并随着步行功能的改善逐步延长步行距离。

2. 当患者一次独立稳定的步行距离能达到100m以上时，治疗人员应指导患者学会先听口令停止步行，再听口令开始步行。也可以训练患者边走路边说话，逐步过渡到边走边与别人打招呼，以消除步行时的紧张状态。

3. 鼓励患者多到院外或小区外去进行步行训练，为步行的实际应用作准备。要求患者只限于在人行道上行走，不能在慢车道或快车道上行走，在患者的身边要有陪护人员伴行，以防发生意外。

（二）过马路

当患者具备能独立安全在人行道上步行的能力时，治疗人员应指导其训练过马路的正确方法，首先要加强患者步行速度的训练，可在运动平板上进行，一旦患者的步行速度能达到3.6km/h以上时，即可进行过马路训练。刚开始时由两人分别在患者两侧保护，协助其过马路，必要时可持特制的交通指示牌，以提醒过往车辆和行人避让。注意过马路训练必须在斑马线上进行，要教会患者严格执行交通规则，不能横穿马路，以确保安全。

（三）超市购物

为适应日常生活活动的需要，当患者具备独立步行和过马路的能力后，要指导患者进行独立到超市购物并独自上下扶梯的训练。

1. **不用手杖上下扶梯** 首次带患者上扶梯时，应有两人保护，具体步骤：一人先扶住患者的腰部踏上扶梯；患者一手扶住扶梯的扶手，健腿先上扶梯，患腿再跟上；另一人在后面双手稳住患者的骨盆，协助患者上下扶梯。如此反复多次，直到患者逐步适应并掌握独自上下扶梯的方法。

2. **使用手杖上下扶梯** 使用手杖进行上下扶梯训练时，应先将手杖固定好，指导患者在手杖的手柄处加一布带或胶带，以，利于挂在手臂上，或将手杖插入腰间皮带上，其余步骤与不用手杖上下扶梯训练方法相同。

（四）乘坐交通工具

学会正确使用交通工具是体现患者独立生活能力的一部分，如果要让患者真正回归家庭、工作岗位和回归社会，乘坐交通工具的训练必不可少。

1. **上下出租车** 患者乘出租车应坐后排座位。具体方法：指导患者以健手拉开车门，然后背对车门，臀部先入坐后排座位上，调整坐稳后，再将双腿移入车；下车时，先将脚移出车外着地，再将头部移出车外，最后手扶车身站起，站稳后关上车门并快速撤离车道。

2. **乘坐中巴车或公共汽车** 刚开始训练时应有陪护人员陪同，在治疗人员的指导下完成。具体方法：陪护人员先上车，一手稳住患者腰部，另一手将患者往车上拉；患者一手拉住车门把手，健腿先上，患腿后上；治疗人员在患者身后双手固定骨盆，同时用力将患者往车上推，协助患者完成上车。下车时陪护人员先下，一手稳住患者腰部，另一手将患者往车下拉；患者应患腿先下车，落地站稳后健腿再下；治疗人员同样在患者身后固定骨盆，控制患者的重心稳定，以防摔倒，待患者下车站稳后随之再下。

（三）注意事项

1. 注意安全，严格遵守交通规则。

2. 陪护人员应站在患者的患侧，有利于提高患者的安全感，消除紧张情绪。

3. 患者必须具备他动态平衡能力。

4. 应遵循循序渐进的原则，逐步延长步行的距离，提高步行速度。

5. 应先在平整的路面行走，再逐步过渡到较复杂的路面行走。

6. 患者应先在治疗室内模拟训练实用步行技术，待能熟练运用后再到实际环境中训练。

项目四　常见异常步态的矫治训练

患者在康复过程中，常常因为疾病的影响或忽视了步行的基础训练，诱发强化了反向负荷动作，从而导致各种异常步态。治疗人员应该在一般步行功能评定的基础上，认真分析步态异常的原因，制定切实可行的训练计划，进行异常步态的矫治训练，提高患者的步行能力。

一、异常步态分类

（一）基础分类

1. **支撑相障碍** 下肢支撑相的活动属于闭链运动，闭链系统的任何改变都将引起整个运动链的改变，足、踝、膝、髋、骨盆、躯干、上肢、颈及头部姿势异常均会导致步行姿势异常。其中远端承重轴踝关节对整体姿态的影响最大。

（1）支撑面异常：支撑面异常会导致踝关节和足的姿势异常包括足内翻、足外翻、单纯踝内翻和踝内翻伴足内翻、单纯踝外翻和踝外翻伴足外翻、足趾屈曲、拇趾背伸等。

（2）肢体不稳：支撑相时肌力障碍或关节畸形均会导致踝关节过度背屈、膝关节屈曲或过伸、膝内翻或外翻、髋关节内收或屈曲等异常姿态，从而致使肢体不稳。

（3）躯干不稳：一般为髋、膝、踝关节异常导致人体姿势控制异常，重心不稳，从而使躯干出现代偿性改变。

2. 摆动相障碍　摆动相属于开链运动，各关节可以有孤立的姿势改变，但是往往引起对侧下肢姿态发生代偿性改变；髋关节的影响最大。

（1）肢体廓清障碍：垂足、膝僵硬、髋关节屈曲受限、髋关节内收受限。

（2）肢体行进障碍：膝僵硬、髋关节屈曲受限或对侧髋关节后伸受限、髋关节内收。

（二）按疾病原因分类

1. 中枢性疾病　常见的有失用性步态、失调性步态、偏瘫步态、脑瘫步态、帕金森病步态、截瘫步态等。

2. 末梢性疾病　包括小儿麻痹症步态、末梢性麻痹步态等。

3. 运动系统疾病　常见的有短腿步态、假肢步态、助行器辅助步态、关节疾病步态、扶腿步态、疼痛步态等。

（三）按肌张力异常分类

1. 肌张力增高　如痉挛性步态、僵硬步态等。

2. 肌张力低下　常见于迟缓性步态。

（四）按步行异常类型分类

1. 中枢型异常　包括画圈步态、尖足步态、跟足步态、剪刀步态、慌张步态等。

2. 末梢型异常　包括足下垂步态、跛行步态等。

（五）按畸形类型分类

通常需借助诊断性阻滞来鉴别畸形步态，通过对患者靶肌肉诊断性注射麻醉剂，以鉴别动态畸形和静态畸形，进一步明确导致步态异常的原因，从而有针对性地制定治疗计划，指导康复训练。

1. 动态畸形　指由于肌肉痉挛或肌张力过高导致肌肉的控制不均衡，从而导致患者关节活动受限。诊断性阻滞可明显改善关节活动功能。

2. 静态畸形　指由于骨骼畸形、肌肉萎缩或关节挛缩导致患者的关节活动受限。诊断性阻滞对关节活动度没有改善。

二、常见异常步态的矫治训练

（一）偏瘫步态

表现为下肢伸肌张力过高，骨盆左右两侧高低不对称。患足内翻下垂，迈步时患侧肩关节下降，骨盆上抬，髋关节外展外旋，膝关节僵直不能屈曲，通过身体带动骨盆向前旋转摆动，经患腿外侧划一个半圆弧而向前迈出，故又称为划圈步态。矫治方法如下：

1. 手法牵张股四头肌、腘绳肌、小腿三头肌、内收肌等。

2. 半桥运动训练躯干肌群肌力。

3. 强化步行分解训练。

4. 靠墙蹲马步训练。

5. 退步上、下台阶训练，以及侧方上、下台阶训练。

6. 膝关节屈伸控制性训练等。

（二）足下垂步态

常因患足胫前肌无力或活动时相异常导致摆动相时踝关节背屈不足，表现为：步行时躯干向对侧倾斜，足尖拖地，伴患腿划圈、足内翻或外翻等，常见于脑卒中、脑外伤、脊髓损伤、脊髓灰质炎及外周神经损伤等疾病。矫治方法如下：

1. 胫前肌肌力训练；坐位、站位勾脚尖练习；脚背上放置沙袋抗阻训练。

2. 对足下垂严重的患者有条件的可用踝足矫形器（AFO）进行矫正训练。

3. 对中枢性损伤所致的足下垂合并足内翻的患者，除上述训练外，可配合站斜板牵伸小腿三头肌及胫后肌、功能性电刺激或肌电触发功能性电刺激等，以抑制小腿三头肌张力，提高胫前肌的肌力和运动控制能力。

4. 局部小腿三头肌张力过高的患者，有条件的可行局部肌肉神经阻滞，以缓解痉挛，有利于胫前肌肌力训练。

（三）剪刀步态

通常由于股内收肌肌张力过高、腱反射亢进、臀中肌、臀小肌肌力不足所致，表现为：髋关节屈曲、内收、内旋、足下垂、踝内翻，行走时双膝互相摩擦，甚至两腿完全交叉。常见于脑瘫、脑卒中、脊髓损伤等疾病。矫治方法如下：

1. 手法牵伸股内收肌训练，以抑制股内收肌痉挛。

2. 加强臀中肌的肌力训练。可用神经生理学治疗技术易化臀中肌，促进两者协同运动。

3. 中药熏洗、热敷或冷敷。

4. 加强步态矫正训练。训练时要有足够的步宽。如在地上划两条平行直线，训练患者两脚踏线步行。

5. 对顽固性痉挛，手法牵伸效果不理想，可行神经肌肉阻滞注射治疗；如为全身性肌张力增高，可配合口服中枢性解痉药，严重的可行选择性脊神经跟切断术。

（四）膝塌陷

由于小腿三头肌（比目鱼肌为主）肌力不足，胫骨在支撑相中后期重心前移，踝关节不稳，从而导致膝塌陷步态。表现为：患侧膝关节过早屈曲，同侧足推进延迟，对侧足步长缩短，患者在不能维持膝关节稳定时，通常使用上肢帮助膝关节支撑进行代偿。矫治方法如下：

1. 对腘绳肌痉挛导致的伸膝障碍，首先可行站斜板和手法牵伸训练、功能性电刺激或肌电触发功能性电刺激等，以抑制腘绳肌肌张力。

2. 加强小腿三头肌肌力训练。如踮脚步行、前脚掌踏楼梯上下等训练。

3. 强化股四头肌肌力训练。如靠墙蹲马步、踩功率自行车、直腿抬高训、上下楼梯等训练。

4. 对痉挛严重的患者，可用伸膝矫形器进行矫正训练。必要时可行局部肌肉神经阻滞注射治疗。

（五）膝过伸

膝过伸又称膝反张，通常由于患侧小腿三头肌痉挛、膝塌陷代偿、股四头肌无力或肌张力过高、等因素所致，多见于偏瘫、脑瘫患者的支撑相早期。表现为：患侧膝关节过度伸展、身体重心前移、步行周期延长、膝关节疼痛等，长久会导致膝关节周围韧带和半月板损伤。矫治方法如下：

1. 加强股四头肌牵伸训练（图 9-34），以抑制股四头肌痉挛。

2. 强化股四头肌及臀大肌肌力训练。

3. 加强膝关节稳定控制训练（图 9-35）。

4. 加强步行分解训练。

5. 矫形器矫治训练。

6. 配合物理因子治疗。

7. 配合针灸、推拿及中药熏洗治疗。

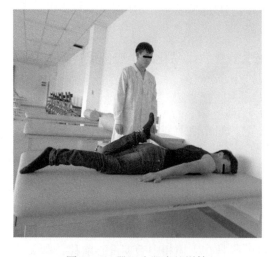

图 9-34 股四头肌牵伸训练

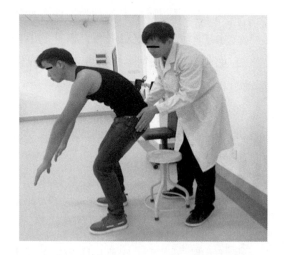

图 9-35 膝关节稳定控制训练

（六）臀大肌步态

臀大肌又称鹅步。臀大肌是主要的伸髋及脊柱稳定肌，起到在足触地时控制重心向前的作用，当臀大肌无力时，其作用该有韧带支持和棘旁肌代偿，导致在支撑相早期臀部突然后退，中期腰部前突，身体重心移到髋关节之后。表现为：行走时仰胸挺腰凸肚。矫治方法如下：

1. 加强臀大肌肌力训练。如伸膝后踢腿、抗阻后踢腿。

2. 俯卧位头和双腿伸训练。

3. 强化步行分解训练。如单腿负重、靠墙伸髋踏步训练等。

4. 倒行训练。随着患者能力的提高，可在运动平板上练习倒行，并逐步增加坡度和速度等。

（七）臀中肌步态

因双侧臀中肌无力所致，常见于脑卒中患者。当患者在支撑相早期和中期骨盆向患侧下移超过5°时，髋关节会凸向患侧，肩和腰会出现代偿性侧弯以增强骨盆的稳定性，在摆动相膝关节和踝关节屈曲增加。行走时躯干左右摇摆明显，类似鸭行走的姿态，故又称鸭步。矫治方法如下：

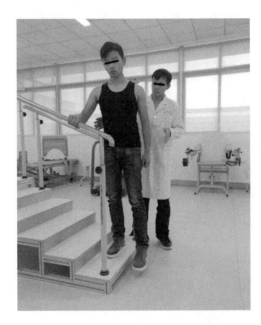

图 9-36　骨盆提降训练

1. 加强臀中肌肌力训练。如侧踢腿、抗阻侧踢腿等。

2. 侧方上下楼梯训练。如为一侧肌无力，训练时采用患侧腿先上楼梯，健侧腿先下楼梯的方法。

3. 强化骨盆提降训练（图 9-36）。

4. 站立位姿势调整训练。应在矫正镜前训练调整姿势，包括单腿站立时，躯干应保持稳定。

5.加强侧方迈步训练。开始时可让患者背靠墙走，以增加安全性，随着患者步行能力的提高，可在运动平板上进行训练，并逐步增加坡度和速度。

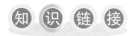

下肢康复机器人步行训练

康复机器人是将康复工程与运动治疗紧密结合的一种新兴技术，可穿戴式康复机器人分为上肢外置装置和下肢外置装置。上肢外置装置有四个关节活动自由度：肩前屈、肘伸展、前臂旋前、腕屈伸。下肢外置装置有三个关节活动自由度：髋、膝、踝均可完成屈伸运动。下肢康复机器人步行训练旨在利用机器人的原理，通过下肢外置装置模拟生物反馈环境，辅助进行步行训练或替代患者的步行运动，也可用于开展远程康复训练，适用于脑卒中、颅脑损伤、脊髓损伤等导致下肢步行功能障碍的患者。

复习思考

1.步行训练的基本条件包含哪些要素？

2.临床常用的有哪些步行训练技术？

3.步行能力训练包括哪些内容？

模 块 十

心肺功能训练技术

【学习目标】

掌握常用心肺功能训练技术的操作方法。

熟悉心肺功能训练技术的适应证和禁忌证。

了解心肺功能的基本概念。

项目一　概述

心肺功能（cardiopulmonary function）是指人体依靠心脏泵血及肺部摄入氧气，并通过血液循环实现气体交换和将氧气转化成为能量的能力。整个过程，包括心脏制血及泵血功能、肺部摄氧及交换气体功能、血液循环系统携带氧气至全身各部位的效率以及肌肉使用这些氧气的功能。涉及血液的循环速度、心脏跳动的强弱、肺部的容量及次数。由于人体的生命活动离不开氧气，故心肺功能的康复训练对神经系统、心血管系统、呼吸系统及内分泌系统疾病的康复非常重要。

一、概念

1. 心功能（cardiac function）　指心脏通过泵血产生血液循环驱动力的功能。影响心脏泵血功能的主要因素包括：心脏收缩功能、心脏舒张功能和外周血管阻力。心脏功能减退会导致血液循环功能障碍。

2. 最大心率（maxmal heart rate，HRmax）　指每个人心率增加的最大限度，这个限度叫最大心率，又称极限心率。最大心率的计算公式：最大心率（beats/min）= 220 − 年龄。

3. 肺功能（respiratory function）　又称呼吸功能。指人在呼吸过程中机体与外环境之间的气体交换能力，包括通气功能和换气功能。呼吸可以分为内呼吸和外呼吸两个基本过程。

4. 内呼吸（internal respiration） 指体内细胞的气体交换过程，即氧气进入细胞，参加有氧代谢，产生能量、二氧化碳和水，再将二氧化碳排出细胞的过程。内呼吸是机体代谢状态的象征，取决于全身循环状态、组织微循环状态、细胞代谢状态和血液气体状态。

5. 外呼吸（external respiration） 指肺泡进通过气道与外界空气进行气体交换的过程，取决于气道功能、肺泡功能、呼吸肌功能和肺循环功能。

6. 通气功能（ventilatory function） 指通过呼吸使空气进入肺泡，然后再排出体外的能力。包括在单位时间内进出肺泡的气量和速度。

7. 换气功能（gas exchange function） 指体内的 CO_2 通过肺泡壁的毛细血管进入肺泡，然后随呼气排出，同时将氧气吸收进入血管，与血红蛋白结合，运输到各机体组织进行代谢的能力。

8. 运动耐力（exercise tolerance） 是指机体持续活动的能力，取决于心肺功能和运动骨骼肌的代谢能力。长期制动或缺乏运动会导致骨骼肌代谢能力降低和心肺功能减退，最终导致运动耐力衰退。

9. 气体代谢（gaseous metabolism） 指生物体内 O_2 和 CO_2 在呼吸过程中发生反应及体内外的气体交换的过程，是生命活动的基础。人体的气体代谢集中反映了循环、呼吸、运动、内分泌等多系统的功能状态。

10. 代谢当量（metabolite equailents，METs） 代谢当量（METs）音译为梅脱，是以安静、坐位时的能量消耗为基础，表达各种活动时相对能量代谢水平的常用指标，是评估心肺功能的重要指标。1METs 相当于耗氧量 3.5mL/（kg·min），每小时的能量消耗约 4.184kJ/kg。

11. 肺活量（vital capacity，VC） 指最大吸气后，从肺内所能呼出的最大气量。是潮气量（TV）、补吸气量（IRV）、补呼气量（ERV）之和，是肺功能的常用指标之一。正常成年男性平均约为 3500ml，成年女性平均约为 2500mL。

12. 最大摄氧量（maximum oxygen uptake，V_{O_2max}） 指在长时间激烈运动中，心肺功能和肌肉利用氧的能力达到本人极限水平时，单位时间内所能摄取的最大氧量。V_{O_2max} 反映了心脏的储备功能，是综合反映心肺功能状况和最大有氧运动能力的最好生理指标。

13. 有氧运动（aerobic exercise） 指人体大肌群在氧气充分供应的情况下，进行长时间中等强度的节律性、周期性运动，以提高机体氧化代谢能力的训练方法。由于有氧运动是以长时间、长距离、中等强度的运动为特点，因此又称为耐力运动。

二、心肺功能训练的作用机制

（一）呼吸功能训练的作用机制

呼吸由肺通气和肺换气组成，是指肺泡进通过气道与外界空气进行气体交换的过程，故称为外呼吸；组织换气称为内呼吸。整个呼吸过程分为四个相互衔接和同步的阶段。呼吸肌的功能直接影响肺通气过程，肺组织病理变化程度影响肺换气，身体素质和全身代谢影响气体的组织换气，血液循环和血液质量影响气体在血液中的运输。肺通气和肺换气功能下降会导致呼吸功能障碍，常见原因多为呼吸系统限制性和阻塞性疾病。呼吸功能训练的作用机制如下：

1. 增强呼吸肌肌力　呼吸肌无力可进行呼吸肌运动训练，训练中要重点训练吸气肌，适当训练呼气肌，通过主动吸气，被动呼气和加强胸腹部协调训练以增强呼吸肌肌力。

2. 放松辅助呼吸肌，增加肺容量　呼吸肌的肌力增强可导致肺容量明显增加，放松过度紧张的辅助呼吸肌能减轻呼吸困难的症状，改善气体代谢和血液循环，有利于肺、气管、支气管炎症的吸收及肺组织的修复。

3. 改善胸廓和肺组织的顺应性　通过呼吸肌的主动训练，可改善肺组织的顺应性及弹性，可促进肺部及支气管炎症吸收，从而提升胸廓的顺应性。

（二）心功能训练的作用机制

循环系统是由心脏和血管组成的，心脏由两个血泵构成：右心泵血通过肺，称为肺循环；左心泵血通过身体其他各部分，称为体循环。肺循环把静脉血泵至肺，在肺部结合氧气，排出二氧化碳，重新成为动脉血并回流至左心；体循环把含氧丰富的动脉血送至身体各部分，并通过毛细血管与组织进行气体和营养物质的交换，交换后动脉血变为静脉血，通过静脉回流至心脏。心功能训练的作用机制如下：

1. 中心效应　指训练对心脏的直接作用，主要为心脏侧支循环的形成，冠状动脉供血量提高，从而使心肌收缩力提高。

2. 外周效应　指康复时训练时心脏之外的组织和器官发生适应性改变，增强了机体的有氧运动能力，是公认的各类心血管疾病康复的主要机制。

（三）有氧训练的作用机制

耐力是指人体持续工作或运动的能力，或抵抗疲劳的能力。取决于呼吸系统摄取氧、血液结合氧、心血管输送氧和肌肉利用氧的能力。通过有氧代谢运动，可产生肌肉和心肺适应，提高全身耐力性运动能力，提高心肺功能，改善机体代谢。有氧训练的作用机制如下：

1. 增强心血管功能　有氧训练能使心室壁增厚、心肌收缩能力提高；心腔扩大、舒张末期容积增加；射血分数提高、心脏每搏量增加，心输出量增加；心率减慢，心肌耗氧量下降；建立心肌侧支循环，从而提高心肌缺血阈，增强心血管功能。

2. 改善呼吸功能　通过有氧训练，提高肺活量，改善呼吸效率，使通气量增加，残气量减少，从而提升呼吸肌耐力，改善吸气和呼气功能，增强肺功能的适应能力。

3. 增强肌肉耐力　有氧训练可促使骨骼肌毛细血管数目增多，肌细胞内肌红蛋白数量增加，线粒体数目和体积增大，线粒体内氧化酶增多，活性提高，吸氧能力增加，动静脉氧差增加，无氧阈提高，从而增强肌肉的耐力，提升机体免疫功能，增强体质。

4. 改善代谢功能　有氧训练除了增强心肺功能以外，还能调节物质代谢能力，可增强机体胰岛素敏感性，改善血脂和血糖的代谢功能，有效预防心脑血管疾病。

项目二　呼吸功能训练

呼吸训练主要指通过呼吸肌训练、呼吸方法训练、胸腔松动训练和咳嗽训练等方法改善肺功能，是肺功能康复方案的一个重要组成部分。对呼吸系统、神经疾系统疾病患者及手术患者的术后康复具有重要作用。

一、呼吸训练的目标

1. 改善通气功能，建立有效呼吸方式。

2. 增加咳嗽机制的效率。

3. 改善呼吸肌的肌力、耐力及协调性。

4. 保持或改善胸廓的活动度。

5. 教育患者处理呼吸急促。

6. 放松辅助呼吸肌。

7. 增强患者整体的功能。

二、呼吸训练的适应证与禁忌证

（一）适应证

1. 急慢性肺部疾病　包括慢性阻塞性肺气肿、肺炎、肺不张、肺结核、急性呼吸窘迫综合征等。

2. 支气管痉挛或分泌物滞留造成的继发性气道阻塞　包括慢性支气管炎、哮喘等。

3. 中枢神经系统损伤后肌无力　包括脑卒中、高位脊髓损伤、颅脑损伤、脊髓肿瘤、重症肌无力等。

4. 严重骨骼畸形　如胸廓畸形、脊柱侧弯等。

5. 胸腹部疼痛　如手术或外伤所造成的胸部、肺部疼痛。

（二）禁忌证

1.病情不稳、感染未控制及认知功能障碍的患者。

2.合并严重肺动脉高压或充血性心力衰竭、呼吸衰竭。

3.不稳定型心绞痛及近期心肌梗死发作。

4.明显肝功能异常及晚期癌转移的患者。

5.近期脊柱损伤、肋骨骨折、咯血、呕血等。

三、常用的呼吸训练方法

（一）膈肌呼吸训练

膈肌呼吸训练又称腹式呼吸训练，是呼吸训练的基本方法之一。具体训练方法：患者取舒适放松的体位，如前倾依靠位、半卧位等。治疗师将手放置于前肋骨下方的腹直肌上，让患者用鼻缓慢地深吸气，肩部及胸廓保持平静，只有腹部鼓起。然后有控制地用口呼气，使腹部下陷，将空气缓慢地排出体外，嘱患者重复练习3~4次后休息，不宜过度换气（图10-1）。可让患者将手置于自己前肋骨下方的腹直肌上，体会腹部动作，随着患者的呼吸，手在吸气时上升而呼气时下降；也可让患者在各种体位及活动时练习膈肌呼吸。平地步行及下台阶时吸气和呼气的比例为1:2，而上台阶则为迈步时呼气，停止迈步时吸气。

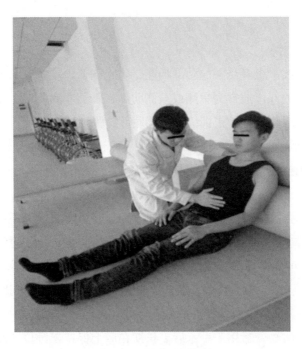

图 10-1　膈肌呼吸训练

（二）吹笛式呼吸训练

吹笛式呼吸训练又称缩唇呼吸训练，该呼吸方法可以增加呼气时的阻力，使阻力内传至支气管保持一定压力，防止支气管及小支气管被增高的胸膜腔内压过早压瘪，增加肺泡内气体排出，减少肺内残气量，可降低呼吸速率，增加潮气量及增强呼吸肌耐力。从而使肺泡能吸入更多的新鲜空气，缓解缺氧症状。具体训练方法：患者取舒适放松姿位，呼气时必须被动放松，避免腹肌收缩。经鼻腔缓慢地深吸气后，呼气时将嘴缩紧，然后让患者轻松地做出吹笛姿势，在4~6秒内将气体缓慢呼出（图10-2）。

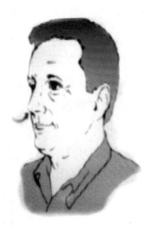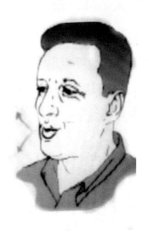

图 10-2　吹笛式呼吸训练

（三）局部呼吸训练

局部呼吸训练可改善患者受限的肺部功能，防止胸壁再度扩张，增加肺泡通气量。需要进行局部呼吸训练的部位通常为单侧或双侧肋部，肺部左右侧叶、中叶及肺尖部。局部呼吸训练包括单侧或双侧肋骨扩张训练及后侧底部扩张训练。

1. 单侧或双侧肋骨扩张训练　适用于手术后疼痛容易诱发肌肉萎缩，肺部扩张受限，在局部特定区域出现换气不足的患者。具体训练方法：患者屈膝仰卧位或坐位，治疗人员双手置于患者下肋骨侧方，让患者呼气并感受肋骨向下向内移动时，手掌同时下压；在吸气前快速向下向内牵张胸廓，以诱发肋间外肌收缩；嘱患者吸气时抵抗治疗人员手掌的阻力，以扩张下肋，治疗人员可给予下肋区轻微阻力以增强患者抗阻意识；当患者再次呼气时，治疗人员用手再度向下向内轻柔地协助挤压胸腔（图10-3）。可指导患者用布带提供阻力进行徒手侧肋扩张训练，吸气时用布带自行施加阻力，呼气时沿下肋施压（图10-4）。也可用相同方法自己徒手进行单侧低胸扩张训练（图10-5）或双侧低胸扩张训练（图10-6）。

2. 后侧底部扩张训练　适用于手术后需长期在床上保持半卧位的患者，因为分泌物易堆积在肺下叶的后侧部分。具体训练方法：患者坐位，身体前倾，髋关节屈曲。治疗人员双手置于下肋后侧，按照上述侧肋扩张的方法进行训练（图10-7）。

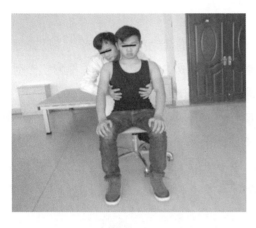

图 10-3　双侧肋骨扩张训练

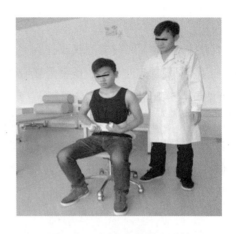

图 10-4　侧肋布带扩张训练

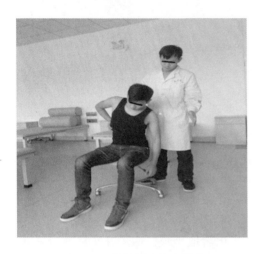

图 10-5　单侧低胸扩张训练

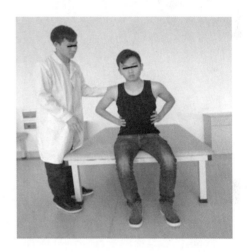

图 10-6　双侧低胸扩张训练

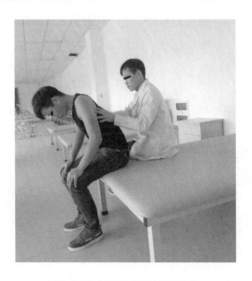

图 10-7　后侧底部扩张训练

（四）胸腔松动训练

胸腔松动训练具有维持或改善胸壁、躯干及肩关节的活动度，增强吸气深度或呼气控制，提高呼吸功能的作用，是躯干或肢体结合深呼吸完成的主动运动。一种胸腔松动训练每组可重复 5~10 次，一日多次进行。常用的胸腔松动训练方法如下：

1. 松动单侧胸腔　具体训练方法：患者取坐位，以松动右侧胸腔为例，在吸气时朝胸腔紧绷的对侧侧弯曲，以牵拉绷紧的组织，并且扩张该侧的胸腔（图 10-8）；患者朝紧绷侧侧屈并呼气时，将握拳的手推紧绷侧胸壁（图 10-9）；接着患者上举胸腔紧绷侧的上肢过肩，并朝另一侧弯曲。使紧绷侧组织做额外的牵张。

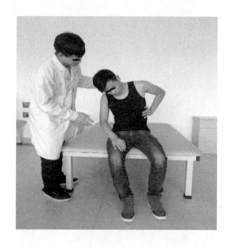 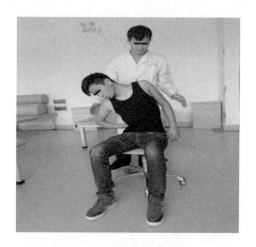

图 10-8　右侧胸腔松动训练（吸气时）　　　　图 10-9　右侧胸腔松动训练（呼气时）

2. 松动上胸部及牵张胸肌　具体训练方法：患者取坐位，两手在头后方交叉相互握住，深吸气时挺胸，做手臂水平外展的动作（图 10-10）；呼气时将手、肘并拢，低头缩胸，身体向前弯（图 10-11）。亦可取仰卧位进行训练。

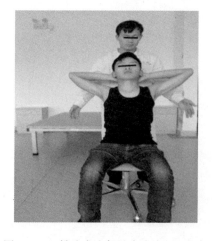 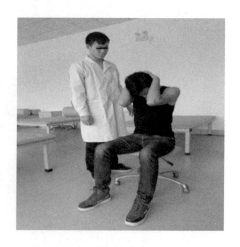

图 10-10　松动上胸部及牵张胸肌（吸气时）　　图 10-11　松动上胸部及牵张胸肌（呼气时）

3. 松动上胸部及肩关节　具体训练方法：患者取站立位或坐位，吸气时双上肢伸直，两臂上举，掌心朝前高举过头（图 10-12）；呼气时弯腰屈髋同时两手尽量下伸（图 10-13）。

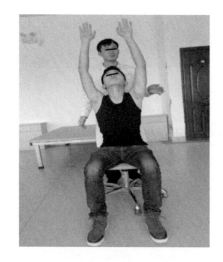
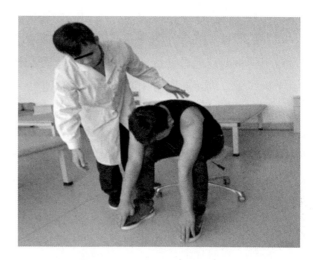

图 10-12　松动上胸部及肩关节（吸气时）　　　图 10-13　松动上胸部及肩关节（呼气时）

4. 深呼吸时增加呼气练习　具体训练方法：患者取屈膝仰卧位姿势呼吸。呼气时将双膝屈曲靠近胸部，常采取一次屈曲单侧膝关节的方法以保护下背，该动作将腹部脏器推向横膈以协助呼气。

5. 其他训练方法　患者可采用双手握体操棒进行呼吸训练，运动训练时吸气配合肩关节屈曲，并同时进行呼吸运动。如矫正不良姿势时，可采用扩胸运动以牵张胸壁、躯干及肢体等。

（五）呼吸肌训练

呼吸肌训练是指为改善呼吸肌的肌力和耐力而进行呼吸运动训练的过程。其中建立膈肌呼吸方式是呼吸肌训练的前提，增强吸气肌肌力是呼吸肌训练的重点。本方法适用于各种急慢性呼吸系统疾病。

1. 吸气横膈肌阻力训练　具体训练方法：患者取仰卧位，头稍抬高，嘱患者用横膈肌吸气，深呼吸时在其上腹部放置 1~2kg 沙袋，并尽量保持上胸廓平静，沙袋重量必须以不妨碍膈肌活动及上腹部鼓起为宜。逐渐延长患者呼吸时间，当患者不使用辅助肌都能使横膈肌呼吸模式保持 15 分钟以上时，可增加沙袋重量。

2. 吸气阻力训练　具体训练方法：患者经手握式阻力训练器吸气，每天进行阻力吸气数次，可以改善吸气肌的肌力及耐力，减少吸气肌的疲劳。刚开始训练时 3~5 分钟 / 次，2~3 次 / 天，以后训练时间可增加至 20~30 分钟 / 次，以增加吸气肌耐力。吸气阻力训练器有各种不同直径的管子提供吸气时气流的阻力，可通过改变其管径大小来调整呼吸训练强度。

3. 呼气训练　主要包括以下训练方法：

（1）腹肌训练：腹肌是最主要的呼气肌。操作方法见膈肌呼吸训练。

（2）吹蜡烛法：将点燃的蜡烛放在口前 10cm 处，吸气后用力吹蜡烛，使蜡烛火焰飘动。

（3）吹瓶法：将两个有刻度的玻璃瓶，瓶的容积为 2000mL，各装入 1000mL 水。将两个瓶用胶管或玻璃管连接，在其中的一个瓶插入吹气用的玻璃管或胶管，另一个瓶再插入一个排气管。训练时患者用吹气管吹气，使另一个瓶的液面提高 30mm 左右。休息片刻可反复进行。

4. 诱发呼吸训练　具体训练方法：患者取仰卧或半坐卧位，姿势舒适放松。让患者做 3~4 次缓慢、轻松的呼吸，并在最后一次呼吸时做最大呼气。然后将呼吸器放入患者口中，经由呼吸器吹嘴做最大吸气并持续数秒钟。每天重复练习数次，每次练习 5~10 下。

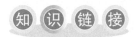

预防和缓解呼吸困难的训练方法

适用于患者正常呼吸模式被干扰而产生的呼吸困难，如慢性阻塞性肺病如肺气肿、哮喘的周期性呼吸困难发作、用力过度或接触过敏原时。具体训练方法：患者取站立位或坐位，嘱其放松、身体前倾，该体位可诱发膈肌呼吸（图 10-14）。让患者吹笛式呼吸，以降低呼吸速率，不要用力呼气；每次吹笛式呼气后，以膈肌呼吸方式进行腹式吸气，尽量不使用辅助肌；继续保持身体前倾位，持续进行缓慢而有控制的呼吸，直至患者的呼吸困难得到缓解。

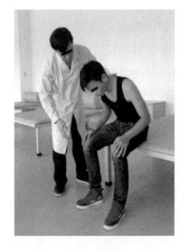

图 10-14　预防和缓解呼吸困难体位

（六）咳嗽训练

咳嗽的全过程一般可分解为以下 5 个阶段：即首先深吸气，以达到必要的吸气容量；吸气后要有短暂的闭气，以使气体在肺内得到最大的分布；关闭声门，当气体分布达到最大范围后，再紧闭声门，以进一步增加气道中的压力；增加胸膜腔内压；当肺泡内压力明显增高时，再突然将声门打开，瞬间爆发呼气动作，从而完成全部咳嗽过程。

1. 有效咳嗽训练　具体训练方法：患者取坐位或身体前倾体位，颈部稍微屈曲，处于放松舒适姿势；嘱患者用膈肌呼吸，强调深吸气；治疗人员示范咳嗽及腹肌收缩；让患者双手置于腹部，且在呼气时做 3 次哈气以感觉腹肌的收缩；练习发"K"的声音以感觉声带绷紧、声门关闭及腹肌收缩；当患者将这些动作结合时，要指导患者做深而放松的吸气，接着做急剧的双重咳嗽。单独呼吸的第 2 个咳嗽比较有效。这种训练方法能够促使过多分泌物排出气道，增加分泌物清除效率。训练中注意不要让患者靠喘气吸进空气，以避免引起支气管痉挛，导致患者疲劳。

2. 诱发咳嗽训练

（1）手法协助咳嗽：患者取仰卧位，治疗人员双手叠加置于患者上腹区，手指张开或交叉；患者尽可能深吸气后，治疗人员在患者要咳嗽时给予手法帮助，向内、向上压迫腹部，将横膈往上推。也可让患者坐在椅子上，治疗人员站在患者身后，双手穿过患者腋下，手指交叉置于剑突下方，在患者咳嗽时给予向上、向内的手法压迫（图 10-15）。手法压迫腹部可协助产生较大的腹内压，促使患者强有力的咳嗽。

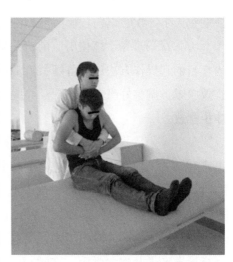

图 10-15　手法协助咳嗽

（2）自我操作法：患者手臂交叉置于腹部，或手指交叉置于剑突下方，深吸气后，双手将腹部向内、向上推，想要咳嗽时身体前倾。

（3）伤口固定法：咳嗽时，患者将双手紧紧压住伤口，以固定疼痛部位。如果患者不能触及伤口部位，则由治疗人员给予协助。适用于手术后因伤口疼痛导致咳嗽受限的患者。

（4）气雾剂吸入方法：可用手持气雾器或超声雾化器等，产生的微粒，大的沉着于喉及上呼吸道，小的沉着于远端呼吸性支气管肺泡。气雾剂吸入后鼓励患者咳嗽。适用于呼吸道分泌物浓稠的患者进行训练，治疗后立即进行体位引流排痰效果会更好。

（七）体位引流

体位引流是指采取各种体位，使处于高位的病变部位通过重力原理，促使液体流向低处，以达到高效排痰目的一种肺部清洁技术。患呼吸道疾病时，呼吸道内的分泌物会明显增多，而且多积聚于下垂部位。改变患者的体位既有利于分泌物的排出，又有利于改善肺通气和血流的比例。可取头低位做体位引流，以改善肺上部血流灌注。引流的体位主要取决于病变的部位，使某一特殊的肺段向主支气管垂直方向引流为宜。

1. 适应证　适用于痰量每天多于 30mL，或痰量中等但难以咳出者；因身体虚弱、高度疲乏、麻痹或有术后并发症而不能咳出肺内分泌物者；患急性呼吸道感染、慢性阻塞性肺病、肺脓肿及支气管扩张者。

2. **禁忌证** 内科或外科急症、疼痛明显或不合作、有明显呼吸困难及严重心脏病者禁用。年老体弱者慎用。

3. **治疗时机** 选择餐后1小时内不能直接进行体位引流，应和气雾剂结合使用，选择一天中对患者最有利的时机。一般宜睡前进行。

4. **治疗频率** 体位引流频率视患者病情轻重及痰液量多少而定，痰液清稀量少者，宜每天上、下午各引流1次；痰液浓稠量多者，宜每天引流2~4次，直到肺部干净为止；维持期每天1~2次，以防止痰液堆积。

5. **治疗前准备** 体位引流前，嘱患者穿轻便衣服，不必露出皮肤；与患者沟通，解释治疗目的和操作方法；准备好引流常用物品如痰液杯、纸巾、枕头等；教会患者深呼吸及有效咳嗽；调整好患者的导管及导线，如引流管、导尿管、心电监护仪导线等，以免影响体位摆放。

6. **体位引流程序** 首先检查患者的生命体征及呼吸音，结合影像学资料，评估患者以决定肺部哪一段要引流；将患者置于正确的引流姿势，尽量让患者放松，处于舒适体位，随时观察患者脸色及表情；每次引流一个部位，应维持姿势5~10分钟；引流时让患者轻松呼吸，不能过度换气或呼吸急促；在体位引流过程中，可结合使用叩击、振动手法等技巧；如有需要，应鼓励患者做深度急剧的双重咳嗽；如果上述方法不能使患者自动咳嗽，可指导患者做几次深呼吸，在呼气时给予振动，可诱发咳嗽；如患者一个体位引流10分钟后仍未咯出分泌物，则进行下一个体位引流，松动的分泌物有时需要30~60分钟后才会咯出；每次体位引流时间不宜超过45分钟，以免疲劳；作好引流记录并评估引流效果。治疗结束后应缓慢坐起，以防止直立性低血压。

7. **终止体位引流的指征** 患者体温正常，并维持24~48小时；胸部X线肺纹理清楚；肺部呼吸音正常或基本正常。

8. **引流体位摆放** 肺部不同部位引流的体位摆放分别为：上叶尖段前部，后靠坐位；上叶尖段后部，伏案坐位；上叶前段，仰卧位，膝下垫枕；左上叶后段，右侧卧位，床头抬高30°~45°；右上叶后段，1/4俯卧位；左肺舌叶，右侧3/4仰卧，床尾抬高15°~30°，头低足高位；右肺中叶，左侧3/4仰卧，床尾抬高15°~30°，头低足高位；下叶前底段，仰卧，膝下垫枕，床尾抬高30°~45°，头低足高位；下叶后底段，俯卧，腹部垫枕，床尾抬高30°~45°，头低足高位；左下叶外侧底段，右侧卧，床尾抬高30°~45°，头低足高位；右下叶外侧底段，左侧卧，床尾抬高30°~45°，头低足高位；左右下叶上段，俯卧，腹部垫枕，背部平直体位。

9. **体位引流手法技巧** 体位引流时可通过机械原理，采取叩击、振动等手法协助患者排出肺内痰液（图10-16）。叩击法：治疗人员手指并拢，掌心呈杯状，运用腕部力量叩击患者胸壁，并持续数分钟；振动法：嘱患者深呼吸，在深呼气时缓和地压迫，急速地振动患者胸壁；摇法：治疗人员两拇指互扣，张开的手置于患者胸壁，下压时摇动胸壁，是一种比较剧烈的振法。注意近期有急性心肌梗死、心绞痛、脊柱损伤或脊柱不稳、肋骨骨折、咯血、严重骨质疏松、胸壁疼痛、肿瘤、肺栓塞等疾病的患者禁用体位引流手法。

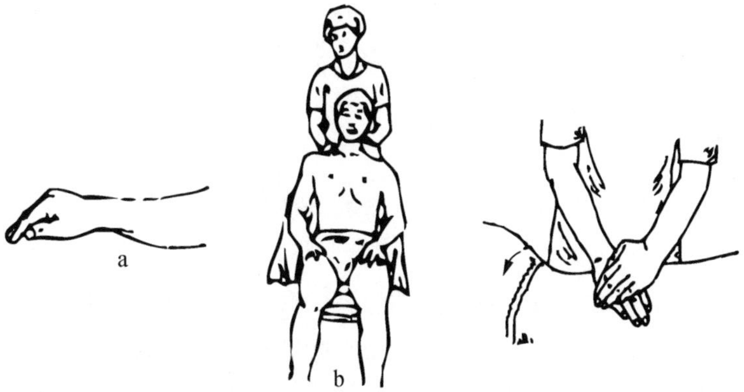

图 10–16　体位引流的叩击与振动手法

（八）全身运动训练

1. 上肢训练　通常采取增强患者心肺肌力和耐力的一些训练方法。如手摇车训练、提重物训练、肩关节旋转训练（图 10–17）等。运动训练过程中患者每活动 1~2 分钟，必须休息 2~3 分钟，每天训练 1~2 次，每次训练以出现轻微的呼吸急促及上臂酸软疲劳为度。

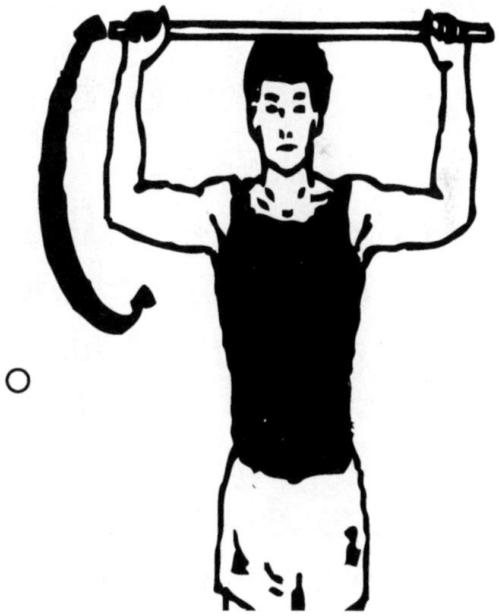

图 10–17　肩关节旋转训练

2. 下肢训练　通常采取有氧训练方法如快走、慢跑、上下楼梯、骑自行车、登山等，以得到实际最大心率及最大 METs 值。训练强度可根据患者的活动能力评估结果来设定，一般为最大运动量的 50%~60%；训练频率为每周 5~7 次；训练目标是连续活动 20 分钟以上，达到靶强度的运动时间通常为 10~45 分钟，疗程一般为 4~10 周。下肢训练也包括力量训练，通常以循环抗阻训练为主。

（九）呼吸医疗体操

呼吸医疗体操共分为八节。第一节：双手辅助腹式呼吸；第二节：坐位渐进呼吸；项目三：双手配合交替呼吸；第四节：侧弯压迫式呼吸；第五节：节律呼吸；第六节：双下肢辅助加强呼吸；第七节：牵拉胸廓呼吸；第八节：调整自由呼吸。

（十）中国传统康复疗法

中国传统康复疗法包括传统功法，如太极拳、易筋经、八段锦、五禽戏等；传统康复技能如推拿、针灸、拔罐、刮痧等；对患者心肺功能的康复具有重要作用。中国传统康复疗法强调身心调整训练，基本锻炼方法和要领有其共同之处，即调身、调息、调心。调身是指调整体态，放松自然；调息是指调整呼吸，柔和匀畅，以横膈呼吸为主；调心是指调整神经、精神状态以诱导入静。

项目三　心功能训练

心功能训练是指对患心血管系统疾病的患者采取积极主动的身体、行为及社会活动训练等方法，主要以有氧运动为主，以缓解症状，激活心肌侧支循环，改善心血管功能。使心功能恢复到理想状态。心功能的康复不仅包括临床症状和体征得到控制和改善，还包括生理功能、心理功能和日常生活活动能力的提高。在进行心功能训练前，首先应进行全面的心功能康复评定，制订适合患者病情康复的运动处方，确保能安全有效地开展心功能的康复训练。

一、心功能的康复评定

（一）心电运动试验

1.试验分类　通常按心功能障碍患者终止试验的运动强度分为以下两类：

（1）症状限制运动试验：指通过运动以诱发呼吸或循环不良的症状和体征、心电图异常及心血管运动反应异常作为运动终点的试验方法。运动进行至出现必须停止运动的指征（症状、体征、心率、血压或心电图改变等）为止。症状限制性运动试验是临床上最常用的方法，常用于冠心病诊断，评定正常人和病情稳定的心脏病患者的心功能和体力活动能力，为制定运动处方提供依据。

（2）低水平运动试验：指以特定的心率、血压和症状为终止指标的试验方法。运动至特定的、低水平的靶心率、血压和运动强度为止。即运动中最高心率达到130~140次/分，或与安静时比增加20次/分；最高血压达160mmHg，或与安静时比增加20~40mmHg；运动强度达3~4METs作为终止试验的标准。

2.常用试验方案　通常采取以下四种方案：

（1）运动平板试验（图10-18）：目前应用最广泛的是改良Bruce方案（表10-1）。该方案以同时增加速度和坡度来增加运动强度。

（2）踏车试验：男性运动起始负荷300（kg·m）/min，每3分钟增加300（kg·m）/min；女性运动起始负荷200（kg·m）/min起始，每3分钟增加200（kg·m）/min。

（3）手摇车试验：适用于下肢功能障碍者。运动起始负荷 150~200（kg·m）/min，每级负荷增量 100~150（kg·m）/min。

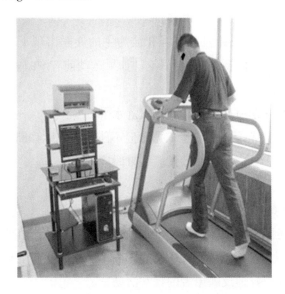

图 10-18　运动平板试验

表 10-1　运动平板改良 Bruce 方案

分级	速度（km/h）	坡度 %	时间（min）	METs
0	2.7	0	3	2.0
1/2	2.7	5	3	3.5
1	2.7	10	3	5.0
2	4.0	12	3	7
3	5.5	14	3	10
4	6.8	16	3	13
5	8.0	18	3	16
6	8.9	20	3	19
7	9.7	22	3	22

注：坡度 1° = 1.75%

（4）等长收缩试验：一般采用握力试验。常用最大收缩力的 30%~50% 作为运动强度，持续 2~3 分钟。还可采取定滑车重量法，即通过一个滑轮将重力（重锤）引向受试者的手或腿，受试者进行抗阻屈肘或伸膝，并始终保持关节角度不变。受试的重力可以从 2.5 kg 开始，每级持续 2~3 分钟，负荷增加 2.5 kg，直至受试者不能继续保持关节角度为止。

3. 心电运动试验阳性评定标准　符合下列条件之一可以评估为阳性：

（1）运动中出现典型心绞痛症状和体征。

（2）运动中及运动后 2 分钟内出现以 R 波为主的导联出现下垂型、水平型、缓慢上斜型 ST 段下移 ≥ 0.1mV，并持续 2 分钟以上。如果运动前有 ST 段下移，在此基础上的试验数值也要相应增加。

（3）运动中心脏收缩期血压下降，低于安静水平。

以上标准只能作为临床诊断的参考依据，但不能作为临床诊断。要注意许多药物对心电运动试验的结果也有影响，因此在看试验结果时应加以考虑。

（二）6 分钟步行试验

6 分钟步行试验（6-minute walk test，6MWT）是指采取徒步运动方式，测试患者在 6 分钟内以最快速度行走的距离。常用来作为评估患者心功能状态和心力衰竭严重程度的一种试验方法。本方法不需要特殊仪器设备，操作简单。适用于年老体弱、严重心力衰竭及肺动脉高压的患者，能很好地反映患者的日常活动量。

6 分钟步行试验一般以 6 分钟步行距离（6-minute walk distance，6MWD）作为参考标准，共划分为 4 个等级：1 级为 <300m；2 级为 300~374.9m；3 级为 375~449.5m；4 级为 >450m。行走的距离越长，则级别越高，说明心肺功能越好。需要注意的是患者年龄、性别、身高、体重等因素均能影响 6MWD 结果。故推荐使用 6MWD 绝对值变化比较。

二、心功能训练的适应证

心功能训练可以改善心血管的功能状态和提高生命质量，在多种心血管疾病的防治中起到重要作用。适用于慢性心衰、冠心病、控制较好的高血压和肺动脉高压、轻度心脏瓣膜病变、心肌病、心动过速或过缓、主动脉瓣狭窄、房室传导阻滞及窦房阻滞等疾病。近年来适应证的范围不断拓宽，已扩大到冠脉血运重建术如冠脉旁路移植术，心脏手术如心脏瓣膜置换术等疾病。

三、心功能训练的禁忌证

心功能训练的主要禁忌证包括：未控制的心力衰竭或急性心衰、严重左心功能障碍、严重心律失常、不稳定型心绞痛、增剧型心绞痛，急性心肌梗死后非稳定期、急性心包炎，心肌炎，心内膜炎、严重高血压和肺动脉高压、重度瓣膜病变、明显心动过速或过缓、重度主动脉瓣狭窄或严重梗阻性心肌病、高度房室传导阻滞及高度窦房阻滞、严重冠状动脉左主干狭窄或类似病变、严重肝肾疾病及严重贫血等疾病。

四、心功能训练的注意事项

1. 选择适当的运动方式　一般选择快走、游泳、登山、骑自行车等运动方式进行训练。尽量不选用慢跑方式，以减少运动损伤和防止出现意外情况。

2. 调整生活起居习惯　运动训练前禁止吸烟、饮酒，适当休息；不宜饱餐或空腹；不可参加重体力活动；停用影响肌力和耐力的药物；各种急性感染不宜立即进行运动训练。

3. 注意观察患者心血管反应　应先确定患者的心血管功能状况，40 岁以上者特别需要进行心电运动试验等检查，以保证运动时不超过心血管系统的承受能力。应在训练开始前准备好急救药品和设备，一旦出现意外情况，要立即停止训练，并及时处理。

五、心功能的康复训练方案

（一）心功能训练的原则

心功能训练的主要原则：因人而异；循序渐进；持之以恒；主动参与；全面康复。

（二）心功能训练的准备活动

心功能训练的准备活动指心功能运动训练之前进行的一系列适应性活动。其目的是为了逐渐增加运动强度，以提高肌肉、肌腱和心肺器官对即将进行的较大强度运动的适应能力，防止因突然的运动应激导致肌肉损伤和心脑血管意外。准备活动强度为心功能运动训练强度的 1/2 左右，时间 5~10 分钟。包括医疗体操、关节活动、肌肉牵张、呼吸练习或小强度的有氧训练等。

（三）心功能训练的整理活动

心功能训练的整理活动指高强度运动训练后进行较低强度的适应性训练。以促使肌体从剧烈运动的状态，逐步恢复到心功能训练前的状态。其强度、方法、时间与准备活动相似。

（四）心功能训练的运动强度指标

心功能训练过程中出现下列情况，提示患者的运动强度过大：

1. 不能完成训练方案的全部运动。

2. 活动时因气喘而不能自由交谈。

3. 运动后感到全身无力或恶心。

（五）心功能训练的运动量指标

心功能训练过程中出现下列情况，提示患者的运动量过大：

1. 运动后出现持续性疲劳。

2. 运动当日出现失眠。

3. 运动后出现关节持续性酸痛。

4.运动训练次日，清晨安静心率明显变快或变慢，或感觉心慌、胸闷等不适。

（六）常用心功能训练方法

1.心功能训练的基本方法 主要包括运动训练、作业治疗和娱乐活动。

（1）运动训练

1）有氧训练：是心功能训练最主要的运动方法。包括各种步行、慢速爬山、慢跑、跳绳、游泳、走跑交替、骑自行车、有氧舞蹈、健美操、不剧烈的球类活动。在安排运动之前要进行康复评定和制定运动处方，科学安排运动活动。

2）养生功法训练：是一种增强肌力、耐力、心肺功能及身体柔韧性的训练方法。包括太极拳、易筋经、八段锦、五禽戏、瑜伽、韵律操、慢节奏健美操、医疗体操及各种养生气功等。适用于心血管系统疾病及年老体弱的患者。

3）轻中度抗阻训练：适用于心功能较好且病情稳定的患者。最常用的抗阻训练方法为循环抗阻训练：运动方式包括上举、伸肘、屈肘、握拳、抬膝、提举、侧举、下按等动作，抗重负荷可采用弹簧、橡皮筋、哑铃、沙袋、实心球及多功能训练器等；运动量强度一般为一次最大抗阻重量的40%~50%，在10秒内让肌肉重复收缩8~10次为1组，5组为一个循环，每组运动之间休息30秒，一次训练重复2个循环，每周训练3次；训练进度一般在开始的时候强度应偏低，逐步适应后，每次重量可增加5%左右。

（2）作业活动：可采用模拟性作业活动以及ADL活动来达到患者心功能训练的目的，这是一种非常有效、经济的训练方法，配合有氧运动训练会达到最佳效果。

（3）娱乐活动：包括各种棋牌类活动和球类活动，可以提高患者参加活动的积极性，提高训练效果；但应避免任何竞技性活动，以免产生过强的心血管应激，活动强度不应大于有氧训练的强度。

2.心功能的分级训练方案 主要根据美国纽约心脏病学会（NYHA）的心功能分级标准制定患者的心功能康复训练方案。

Ⅰ级：患者活动量不受限制，可进行代谢当量 ≥ 7 METs 的运动训练。

Ⅱ级：患者体力活动受到轻度限制，可做代谢当量 5~7METs 的运动训练，每周训练3~5次，每次 10~25 分钟。

Ⅲ级：患者体力活动受到明显限制，可做代谢当量 2~5METs 的运动训练，每周运动训练5~6次，每次 5~10 分钟，逐渐增至每次 40 分钟。

Ⅳ级：患者不能从事任何体力活动。休息状态下也会出现心慌、胸闷、口唇发绀、呼吸困难等症状，活动后症状加重。可做代谢当量 <2METs 的运动训练。

患者如果在训练过程中没有不良反应，运动训练或活动时心率增加 <10 次 / 分，则次日训练可进入下一阶段；如果训练过程中的心率增加在 20 次 / 分左右，则需要继续进行同一级别的运动训练；如果训练过程中的心率增加超过 20 次 / 分，或出现任何不良反应，

则应该退回到前一阶段运动训练，甚至暂时停止运动训练。为了保证患者的安全性，可在心电监护下进行训练。

3.冠心病患者的分期训练方案　根据临床各期冠心病患者的心功能状况，将制定的康复训练方案分为 3 期：

（1）住院患者运动方案（Ⅰ期）：住院患者的运动方案适用于心肌梗死后、心血管手术后、肺部疾病、周围血管疾病和其他心血管疾病的住院患者。住院患者的运动训练方案应该严格选择适应证，排除禁忌证。训练场所应配备心电监护仪、急救设备和药品，治疗人员与患者要一对一进行训练，密切观察患者病情。Ⅰ期运动方案的训练目的主要是为了消除患者长期卧床引起的生理和心理不良反应，恢复日常生活活动能力，增强肌力、耐力和关节的灵活性，改善心肺功能。

（2）出院患者或家庭运动方案（Ⅱ期）：Ⅱ期运动方案应从出院后 1 周开始，每周定时到就近的康复机构进行，持续 8~12 周。它是Ⅰ期运动方案的延续，多在患者出院后立即进入Ⅱ期运动方案。训练场所应配备心电监护仪、急救设备和药品，治疗人员与患者的比例由 1：1 至 1：5，如果患者执行Ⅱ期运动方案不方便，也可在患者家中进行训练。但患者要定期参加Ⅱ期运动方案的评定。Ⅱ期运动方案的训练目的主要是为了恢复体力、指导作业活动和恢复正常 ADL 能力。

1）完成Ⅱ期运动方案的条件：①病情稳定，无心绞痛或心绞痛稳定，血压控制较好，<140/90mmHg，安静心率 90 次 / 分，心电图无明显异常，对运动具有正常的血流动力学变化。②具备完成日常生活活动或作业活动的体力，包括肌力、耐力和心肺功能等。③有能力完成并维持运动处方规定的训练项目。

2）Ⅱ期运动处方：根据冠心病患者的心功能状况制定，当运动能力达到 5METs 时，可进行相当于 3METs 的运动训练；当运动能力 >5METs 时，应当用心率和主观用力程度分级（RPE）来规定运动训练强度，运动训练时间从 10~15 分钟逐步增加到 30~60 分钟，每周 3~4 次。持续训练 8~12 周。

（3）社区运动方案（Ⅲ期）：住院患者、出院后患者或从未参加过运动方案者均可参加Ⅲ期运动方案，即社区运动方案。一般在出院后 6~12 周进行。适用于临床病情稳定，心绞痛或心律失常控制较好、具备自我调节能力、熟习运动中各种症状反应的冠心病患者。执行Ⅲ期运动方案时，应配备急救医护人员和急救设备，人员配置比例为 1：10，并逐步减少监测次数。在运动训练过程中，常规康复评定和心电运动试验应持续 3~6 个月，以后每年一次或根据需要选择进行。

1）完成Ⅲ期运动方案的条件：①临床病情稳定，无心绞痛、具备自我调节能力。②具备完成职业活动和娱乐活动的体力，当运动能力 >5METs 时，才能进行日常生活活动。③参加者具有较大的运动功能储备能力，能完成体能消耗较大的训练项目。

2）Ⅲ期运动处方：当患者的运动能力 >5METs 时，刚开始的 3~6 个月，运动强度为最大功能的 50%~80%，训练时间逐步增加到每次 45 分钟，每周 3~4 次，持续训练 6~12 个月；当患者的运动能力 ≥ 8METs 时，继续维持Ⅲ期运动方案，终生坚持运动。

项目四　有氧训练

有氧训练是指人体大肌群在氧气充分供应的情况下，进行长时间中等强度的节律性、周期性运动。有氧运动的特点为中等强度、长时间、长距离。运动强度越大，可持续时间就越短，因此也称为耐力运动。有氧运动能力是人体的基本能力之一，有氧运动是人们在日常生活中最基本的运动，是一种提高机体氧化代谢能力的锻炼方式，是日常运动锻炼的重要组成部分和疾病康复的重要方法。有氧运动的根本目的就是以安全有效的运动方式来增强机体功能和提高运动能力。

一、有氧训练的基本原则和治疗作用

（一）有氧训练的基本原则

有氧训练的基本原则：循序渐进；因人而异；持之以恒；密切监测。

（二）有氧训练的治疗作用

1. 增强心肺功能　有氧训练的目的在于增强心肺功能，可以提高机体的摄氧量、增强肺活量、增加肌力、提升耐力水平，改善心脏循环功能，降低心肌耗氧量，增强心肌收缩力，对心功能和肺功能都有很好的锻炼效果。

2. 改善身体代谢功能　有氧训练可增强机体对胰岛素的敏感性，调节血脂血糖的代谢。减肥者如果在合理安排食物的同时，结合有氧运动，不仅能减肥成功，而且减肥后的体重也会得到巩固。患Ⅱ型糖尿病、脂肪肝、心律不齐、心脑动脉血管硬化及年龄大的患者，长期坚持做有氧运动是一种很好的康复手段。

3. 增强体质、防治疾病　长期坚持有氧运动训练能增加体内血红蛋白的数量，增强体质，提高机体免疫功能，抗衰老，改善心脑血管循环，增强呼吸功能，提升大脑皮质的工作效率，增加脂肪消耗，防止动脉硬化，对心脑血管疾病和代谢性疾病的防治具有重要作用。

二、有氧训练的适应证与禁忌证

（一）适应证

1. 不同年龄阶段健康人群和亚健康人群的健身锻炼。

2. 心血管疾病：包括陈旧性心肌梗死、稳定型心绞痛、隐性冠心病、轻 – 中度原发性高血压病、轻度慢性充血性心力衰竭、心脏移植术后、冠状动脉腔内扩张成型术后、冠状动脉分流术后等。

3.代谢性疾病：包括糖尿病、单纯性肥胖症等。

4.慢性呼吸系统疾病：包括慢性阻塞性肺疾病和慢性支气管炎、肺气肿、哮喘（非发作状态）、肺结核恢复期、胸腔手术后恢复期等。

5.其他慢性疾病状态：包括慢性肾衰竭稳定期、慢性疼痛综合征、慢性疲劳综合征、长期缺乏体力活动及长期卧床恢复期等。

（二）禁忌证

1.各种疾病急性发作期或进展期、癌症晚期及恶病质。

2.感知认知功能严重障碍的患者。

3.严重骨质疏松患者或情况不明的脊椎受伤患者。

4.训练不配合或不能理解，精神疾病发作期间或严重神经症。

5.肢体功能障碍而不能完成预定运动强度和运动量的患者。

6.临床要求制动的各类患者：包括脊髓损伤、颅脑损伤、骨折愈合期、伤口愈合期、严重感染期、高热不退、抽搐发作、低血糖反应、休克等。

7.各种心血管疾病不稳定阶段：包括未控制的心力衰竭或急性心衰、严重心律失常、不稳定型心绞痛、增剧型心绞痛，急性心包炎，心肌炎，心内膜炎、未控制的严重高血压等。

三、有氧训练的注意事项

1.做好充分的准备活动和结束活动，防止发生运动损伤和心血管意外。

2.全面评估患者病情，选择适当的运动方式。

3.肌力训练与耐力运动可交互间隔实施。

4.注意心血管反应，一旦有异常反应，要立即停止运动，及时处理。

四、运动处方的制定

（一）运动处方的定义

运动处方是在运动功能评定的基础上，根据患者和运动者身体的需要，按其健康、体力以及心血管功能状况，为患者和运动者提供用处方的形式规定运动方式、运动时间、运动频率、运动强度、运动程序及注意事项。它是指导患者和运动者有目的、有计划、科学锻炼的一种形式。

（二）运动处方的目的

运动处方的目的是为了达到增强体质、提高身体心、肺、代谢功能以及神经肌肉、内分泌功能，促进机体健化及适应性变化，防治疾病和促进身心健康，从而对所采取的运动康复计划以处方的形式进行科学、全面的制定，以保证运动训练的有效性和安全性。

（三）运动处方的类型

1. **治疗性运动处方**　适用于某些疾病或损伤的治疗和康复。

2. **预防性运动处方**　主要用于健身防病，防止身体机能过早衰退。

3. **竞技运动处方**　适用于专业运动员进行运动处方训练，以提高专业运动成绩为目的。

4. **心脏体疗锻炼运动处方**　以提高心肺功能为主。主要用于冠心病、高血压、糖尿病、肥胖症等内脏器官疾病的防治、康复及健身。

5. **运动器官体疗锻炼运动处方**　以改善肢体功能为主，用于各种原因引起的运动器官功能障碍及畸形矫正等。

（四）运动处方的内容

1. **运动方式**　在运动处方中，为锻炼者提供最合适的运动项目关系到训练的有效性和持久性。选择运动项目，除了要考虑运动目的是为了健身还是治疗，还要考虑运动条件及运动者的兴趣爱好等。其中首先要明确运动目的，通过有目的的训练达到预期的效果；提高心肺机能的有效途径是选择大肌肉群参加的的有氧运动，锻炼者可按照自己的年龄、性别、过去锻炼经历、主观愿望及客观条件，选择快走、慢跑、登山、瑜伽、有氧体操、交谊舞、骑自行车、游泳等耐力项目，也可选用球类运动及传统养生功法项目；力量训练项目可选择拳击、举重、举哑铃、肌力器械训练等；速度训练项目可选择短跑、短距离游泳等。

2. **运动强度**　运动强度是指运动时的剧烈程度，是运动处方的核心部分，也是最困难和最需要控制的部分，是衡量运动量的重要指标之一，运动强度通常用心率、代谢当量（METs）、最大摄氧量（V_{O_2max}）、主观自感劳累程度分级（RPE）表示。由于运动强度直接关系到患者的安全和治疗效果。故在运动处方中，运动强度的选择要遵循个体化和安全性的原则。

（1）用心率表示运动强度：心率和运动强度之间存在线性关系，而且易于检测，是国际通用的方法。运动中允许达到的安全心率称为靶心率。常用的靶心率计算方法有以下三种：

1）Jungman 法：计算公式：靶心率 =180（170）– 年龄（岁）。其中年龄在 60 岁以下，无心脑血管疾病，过去经常劳动或运动者，靶心率 =180– 年龄（岁）；如年龄超过 60 岁，曾患心脑血管疾病，但又无条件进行心电运动实验的患者，或过去经常静坐工作，且不喜欢劳动或运动者，靶心率 =170– 年龄（岁）。缺点为没有考虑患者原先心脏的功能状态。

2）Karvonen 法：计算公式：靶心率 =（最大心率 – 安静心率）×（60%~80%）+ 安

静心率。本法在国外用得比较广,其缺点为没有考虑患者的个体差异情况。

3)心电运动实验法:按症状限制性心电运动实验中停止运动时的最高心率的70%~85%来计算靶心率。计算公式:靶心率=(220-年龄)×70%~85%。本方法缺点为在实际工作中需要考虑药物对患者心率的影响。

(2)用代谢当量(METs)表示运动强度:代谢当量是表示运动时代谢率对静息代谢率的倍数。用代谢当量(METs)表示运动强度在康复医学中用得较普遍。METs值可由 V_{O_2max} 计算得出,也可由心电运动实验直接检测最大 METs 值,以最大 METs 值的50%~80%作为靶强度。本方法的优点:可用于指导日常生活活动、各种家务劳动和运动锻炼等,如卧床休息为 1METs,穿、脱衣服为 2METs,游泳为 5METs 等。各种 METs 值世界卫生组织(WHO)已出版专著可供查阅。如果无此资料则需通过检测获得。

(3)用最大摄氧量(V_{O_2max})表示运动强度:是西方国家用得比较广泛的运动强度指标。最大摄氧量是机体竭尽全力运动或在运动试验中出现症状限制(呼吸急迫、心绞痛、血压或心电图异常)时每分钟输送到活动肌肉,被其摄取和利用的最大氧量,客观反映人体极限运动时的心肺功能和肌肉代谢水平。VO2max% 可由心电运动实验中直接或间接计算得出,通常取 50%~70% V_{O_2max} 作为运动处方适宜的强度范围。当运动强度 <70% V_{O_2max} 时,持续运动中乳酸不增高,血液中肾上腺素和去甲肾上腺素保持在较低水平。如果训练时运动强度 >80%V_{O_2max},则属于大运动强度,对老年人和患者的危险性会随之增加。但如果运动强度 <50%V_{O_2max} 时,又达不到训练效果。

(4)用主观自感劳累程度分级(RPE)表示运动强度:主观自感劳累程度分级是根据患者运动时的主观用力程度自我感受到劳累程度的分级方法。是衡量患者相对运动水平的半定量指标。一般采用 15 个级别的主观自感劳累程度分级方法(表 10-2)。症状限制性运动试验 RPE 运动强度要求达到 15~17 级,健康者 RPE 运动强度推荐为 12~16 级。级别分值乘以 10 大约相当于运动时的正常心率反应。由于日常运动训练中患者很难进行心率和代谢当量的自我监测,所以自我感觉到的用力程度和劳累程度是比较适用的简易判别指标,特别适用于家庭和社区康复锻炼。

表 10-2 主观自感劳累程度分级

级别	7	9	11	13	15	17	19
主观用力程度自感劳累程度	轻微用力 非常轻	稍用力 很轻	轻度用力 稍轻	中度用力 稍累	明显用力 累	非常用力 很累	极度用力 非常累

3.运动持续时间　运动持续时间是影响锻炼效果的重要因素,运动持续时间的长短与运动强度呈反比,强度大,持续时间则可相应缩短;强度小,运动时间可相应延长。除去预备活动和整理活动外,运动持续时间为 15~60 分钟,一般要求锻炼时运动强度达到靶心率后,至少应持续 20~30 分钟以上。此外,预备活动和整理活动一般要求 5~10 分钟,无

基础疾病的年轻人，预备活动和整理活动可适当缩短，但对于有心血管系统疾病的患者，通常要求预备活动和整理活动要适当延长。4~8周为基本疗程，运动效应只能维持一段时间，一旦不运动2周后机体的功能就会退缩，长期坚持运动效果最佳。

4. 运动频率　运动频率即每周运动的次数。运动间隔时间过长或过短都会影响其效果。若每次有足够的运动量，一次运动训练效应可维持2~3天，依此推算，每周训练2~3次或隔日一次即可。如果每周少于2次，通常不能有效改善心肺功能，运动训练效果不佳。在进行耐力训练时，可采用多次重复而运动强度较小的训练方法。但对于喜欢偷懒和没有运动习惯的人来说，宜每天坚持运动训练，以促使其养成良好的运动习惯。

5. 运动程序　运动程序是指运动过程及运动流程，是制定运动处方的重要内容。因为运动和内脏调节适应能力之间存在一定的间隔时间，即自主神经系统支配的心肺功能不能随肌肉运动的开始而很快适应。所以通常将一次完整的运动训练过程分为3个阶段：

（1）预备运动（warm-up）：即准备活动。是指运动前为适应即将到来的运动强度而进行的热身运动。可防止因突然的运动应激导致肌肉损伤和心血管意外。一般要求时间为5~10分钟，心率每分钟增加20次。一个逐渐增加运动强度的过程可提高肌肉温度，增强心肺功能，减少肌肉损伤，降低心肌缺血风险。常见运动方式：全身柔软体操、牵伸肌群练习、呼吸练习和慢跑等。

（2）训练运动（aerobictraining）：是有氧训练运动处方的核心部分。根据运动处方中制定的运动项目、运动强度、运动时间、运动频率进行锻炼。患者达到靶心率的运动时间不少于10~15分钟，一般为15~40分钟。有氧运动可分为持续训练、间断训练、循环训练和循环–间断训练四种方法。

1）持续训练法（continual training）：通常选择医疗步行、快走、慢跑、健身跑、骑自行车等项目，患者可根据运动处方制定的强度进行持续训练，强度宜偏小，为$60\%~75\%V_{O_2max}$，可每运动5分钟测一下自己的脉搏，以确定是否达到靶心率，如未达到，要加快速度；如已达到，要继续保持。要求完成运动后有劳累感，但不会影响日常活动。本法适用于健康人或经过一段时间训练后的患者。

2）间断训练法（interval training）：是指在运动训练的过程中适时中断，给予患者一定的时间休息，以缓解运动导致的应激刺激，可减少发生心律失常的风险。休息方式可采取被动休息，即完全不动；也可采取主动休息，即用其他的活动方式来替代运动的肌群。一般运动和休息的时间之比为1：1或1：1.5，由于休息时间过长可能会影响训练效果；故可适当提高运动强度，为$75\%~80\%V_{O_2max}$，但累计达到靶心率的运动时间不能少于10~15分钟。本法适用于心脏病患者。

3）循环训练法（circuit training）：是由一组不同运动方式组成的运动套餐，通常是大肌群运动、小肌群运动、动力性运动、静力性运动互相交替，反复依次进行。本法可同时用于提高患者有氧能力和无氧能力。也可只进行动力性运动以增强肌肉耐力，只需通过上肢、下肢和躯干交替运动即可达到训练目的。运动训练项目内容丰富，包括功率自行车、划船训练器、上臂旋转器、舞蹈、传统养生功法等，易于被患者接受。运动强度同持续训练法。

4）循环 – 间断训练法（circuit-interval training）：指采取循环训练法和间断训练法互相结合、交替进行的一种训练方法。本法既能提高患者兴趣，又可间断休息，运动强度不能太大，达到靶心率的运动时间不能少于 10~15 分钟。具体方法见循环训练法和间断训练法。

（3）整理运动（cool-down）：即放松活动。是指高强度运动训练后进行较低强度的放松性运动。其运动强度与准备活动相似，放松方法有散步、慢跑、抖动肢体、按摩、放松体操等，时间为 5~10 分钟。患者运动训练后不宜立即停止运动，而应作一些轻松的整理运动以保持良好的静脉回流，维持一定的心输出量，防止出现直立性低血压或诱发心血管意外。

6. **注意事项**　注意事项主要说明运动时的安全问题，提醒运动者或患者加以注意，以防止意外发生，是每个完整运动处方必须包含的内容。

（1）重视体检：为了保证运动的安全性，参加运动前要认真地进行全面的身体检查，特别要注意心血管系统的功能检查和运动器官的检查。

（2）循序渐进：必须遵守运动生物学原理严格制定运动量和运动程序，循序渐进的安排运动流程，否则会超出人体的负荷能力，损害患者健康，甚至发生致命的危险。

（3）运动处方与规律的生活习惯相结合：运动处方的制定与参加运动的习惯和爱好相结合，可提高训练效果。运动时间可不受限制，但下午运动比上午好；患者要尽力戒除不良嗜好，如嗜烟、酗酒等；要根据气温的变化随时采取相应的措施；运动后大汗淋漓，不要立刻洗澡，冷水和热水均不适宜。

（4）预防发生运动性损伤：充分的准备活动和放松活动是预防发生运动性损伤和心血管以外的关键措施，除此以外，还要选择适当的运动方式。

（5）注意营养问题：营养是患者在运动中维持体能的基础，运动处方的制定经常会忽略营养问题，由于营养的不合理造成患者运动器官的生物结构出现问题，运动时所需的营养物质供应不足会导致运动机能下降，不能很好地完成运动处方制定的运动计划。应主要注意的营养问题包括：能量供需应平衡；蛋白质供给应充足；水、维生素和无机盐的摄入应充分；食物应多样化；培养良好的饮食习惯。

7. **运动处方的格式**

（1）运动处方基本格式如下：

运动处方基本格式

姓名：＿＿＿性别：＿＿年龄：＿＿周岁　职业：＿＿联系地址：＿＿＿＿＿＿　电话：＿＿＿

一、现有疾病诊断：————————————— 就诊日期：—年—月—日

1. 心电图检查：＿＿＿＿＿＿＿＿＿ 静息心率：＿＿＿＿＿次／分 血压：＿＿＿＿mmHg

2. X 线检查：＿＿＿＿＿＿ CT 或 MRI 检查：＿＿＿＿＿＿ B 超检查：＿＿＿＿＿

3. 化验检查：血常规：＿＿＿＿ 尿常规：＿＿＿＿ 空腹血糖：＿＿＿＿ 甘油三酯：＿＿＿＿

脂蛋白：＿＿＿＿ 总胆固醇：＿＿＿＿ 肝功能：＿＿＿＿＿ 肾功能：＿＿＿＿＿

4. 运动试验：＿＿＿＿＿＿＿＿＿ 最大运动负荷心率：＿＿＿＿＿次／分

5. 体质强壮指数：强壮 优良 中等 体弱 体型：一般 消瘦 超重 肥胖

二、体质测量及身体素质测验：＿＿＿＿＿＿＿＿＿＿＿＿＿

三、肢体长度、围度及皮脂厚度测量：＿＿＿＿＿＿＿＿＿＿＿

四、运动处方选定：

预计每日得分：＿＿＿＿ 每周得分：＿＿＿＿ 锻炼预计消耗能量：＿＿＿＿千焦／日或千焦／周

1. 锻炼目的：＿＿＿＿＿＿＿＿＿＿＿＿＿＿＿＿＿＿＿

2. 最大有氧能力：＿＿＿＿＿＿＿＿＿ 代谢当量（METs）：＿＿＿＿＿

3. 运动项目及时间分配：＿＿＿＿＿＿＿＿＿＿＿＿

4. 运动强度：心率控制在＿＿＿＿次／分，相当于最大摄氧量的＿＿＿＿＿%，靶心率＿＿＿＿次／分

5. 锻炼次数及每次持续时间：每天＿＿＿＿次，每周＿＿＿＿次，每次＿＿＿＿分钟

最大运动负荷心率：＿＿＿＿＿＿次／分

6. 注意事项：＿＿＿＿＿＿＿＿＿＿＿＿＿＿＿＿＿＿＿＿＿

7. 准备活动项目：＿＿＿＿＿＿＿＿＿＿＿（5~10分钟）；心率：＿＿＿＿次／分

8. 整理活动项目：＿＿＿＿＿＿＿＿＿＿＿（5~10分钟）；心率恢复时间：＿＿＿＿分钟

9. 运动处方注意事项：

医师签名：＿＿＿＿＿＿ ＿＿＿＿年＿＿＿月＿＿＿日

（2）运动处方简要格式如下（表10-3）：

表10-3 运动处方简要格式

阶段	慢跑	步行	重复时间	总时间（min）	总距离（m）
第1周	30s	30s	开始8次，每天增1次，加至12次	8~12	500~800
第2周	1min	30s	开始6次，每天增1次，加至10次	9~15	1200~2400
第3周	2min	30s	开始6次，每天增1次，加至10次	15~25	2400~4000
第4周	4min	1min	开始4次，以后加至6次	20~30	3200~4800

五、有氧训练的常用方法

（一）低强度耐力训练

运动处方如下：

运动目的：提高有氧运动能力、减轻体重、减少体脂、降低心血管疾病风险。

运动项目：健身走、散步、慢跑、健身操等。

运动强度：低、中等。以目标心率（最大心率 40%~60%），主观自我感觉劳累程度计算得出 RPE<12（轻度），最大摄氧量或运动测试最大功率的 40%~60%。

运动时间：每次 10~15 分钟，维持 6~8 周以上。

运动频率：每周 3~4 次。

注意事项：每日监测血压及心率，低盐低脂饮食。

适用人群：老年人、亚健康人群、病情稳定、心肺功能较差的心脑血管疾病患者等。

（二）中等强度耐力训练

运动处方如下：

运动目的：提高有氧运动能力、增强心肺功能、减轻体重、降低心血管疾病风险。

运动项目：健身走、上下楼梯、登山、慢跑等。

运动强度：中、高等。以目标心率（最大心率 60%~75%），主观自我感觉劳累程度计算得出 RPE=12~13（中度），最大摄氧量或运动测试最大功率的 60%~75%。

运动时间：每次 30 分钟，维持 6~8 周以上。

运动频率：每周 4~5 次。

注意事项：每日监测血压及心率，低盐低脂饮食。

适用人群：老年人、亚健康人群、肥胖症、病情稳定、心肺功能较好的心脑血管疾病患者等。

（三）高强度肌力和耐力间歇性训练

运动处方如下：

运动目的：提高有氧运动和无氧运动能力、增强心肺功能、降低疲劳感。

运动项目：功率自行车、游泳、提重物、举哑铃、中速跑等。

运动强度：高等。以目标心率（最大心率 75%~90%），主观自我感觉劳累程度计算得出 RPE=14~16（重度），最大摄氧量或运动测试最大功率的 75%~90%。

运动时间：每次 2~5 分钟，3~6 组，每组间隔 1~2 分钟，维持 6~8 周以上。间隔期可以休息，也可以把运动强度降低最大心率 20%~30%。

运动频率：每周 4~5 次。

注意事项：训练过程中密切注意监测血压及心率，低盐低脂饮食。

适用人群：健康及亚健康人群、病情稳定、心肺功能较好的心脑血管疾病患者等。

（四）以肌力训练为主，耐力及柔韧性训练为辅。

运动处方如下：

运动目的：提高有氧运动和无氧运动能力、增强肌力，改善心肺功能、减低体重、提高肌力、增强肢体柔韧性。

运动项目：功率自行车、快速跑、提重物、举哑铃、医疗体操等。

运动强度：高等。力量训练前后进行有氧运动和伸展练习，以目标心率（最大心率75%~90%），主观自我感觉劳累程度计算得出 RPE=14~16（重度），最大摄氧量或运动测试最大功率的 75%~90%。

运动时间：力量练习时间为 30 分钟，有氧练习和伸展练习时间分别为 10 分钟。每次 2~5 分钟，连续完成 12~13 次，3~6 组，每组间隔 1~2 分钟，维持 6 个月以上。

运动频率：每周 4~5 次。

注意事项：力量训练前必须进行准备活动，力量练习中的每个动作要慢速完成；训练过程中密切注意监测血压及心率，低盐低脂饮食。

适用人群：健康及亚健康人群、病情稳定、心肺功能较好的心脑血管疾病患者等。

复习思考

1. 临床常用的呼吸训练技术包括哪些？

2. 心功能训练技术应该如何进行？

3. 有氧训练的运动处方包括哪些内容？

模块十一

牵引技术

【学习目标】

掌握各种牵引技术的临床应用及操作方法。

熟悉各种牵引技术的适应证及禁忌证。

了解牵引技术的基本概念及分类。

项目一 概述

一、概念

牵引（traction）是指运用作用力与反作用力的力学原理，通过手法、器械或电动装置产生的外力，作用于人体脊柱或四肢关节，使关节发生一定的分离、关节周围软组织得到适当的牵伸，从而达到治疗目的的一种康复治疗技术。

牵引与牵伸（tretching）的区别在于牵引的主要目的是牵拉关节，而牵伸的目的是牵拉肌肉、韧带等软组织。

作用于脊柱（颈椎或腰椎）的力为人体轴向牵引力，而四肢关节一般为切线牵引力（图11-1）。牵引治疗的效果与牵引角度、重量、时间即力学三要素密切相关。

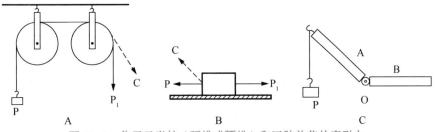

图 11-1 作用于脊柱（颈椎或腰椎）和四肢关节的牵引力

A、B 作用于脊柱的力 C 作用于四肢关节的力

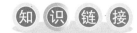

牵引技术的发展简史

　　牵引技术发展的雏形：公元前四世纪，Hippoerates 的著作中就有应用牵引治疗腰痛的记载，同时还可施以按压或踩跷手法。中国古代医学文献中也有"导引按跷"、"摇筋骨，动支节"和"引挽腰体，动诸关节"治病的记载。

　　西医学特别是脊柱解剖、生理、生物力学的发展以及牵引设备的更新，为现代牵引技术的发展和临床应用奠定了理论基础。近年来，牵引技术的发展，从较原始的自重牵引逐步发展形成重锤牵引、机械牵引和电动牵引。牵引重力来源由简单的人工或机械装置逐渐被微电脑控制的电子机械装置所代替，使单一不变的牵引角度、重量、时间参数组合变成数码调节的多种多维参数组合。有各种各样的电动和数码控制的牵引装置，特别是电脑三维电动牵引系统投入临床应用，在人体轴向牵引的基础上模拟传统手法操作，并增添了成角、旋转等功能，拓宽了牵引治疗临床应用范围，提高了牵引治疗的效果，使古老的牵引疗法焕发了新的生机。

二、牵引技术分类

　　1.根据治疗部位　分为脊柱牵引（包括颈椎牵引、腰椎牵引）和四肢关节牵引（包括皮牵引、骨牵引）。

　　2.根据牵引时患者体位　分为坐位牵引和卧位牵引（仰卧位牵引、俯卧位牵引）。

　　3.根据牵引时患者身体的垂直方向　分为水平位牵引、斜位牵引和垂直位牵引。

　　4.根据牵引重量来源　分为滑车－重锤牵引、身体自重牵引、徒手牵引和电动牵引。

　　5.根据牵引的时间长短　分为长时间牵引和短时间牵引。

　　6.根据牵引力作用的时间　分为持续牵引、连续牵引和间歇牵引。

三、牵引的生理效应

　　若按照正确的规程操作，牵引可以相应地产生一系列生理效应。

　　1.松动关节　牵引使关节内关节面发生分离，关节周围软组织被牵拉，关节间隙增大，使关节松动，关节活动度增大，纠正关节半脱位、解除滑膜嵌顿。例如：针对冻结期肩周炎患者的肩关节囊挛缩，肩关节的牵引可牵拉关节囊及肩关节周围软组织，改善肩关节活动度；对脊柱小关节紊乱者，可通过脊柱牵引松动小关节、改善小关节对位不良。

　　2.解除压迫　牵引使关节间隙增大，解除关节周围被压迫的组织结构。例如脊柱牵引使椎体间隙增大、椎间孔增大、横突间隙增大，可解除椎间盘的压迫，利于突出髓核的回纳，缓解因椎间孔狭小而压迫神经根等疼痛敏感结构，改善横突孔内扭曲的椎动脉。

3. 放松肌肉和软组织　实验观察腰椎牵引时骶棘肌的肌电活动，结果表明，腰椎牵引使肌肉可较好地放松，缓解因肌肉紧张或痉挛造成的腰部疼痛。

4. 提高血液循环和淋巴回流　牵引有助于局部血液循环和淋巴回流，改善充血造成的循环不畅，促进炎症等有害物质的消退和水肿的吸收。

5. 神经生理效应　牵引可降低 α 运动神经元的兴奋性，减少肌肉不自主收缩，缓解肌肉痉挛，减轻疼痛。

四、牵引技术的选择

1. 坐位牵引　颈椎牵引常用体位，适于患者有眩晕症状，上颈椎不调，或者不能忍受卧位。优点是操作简便，缺点是患者不固定，牵引角度容易发生变化。

2. 卧位牵引　优点是患者放松，可耐受长时间的牵引治疗；且患者卧于床上易于固定，牵引角度在治疗期间不易发生改变。

3. 滑轮－重锤牵引　利用滑轮转换力的方向，用重锤等重物充当牵引力的牵引方法，适于小重量长时间牵引。优点是操作简便，设备简易经济，患者也可在家庭中应用。

4. 机械牵引　利用电动装置施加牵引力，是国内最为普遍的牵引方法。优点是可以设置多种模式，牵引过程中可改变牵引力大小。

5. 徒手牵引　是治疗师握住患者肢体或头部施加牵引力，持续数秒。优点是治疗师在治疗过程中随时操作，不受场地和设备的限制。缺点是不能客观测到牵引力大小，治疗时间短暂，不能长时间持续。通常用于评定牵引的疗效。

6. 静态牵引　牵引过程中牵引力一直持续存在，没有间断。根据牵引时间长短分为持续牵引和持久牵引。持续牵引一次的治疗时间为数分钟到数小时。持久牵引一次治疗时间一般大于24 小时。静态牵引的重量小，持续时间长，分离关节效果明显，有利于痉挛肌肉的放松。

7. 间歇牵引　牵引时牵引力节律性地施加，即牵引过程中间断并且有规律地出现牵引力。间歇牵引易于促进关节周围血液循环，利于关节及其周围组织的营养，易于炎症的消退，并可刺激本体感觉的输入，适于退行性关节炎所致的关节僵直和疼痛。有研究表明，间歇牵引扩大椎间隙的程度是静态牵引的两倍，并且间歇牵引给患者带来的不适要小于静态牵引。同时间歇牵引可调节间歇与牵引力保持的时间，适于激惹性高的疼痛，通过缩短牵引时间，增加间歇时间，减小关节间隙分离，减少对疼痛关节的刺激。

随着社会的不断进步，越来越多的工作需要利用电脑来完成，大学生、中学生甚至是小学生越来越依赖手机，随之而来的是众多的患有颈椎病或者有颈部不适的人群，如何减

轻"低头族""上班族"的不适，是我们需要探讨的话题

项目二 颈椎牵引技术

一、概述

1. 定义　颈椎牵引是通过徒手或器械等手段施加牵引力到颈椎，使颈椎椎体和颈椎小关节发生分离，椎间孔增大，颈椎周围软组织和肌肉被牵拉，改善因压迫、肌肉痉挛、关节紊乱等因素导致的颈部疼痛，是康复临床常用治疗手段。

2. 颈椎牵引的影响因素

（1）牵引重量　牵引力达到 9~11kg 可使颈椎生理曲度变直。一般使用患者体重 7%~10% 牵引重量可以使颈椎椎体发生分离，如果是坐位牵引，牵引重量在 9.08~13.62kg 基本可以增大颈椎椎间隙。但是如果针对寰枕关节和寰枢关节，牵引重量应该稍小一些，3.73kg 左右最合适。有研究表明，牵引重量大只能在短时间内对颈椎椎间隙产生显著的分离效果。

（2）牵引时间　针对小关节紊乱牵引治疗时间建议 15 分钟，针对神经根压迫牵引治疗时间建议 30 分钟。一些研究显示，小重量和短时间疗效更显著。治疗没有必要追求大重量和长时间。

（3）牵引角度　颈椎牵引角度可以通过观察牵引绳与患者身体之间的夹角获得，不同牵引角度对颈椎不同节段分离效果有很大的影响。一般来说，牵引角度在颈椎中立位或者稍伸展位，寰枕关节和寰枢关节分离效果最明显；牵引角度在颈椎屈曲 10°~20°，第 2~5 颈椎牵引效果最显著；牵引角度在颈椎屈曲 25°~30°，第 5~7 颈椎其他关节牵引效果明显。屈曲 24° 是保证颈椎生理曲度变直而不出现反弓的最大角度。

（4）患者体位　一般颈椎牵引采用坐位或者仰卧位。①仰卧位牵引时，患者可以全身放松，牵引角度容易固定。注意患者要躺在床的中间，身体与床的长轴平行，避免影响牵引角度。为使患者充分放松，可以在膝下垫一个枕头，以便放松腰背部。②坐位牵引是有眩晕症状的颈椎病患者常采用的体位，因为眩晕的患者不能耐受卧位。座椅最好有靠背，这样可以适当固定患者，保持牵引角度不变。患者双脚要平踩于地面。

（5）牵引模式　研究表明，在较大的牵引重量下间歇模式的不适感要少于持续模式，且间歇模式与持续模式相比可以使椎间隙分离更大。

二、颈椎牵引适应证和禁忌证

（一）适应证

1. 颈椎牵引广泛应用于神经根型、椎动脉型、颈型颈椎病，还可用于颈椎关节功能紊

乱、颈椎侧弯、后突畸形、颈椎骨折、脱位的固定。

2.枕颌带牵引可作为急性颈椎骨折、脱位等外伤的临时应急措施。

3.颈部肌肉痉挛、颈椎退行性疾病、肌筋膜炎等引起的严重颈肩痛，牵引可使肌肉松弛，改善局部血液循环。

4.用于儿童的自发性寰枢关节半脱位。

（二）禁忌证

1.颈椎结构完整性受损害时　如颈椎及其邻近组织的肿瘤、结核等疾病，颈椎邻近有血管损害性疾病，颈内动脉严重狭窄有斑块形成。

2.颈椎活动绝对禁忌的疾病　如颈椎严重失稳，颈椎椎体骨折，颈脊髓明显受压，颈椎突出的椎间盘破碎，陈旧性颈椎外伤未愈者，重要内脏器官功能不全，出血性疾病，动脉瘤。

3.牵引治疗后症状易加重的疾病　如颈部肌肉等周围软组织急性拉伤、扭伤、急性炎症等；严重的骨质疏松，强直性脊柱炎，类风湿关节炎，先天性脊柱畸形，妇女月经期，孕妇等。

4.相对禁忌的疾病　如椎动脉硬化、畸形，心肌梗死恢复期，脑动脉硬化，高血压和心脏病患者。脊髓型颈椎病脊髓受压较明显者应慎用或不主张采取牵引治疗。

三、常用颈椎牵引技术

常用颈椎牵引技术有坐位重锤牵引、卧位重锤牵引、卧位斜面自重牵引、电动牵引、充气式气囊牵引和自我牵引等。

（一）坐位重锤牵引

1.牵引体位　取坐位，根据目的和要求不同，有 3 种坐姿：颈椎中立位、前屈位和后伸位牵引（图 11-2）。

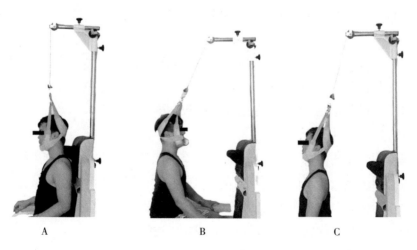

图 11-2　坐位颈椎牵引

A 中立位　B 前屈位　C 后伸位

2. 牵引参数　颈椎牵引参数是指牵引的角度、重量和时间，与治疗效果密切相关。

（1）颈椎牵引的角度：即沿身体纵轴的牵引力与重锤之间的夹角。选择牵引角度的关键是将牵引的最大应力更好地集中在病变部位。可选择的牵引角度有前屈位、中立位和后伸位，在临床上可根据颈椎病的分型和颈椎 X 线片表现来决定牵引角度。①前屈位颈椎牵引：颈椎前屈 $10°$ ~$30°$ 可使颈椎间隙显著增宽。前屈位颈椎牵引更接近日常生理运动范围，临床应用最多。常用于神经根型颈椎病。一般来说，C4~C5 病变时，前屈 $0°$ ~$5°$ ；C5~C6 病变时，前屈 $10°$ ~$15°$ ；C6~C7 病变时，前屈 $20°$ ~$25°$ ；C7~T1 病变，前屈 $25°$ ~$30°$ ；当病变在上颈段时，可采用小角度前屈或中立位牵引。②中立位（垂直位）颈椎牵引：中立位（前屈 $0°$ ~$5°$ ）牵引可使颈部肌肉获得较好的放松，使颈椎生理弧度逐渐消失、变直，使扭曲的椎动脉舒展、伸直、血液畅通，改善脑组织血液供应。可以避免因脊柱前屈或后伸运动导致脊髓与椎管的异常摩擦。常用于椎动脉型和脊髓型颈椎病。③后伸位颈椎牵引：后伸位（$5°$ ~$10°$ ）牵引可以防止寰椎向前滑动，加强寰枢关节的稳定性。主要应用于寰枢关节半脱位和颈椎生理屈度变直或反弓状态的颈椎病。

（2）颈椎牵引的重量：①正常成年人为体重的 10%，年老体弱者为体重的 5%。②首次牵引从 3~6kg 开始，牵引最大重量不得超过 20kg。③颈椎牵引力量受多种因素影响，临床上应根据患者个体差异和病情变化，随时调整牵引重量。

（3）颈椎牵引的时间：①牵引时间：每次 10~30 分钟，最佳的牵引时间是每次 15~20 分钟。②牵引频率及疗程：门诊患者一般牵引 1 次 / 天，住院患者牵引可 2 次 / 天。10 次为一疗程，直到症状体征消失，一般需要 2 个疗程。

3. 临床应用及注意事项

（1）适合于各型颈椎病。

（2）椎动脉型、交感型颈椎病的急性发作期以及神经根型颈椎病的急性神经根水肿期暂缓牵引。

（3）脊髓型颈椎病有硬膜囊受压时慎用牵引，如有脊髓严重受压时则禁忌牵引。

（4）治疗 1 周症状无改善，需重新评估并调整治疗参数。

（5）过长疗程或常年在家自行牵引有可能导致颈椎关节不稳。

（二）卧位重锤牵引

卧位重锤牵引包括床头牵引和床上斜面自重牵引两种。床头牵引指利用枕颌套通过床头滑轮直接悬挂重量进行牵引的方法。优点是肌肉易放松、较小的牵引重量就可克服肌肉张力，达到牵引目的。一般在医院或病房进行。床上斜面自重牵引是指利用自身体重作为对抗牵引重量达到治疗目的的方法，可在医院或家里进行。

1. 床头牵引　优点是牵引角度容易调整，患者位置稳定，不容易发生异常运动。

（1）牵引体位　取仰卧位，患者颈椎前屈 $20°$ ~$30°$ 。

（2）牵引参数　①牵引角度：利用枕头调整牵引角度，使颈部保持在正常生理弧度或自然、舒适的前屈位下做持续牵引。②牵引重量：持续牵引重量为体重的5%~10%，一般从2~3kg开始，每天增加1kg，最大不超过5~6kg，维持牵引一段时间后根据患者的治疗反应适当调整牵引重量；持续牵引重量从2~3kg开始，逐渐增加至为4~5kg。③牵引时间：持续牵引每次20~30分钟，1~2次/天；持续牵引为6小时/天以上，每2小时需休息10~15分钟。

（3）临床应用　适用于年老体弱、眩晕和病情较重者以及不习惯坐位牵引者，特别是对颈椎病合并急性损伤或脊髓型颈椎病患者。

2. 床上斜面自重牵引

（1）牵引体位　取仰卧位，患者头部垫10cm高的硬枕，使颈椎前屈。固定枕颌牵引套并使两侧延长绳固定于床头，借助患者身体重量的下移趋势进行牵引。

（2）牵引参数　牵引时间在10~30分钟以内，初始治疗5~10分钟，以后根据患者的治疗情况调整牵引时间；1~2次/天，10次为一个疗程，可牵引1~2个疗程。

（3）注意事项　①睡前停止牵引，以保证患者睡眠充分；②可以在家中进行，但是患者必须经过治疗师指导并掌握了牵引技术、了解注意事项，方可自行牵引；③牵引后症状缓解不明显或出现异常情况应重新评估。

（三）电动颈椎牵引

由电动牵引装置提供颈椎牵引动力。可做持续牵引和间歇牵引，根据个体差异可进行不同重量和时间的多种组合。

1. 牵引体位　仰卧位，可做持续牵引和间歇牵引。

2. 牵引参数

（1）持续牵引重量和时间：重量约相当于患者体重的10%；时间一般是15~20分钟。

（2）间歇牵引重量和时间：重量可稍加大，从10kg左右开始；时间和间歇时间比例按3：1或4：1的原则设定，一般是牵引30秒、间歇10秒；牵引治疗15~20分钟。

3. 临床应用

（1）持续牵引：适用于脊髓型颈椎病之外的各型颈椎病患者。急性期患者最好先采用持续牵引治疗。

（2）间歇牵引：适用于颈部有显著改变的退行性疾患和颈部运动明显受限者；有明确的神经根受损体征，但无神经根性水肿、炎症的患者。间歇牵引对椎动脉型和混合型颈椎病疗效较好。

（3）询问患者对牵引治疗的反应，有无头晕、头痛、恶心、呕吐等不适症状，对患者进行再次评估。

（4）记录牵引重量、时间、体位等相关数据，作为下一次牵引治疗调整牵引参数或终止治疗的依据。

4. 注意事项

（1）通过阅读操作手册熟悉牵引装置，了解牵引装置的性能、限制和有关参数的调节范围。

（2）在启动牵引装置前，牵引力、牵引时间和间歇时间等所有控制参数在显示器上应为"0"，若不为"0"，则必须回零。关机时应逐渐地降低牵引力量，使牵引绳完全放松，显示器上所有控制参数显示为"0"，再关机。从牵引弓上卸下牵引套。

（3）根据患者的临床诊断、分型、影像学结果及体重设定牵引参数。

（4）治疗师对患者进行颈椎牵引技术和安全指导，除去耳机、眼镜等易影响牵引带放置的物品；并告知牵引过程中可能出现的不良反应。

（5）在牵引治疗过程中，治疗师应密切观察患者的治疗反应，一旦出现异常反应或症状加重，需立即停止治疗，应指导患者使用应急开关停机。

（6）初次电动牵引治疗的患者，必要时可先用徒手牵引方法或试验性机械牵引，一般采用3kg左右2~3分钟间歇牵引的方法，在除去牵引重量后，对患者的症状进行再次评估，决定是否采用电动牵引治疗。

（四）充气式气囊颈椎牵引

1. 牵引方法

（1）将颈围固定于颈部，调节颈围大小，固定好搭扣。拧紧气阀旋钮，将乳胶管中钢珠推回管囊气阀中，手握乳胶球反复充气至使用者感觉症状明显减轻为最佳。

（2）制动固定可长期使用，颈椎牵引以中小力量牵引每次20~30分钟。每天1~2次，疗程10~20次。

（3）使用结束，将乳胶管中钢珠推回管囊中，再将气阀帽旋钮拧松慢慢地放气，并从颈部取下。

2. 临床应用

（1）适合于轻度颈椎病，颈椎小关节急性损伤、功能紊乱需要固定的患者。

（2）治疗时应充分保持颈部放松，增强牵引效果。

（3）充气时必须按照循序渐进的原则。

（4）治疗前必须经过专科医生指导方可自行进行颈椎充气颈围牵引，防止出现意外。

（五）自我牵引

自我牵引是患者将手放在下颌处，拇指托住下颌，其余四指和手掌托住枕部，垂直向上用力托头部，把颈椎拉长的一种方法，可使患者临时缓解症状。操作方法为：双手置于耳下乳突处和枕后，用力向头顶方向提，持续5~10秒，连续3~4次。

四、注意事项

1. 治疗前必须给患者做症状和体征评定，根据患者个体情况选择恰当牵引方法和强度。治疗后必须再次评定，总结疗效。

2. 颈椎牵引带佩带要尽可能舒适，并且牵引带要带在正中，两侧对称。如果牵引带不对称，会使作用在颈椎上的牵引力方向改变。

3. 注意牵引时要让患者取下眼镜、耳机等影响牵引带的物品。

4. 治疗过程中治疗师不能远离患者，若患者出现心慌、头晕、四肢麻木等症状应及时停止牵引。

5. 牵引结束后应让患者适当休息，然后再离开治疗室。

五、不良反应及其预防

（一）治疗后症状加重

1.. 不适合牵引治疗　治疗前先给患者做手法牵引或者3~5分钟小负荷的牵引实验观察患者症状和体征，如果有好转可以进行正式治疗。如果加重需要考虑其他治疗。

2. 牵引负荷过大　负荷过大不仅不能放松肌肉，还会让肌肉抵抗，小关节面被压缩变窄。牵引重量过大不仅可以加重疼痛还可能造成颈椎结构的损害。

3. 牵引力不对线　如果颈椎牵引带在患者头部有扭曲，左右不对称，或者两侧连接牵引弓的部分长度不一致，会影响牵引角度，使颈椎椎体受到旋转和侧屈等方向的应力，影响牵引效果。所以在牵引前一定要检查牵引弓是否与地面和身体横轴平行，牵引绳是否与身体纵轴平行，保证牵引力的对线。

（二）颞颌关节疼痛

使用枕颌牵引带时，由于重量通过下颌带传递至牙齿，颞颌关节成为负荷关节。如果牵引带过紧或者牵引力较大，会引起颞颌关节疼痛或脱位。若此种情况发生，需要注意枕颌牵引带的松紧度。佩带后可以让患者做张嘴和点头的动作，如果患者不能做出动作，说明牵引带过紧。

如果患者有颞颌关节脱位史或者疼痛，可以用纱布全牙垫放于后牙间，缓解来自于牵引带下颌部分的压力。枕颌牵引带连接的横弓越宽越好，可以减低对颞颌关节的压力。如果上述方法都无效，患者仍然有颞颌关节疼痛或脱位，使用不需要下颌带的牵引带。

由于从事重体力劳动人群占很大比重，患有腰腿痛的患者数量逐年增加，腰腿疼痛给患者带来极大的痛苦，一旦发现有腰腿疼痛的症状，要早期采取有效的治疗措施，对患者的康复意义很大。

项目三 腰椎牵引技术

一、概述

1.定义 腰椎牵引技术是指通过徒手或器械等手段施加牵引力至腰椎，使腰椎椎体、小关节分离，椎间孔扩大、腰椎周围软组织被牵拉，从而改善因压迫、肌肉痉挛、关节紊乱等因素所致腰腿部疼痛的治疗技术。

2.腰椎牵引的影响因素

（1）患者的体位：患者的体位如何选择，主要考虑腰椎屈伸的程度及患者的舒适度。

①俯卧位：此时腰椎处于伸展位，腰椎前间隙增大，使椎间盘前部压力减小。另外重力使椎间盘向前，若在此体位下牵引可使椎间盘前移，有助于向后突出的椎间盘还纳。若患者采取此体位时腹部下垫枕，则可改变腰椎曲度。垫枕较高，腰椎成屈曲位；垫枕较低，腰椎可成中立位，椎间隙也发生变化。

②仰卧位：此体位下，髋关节屈曲程度越大，腰椎椎体间隙后部分离程度越大，以腰4~腰5、腰5~骶1为著，此时椎间隙前部分离程度不明显。在患者膝下垫枕使髋关节屈曲，通过改变垫枕的高度来改变髋关节屈曲角度。髋关节中立位，腰椎中部和上部椎间隙后部分离程度最明显。

根据患者的实际情况选择相应的体位。若椎间盘向后膨出，可选择俯卧位；若椎间孔或小关节受累，则可选择仰卧位，需要根据病变受累节段调节髋关节屈曲角度。体位选择的初衷是让患者感觉舒适，否则不利于患者腰背肌放松，会影响牵引效果。如果患者因疼痛明显或者无法放松，取仰卧位时可以在膝下垫枕，俯卧位时可在腹部和小腿前垫枕，尽量使患者放松。

（2）牵引时间：牵引时间取决于患者的病情及舒适度。一般为20~40分钟，根据患者的舒适程度适当调节时间。若诊断有神经根压迫问题，牵引时间30分钟左右；若诊断有小关节问题，牵引时间为15分钟左右。

（3）牵引重量：牵引重量取决于患者体征、症状、体重。牵引重量应是患者可以接受的范围。通常首次牵引重量选择大于体重的25%，适应后逐渐增加，最后达到合适的牵引重量，大的牵引重量可能会致腰椎损伤。

二、腰椎牵引适应证和禁忌证

（一）适应证

1.腰椎小关节和腰椎对线问题，如腰椎前凸畸形、腰椎侧弯畸形（肌肉纤维化或钙化不建议）、小关节紊乱。

2.因神经根压迫导致腰痛及下肢疼痛、麻木等感觉异常。

3.腰背部肌肉痉挛导致的疼痛。

4.其他被动治疗无效者。

（二）禁忌证

1.腰背部急性损伤、骨折。

2.有马尾神经综合征表现的腰椎管狭窄症、严重的骨质疏松、强直性脊柱炎、腰椎结核、恶性肿瘤导致的腰部疼痛。

3.妊娠、经期妇女。

三、常用腰椎牵引技术

（一）机械牵引

1.患者体位　一般选择仰卧位，患者双手自然放于身体两侧（图11-3）。需治疗的腰椎节段对准分离牵引床的床体分离处，牵引前须在膝下垫枕以达到屈髋的目的。

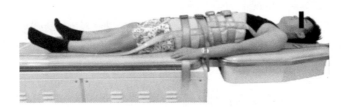

图11-3　腰椎机械牵引

2.准备　固定带系于胸廓下部，为达到效果可使下端略紧。系好固定带嘱患者深呼吸，若出现呼吸不畅，说明固定带过紧需要适当调节；牵引带系于骨盆处，系好牵引带让患者做骨盆前后倾动作和左右旋转动作，若做不出动作说明牵引带系得过紧需要适当调节；检查患者身体与牵引绳的对线，患者需躺在床中间，身体长轴、床长轴与牵引绳要平行。

3.参数　机械分离牵引床需要调节以下参数：牵引重量、牵引时间（治疗时间、牵引时间、间歇时间）、牵引模式（间歇牵引、持续牵引）。调好参数后，打开床体分离开关，最后打开电源开关，开始治疗（图11-4）。

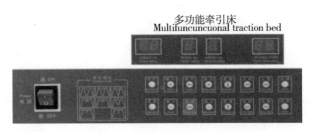

图11-4　多功能牵引床操作面板

（二）徒手牵引

1. 患者体位 患者仰卧位，下肢可有自然伸直和屈膝屈髋 90° 两种姿势。

（1）患者双下肢自然伸直，仰卧于治疗床上，床高约平治疗师髋关节平面。治疗师站于患者足端，手握患者踝部，手臂自然放于身体两侧，身体向后倾倒，利用身体倾倒的力量传递到手臂牵拉患者，切不能单纯使用手臂的力量。

（2）患者屈髋屈膝位，治疗师半蹲位肩部平患者抬腿时膝关节高度，抱住患者大腿，患者小腿自然搭于治疗师肩部，治疗师身体向后倾倒，用身体的力牵拉患者。

2. 治疗时间 一次牵引维持 15~30 秒，重复 1~2 次。开始牵引时要缓慢用力，如果用力过快过猛会导致患者肌肉紧张，影响牵引效果，尽可能持续均匀用力，保证牵引效果。

四、注意事项

1. 牵引前向患者做好解释工作，消除患者紧张情绪，嘱其牵引时正常呼吸不要用力对抗。高龄或体质虚弱者牵引时，以电动牵引床轻度牵引为宜。

2. 牵引前固定带要系紧，以不妨碍患者正常呼吸为度，同时应防止卡压腋窝，以免造成臂丛神经损伤。两侧牵引带应对称，松紧一致。

3. 牵引前可进行腰部热疗，有助于放松腰部肌肉，避免拉伤。牵引中或牵引后可配合其他治疗，如药物、物理因子或推拿手法等综合治疗，以增强疗效。牵引治疗期间需适当卧床休息。

4. 治疗结束后不要让患者立刻起身，治疗师应先关闭床体分离开关，解开固定带和牵引带，协助患者做骨盆左右旋转动作，稍事休息后再协助患者下床。

5. 牵引过程中，如果患者症状、体征加重，应减轻牵引重量或停止牵引。肥胖和呼吸系统疾患者牵引时应严格监控。孕妇、严重高血压、心脏病患者禁止牵引。

五、不良反应及其预防

（一）治疗后症状加重

1. 不适合牵引治疗 治疗前评估准确，可先给患者做手法牵引或者 3~5 分钟小负荷的牵引实验，观察患者情况，若有好转可以进行正式治疗，若加重则需要考虑其他治疗。

2. 牵引力量过大 力量过大不仅不能放松肌肉，还会让肌肉抵抗，还可能造成腰椎结构的损害。牵引力量大于患者体重 50% 时，患者可能会出现晕厥。

3. 牵引力不对线 如果牵引带和固定带没有对称系好，会影响牵引角度，使作用于腰椎的牵引力在方向上发生偏移，影响牵引效果，甚至会导致症状加重。

4. 治疗结束后未休息 治疗后腰部肌肉仍处于放松状态，突然起身会使腰椎在失去肌肉保护下负重活动，更容易导致症状加重。

（二）呼吸不适

1. 伴有呼吸系统疾病　牵引时要检查固定带的松紧度，严密监控患者的体征和症状。

2. 固定带或牵引带紧　系好固定带或牵引带时嘱患者深吸气检查松紧度。

3. 牵引重量过大　牵引重量不宜过大，一般要求小于体重的 50%。

项目四　四肢关节牵引技术

一、概述

1. 定义　四肢关节牵引是通过徒手或器械给关节施加牵引力，使关节间隙增大、关节周围软组织延展，增大关节生理运动范围活动度的治疗技术。

2. 影响因素　在一定范围内，牵引力、牵引时间与关节周围软组织塑性延长成正比；组织温度高，塑性形变量增大，持续牵引较间断牵引塑性形变量大。

二、牵引技术

1. 手法牵引　治疗师握住患者肢体，提供牵引力，一次持续 10~30 秒。

2. 器械牵引　外周关节牵引器械种类繁多，有机械式关节训练器、电动式关节运动器等，操作方法根据器械各有不同。一般一次治疗持续 10~20 分钟，一天可治疗多次。

三、注意事项

1. 牵引前后仔细评估患者。骨性关节强直、新鲜骨折、关节炎症、急性损伤等禁用牵引，骨质疏松患者需要固定保护。

2. 牵引中嘱患者尽量放松，避免和牵引力对抗；牵引力不能强迫关节超过其正常的关节活动范围；避免用较大的力量牵引长期制动的肌肉和结缔组织。

3. 牵引中一定要注意牵引力度，随时观察患者体征和症状，以免造成损伤。

复习思考

1. 颈椎牵引的适应证和禁忌证是什么？

2. 腰椎牵引的适应证和禁忌证是什么？

3. 颈椎牵引和腰椎牵引有哪些注意事项？

模 块 十 二

Bobath 治疗技术

项目一　概述

一、概念

Bobath 治疗技术，又称为神经发育疗法（Neuro-deveiopmental treatments，NDT），是针对中枢神经系统损伤导致运动功能障碍的一种整体性治疗技术。强调利用反射抑制性运动模式（reflex inhibiting pattern，RIP），抑制异常的姿势和运动，然后通过头、肩胛、骨盆等关键点（key point，KP），诱发平衡、翻正、防护等正常的姿势反应，引出运动和巩固 RIP 的疗效，并在痉挛等高肌张力状态消失之后，通过触觉和本体感觉刺激，以进一步促进运动功能的恢复。临床上主要用于脑瘫患者和偏瘫患者的康复训练。

二、理论基础

20 世纪 40 年代，英国物理治疗师 BetraBobath 和她的丈夫神经病学专家 KarelBobath 在对中枢神经系统疾病的治疗中提出"反射抑制性姿势"的理论并在大量临床病例中得到证实，从而创立了 Bobath 治疗技术。2006 年英国 Bobath 指导者协会（BBTA）对 Bobath 理论基础解释如下："Bobath 理论的基础是以运动控制为核心的系统性疗法，为临床实践提供了理论框架。Bobath 疗法密切关注神经生理学、骨骼肌与运动学等领域的最新研究，努力发展成为具有专业性和独特性的评价治疗法。"Bobath 这一整体性治疗技术在经历了70 多年的发展后，已经以一种新的运动控制和运动学习理论模型为指导，其理论框架将随着运动科学知识的更新而不断丰富和发展。

Bobath 概念在现代神经科学和康复科学的理论基础上界定为：通过对每一位中枢神经疾病患者的病例进行学习、讨论、评价、治疗及演示来验证假设的过程，是一个总结性的概念，与功能障碍的程度无关，适用于中枢神经损伤的各年龄段患者，是对中枢神经系统损伤所引起姿势紧张、运动功能障碍的患者进行评价和解决问题的方法，是将运动学习理论作为实践性的概念，对运动这种感觉的再学习的过程。治疗目标是促进姿势控制和改善选择运动，最大限度地引出正常功能。

国际 Bobath 治疗指导者培训协会（IBITA）指出："Bobath 理论是针对中枢神经系统（CNS）损伤引起的功能、运动和姿势控制障碍的患者进行逐案评价与治疗的一种问题解决方法。治疗目标为通过治疗师与患者之间的沟通互动，以促进技术改善姿势控制与选择运动，最大限度引导出功能。"

2008 年 IBITA 的第三代领导人格丽特·梅斯对 Bobath 理论的核心总结为以下五点：

1. Bobath 疗法主要作为中枢神经系统功能障碍所导致的脑瘫与脑卒中患者的治疗方法发展至今。

2. 虽然应修正异常且不规则的协调运动模式，控制不必要的动作与运动，但是绝不能因此牺牲患者参与个人日常生活活动的权利。

3. 通过促进技术获得日常活动中所需的正常且最适宜的肌肉活动，只有正确地选择性运动，才能减少因异常的不规律状态所导致的影响，为了控制痉挛产生的过度肌紧张状态，患者应配合治疗师积极地参与治疗。

4. 治疗不仅需要考虑运动方面的问题，也要考虑到患者的知觉、感觉，以及适应环境的动作，治疗涉及多个知识领域，需要多角度、多方位的治疗手段。

5. 治疗是一种管理，所有的治疗都应向有助于日常生活活动的方向而努力（24h 管理的概念）。

以上五项基本原则作为整体性治疗方针，已经在世界各地被密不可分地应用于实践当中，其理念将一直延伸下去。

项目二　治疗原则

Bobath 技术强调中枢神经损伤的恢复应抓住有利时机，尽早治疗，以激活中枢神经系统的功能。Bobath 疗法改变了神经组织不能再生，损坏了就不能恢复，脑瘫是不治之症的陈旧观点。Bobath 技术主要采用抑制异常姿势、促进正常姿势的方法治疗中枢神经系统损伤的脑瘫患者和偏瘫患者。

1. 按照运动的正常发育顺序进行治疗 正常的运动发育按照从头到脚、由近及远的顺序。具体的发育顺序一般是从仰卧位→翻身→侧卧位→肘支撑卧位→手膝跪位→坐位→双膝跪位→立位→行走。治疗中应先进行头颈部的运动，然后是躯干，最后是四肢。在脑瘫患儿身上运用时，应先找出患儿运动发育停止的点，并从该点出发按照运动发育的顺序来促进小儿运动功能的恢复，减少患儿和正常儿童之间的差距。

2. 强调学习运动的感觉 Bobath 认为运动的感觉可以通过后天的不断学习和训练获得，有目的的、可重复的、正确的动作训练可使患者获得肢体正常运动时的感觉，帮助患者重新学习并掌握动作。

3. 强调学习正常的运动模式 按照人体运动的正常发育程序，抑制异常的运动模式，并通过关键点诱导患者逐步学会正常运动模式，引出高级水平反应，如翻正反应、平衡反应、保护性伸展反应等，逐渐学会正常的运动。

4. 正确选择治疗手法 治疗时根据患者的实际评定结果选择合适的训练方法，有目的地抑制异常姿势、促进正常姿势反应，避免加强患侧肌张力或异常运动的活动。

5. 避免代偿性训练 偏瘫患者恢复过程中应尽可能地使用患侧肢体，鼓励患者利用患侧肢体参与正常生活活动，尽量避免健侧肢体的代偿动作。

6. 将患者作为整体进行治疗 治疗中应将患者看作一个功能完整的人来制定治疗计划和训练方案。不仅要治疗患者肢体运动功能障碍，还要鼓励患者积极参与治疗，根据患者情况及时调整治疗方案。

项目三　操作技术

Bobath 治疗技术能够缓解痉挛，抑制异常运动模式，促进患者主动运动功能的恢复，在临床治疗中对偏瘫患者和脑瘫患者具有很高的实用价值。

脑卒中后由于肌张力的异常增高，偏瘫患者往往表现为特定的异常姿势（表 12-1），脑瘫患者同样也会出现特定的异常姿势，影响患者正常运动功能。偏瘫患者常见的痉挛模式是上肢屈肌肌张力增高，下肢伸肌肌张力增高（图 12-1），导致上肢呈典型的"挎篮手"模式，下肢呈典型的"划圈"步态；痉挛型脑瘫患者通常会呈典型的"剪刀腿"或"尖足"步态。

表 12-1　偏瘫患者各部位异常姿势

部位	异常姿势
头部	患侧屈，脸转向健侧
肩胛带	后撤、下沉
肩关节	内收、内旋
肘关节	屈曲
前臂	旋前
腕关节	掌屈、尺偏
拇指	内收、屈曲
手指	屈曲
躯干	患侧屈并向后方旋转
骨盆	上抬并向后方旋转
髋关节	伸展、内收、内旋
膝关节	伸展或过伸展
踝关节	趾屈、内翻
足趾	屈曲、内收

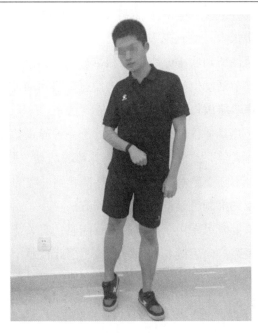

图 12-1　偏瘫患者典型痉挛模式

　　无论是偏瘫患者还是脑瘫患者，由于大脑中枢神经损伤后出现肌紧张或痉挛状态，一些高级中枢神经支配的正常姿势反应减弱或消失，会不同程度影响关节和肌肉正常运动的发生，最终会导致患者的运动功能障碍。Bobath 治疗技术对抑制异常姿势和促进主动运动具有独特的优势。

Bobath 治疗技术的核心要领：抑制中枢神经损伤后出现的异常姿势和运动模式，促进伤病后消失或减弱的正常姿势反应。目前，常用的 Bobath 治疗技术包括抑制性技术和促进性技术两类。

一、抑制性技术

（一）反射抑制性运动模式

1.**基本方法**　反射抑制性运动模式（RIP）是针对偏瘫患者及脑瘫患者原有痉挛引起的异常姿势和运动模式而设计的一种被动运动。RIP 通过与原来痉挛导致的相反方向的被动运动来抑制上肢屈肌张力和下肢伸肌张力，促使患者正常姿势和运动的恢复。

2.**基本原理**　反射抑制性运动模式（RIP）抑制异常姿势及运动模式的原理主要包含以下三个方面：

（1）兴奋痉挛肌本身的牵张感受器抑制肌张力：RIP 时对痉挛肌施加一种与痉挛方向相反的牵张力以对抗其痉挛程度，抑制痉挛肌使其放松，如：脑卒中后肱二头肌痉挛引起屈肘，而 RIP 却使之伸肘，结果肱二头肌在痉挛收缩的基础上又受到进一步的牵拉，使其肌腱部的牵张感受器兴奋，产生的冲动经传入纤维传至脊髓前角 α 细胞，向肱二头肌发出抑制性冲动，从而抑制肌张力，使肱二头肌放松。

（2）交互抑制：痉挛会使肌肉收缩，主动肌和拮抗肌会相互对抗，相互制衡，从而使肌张力增高，肌肉僵硬，关节活动度受限。而 RIP 使痉挛肌的拮抗肌收缩，通过痉挛肌和其拮抗肌的相互抑制，使痉挛肌放松。

（3）痉挛让步于运动：痉挛往往使躯干或肢体处于一种静止状态，而运动不仅是动态的，还需要各种肌肉（包括痉挛肌）的协调运动、关节的活动、肢体的旋转等共同参与，在这些运动中，痉挛肌本身不断受到对抗，从而对痉挛起到一定的抑制作用。

3.**身体不同痉挛部位反射抑制性运动模式的操作方法**

（1）躯干抗痉挛模式：偏瘫患者由于患侧躯干背阔肌、肩关节下降肌的痉挛和患侧躯干的感觉异常，导致躯干短缩，向患侧屈并后方旋转，因此，躯干的抗痉挛模式为牵拉患侧躯干使之伸展。RIP 操作方法：患者健侧卧位，治疗师位于患者后侧，一手扶患者肩后上方，一手放在患者髂嵴处，一手拉肩，一手推髋，使肩和髋朝相反方向运动，躯干也随之被旋转和牵伸（图 12-2）。

（2）上肢抗痉挛模式：RIP 操作方法：患者仰卧位，上肢内收、内旋、屈肘、前臂旋前、腕指屈曲、尺偏、拇指内收。治疗师位于患侧，将患者上肢被动外展、外旋、伸肘、前臂旋后、伸腕伸指、轻度桡偏、拇指外展（图 12-3）。

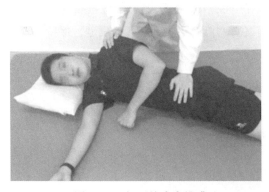
图 12-2 躯干抗痉挛模式

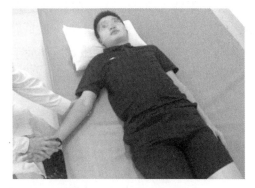
图 12-3 上肢抗痉挛模式

（3）下肢抗痉挛模式：RIP 操作方法：患者仰卧位，伸膝、伸髋、下肢外展、外旋、踝趾屈内翻。治疗师位于患侧，将患者下肢被动屈膝、屈髋、内收、内旋、踝背屈外翻（图 12-4）。

（4）肩抗痉挛模式：偏瘫患者由于斜方肌、肩胛周围肌肉、背阔肌的痉挛，致使患侧肩胛带出现后撤、下降的姿势。RIP 操作方法：患者健侧卧位，治疗师位于患者后侧，一手放在肩胛骨下缘固定，使肩胛部被动向前向上伸展（图 12-5）。

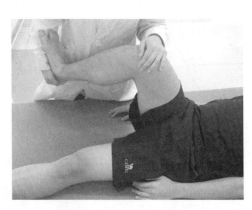
图 12-4 下肢抗痉挛模式

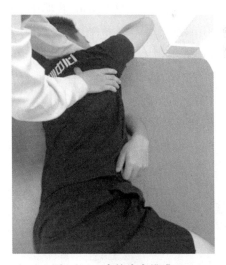
图 12-5 肩抗痉挛模式

（5）全身性屈肌抗痉挛模式：RIP 操作方法：让患者俯卧于一楔形垫上，胸部高于腹部，脊柱伸展，双上肢伸直、外展外旋，上举过头。治疗师位于患侧，控制患者肩胛带和上肢，进一步伸展躯干。

（6）全身性伸肌抗痉挛模式：RIP 操作方法一：患者坐位、屈膝并尽量向胸部靠拢、双手环抱于胫骨前部、屈颈并向膝部靠拢，治疗师位于患侧，一手扶背、一手扶膝，使患者作前后滚动（图 12-6）。RIP 操作方法二：患者仰卧位，治疗师位于患者足侧，两手分别放在双侧踝关节上方，前推双下肢呈屈髋屈膝位，并以胸部抵住患者双足，保持下肢屈髋屈膝，然后腾出双手，将患者后伸的手向前屈曲。

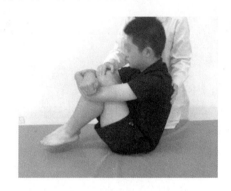

图 12-6　全身性伸肌抗痉挛模式

（7）手抗痉挛模式：偏瘫患者手部常用的徒手抗痉挛模式有三种：RIP 操作方法一：患者坐位，健手将患侧腕关节、手指伸展，拇指外展，置于患侧或身后，利用自身体重使患手处于负重位，牵拉手部长屈肌群。RIP 操作方法二：患者舒适体位，双手手指交叉相握，患手拇指在上，呈 Bobath 式握手。RIP 操作方法三：患者仰卧位，若训练时患者出现手指屈曲痉挛，治疗师位于患侧，对其进行手指、腕关节的缓慢牵伸；将患侧腕关节处于背伸体位并牵拉手指，使拇指伸直外展、其余四指伸展（图 12-7）。也可以在手法抗痉挛治疗后，采用分指板持续牵伸指屈肌群。

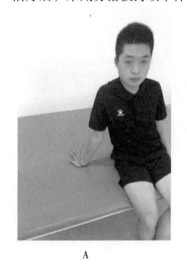
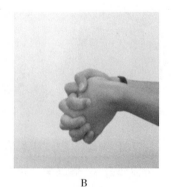
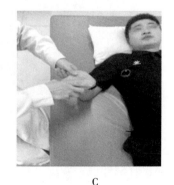

A　　　　　　　　　　　B　　　　　　　　　　　C

图 12-7　手的抗痉挛模式

A　患手负重　B　Bobath 握手　C　牵伸患手手指

4.反射抑制性运动模式操作时的注意事项

（1）操作时不能用力过度，应和患者耐力相一致，达到放松痉挛肌即可。

（2）RIP 不宜同时在多处进行，也不宜从痉挛最严重的部位开始。

（3）随着 RIP 的运用，应教患者尽快学会自我抑制异常姿势和痉挛的方法。

（4）RIP 不应是静止的，在操作过程中应在几个不同部位轮流进行，或同时配合使用其他促进技术。

（5）进行 RIP 操作时，可充分利用头、肩胛、骨盆等关键点进行控制。

（二）关键点控制

所谓关键点（key point）是指在患者身上某些部位进行操作，可通过这些操作影响身体其他部位的肌张力，从而促进正常姿势反应及主动运动。这些特殊部位即为人体关键点，包括中心关键点：即胸骨柄中下段，相当于 7、8、9 胸椎平面，主要控制躯干肌张力；近端关键点：即头部、肩部、上臂、骨盆、大腿等，分别控制全身、肩胛带和骨盆部位的肌张力；远端关键点：即前臂、手、小腿、足，分别控制患者上肢、手部、下肢和足等部位的肌张力。

1.头部关键点控制　包括屈伸和旋转时关键点的控制，可控制全身肌张力。操作方法：

（1）前屈：头部前屈可以在仰卧位、坐位、立位的体位下进行，此时全身屈曲模式占优势，可通过抑制全身伸展模式，促进屈曲姿势的完成。但对称性紧张性颈反射阳性的患者，头前屈会出现下肢的伸展模式（图 12-8A）。

（2）后伸：颈部后伸，则全身伸展占优势，抑制全身屈曲模式，可促进伸展姿势及伸展运动的完成（图 12-8B）。

（3）旋转：头部旋转可以破坏患者全身性伸展和屈曲模式，促进脊柱旋转动作、利于四肢外展、外旋与内收、内旋姿势的形成。对于痉挛性强、呈僵直性或间歇性痉挛等重症病例，不能直接控制头的运动，应利用肩胛带、躯干部的关键点来控制头部的体位。重症患者可以使用特殊椅子来保持良好的坐位姿势，以保持其头部的位置（图 12-8C）。

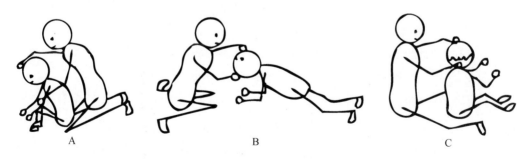

图 12-8　头部关键点控制

2. **躯干关键点控制** 躯干肌肉痉挛的患者可通过中心关键点来控制痉挛，降低肌张力，改善躯干的平衡能力。躯干屈曲，全身屈肌占优势，可抑制全身性伸展模式，促进屈曲姿势、屈曲运动的完成；躯干伸展，全身伸肌占优势，可抑制全身性屈曲模式，促进脊柱伸展姿势与伸展运动；躯干旋转，可以破坏全身性屈曲、伸展模式。操作方法：

（1）患者坐位，治疗师位于患者身后，双手放于胸骨柄的中下段，相当于7、8、9胸椎平面，患者身体放松，操作时，治疗师双手交替地把患者向左右及上下缓慢拉动，做出柔和的"∞"弧形运动（图12-9A），如此重复数次，直至患者躯干肌张力得到缓解。拉动患者时，手法应轻柔，缓慢进行。

（2）患者坐位，治疗师位于患者一侧，一手置于患者背部，另一手放在胸骨柄上向下挤压，使患者塌胸，放在背部的手向前上方推，使患者挺胸（图12-9B），如此重复数次即可降低患者躯干的肌张力。

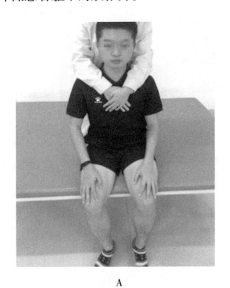 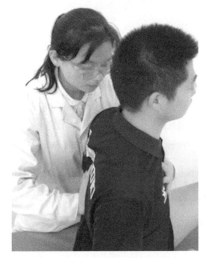

A   B

图 12-9   中心关键点控制

A "∞" 弧形运动   B 交替胸部挺起和下压训练

3. **肩部及上肢关键点控制** 操作方法：

（1）肩胛带前伸时，全身屈曲占优势，可抑制头向后方过伸的全身伸展模式（图12-10A）。只要是伸展上肢做诱导伸出，就能保持肩胛带向前伸的状态。

（2）肩胛带回缩时，全身伸展模式占优势，可以抑制因头前屈而导致的全身屈曲模式（图12-10B），而促进抗重力伸展活动，可直接操作，或用上肢来保持肩胛带的肢位变化。

（3）肩关节外展、上肢上举，利于脊柱、髋关节、下肢伸展、抑制全身屈曲姿势（图12-10C）

（4）上肢外展、外旋向脊柱后方伸展，可抑制屈肌痉挛，特别是颈部肌群与胸肌群，促进手指自发性伸展，可在坐位与立位下进行（图 12-10D）。

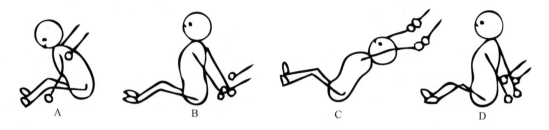

图 12-10　肩部及上肢关键点控制

上肢和肩胛带常联合使用，前臂旋前伴肩关节完全内旋，可有效控制手足徐动型脑瘫患儿上肢的不自主运动（图 12-11）。若用于痉挛型，则会使躯干和下肢的屈肌痉挛增加，这时应改为前臂旋后、肘关节伸展，使肩关节完全外旋，可抑制全身屈曲模式并促进其伸展。如：前臂旋后、肘关节伸展、肩关节外旋的同时上肢水平外展，可有效抑制屈肌的痉挛，尤其是胸部肌群及颈部的屈肌群受到抑制，促进手指自发伸展，还可同时促进下肢的外展、外旋和伸展。肩关节上举外旋，可抑制挛缩型四肢瘫、双瘫的屈肌痉挛和上肢、肩胛带下垂，使脊柱、髋关节、下肢变得容易活动。前臂旋后伴拇指外展可促进其余四指的伸展。

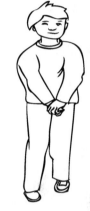

图 12-11　肩关节内旋
控制上肢不自主运动

4. 下肢及骨盆关键点控制　操作方法：

（1）屈曲下肢：可促进髋关节外展、外旋、踝关节背屈。

（2）骨盆前倾：坐位时骨盆前倾可促进躯干伸展，上半身伸展占优势，下肢屈曲优势；立位时骨盆前倾可使脊柱向前，促进全身伸展姿势。

（3）骨盆后倾：坐位下骨盆后倾，上半身由于躯干代偿向前而促进屈曲姿势，下肢伸展占优势；立位时骨盆后倾，可促进全身伸展姿势。以足前部支持体重的痉挛型患者站立时，使骨盆后仰、体重后移，可促进髋关节、躯干的伸展，促进良好的站立姿势，纠正下肢交叉及剪刀步态。对偏瘫患者及手足徐动型脑瘫患儿，能克服其步行时以腰椎前突过度伸展、反张的代偿，防止摔倒，使下肢获得充分活动。

（4）足趾背屈：足趾（尤其第 2、3、4、5 趾）背屈可抑制下肢伸肌痉挛，从而促进患者踝关节背屈（图 12-12）。

5. 远端关键点控制　控制患手拇指可缓解手部痉挛，操作方法：

治疗师一手握住患手拇指，使其处于外展、伸展位，并缓慢

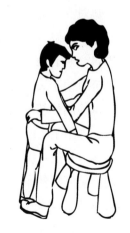

图 12-12　控制骨盆和踝关节保持良好站姿

持续牵伸，另一手握住其余四指，持续牵伸可缓解手指痉挛。控制踝关节可缓解下肢伸肌痉挛，操作时治疗师一手放于患侧足跟处，另一手放于脚趾，将患侧踝关节处于背屈外展位，持续牵伸后可缓解踝关节痉挛。

偏瘫或脑瘫患者如果痉挛较严重，出现肢体挛缩、严重畸形的，可在 Bobath 反射性抑制理念的指导下，佩戴相应的矫形器或辅助器具协助治疗，以减轻畸形的影响，改善肢体运动功能。如偏瘫患者腕指严重屈曲畸形影响上肢及手功能时，可适当运用伸腕伸指支具减轻腕指屈曲畸形，缓解腕指屈肌张力；若足严重趾屈内翻影响步态者，可适当运用踝足矫形鞋来改善步态。

6.各种体位姿势关键点操作方法

（1）俯卧位：1头部、上肢、肩关节的伸展可促进躯干与髋关节的伸展（图 12-13A）。2头部背屈、上肢水平外展，肩关节后伸，可促进脊柱伸展、手指伸展及下肢外展（图 12-13B）。3头部背屈并向一侧旋转，可促进颜面侧下肢屈曲外展并向上肢方向移动（图 12-13C）。

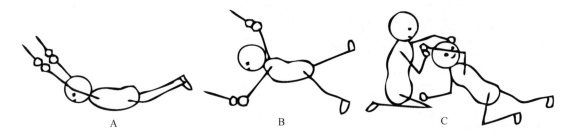

图 12-13　俯卧位姿势关键点调节

（2）仰卧位：①上肢向前方两手在胸前合拢，下肢外展，屈膝于腹部，这种体位可促进姿势对称。②仰卧位屈髋、屈膝，可利于足背屈、纠正尖足。

（3）坐位：①下肢外展，双下肢伸展成坐位（长坐位或伸腿坐位），髋关节充分屈曲，可促进脊柱伸展和头部伸展（图 12-14A）。②上肢内收内旋，可使肩关节稳定，在拉起或仰卧时便于头部的调节（图 12-14B）。③拉起时，手在前方按压胸骨使胸椎后突呈圆背状，可抑制颈部与肩关节后缩（图 12-14C）。④使头部和上肢向前、抑制过度伸展的异常姿势，常用于重度痉挛患者（图 12-14D）。

（4）立位：①上肢向前、肩关节前屈、上胸部前屈，可抑制全身伸展，用于抑制手足徐动型脑瘫的伸肌痉挛（图 12-15A）；②上肢外展外旋，在躯干后方合拢，可抑制痉挛型脑瘫躯干、髋关节，下肢的痉挛，促进脊柱伸展、髋关节、下肢外展，外旋及伸展（图 12-15B）。

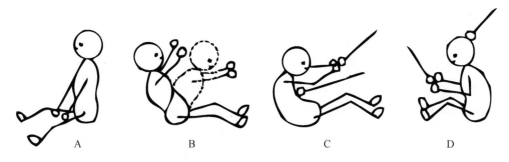

图 12-14　坐位姿势关键点调节

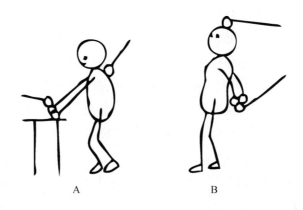

图 12-15　立位姿势关键点调节

二、促进性技术

（一）促进正常的姿势反应

正常的姿势反应可直接影响人体的坐、站、行等运动功能，也是人体正常运动的基本保证，是患者运动功能恢复最基本、最重要的条件之一。中枢神经系统对一些反射和反应的控制是分层次的，如翻正反应、上肢的保护性伸展反应和平衡反应分别属于中脑、下皮质和皮质等部位控制。一旦中枢神经系统受损，患者不仅出现痉挛、异常的姿势及运动模式，一些正常的姿势反应也会随之减弱或消失。因此，在治疗时首先应抑制痉挛，降低肌张力，强化正常姿势反应的训练，促进正常姿势反应的恢复，使之具备正常的姿势控制能力，才能进行各种功能活动，以促进患者正常运动功能的恢复。

1.促进翻正反应　翻正反应（rightingreaction）是当一种稳定姿势被打破时，身体重新获得新的稳定姿势的能力。如仰卧位，当头被旋转到一定程度时，身体也会随之旋转到侧卧位或俯卧位，使身体重新适应头部的位置。仰卧位翻正反应的促进可诱发侧卧位、俯卧位的活动，但不是简单的被动翻身，而是通过促进头翻正反应以诱发肌肉的主动收缩达到目的体位。适应翻正反应的情况有以下几种：①新生儿或年幼患者。②痉挛型脑瘫患

241

者：主要促进运动模式的发育，促进正常发育。③手足徐动型、失调型脑瘫患者：其肌张力时有波动，同时缺乏共同收缩，应掌握正确的肌收缩调整时间，使全身收缩均等分配。④迟缓型脑瘫患者：可给予强刺激以激发患者的自主反应。⑤偏瘫患者：尤其适合脑卒中后平衡功能受损的患者，通过早期刺激诱发患者的主动应答。

此外，还可利用身体对身体的翻正反应、头对身体的翻正反应、迷路性翻正反应、上肢伸展反应以及平衡反应的方法促进患者的自主反应。

2. 促进保护性伸展反应　保护性伸展反应是人体突然被外力推动失去平衡时，为防止跌倒出现的四肢反应，一般适用于上肢。上肢保护性伸展反应自出生后 8 个月起出现侧方保护反应，10 个月后出现后方保护反应，之后逐渐发育完善，终生存在。

（1）前方保护反应：以右侧偏瘫为例，操作方法：患者取手膝位，治疗师位于患者身后，双手扶住患者双肩。治疗师将患者右肩提起，使患者右手掌离地，距离地面距离较短。帮助患者尽量保持右上肢伸肘、伸腕、伸指的状态，然后治疗师突然松手，患者的右手掌迅速落回地面，以防止跌倒（图 12-16）。刚开始操作时，应缓慢进行，以后逐步加快速度，并根据患者的实际情况逐渐增加手与地面的距离。

（2）侧方保护反应：以右侧偏瘫为例，操作方法：患者坐位，治疗师位于患者身后，一手扶住患者左肩并向右轻轻推动患者，直至破坏患者平衡，反复多次训练，诱发患者患侧上肢的保护性支撑反应（图 12-17）。

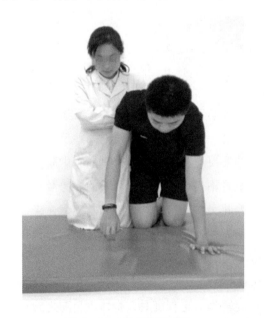

图 12-16　前方保护反应

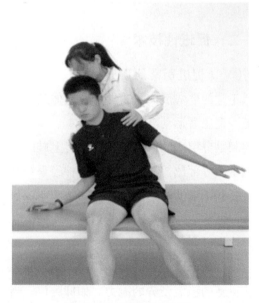

图 12-17　侧方保护反应

（3）后方保护反应：患者长坐位，一名治疗师位于患者身后，保护患者，并帮助患者伸直右上肢，伸肘、伸腕伸指。另一名治疗师位于患者足侧，突然抬起患者双腿，患者双手撑地，防止向后摔倒（图 12-18）。

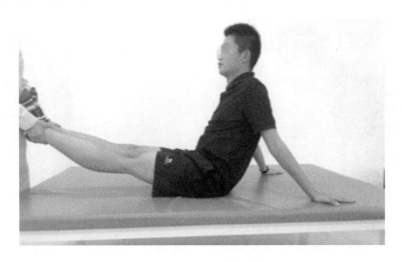

图 12-18 后方保护反应

3. 促进平衡反应 平衡反应（equilibrium reaction）使人体在任何体位时均能维持平衡状态，是一种自主反应，受大脑皮质的控制，属于高级水平的发育性反应。人体维持正常平衡能力的基础是身体的平衡反应，包括仰卧位和俯卧位时的倾斜反应，坐位时颈和上肢的保护性伸展反应以及立位时下肢髋部的跳跃反应。

促进平衡反应应遵循如下原则：在监护下，治疗师先将患者被动向各个方向移动到失衡或接近失衡的位置上，然后让患者自行返回中位或平衡位置上。训练平衡反应时，一般可以选择肘支撑俯卧位（图 12-19）、手膝位（图 12-20）、跪立位（图 12-21）和站立位（图 12-22）进行。训练中可借助平衡板、巴氏球、滚筒等辅助器具进行训练（图 12-23，图 12-24）。训练的顺序一般是先在患者稳定的基础上进行，然后逐渐过渡到适合患者活动的基础上进行。训练过程中，治疗师从患者的前、后、左、右以及对角线的方向上进行适当力量的推、拉，每次都应让患者达到或接近失衡的位置。训练时，治疗师应位于患者体侧，保持一定安全距离并密切观察，防止意外发生，切勿紧扶患者。

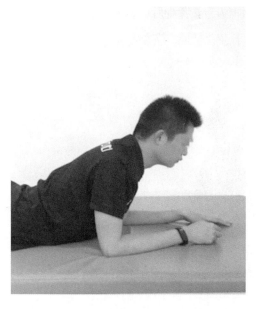

图 12-19 肘支撑俯卧位平衡反应

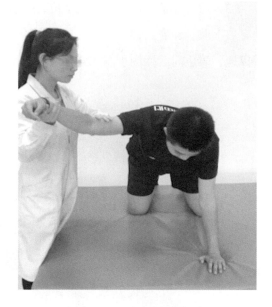

图 12-20 手膝位平衡反应

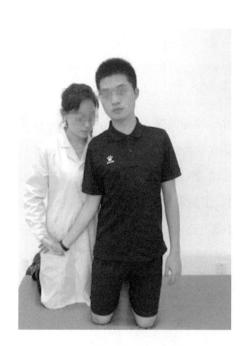

图 12-21 跪立位平衡反应

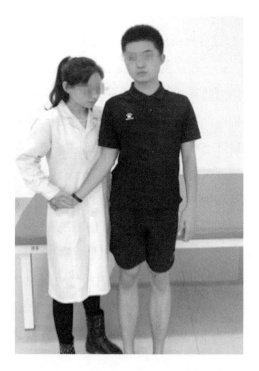

图 12-22 站立位平衡反应

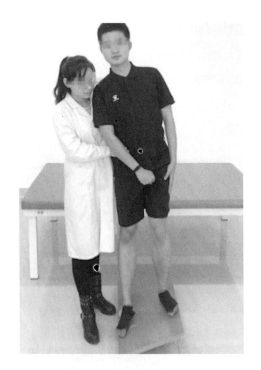
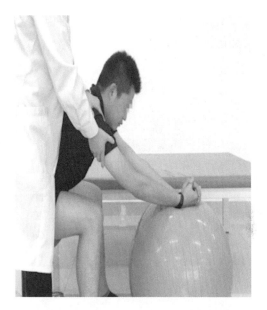

图 12-23　利用平衡板进行平衡训练　　　　图 12-24　利用巴氏球进行平衡训练

（二）促进固有感受器

促进固有感受器是一种感觉促进，正常的运动功能离不开感觉的参与，刺激本体感受器，可促进患者对患侧肢体的感知，本体感觉的恢复有利于患者对肢体运动的控制，增强肢体运动的稳定性，感觉功能的刺激可促进患者运动功能的恢复。

1. 肢体负重及关节挤压　利用体位使重力通过关节，引起本体感受器的兴奋，使关节周围肌肉产生共同收缩以提高关节稳定性。患侧肢体的负重可强化患者的感知功能，利于患者控制患侧肢体；当患侧肢体出现痉挛时，负重可改善痉挛肌及其拮抗肌间的平衡。另外，骨的负重还可预防骨质疏松的出现。

关节挤压是因特殊原因患者不能进行肢体负重时采用的一种替代方法，也可在肢体负重时为加强刺激而附加应用。临床常用的肢体负重及关节挤压方法如下：

（1）促进患侧上肢的控制：患者坐位，健手于体侧自然下垂，治疗师帮助患侧上肢肩关节伸展、外展、外旋、肘关节伸展、前臂旋后、腕指伸展、拇指外展，平放于身体一侧进行负重，即将身体的重量移到上肢（图 12-25A）。根据患者的情况，治疗师可在患者的肩部，沿上肢长轴的方向施加向下的压力，以加强肢体的负重，若患者能主动控制后，可让患者在上肢负重的情况下轻微屈曲、伸展肘关节（图 12-25B）。

（2）改善站立、行走时膝关节的不稳定现象：患者仰卧位，伸患腿，治疗师用手托住患足，用托足的手沿患侧下肢的长轴做关节挤压，嘱患者患腿向相反方向用力

（图 12-26A），治疗师也可用膝盖或用胸部顶住自己的手背来协助增加压力。在加压的同时，让患侧膝关节做 5~10° 小范围的屈伸训练（图 12-26B）。

（3）为下肢站立做准备：患者仰卧位，双下肢屈髋屈膝，臀部抬离床面，完成双腿支撑下的桥式运动（图 12-27A），如患者控制良好，可由双腿支撑换为单腿支撑下桥式运动（图 12-27B）。

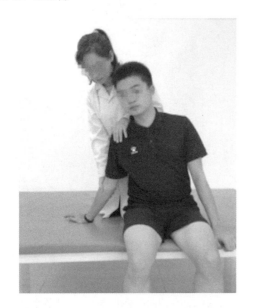
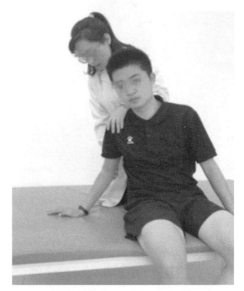

图 12-25　临床常用的肢体负重方法

A 患侧上肢负重训练　B 上肢负重肘关节屈伸控制训练

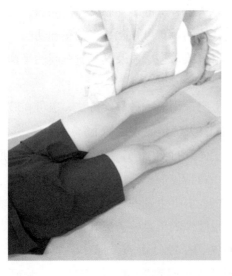
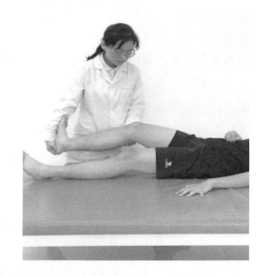

图 12-26　临床常用的肢体关节挤压方法（轴向挤压训练）

A 膝关节轴向挤压训练　B 轴向挤压膝关节小范围屈伸训练

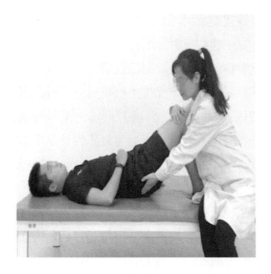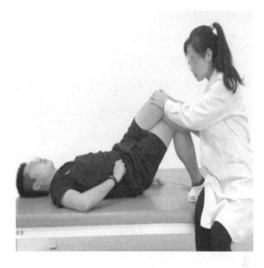

图 12-27 临床常用的肢体关节挤压方法（桥式训练）

2. 位置反应 指肢体反应性的短暂的保持某种体位的能力，是肢体的重量刺激引发出的正常的姿势反应。如坐位时，帮助患者举起上肢，然后治疗师突然松手，使举起的上肢悬空，此时，上肢本身的重量刺激使关节周围肌肉同时增大收缩力，试图保持肢体原来的位置。

3. 保持反应 指身体对所处体位的有意识的控制能力。例如先帮助俯卧位患者使其抬头，并帮助保持在那个位置，再慢慢减少支持，让患者自己用力抬头。也可在仰卧位、俯卧位、坐位、立位等各种姿势做上肢、下肢各种体位变化，以提高肌群的共同收缩和固有感受器的感受性。

4. 轻轻拍打 轻拍是 Bobath 治疗技术常用的一种辅助手法，可刺激固有感受器和体表感受器以提高肌紧张，对四肢、躯干规则或不规则的运用轻轻拍打的手法可有效提高肌肉收缩兴奋性。此法多用于手足徐动型、共济失调型的脑瘫患儿保持姿势，为获得自主保持能力的促进手法，也被广泛运用于偏瘫患者的治疗，如偏瘫患者步行前后平衡较差时，治疗师位于患者患侧，一手靠近其前胸，一手靠近其后背，若患者前倾时，前面的手轻拍患者的前胸，向后施加适当的力量，若患者后倾时，后面的手轻拍患者的后背，向前施加适当的力量，可保持患者的平衡（图 12-28）。

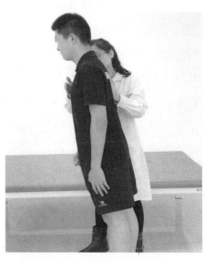

图 12-28 轻轻拍打手法

脑卒中等原因所致中枢神经损伤后，一些低级中枢支配的反射重新表现出来，如非对称性紧张性颈反射、对称性紧张性颈反射、紧张性迷路反射等。这些原始反射的重新出现在一定程度上影响了患者正常运动模式的恢复，对于这些反射，治疗师应根据实际需要加以抑制或是利用，以最大限度的引出功能。如非对称紧张性颈反射阳性者，其表现为患者头转向一侧时，转向侧的上下肢伸展、对侧上下肢屈曲，若想促进上肢屈肌痉挛的患者伸肘时，可使患者头转向患侧；如紧张性迷路反射阳性的患者，仰卧时可影响全身伸肌张力，俯卧时可影响全身屈肌张力，因此，偏瘫患者可保持侧卧位以避免紧张性迷路反射对患者全身肌张力的影响，且患侧卧位可增加患侧本体感觉刺激，有利于患者的功能恢复；如对称性紧张性颈反射阳性的患者，头颈前屈时可影响上肢屈肌张力和下肢伸肌张力，故偏瘫患者应尽可能避免床上或轮椅上半躺卧位以减轻对称性紧张性颈反射的影响，而在患者准备站起过程中，则可以对这一反射加以利用，帮助患者站起来，而站起之后则应立即保持抬头、挺胸的良好站姿，以避免这一反射对患者站姿的影响。

项目四　临床应用

Bobath 治疗技术适用于中枢神经系统疾病引起的姿势异常和运动功能障碍的所有患者，目前主要用于脑瘫患者和偏瘫患者的康复训练。Bobath 治疗技术一般无特殊禁忌情况，但对非中枢神经系统损伤引起的功能障碍疗效较差。在治疗上强调早期治疗，抑制与促进技术共用，以促进脑瘫患者和偏瘫患者运动功能的恢复。

一、小儿脑瘫的治疗

Bobath 认为脑瘫患儿和正常小儿不同，与正常小儿相比，脑瘫患儿存在着精细运动和随意运动等多方面功能障碍，表现为复杂离奇的动作和各种异常姿势，同时还伴有不同程度的语言、性格、视觉、听觉、智力等多方面的障碍。这些障碍常重复出现，在一个脑瘫患儿身上可同时存在着两种或两种以上障碍的情况，称为"脑损伤综合征"。在治疗中发现随着患儿运动功能改善，其他伴随障碍也可有不同程度的改善，因此 Bobath 认为治疗脑瘫必须从多方面着手，按照小儿生长发育的规律进行治疗。Bobath 从神经发育学的角度分析，提出以下两个观点：

1. 运动发育的未成熟性　由于脑瘫患儿脑组织在正常发育中受到损伤，导致运动功能发育迟缓或停止，这种损伤发生在中枢神经发育过程中未成熟的脑组织，因此，脑瘫患儿主要表现为运动发育比同龄正常儿童明显延迟或停滞。

2. 运动发育的异常性　脑损伤后，大脑等高级中枢神经系统的抑制调节作用减弱，出现异常姿势反射、异常运动的释放症状，这种异常的姿势反射和异常运动为人类发育过程中仅短暂存在的一些原始姿势反射，如：非对称性紧张性颈反射、对称性紧张性颈反射等，正是因为这些本应消失的反射活动的持续存在，影响患儿正常运动的发育。

3.分阶段治疗　Bobath 对脑瘫的治疗大体可分以下三个阶段：

第一阶段：使肌张力恢复或接近正常状态，这一阶段主要抑制异常的持续存在的原始反射，如非对称性紧张性颈反射和紧张性迷路反射等，逐渐获得正常的肌张力。

第二阶段：促进直立反射与平衡反射的发育，多在无意识当中，在各种姿势下，在失平衡状态下促进直立反射与平衡反射的发育。如乘车时突然停车，无意识地向前迈出一步的保持平衡动作，也可以向前、向后、向左、向右推动患儿，使其在失去平衡的情况下迈出第一步。平衡反射是一种无意识的自动反射，是人生最重要的功能之一。

第三阶段：诱发随意运动的出现，治疗时设计一些特殊的、有意义的场景，引导患儿主动发出正常的动作姿势，体会正常运动的感觉，使痉挛减轻，逐渐引出自发的随意动作，按翻身、四肢爬、坐、站立等顺序进行。

4. Bobath 技术具体应用　主要针对临床不同类型的脑瘫采取不同的治疗措施：

（1）痉挛型：本型脑瘫患儿肌张力过高，严重影响肢体的主动运动，临床治疗时主要以降低躯干、肩胛部及骨盆的肌张力为主要目标，应用反射抑制性运动模式（RIP）进行治疗，利用关键点的控制促进正常动作，同时配合其他功能锻炼。具体治疗措施：

1）利用身体的姿势或体位抑制痉挛：治疗师在抱患儿时可采取仰卧位，通过重力促使患儿身体伸展；采取侧卧位，被动伸展弯曲的一侧肢体，将患儿双下肢分开，促使其下肢伸展并外展外旋；对于伸肌痉挛的患儿，可利用关键点的控制促使其双下肢屈曲，治疗师的上肢应置于患儿腋下，以利于患肩外展。

2）利用身体的功能活动抑制痉挛：当患儿端坐或吃饭时，治疗师可用双膝夹住患儿，促使患儿的髋关节和膝关节轻度屈曲，并用手控制患儿胸骨柄处关键点，以抑制颈部的肌张力；让患儿俯卧于治疗师双腿上，轻轻活动其膝部，以抑制屈肌痉挛；从肩胛带及骨盆这些关键点开始，转动患儿身体，以促使患儿抬头及肢体主动伸展。

3）利用运动的感觉体验抑制痉挛：在治疗时或在日常生活中采取反射抑制性运动模式（RIP），并适当给予患侧肢体负重训练以降低肌张力，能很好地体验运动的感觉，从而为其他动作的康复训练奠定基础；让患儿俯卧，治疗师以手按压其骨盆，左右轻轻摇晃，利用脊柱关键点的控制以抑制痉挛。也可让患儿俯卧在滚筒上，左右轻轻滚动以降低肌张力。

（2）手足徐动型：本型脑瘫患儿的移动方式通常是采取仰卧位，双臂外展外旋，通过身体完全伸展模式及蹬腿的力量进行移动，临床治疗时主要以改善头部及躯干的控制力、促进手功能恢复、协助患儿站立负重、促进中线活动为主要目标，同时配合姿势控制训练。具体治疗措施：

1）四肢或躯干负重训练：给患儿肢体或躯干加压，以刺激肌张力增强，有利于患儿更好地控制姿势，通过手臂负重抬起头，或由治疗师扶住站立使两腿均匀负重，以促进患儿肢体运动功能恢复。协助患儿进行迈步训练，要求其迈步时保持身体与地面垂直，头部位于身体的中轴线上，以抑制患儿用非对称性紧张性颈反射的模式行走。

2）利用被动支撑训练：被动支撑手足徐动型脑瘫患儿的双上肢，则患儿更容易站立和迈步，训练时要让患儿保持两腿均匀负重，身体与地面垂直，姿势控制和步行训练的效果才会更好。

3）鼓励中线活动：进行中线活动，促进患儿伸手抓住物体是治疗本型脑瘫患儿的基本要素之一。如：扶住患儿站立或坐在凳子上保持髋关节屈曲都是促进中线活动的姿势；让患儿两手抓住木棒，促进其腕关节背伸及两臂前伸，上下左右被动活动患儿手中的木棒，让其体验不同方向握住物体的运动感觉，治疗时要盯住患儿的眼睛并与其交流，以保持中线活动姿势；让患儿俯卧于治疗师的两条高度不同的大腿上，破坏患儿的水平俯卧姿势，可促使其抬头和主动伸展肢体，并保持姿势稳定。随着患儿抗重力伸展能力的增强，可逐步降低角度，使俯卧姿势更接近与地面平行。治疗师以手按压患儿躯干、肩部及骨盆，以保持身体中心的稳定与垂直，促使患儿有目的地运动肢体。

（3）共济失调型：本型脑瘫患儿的平衡协调功能差、肌张力低下，临床治疗时主要通过负重及肢体挤压以刺激肌张力、改善身体的姿势控制能力、促进平衡协调功能、增强平衡反应能力为主要目标，同时配合其他功能锻炼。具体治疗措施：

1）促进平衡协调功能训练：让患儿体验在重力环境下恢复平衡的运动感觉，训练时或日常生活中可将患儿放置于一种容易摔倒的姿势，促使其逐步适应这种不平衡的感觉。也可让患儿俯卧及坐于巴氏球或滚筒上，来回摇晃训练以增强其平衡协调能力。

2）促进上肢负重训练：让患儿四肢着地，治疗师抬起双腿，使其两臂着地，进行手推车式行走训练，促使其上肢抗重力伸展，尽量避免以躯干为轴心转动身体。

3）以功能活动促进平衡反应：利用穿脱衣服、抬腿、下蹲、由坐到站、双臂上举、原地踏步、前后左右迈步等日常功能活动促进患者失去平衡后的自我保护反应。

（4）软瘫型：本型脑瘫患儿的肌张力持续低下，肌力不足，容易出现运动障碍，肢体功能差，技能学习能力低下，很难用手拿住东西。临床治疗时主要通过负重及肢体挤压以刺激肌张力、促进肌肉持续收缩和抗重力能力，增强肌力、利用发声、笑声促进肌张力增高和姿势控制能力、促进运动的感觉体验，同时配合其他功能锻炼。具体治疗措施：

1）关节加压和刺激关键点：通过关节加压和关键点的刺激，可以使肌张力增高，肌力增强，使患儿头部和躯干挺直，四肢伸展。但在给低龄患儿做治疗时，可能会出现肌张力波动或持续增高，故要注意避免痉挛。

2）感觉刺激和负重训练：治疗师双手置于患儿腋下，使其身体与地面垂直，被动让患儿跳跃后再保持站立姿势，一手扶住躯干，一手自颈肩部开始，往下轻轻拍打，可刺激肌张力增高，肌力增强。如果患儿短时间内自己能够保持直立姿势，可将手松开一下再扶住，然后继续轻轻拍打。

（5）混合型：本型脑瘫患儿的临床表现通常伴有两型及两型以上的症状和体征。临床治疗时主要以"早发现、早处理"为原则，以诱发肌肉收缩、增强肌力、抑制痉挛、关键点控制、感觉刺激等综合治疗为目标，同时配合其他功能锻炼。

例如：手足徐动型及共济失调型脑瘫患儿躯干控制不稳定，可能会诱发屈肌痉挛，可通过反射抑制性运动模式（RIP）促使肌张力正常，肌力增强；通过四肢或躯干负重训练促进其中线活动能力、抬头和躯干姿势控制能力；通过巴氏球训练促进其平衡协调能力等。

二、脑卒中偏瘫的治疗

1. 异常的肌张力可通过抑制与促进的手法得到控制　与脑瘫患儿不同的是，成人脑卒中所致的脑组织已经发育成熟。脑卒中后表现出的异常增高的肌张力大大干扰了患者功能性活动的出现。Bobath 认为，这种异常的肌张力或痉挛可通过反射性抑制来缓解，尤其是关键点部位效果特别明显。当年 Betra Bobath 在给脑卒中后上肢严重屈曲痉挛的患者治疗时发现，当她被动地伸展患者屈曲的肘关节时，痉挛减轻。对于一些严重屈肘畸形的患者，直接伸肘效果欠佳，在配合肩胛、手等部位一些关键点进行操作时，屈肘畸形可明显得到抑制，但这两种情况的痉挛很快又再次出现，提示治疗时不能只用抑制手法，必须在抑制异常姿势的同时促进正常的姿势运动。因此 Bobath 提出，脑卒中的治疗应将反射性抑制和促进二者结合起来，如利用反射性抑制抑制异常运动模式的同时应促进正常运动模式的出现，尤其是促进翻正反应和平衡反应的出现。

2. 体验运动的感觉有利于脑卒中的恢复　Bobath 认为，偏瘫患者由于异常姿势和运动模式的影响而体验不到正常运动的感觉。这种正常运动的感觉可通过重复的、正确的学习和训练获得。脑卒中患者通过抑制手法输入正常的感觉，经过正确的传导路径，从而获得正确的动作形式。患者为了学习并掌握运动的感觉需要进行无数次各种运动感觉的训练。治疗过程中，治疗师应根据患者的不同情况及存在的问题设计不同的训练活动，这些活动不仅能诱发有目的的反应，还应提供可以多次重复相同运动的机会。通过反复的正确的动作训练来促进和巩固正常运动的感觉，直至随意运动的自发出现。

3. 分阶段治疗　Bobath 将脑卒中偏瘫的治疗划分为三个阶段：迟缓期、痉挛期、相对恢复期。

第一阶段：迟缓期，又称软瘫期。临床表现为无肌张力，腱反射消失，训练主要以强化高级姿势反应和患侧肢体的负重来刺激运动功能的恢复。

第二阶段：痉挛期，又称硬瘫期。临床表现为肌张力异常增高，主要应用反射抑制性模式来对抗痉挛以缓解肢体肌张力。

第三阶段：相对恢复期。临床表现为痉挛得到一定缓解，共同运动减轻或消失，开始出现部分分离运动，主要训练促进肢体的分离运动。

在临床治疗中，这三个分期并不是完全分开的，例如处于痉挛阶段的患者可以同时具有上下肢的部分分离运动，而某些部位又处于迟缓状态，特别是相对恢复期的患者，经常会出现为了完成某些难度较大的训练出现痉挛，而痉挛的出现进一步限制了运动的完成。划分三个分期主要是为了明确患者的运动功能特征，及时制定训练计划，并在训练过程中密切观察和评价，使训练方案及时得到修正。

在对偏瘫患者进行上、下肢治疗之前，需要患者躯干、骨盆处充分建立起抗重力性的姿势控制，即核心控制（core control）。核心控制主要是在躯干深部的多裂肌、腹横肌、腹斜肌同时发挥作用的基础之上形成的功能，腰大肌后部纤维、膈肌、盆底肌群也参与其中。核心控制可改善患者立位和坐位的姿势控制，使健侧上肢和患侧上肢的活动范围都明显增加，明显提高入厕过程中的穿、脱裤子等日常生活活动的效率和质量。也可保持坐位平衡、立位平衡的姿势控制能力，是上肢、手功能改善及下肢步行的重要基础。

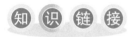 知 识 链 接

核心控制

核心控制是指针对破坏稳定性的力量，对全身性多关节连锁进行姿势控制的核心部分。核心控制在狭义上是指躯干深部的多裂肌、腹横肌、腹斜肌、腰大肌后部纤维这几个肌群构成的协同运动。是腰腹部－骨盆－髋关节的复合体，重心位置所在的地方，也是所有运动开始的地方，是肩胛带上肢功能、头颈部功能、步行等运动功能的重要基础。核心肌群受中枢神经控制，这些肌群的肌肉持续收缩才能保证躯干运动功能正常，能够完成抗重力伸展方向的姿势运动。因此，核心控制属于姿势控制的一部分，是构成姿势控制的核心因素。

4. Bobath技术具体应用　主要根据Bobath对脑卒中偏瘫患者康复过程不同阶段的分期采取不同的治疗措施：

（1）迟缓期的康复训练：脑卒中偏瘫患者迟缓期的治疗强调姿势调整，核心稳定控制，促进肌张力恢复。初期应先进行四肢及躯干的控制训练，维持正常关节活动度，防止肌肉萎缩及关节挛缩。Bobath技术通常遵循的训练顺序为：仰卧位→侧卧位→翻身坐起→坐位平衡→手膝位→跪位→爬行→由坐到站→站立→立位平衡→步行分解→行走。

1）良姿位摆放：①仰卧位：患侧肩关节外展，肘关节伸直，掌心朝上，放在患肩侧

方的软枕上。手臂伸直，外展、外旋、伸腕、手指伸直、张开；骨盆前挺、大腿伸直、膝关节稍弯曲、下垫软枕、大腿稍内收、内旋。②健侧卧位：健侧在下，患侧在上，患侧上肢前伸，肘关节伸直，掌心朝下，放在患肩前方的软枕上。患侧手臂伸直，伸腕、手指伸直、张开、骨盆前挺、下肢屈髋、屈膝、下垫软枕。③患侧卧位：患侧在下，健侧在上，患侧上肢前伸，肘关节伸直，掌心朝上，放在患肩前方的软枕上。患侧手臂伸直，伸腕、手指伸直、张开、下肢伸直。健侧肩部及躯干外旋，避免患肩受压、健侧下肢屈髋、屈膝、下垫软枕、避免患侧下肢受压。④床上坐位：脊柱伸直，抬头，屈髋接近直角，背垫软枕，双上肢伸直，交叉放在前方桌子上，防止上身前倾，下肢伸直，踝背伸。但要注意，本体位维持时间不宜过长，以防止肌张力增高。⑤轮椅坐位：患者背靠椅背，臀部靠近椅座后方，患侧屈髋、屈膝、踝背伸，头和躯干稍前倾，患肩牵伸，肘关节伸直，放在患肩前方的软枕上。

2）翻身训练：患者仰卧位，Bobath 握手，肘关节和腕关节伸直，上肢上举过头，刚开始双手左右用力摆动，忽然加力向一侧甩手，带动躯干和骨盆向一侧翻转。然后再进行由侧卧位到仰卧位的翻身训练。翻身训练尽可能让患者自己主动完成，如完成动作困难，治疗师可在患者肩部或臀部助力，给予协助。

3）患侧下肢控制训练：伸髋屈膝和屈髋屈膝都是防止偏瘫患者划圈步态的基本动作，训练时要注意防止出现患肩后撤和患侧上肢关节协同屈曲，下肢要注意防止屈曲时屈肌与伸肌同时收缩及伸展时伸肌痉挛。①患侧下肢屈曲训练：患者仰卧位、患侧下肢屈髋、屈膝，治疗师位于患侧，一手将患足被动外翻、踝背伸，脚掌内侧放在床面上，另一手固定膝关节外侧，小腿外摆，使髋关节内收，做屈髋屈膝控制训练。并同时进行屈髋状态下患肢朝各个方向伸展的控制训练。②患侧下肢负重前训练：患者仰卧位、患侧下肢稍屈曲，治疗师位于患侧，一手将患足被动外翻、踝背伸，足底顶在治疗师大腿内侧前部，另一手固定患腿髌骨下方，沿长轴施加适当阻力，嘱患者用力蹬腿，做小范围的屈膝和伸膝训练。

4）坐位平衡训练：①身体重心转移训练：患者坐位，治疗师位于患侧，双手控制患侧上肢处于抗痉挛体位，或利用患侧上肢自我支撑处于抗痉挛体位，自行或被动让患者歪向患侧，再回复到原来体位，也可让患者屈肘负重，伸肘复位，进行左右重心转移训练；患者坐位，治疗师位于患者前方，嘱其向前弯腰，在尽量屈髋的同时双上肢上抬，置于治疗师肩部，再回复到原来体位，进行前后重心转移训练，为患者起立动作训练做准备。②患侧上肢负重训练：患者坐位，治疗师位于患侧，将上肢置于体侧，嘱其上半身歪向患侧，自我支撑体重处于抗痉挛体位，治疗师一手固定手掌，一手在患肩上向下施加压力，刺激肌张力增高，使肘关节伸直，从而促进肘关节的稳定。

5）患侧上肢控制训练：①患侧肩胛带和肘关节控制训练：患者先取健侧卧位，治疗师面向患者，一手固定患侧肱骨近端，另一手从腋下穿过，固定患侧肩胛骨下角，对肩胛胸廓各关节进行被动运动，活动度要控制在正常范围的 50%；当患侧肩胛骨被动运动没有阻力时，患者可取仰卧位，双上肢尽量上举，并同时配合肘关节的屈伸训练。伸肘时嘱患者主动推治疗师的手，可刺激伸肘肌张力，促进肘关节伸直。注意所有训练均应在无痛状态下进行。②患侧躯干伸展训练：患者仰卧位，治疗师位于患侧，一手固定患侧肩部，一手握患手，被动或主动让患侧上肢高举过头，适度牵拉上肢，使患侧躯干被动伸展，并进行仰卧位、侧卧位和俯卧位的转换训练。

6）步行准备训练：①伸髋状态下膝关节屈伸训练：患者仰卧位，伸髋，患侧小腿垂于床边，治疗师位于患侧，被动使踝关节背伸、外翻，在伸髋状态下做膝关节屈伸训练。②屈髋屈膝状态下髋关节内收外展训练：患者仰卧位，屈髋、屈膝，治疗师位于患侧，主动或被动内收、外展髋关节，根据患者情况，可在膝关节内侧或外侧给予辅助或适当施加阻力，进行各个角度的控制训练，并配合挺腹伸髋及骨盆抬离床面的练习。

（2）痉挛期的康复训练：脑卒中偏瘫患者在本阶段会出现典型的痉挛模式：上肢屈肌张力过高和下肢伸肌张力过高。故治疗上首先要明确姿势控制是患者运动的前提，强调以抗痉挛治疗为主，同时配合患侧上肢、手、步行功能及日常生活活动能力的训练。

1）跪位训练：①手膝跪位训练：患者手膝跪位，患侧上肢处于抗痉挛体位，患手充分负重支撑于床面上，腕背伸、手指伸直、拇指外展，治疗师位于患侧，被动或主动让患者躯干做前后左右的重心转移，难度可逐渐加大，抬起一侧上肢或下肢让患者处于三点支撑体位，此法有助于增强患者的跪位平衡能力，训练时要注意安全防护。②双膝跪位训练：患者双膝跪位，患侧上肢处于抗痉挛体位，患侧充分负重支撑于床面上，治疗师位于患侧，在安全防护的前提下，被动或主动让患者躯干做前后左右的重心转移，难度可逐渐加大。训练过程中要注意保持髋关节伸展，防止患侧骨盆后撤。③单膝跪位训练：患者单膝跪位，患膝充分负重跪于床面或凳子上，健侧上肢向前跨出，患侧骨盆前挺，髋部充分伸展，治疗师位于患侧，在安全防护的前提下，被动或主动让患者躯干做前后左右的重心移动。

2）站立前准备训练：①躯干及骨盆控制训练：患者坐位，旁边并排放置一把椅子，治疗师位于患侧，嘱患者 Bobath 握手，肘关节和腕关节伸直，上肢放在治疗师一侧肩上，向前下方伸展，上身前屈，使患侧下肢充分负重，治疗师固定好骨盆，用脚和膝部顶住患者的脚和膝部，防止摔倒，辅助患者抬起臀部，缓慢旋转躯干，将臀部移到旁边的椅子上。②髋内收及骨盆旋前训练：患者坐位，治疗师位于患侧，一手控制患侧膝部使髋关节内收、内旋，一手控制患侧踝部使踝关节背伸、外翻。辅助患者将患腿交叉放到健腿上，再回复到原位。本法有助于步行时屈膝动作的完成。③提腿屈膝训练：患者坐位，治疗师面向患者，使患侧踝关节被动外翻、背伸，嘱患者上提患腿，再缓慢放下，增强患者屈髋、屈膝的能力；也可让患者整个脚掌着地，足跟不离地，使膝关节被动屈曲大于 90°，在小范围内做屈膝和伸膝训练。

3）站起和坐下训练：①站起训练：患者坐位，双足并拢，上身前屈，嘱患者 Bobath 握手，肘关节和腕关节伸直，抬头，双眼正视前方，治疗师位于患侧，用脚和膝部顶住患侧的脚和膝部以防摔倒，嘱患者肩部及上肢尽量前伸，去触碰治疗师前方引导的手，同时臀部上抬，伸髋、伸膝，当上身重心超过足尖时，患者会慢慢站起。②坐下训练：与站起训练动作顺序相反，治疗师位于患侧，要嘱患者先将脚跟靠近椅子或治疗床，下蹲接近椅面或床面时，再缓缓坐下，可重复多次，加强难度。治疗师在患侧臀部可辅助一下，以防患者下蹲时突然垂直跌落。

4）步行基础训练：①站姿控制训练：治疗师位于患侧，牵张患侧肌张力较高的核心肌群，保持患者站立的姿势稳定。要注意防止出现代偿动作。②患足牵张训练：治疗师位于患侧，牵张患足的骨间肌及足底筋膜，以增大支撑期的支持面积；刺激小趾的外展肌，扩大关节附属运动；加强踝关节跖屈的主动运动，加强比目鱼肌的离心性收缩；调整腓肠肌内侧头和外侧头的力线，促进足跟离地和落地动作，让患者体会治疗前后足底感觉的不同。③患侧下肢负重训练：包括患者双足站立，身体重心偏向患侧后再回复到原位；患腿负重站立，健腿前、后、左、右和侧方迈步。可促进下肢在站立和行走时动作的稳定性。

5）患侧下肢迈步训练：①俯卧屈膝训练：患者俯卧位，患膝主动屈曲 90°，再缓慢伸展保持在任意位置上。②站立屈髋屈膝训练：患者站立位，骨盆放松，轻度屈髋、屈膝，防止骨盆上提，然后向前迈出患腿，再回复到原位。③患侧髋内收屈膝训练：患者健侧负重站立，患侧下肢位于其后，让患侧膝关节靠近健侧膝关节，进行髋内收、屈膝训练。④迈步前训练：患者健腿站立，治疗师托住患足，使其足趾伸展，控制踝关节使其背伸、外翻，然后将足部抬离地面，再缓慢着地，如此反复多次。⑤迈低步训练：患者健腿站立，治疗师位于患侧，引导患侧膝关节轻度屈曲，主动向前方迈低步，慢慢落地。⑥足跟着地训练：患者健腿站立，患腿膝关节屈曲，踝关节背伸，治疗师位于患侧，引导患者抬腿向前迈步，让足跟缓慢着地。

6）患侧上肢控制训练：①姿势控制训练：患者治疗刚开始时取健侧卧位，保持骨盆中立位，可用枕头调整上肢和下肢的位置，治疗师位于患者身后，一手放在患侧下肋部位，另一手置于下腹部，两手同时用力，使痉挛部位活动放松，促进胸廓向正中方向运动，同时给予腹部肌群的适当的感觉刺激，促进肌肉的向心性收缩和离心性收缩，保持姿势稳定。②上肢控制训练：主要缓解影响患侧上肢外展上举的肩胛带肌群的肌张力，改善患侧姿势控制能力。患者仰卧位，治疗师位于患侧，一手控制胸廓，另一手控制肩胛骨，刺激肱三头肌的起点部位，诱导三角肌收缩，改善胸大肌痉挛，促进上臂外展及正中位活动；也可练习上肢在空间的控制能力，治疗师先被动控制上肢处于某一位置，保持肩关节外旋，肘伸直，腕背伸、手指伸直、拇指外展，然后慢慢松手，让患者自己练习姿势控制。

7）患侧肘部控制训练：①健手辅助患手控制训练：患者坐位，治疗师位于患侧，嘱患者 Bobath 握手，肘伸直，健手带动患手高举过头，屈肘时依次触摸头顶、对侧耳朵、脸、肩等部位，然后再伸肘重复以上步骤，如果患者肘关节不能充分伸直，治疗师可轻轻拍打患侧三角肌及肱三头肌，以促进伸肘动作。②患手屈伸控制训练：患者坐位，治疗师位于患侧，引导患侧上肢前伸，肘伸直，前臂旋后，让患者屈肘依次触摸同侧头、耳朵、脸、肩等部位，然后再伸肘重复以上步骤，进行肘关节屈伸控制训练。注意要保持肩部前伸，必要时治疗师可将肩胛骨自内向外推动。

8）患侧手功能训练：①旋前旋后功能训练：患者前臂中立位，治疗师位于患侧，一手握住患手，中指或示指按住豆状骨，以防止尺偏，另一手固定尺骨，将桡骨向前后推动以促进前臂的旋前旋后功能。②拇指对指功能训练：患者前臂旋后位，治疗师位于患侧，一手固定小鱼际，另一手固定大鱼际，旋转第一掌骨，以促进拇指的对指功能和其他手指的屈伸活动及精细功能。③指间关节功能训练：患者坐位，患侧手掌朝下置于训练桌上，下铺纸巾，治疗师位于患侧，一手固定前臂，另一手放在患手背部以固定掌指关节，使掌指关节屈曲，在指间关节伸直的状态下移动纸巾，可促进患手示指和小指的对指功能。

（2）恢复期的康复训练：脑卒中偏瘫患者在本阶段肌痉挛逐渐恢复正常，肌力增强，出现部分分离运动，具备了一定的运动能力，已开始出现异常步态、手功能精细活动差等影响患者日常生活活动的功能障碍，故治疗上强调以矫正异常步态、改善日常生活活动能力为主，同时配合患侧上肢、手、步行功能的训练，向肢体正常活动过渡。

1）步行基础训练：①促进本体感觉：本体感觉对患者运动姿势的控制和运动功能的恢复非常重要。主要通过关节挤压和患侧肢体负重，牵张本体感受器以促进本体感觉的恢复，从而促进身体的姿势控制能力。②促进下肢步行分离模式的建立：患者半俯卧位，治疗师位于患者身后，先牵张腰背部两侧竖脊肌，以降低肌张力，改善腰背部的活动，然后健腿站立，患腿后伸髋，被动屈膝以牵伸股四头肌，促进下肢伸展时踝关节背伸和下肢屈曲时踝关节跖屈的分离模式。从而改善髋关节随意后伸的功能，为步行的支撑后期做准备。③迈小步和滑板训练：患者健腿站立，治疗师位于患侧，一手控制骨盆，另一手使患腿踝关节背伸、外翻，辅助患者屈髋、屈膝，向前、向后进行迈小步训练，防止患侧骨盆上提导致划圈步态。也可让患腿负重，健腿踏在滑板上向各个方向滑动，然后两腿交换练习，可提高患腿的灵活性、平衡能力和控制能力。

2）步态矫治训练：①站姿控制训练：患者站立位，治疗师位于患者身后，一手固定骨盆，另一手引导患者挺胸、挺腹、骨盆前挺，以促进患者对站姿的控制和患侧下肢的后伸运动，从而改善双侧躯干的伸展功能。②患腿膝关节屈伸训练：患者健腿站立，患腿髋关节后伸。治疗师位于患者身后，一手固定骨盆，另一手向前上方推压患腿的坐骨和股骨大转子使膝关节屈曲，然后再让患足前部和后部交替接触地面，通过患腿膝关节有节奏的屈伸训练，促进患者步行功能的恢复。③患腿迈步训练：患者站立位，健腿支撑，治疗师位于患侧，一手固定患侧骨盆，抑制骨盆上提。另一手扶住患侧腹部，引导患者自患侧足部和膝部开始旋转运动，屈膝、屈髋，向前方迈步。可与患腿负重支撑，健腿迈步交叉训练，以促进正常步行功能的恢复，治疗师可逐渐减少对关键点的控制。

3）上下楼梯训练：患者上下楼梯的功能训练可在训练阶梯上进行，也可在真实的楼梯上进行。训练时遵照"健腿先上，患腿先下"的原则进行。①上楼梯训练：患者站立位，患腿支撑。治疗师位于患者身后，一手固定患侧膝关节，另一手控制腰部，将重心转移到患腿，嘱患者将健腿迈上台阶，然后再将重心转移到健腿，健腿支撑，患腿骨盆上提、屈髋、屈膝，迈上台阶。②下楼梯训练：患者站立位，健腿支撑。治疗师位于患者身后，一手固定患侧膝关节，另一手控制健侧腰部，将重心转移到健腿，引导患者患腿屈膝，向下一级台阶迈步，当患足站稳后，然后再将重心转移到患腿，让健腿迈到下一级台阶上。

4）患侧上肢运动控制及手功能训练：①抑制联合反应：包括患者健手摩擦患侧上肢皮肤，或患者 Bobath 握手，肘伸直，健手带动患手高举过头，屈肘时依次触摸头顶、后枕部，以及用筷子夹食物、写字、绘画等，以抑制联合反应导致的肌张力。②患侧上肢负重及躯干旋转：患者坐位，将上肢置于体侧，嘱其上半身歪向患侧，自我支撑体重处于抗痉挛体位，旋转躯干，健手伸到患侧拿起训练物品，然后放到健侧。③患侧上肢伸肘训练：患者坐位，Bobath 握手，躯干前屈，双上肢向前伸直，来回推拉前面训练桌上的滚筒或训练球。通过肘关节的屈伸训练，以改善患侧上肢的屈肌痉挛。④患侧手功能训练：包括打毛衣、穿针引线、抓放小球，夹跳棋子等训练项目，以训练患者手指的精细功能及手眼协调功能，增强患者的日生活活动能力。

项目五　注意事项

Bobath 治疗技术对脑瘫患儿和偏瘫患者的康复疗效肯定，已经得到世界范围的公认。在运用 Bobath 治疗技术时，应注意以下事项：

1. 脑卒中后，应在患者病情稳定、生命体征平稳后开始康复。

2. 无论是脑瘫患儿还是偏瘫患者，在运用 Bobath 技术进行治疗时，都应避免加强患侧肌张力和异常运动的活动，因此，一般不建议选择较强的抗阻运动，以防肢体痉挛的加重。

3. 运用 Bobath 治疗脑瘫患儿时，应先评估患儿的实际年龄与运动发育年龄之间的差距，找出患儿运动发育停止的点，根据小儿运动发育规律进行康复。Bobath 认为尽管脑瘫定义为"脑瘫是非进行性的",但是如果患儿的异常姿势和异常运动没有得到及时的矫治,其病情仍然是进展的。因此,Bobath 提出:"脑瘫的症状至少在青春期前是进行的"。Bobath 强调脑瘫应遵循早发现、早诊断、早治疗的原则。

4. 运用 Bobath 治疗脑瘫患儿时应注意:①不宜要求脑瘫患儿做过多动作,因为正常儿童容易做出的动作,脑瘫患儿很难完成,活动会引起不随意动作等异常姿势反射加重,促使挛缩、变形,必须慢慢训练,使其自然完成;②注意启发自动性运动,多给患儿鼓励和支持;③原始运动模式不必过度抑制,只要促进正常姿势反射即可促使其消失;④ Bobath 疗法强调使用关键点进行调整,但不是以活动关键点部位为目的,而是以此来诱发整个身体正常运动为目的;⑤边治疗边评价,及时修正治疗方案。

5. 每个患者具体情况都不一样,治疗时因人而异,根据患者实际情况,制定个性化的治疗计划,没有一成不变的治疗程序和常规。

6. 治疗师应与患者及时沟通和互动,建立融洽的医患关系,引导患者积极主动参与。

7. 治疗前掌握患者的基本情况,肢体损伤及严重的心肺功能障碍者禁用或慎用。

8. 对合并有并发症的患者,治疗时应有针对性的进行处理,尽可能减轻并发症对患者的影响。

复习思考

1. Bobath 治疗技术的治疗原则有哪些?

2. Bobath 抑制性技术包含哪些内容? 如何操作?

3. Bobath 促进性技术包含哪些内容? 如何操作?

模 块 十 三

Brunnstrom 治疗技术

【学习目标】

掌握 Brunnstrom 治疗技术的操作方法及临床应用。

熟悉 Brunnstrom 治疗技术的适应证和禁忌证。

了解 Brunnstrom 治疗技术的发展渊源及基本原理。

项目一　概述

Brunnstrom 治疗技术是由瑞典物理治疗师 Signe Brunnstrom 于 20 世纪 50 年代创立的一种用于中枢神经系统损伤后运动功能障碍的治疗方法，属于神经生理学疗法的范畴。Brunnstrom 通过多年对脑卒中偏瘫患者的运动功能进行临床观察和分析发现，脑卒中后，偏瘫患者的恢复几乎是一个定型的连续过程，结合大量文献资料的证实，认识到脑损伤后中枢神经系统失去了对正常运动的控制能力，重新出现了在发育初期才具备的一些运动模式，如：共同运动、姿势反射以及联合反应，并出现一些原始反射和病理反射，如紧张性颈反射、紧张性迷路反射等，而深反射等正常反射则被强化，如：肱二头肌腱反射、膝腱反射等。

Brunnstrom 认为，脑卒中后的恢复过程实质是一个运动模式改变的过程，即偏瘫患者的运动功能恢复首先从损伤后初期的迟缓性阶段开始，随后肢体肌张力增加，痉挛出现，患者运动表现出质的异常，出现异常运动模式，继之异常运动模式达到顶点，出现共同运动，之后痉挛逐渐减轻，共同运动减弱，出现部分随意运动，直至最后恢复正常，但实际并非所有患者都能按这个过程恢复到最后，可能会停止在某一阶段。

Brunnstrom 认为，偏瘫患者在恢复过程中出现异常运动模式是患者恢复的必然阶段，很难被抑制。也没有必要抑制。Brunnstrom 治疗技术强调，在脑损伤后恢复过程中尤其是早期，应使用一切可以利用的措施来诱发患者的运动反应，让患者意识到瘫痪肢体可以活动，刺激患者主动参与康复的欲望，提高患者训练的积极性，最终实现独立运动的目的。

项目二　基本理论

偏瘫患者在恢复过程中会经历不同的阶段，Brunnstrom 技术主张在患者未恢复任何主动活动前，利用人体发育早期本属于正常的各种皮层下反射活动即共同运动、联合反应和反射活动去引出非随意运动，以促发恢复进程的开始，之后不断修正运动模式，使之成为更复杂的功能性活动。

一、中枢神经系统损伤后的恢复阶段

Brunnstrom 通过对偏瘫患者长期的观察和分析，提出了脑损伤后偏瘫恢复 6 阶段的理论（表 13-1），并成为偏瘫患者运动功能评定的理论基础。偏瘫恢复过程因人而异，恢复或快或慢，也可能停在某一阶段不再进展。

表 13-1　中枢神经系统损伤后运动功能恢复阶段

阶段	特点
第 I 阶段	迟缓期，急性期发作后，患肢处于软瘫状态，没有任何运动
第 II 阶段	联合反应期，随着恢复的开始，肌张力逐渐增高，患肢开始出现联合反应、共同运动
第 III 阶段	共同运动期，痉挛达到顶峰，共同运动随意出现
第 IV 阶段	部分分离运动阶段，痉挛开始减弱，共同运动模式逐渐减弱，出现部分分离运动的组合
第 V 阶段	分离运动阶段，痉挛进一步减弱，共同运动模式进一步减弱，出现难度较大的分离运动的组合
第 VI 阶段	正常阶段，痉挛消失，每个关节可完成随意的运动，协调性与速度均接近正常

二、原始反射

新生儿出生就具有的正常反射又称为原始反射。随着婴儿神经的发育及其不断完善，大部分的原始反射在一岁以后逐渐消失。当成人脑卒中后这些反射再次出现，称为病理反射。

1. 同侧伸屈反射　是患者同侧肢体的单侧性反应。如刺激上肢近端伸肌可引起同侧下肢伸肌收缩，或者刺激上肢近端屈肌可以引起同侧下肢屈曲反射。

2. 交叉伸屈反射　当患者肢体近端伸肌受刺激时，会产生该肢体伸肌和对侧肢体伸肌同时收缩；反之，刺激屈肌会引起同侧和对侧肢体的屈肌收缩。

3. 屈曲回缩反射　是患者远端屈肌的协同收缩。表现为刺激伸踇肌可以引起伸踇肌、踝背伸肌、屈膝肌以及髋的屈肌、外展肌和外旋肌出现协同收缩以逃避刺激。上肢也有这种回缩反射，例如刺激屈指、屈腕肌时不仅引起屈指肌和屈腕肌的收缩，也可以使屈肘肌和肩后伸肌反射性收缩。

4. 伤害性屈曲反射　当患者肢体远端受到伤害性刺激时，肢体出现屈肌收缩和伸肌抑制。其反应强度与刺激强度成正比。轻微刺激只引起局部反应，例如在仰卧位下肢伸直时如果轻触足底前部，会出现足趾屈曲和轻微的踝趾屈。随着刺激强度增大，反应逐渐向近端关节肌肉扩展，除了足趾和踝屈曲外，可以出现屈膝、屈髋，屈曲的速度也加快，甚至会出现对侧肢体的伸展。

5. 紧张性颈反射（tonic neck reflex，TNR）　紧张性颈反射是由于患者颈部肌肉和关节受到牵拉所引起的一种本体反射。其产生取决于颈部的运动和颈的位置。是头部位置变动时，影响四肢肌张力、眼位变化的反射。颈部肌肉、关节的固有感受器的兴奋冲动。包括对称性和非对称性两种。

（1）对称性紧张性颈反射（symmetric tonic neck reflex，STNR）：当患者颈前屈时，两上肢屈曲、两下肢伸展；颈后伸时，两上肢伸展，两下肢屈曲。有助于发展屈曲和伸直间的平衡，用来稳定抗重力的姿势。颈前屈可增加上肢和躯干屈肌张力，增加下肢伸肌张力，降低上肢伸肌张力和下肢屈肌张力；相反，颈后伸可增加上肢和躯干伸肌张力，增加下肢屈肌张力，降低上肢屈肌张力和下肢伸肌张力。如偏瘫患者步行训练时，提示患者抬头，可利用本反射缓解患者下肢伸肌张力。

（2）非对称性紧张性颈反射（asymmetric tonic neck reflex，ATNR）：当患者身体不动，头部左右旋转时，头部转向一侧的上下肢伸肌张力升高，另一侧上下肢的屈肌张力升高，如同拉弓射箭姿势一样，故又成为拉弓反射。在个体发育过程中，这一反射是婴儿学会翻身的必要条件，也是伸手抓物时视觉固定的基础。它是颈部旋转、视觉固定和伸手拿东西的整合预备。对偏瘫患者来说，此反射的存在，使正常生活的动作难以完成。

6. 紧张性迷路反射　通常表现为屈曲协同，是由于患者头部在空间位置的变化引起。

1）俯卧位头稍前屈时，全身屈曲肌张力增加，可见四肢屈曲，双下肢屈于腹下，保持臀高头低特殊姿势。仰卧位姿势导致全身伸展肌张力增加，四肢容易伸展，表现为颈过分伸直、脊柱僵硬的伸直、肩后缩、下肢内收和内旋，重者可呈角弓反张姿势。偏瘫患者常受紧张性迷路反射的影响，如：乘坐轮椅，躯干屈曲，抬头看周围时，导致下肢伸肌张力增高，髋关节伸展，臀部向前滑，膝关节伸展，脚从踏板上滑下，形成左右不对称的半卧位姿势。

2）翻身时，颈部伸展，导致伸肌张力增高，一侧下肢不能前倾而使翻身法无完成。

3）站立位时，患者头后仰，下肢伸肌张力增加，表现为膝关节过伸，踝关节趾屈内翻，导致步态的异常。

7. 紧张性腰反射　是指随着骨盆和躯干位置的改变所引起的肌张力的变化，躯干的旋转、侧屈、前屈、后伸对四肢肌肉的紧张性有相应的影响。腰向右侧旋转时，右上肢屈曲、右下肢伸展，左上肢伸展，左下肢屈曲；腰向左侧旋转时，与之相反。

8.阳性支持反射　阳性支持反射是指足趾的末端及其内侧趾、小趾的皮肤等部位受到刺激时引起骨间伸肌，刺激本体感受器，导致下肢伸肌张力增高。偏瘫患者出现阳性支持反射时，表现为患肢髋、膝关节过伸展，踝关节趾屈内翻，影响支撑相的足跟着地，无法完成重心转移。

三、联合反应 (associated reaction)

联合反应是脑损伤后出现的一种非随意性的运动或反射性肌张力增高的表现。当患者健侧肢体抗阻收缩时，可诱发患肢发生非随意运动或反射性肌张力增高，有痉挛存在时更明显。它的发生被认为是本来潜在着的被上位中枢抑制的脊髓水平的运动整合，因损伤而解除了上位中枢的抑制后所表现出来的现象。

联合反应导致的患肢运动多与健侧运动相似，但不同于健侧，是一种原始的运动模式。可分为对称性联合反应、非对称性联合反应以及同侧性联合反应（表13-2）。

患侧肢体所表现出的运动反应与健侧运动类型完全相同，为对称性联合反应；下肢内收、外展为对称性，屈曲、伸展所表现出的运动反应与健侧相反，为非对称性联合反应。

表 13-2　偏瘫患者联合反应类型

类型	部位	诱发方法	患侧肢体反应
对称性联合反应	上肢	健侧抗阻或用力屈曲	患侧屈曲
		健侧抗阻或用力伸展	患侧伸展
		健侧抗阻或用力内收	患侧内收
		健侧紧握拳	患侧抓握反应
	下肢	健侧抗阻或用力内收、外展	患侧内收或外展
非对称性联合反应	下肢	健侧抗阻或用力屈曲	患侧伸展
		健侧抗阻或用力伸展	患侧屈曲
同侧性联合反应		患侧下肢抗阻或用力屈曲	患侧上肢屈曲

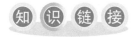

雷米斯特反应

雷米斯特反应（Raimiste reaction）是指健侧下肢内收、内旋或外展、外旋时，患侧下肢也会出现相同动作的联合反应。Brunnstrom 发现偏瘫患者胸大肌的双侧反应与 Raimiste 的内收现象有相似的特点，即健侧上肢内收，患侧上肢也会出现相应的内收，称为类似 Raimiste 反应，属于联合反应，在脑卒中偏瘫患者的康复训练过程中，正确利用 Raimiste 反应对患者的肢体功能恢复具有积极意义。

四、共同运动

共同运动是大脑中枢神经系统损伤常见的一种肢体异常活动表现。当患者活动患侧上肢或下肢的某一个关节时，不能做单关节运动，相邻的关节甚至整个肢体都可出现一种不可控制的运动，并形成特有的运动模式，这种模式称为共同运动。

共同运动可由意志诱发，是偏瘫患者在完成某项肢体活动时引发的一种固定模式的随意运动，在用力时表现更加明显。一般情况下，共同运动伴有肌张力增高或痉挛，脑卒中偏瘫患者常见的共同运动模式有屈肌共同运动模式和伸肌共同运动模式，这两种模式上下肢均可发生，且上肢以屈肌共同运动为主，下肢以伸肌共同运动为主（表 13-3）。

上肢共同运动在上肢上举或用手触摸口角时最易出现，下肢共同运动在站立和行走时最易出现，因此，在对偏瘫患者进行康复治疗时，不能过分强调上肢拉力、手握力的训练或早期架着患者行走，否则会加强患者上肢屈肌共同运动模式或下肢伸肌共同运动模式而出现"误用综合征"。

表 13-3　偏瘫患者共同运动模式

	部位	屈肌共同运动	伸肌共同运动
上肢	肩胛骨	上提、回缩	伸展、前伸
	肩关节	后伸、外展、外旋	前屈、内收、内旋
	肘关节	屈曲	伸展
	前臂	旋后（有时旋前）	旋前
	腕关节	屈曲	伸展
	手指	屈曲	屈曲
下肢	骨盆	上提、后缩	
	髋关节	屈曲、外展、外旋	伸展、内收、内旋
	膝关节	屈曲	伸展
	踝关节	背屈、内翻	跖屈、内翻
	足趾	背屈	跖屈

项目三　治疗原则

1. 早期利用联合反应和共同运动　Brunnstrom 认为联合反应和共同运动是脑损伤后偏瘫患者运动功能正常恢复顺序中的一部分，早期应予利用而不是加以抑制。

2. 促进分离运动　偏瘫恢复初期，由于中枢神经系统功能障碍，使高级中枢对动作的修正受到影响，Brunnstrom 认为应充分利用原始反射、联合反应、共同运动、皮肤刺激和本体感觉刺激来引起肌肉反应，诱发患侧肌肉收缩和刻板的协同动作的出现，产生半自主的随意运动，当协同动作出现后，则用各种方法抑制协同成分，使其分离为较单一的动作，直至最后接近正常动作。

3. 强调意识集中和感觉刺激　在恢复中起重要作用。Brunnstrom 认为偏瘫不仅是运动功能障碍，也是感觉上的障碍，认为运动障碍是由感觉障碍所引起的，所以可称为是感觉运动障碍。此观点已被 Mptt、Sherrington 等的研究所支持。因此在功能恢复中必须强调意识集中，充分利用感觉和视听觉的反馈，以及主动的参与。

项目四　评定方法

Brunnstrom 将中枢神经系统损伤偏瘫的恢复过程分为 6 个不同阶段，其中上肢、下肢、手的 Brunnstrom 分期及具体评定方法见下表（表 13-4）。

表 13-4　偏瘫患者 Brunnstrom 分期及评定方法

阶段	上肢	手	下肢
I	迟缓，无随意运动	迟缓，无随意运动	迟缓，无随意运动
II	出现联合反应、痉挛及轻微的屈曲共同运动	出现轻微的屈指动作	出现联合反应、痉挛和极少的随意运动
III	痉挛加重，屈肌共同运动达到高峰，可出现伸肌共同运动	全指屈曲，钩状抓握，但不能伸展	痉挛加重，共同运动随意出现；坐位、立位时有髋、膝、足的屈曲
IV	痉挛开始减弱，上肢出现部分分离运动： 1. 手背可触及后腰部 2. 上肢前屈 90°，肘伸直 3. 上臂于体侧自然下垂，屈肘 90° 前臂能旋前旋后	1. 手指可半随意、小范围伸展 2. 可完成侧方抓握及拇指松开	痉挛开始减弱，下肢出现部分分离运动： 1. 坐位，足跟着地，踝可背屈 2. 坐位，屈膝 90°，足可向后滑动，踝背屈 3. 坐位，膝关节可伸展

阶段	上肢	手	下肢
V	痉挛和共同运动进一步减弱，出现难度较大的分离运动： 1.肩外展90°，肘伸展，前臂旋前 2.肩前屈90°，肘伸直，前臂可旋前旋后 3.肘伸直，前臂中立位，肩关节可前屈180°	1.可抓握圆柱状、球状物体，完成第三指对指 2.手指可随意一起伸开，但不能完成单个手指伸开 3.指伸展后可外展	痉挛和共同运动进一步减弱，分离运动加强： 1.坐位，膝关节伸展，踝关节可背屈，髋可内旋 2.立位，膝关节伸展，足稍向前踏出，踝关节可背屈 3.立位，髋伸展位可屈膝
VI	痉挛基本消失，动作正常或接近正常，快速动作不灵活	1.能进行各种抓握 2.可全范围伸指 3.可进行单个手指活动，比健侧稍差	痉挛基本消失，动作正常或接近正常： 1.立位，伸膝时髋能外展并能超过骨盆上提范围 2.立位，小腿可内旋、外旋，并伴有足内翻、外翻

项目五　操作技术

Brunnstrom 技术早期多利用肢体的共同运动、联合反应、原始反射、交互抑制以引出患者运动反应，还可利用皮肤及本体刺激以增强治疗作用。之后再从中引导、分离出正常运动成分，最终脱离异常运动模式，逐渐向正常、功能性模式过渡。

一、床上卧位及训练

1.床上卧位　迟缓期注意患者良姿位的摆放，防止肢体痉挛。充分利用紧张性腰反射、紧张性迷路反射、紧张性颈反射对肌张力的影响，并根据肌张力的改变情况选择相应体位。

2.从仰卧位到侧卧位的训练　床上翻身时，嘱患者头转向运动的一侧以利用紧张性腰反射、非对称性紧张性颈反射协助翻身动作的完成。患者从健侧坐起时头转向患侧，利用非对称性紧张性颈反射促使患肢伸展。

二、坐位、躯干及头颈训练

1.坐位平衡训练　患者坐在没有扶手的椅子上，躯干离开椅背、对称坐位，刚开始可给予帮助，患者坐稳后去除帮助，患者躯干多会向患侧倾斜，甚至需健手扶持保持平衡。因此应整体上提高躯干控制能力，即在提高躯干患侧肌群控制能力的同时强化健侧肌群的代偿能力，提醒患者养成调整坐位平衡的习惯，出现倾斜时主动向健侧调整。

2.平衡诱导训练　患者坐位，治疗师向前、后、左、右方向推患者，破坏患者平衡状态，使患者重新调整维持平衡（图 13-1）。治疗师操作时用力由小到大，可向患者易倾斜方向轻轻加力诱发平衡反应。训练中注意安全保护。

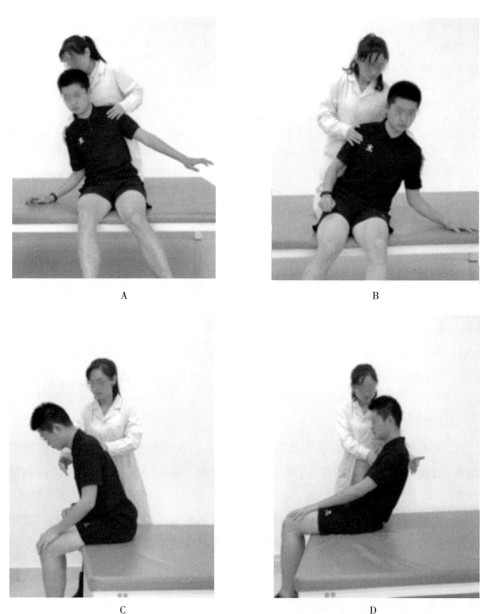

图 13-1　平衡诱导训练

A.患侧　B.健侧　C.前方　D.后方

3.躯干前倾和侧倾训练　患者坐位，治疗位于患者前面，指导患者进行躯干前倾及左右侧倾。前倾时保持躯干伸展，引导患者重心前移，双足负重，为站立做准备。侧倾时引导患者患腿负重。

4. 躯干旋转训练　患者坐位，治疗师位于患者身后，指导患者做躯干旋转运动。当躯干向左侧旋转时，头向右侧做最大旋转，可使颈部旋转，当躯干向右侧旋转时，头向左侧做最大旋转，可使颈部旋转。

5. 头颈部训练　患者坐位，治疗师一手放于患侧肩部，另一手放于患侧头部，使颈部向患侧侧弯，治疗师用手给予抵抗，可诱发肩上举及耸肩运动（图 13-2）。

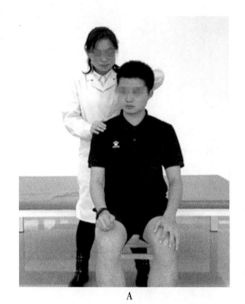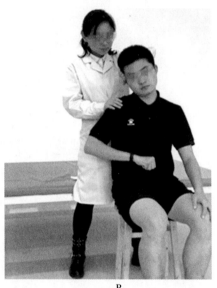

图 13-2　头颈部训练

A. 起始位　B. 诱发耸肩运动

三、上肢训练

1. Ⅰ~Ⅲ期训练方法

（1）屈肌共同运动诱导训练：患者仰卧位，健侧上肢抗阻屈肘，患侧上肢也可出现屈肘动作；让患者面向健侧，由于非对称性紧张性颈反射的影响，也可进一步强化屈肘动作（图 13-3）；通过牵拉患侧近端引起上肢屈曲反应；轻叩斜方肌、肱二头肌引起上肢屈肌共同运动。

（2）伸肌共同运动诱导训练：患者仰卧位，使健侧上肢伸肌抗阻收缩，通过联合反应引导患侧上肢伸展；让患者面向患侧，由于非对称性紧张性颈反射的影响，也可进一步强化伸展运动（图 13-4）；也可轻叩胸大肌、肱三头肌引起上肢伸肌共同运动。

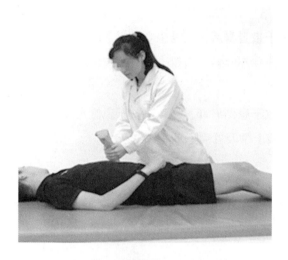

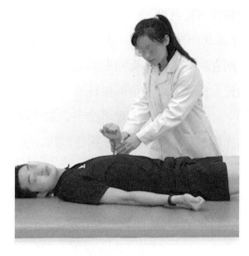

图 13-3　屈肌共同运动诱导训练　　　　　图 13-4　伸肌共同运动诱导训练

（3）双侧抗阻划船样动作训练：治疗师和患者相对而坐，相互交叉前臂并握手做类似划船时推拉双桨的动作，向前推时，前臂旋前，向回拉时，前臂旋后（图 13-5），治疗师可在健侧施加阻力以引导患侧用力。

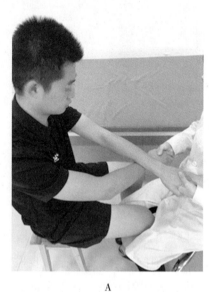
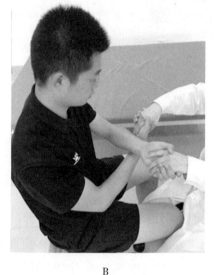

A　　　　　　　　　　　　　　　　B

图 13-5　双侧抗阻划船样运动

A. 前臂旋前　　B. 前臂旋后

（4）利用类似 Raimiste 反应引起患侧胸大肌联合反应促进伸肘：适用于患者无伸肘运动时。患者坐位，治疗师位于患者前面，用手将患者双上肢托于前平举位，患者尽量内旋肩关节，让患者健侧上臂尽量内收，治疗师在健侧上臂内侧向外施加阻力，由于 Raimiste 反应，患侧胸大肌可出现反应，患侧上臂也内收（图 13-6）。在伸肌共同运动中，肩和肘的运动紧密相连，当患侧胸大肌收缩时肱三头肌也可收缩，可促进患侧伸肘。

（5）利用挤腰动作进一步促进伸肘：在肱三头肌有收缩后，嘱患者伸肘，前臂尽量旋前，用两手腕背部挤压治疗师腰部进行挤腰训练（图 13-7）。

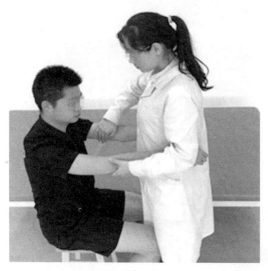

图 13-6　患侧胸大肌联合反应

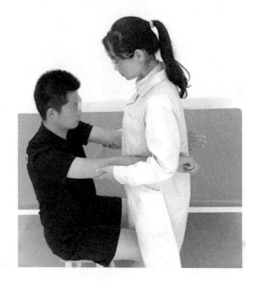

图 13-7　挤腰训练

（6）半随意伸肘：在患者能完成挤腰动作后，嘱肩关节前屈 30°~45°，半随意伸肘。

2. Ⅳ期训练方法

（1）训练患手放到后腰部：①患者坐位，患手手背放置后腰部，或试用手背推摩同侧斜腹，并逐渐向后移动（图 13-8A）。②用患手在患侧取一物体，经后背传递给健手（图 13-8B）。此运动可促进肩关节的内旋功能，使胸大肌的运动从共同运动模式中摆脱出来，与沐浴、穿衣、手从后裤袋中取东西等日常活动紧密相关。

（2）肩前屈 90°、肘伸直、上肢前平举：①在患者前中三角肌上轻轻拍打后让其肩前屈，逐渐接近 90°，肘伸直（图 13-9）。②被动活动上肢到前屈 90°，并让患者维持住，同时在前中三角肌上拍打，如能维持住，让患者稍降低患肢后，再慢慢一点一点地前屈，直至达到充分前屈。③在接近前屈 90° 的位置上小幅度继续前屈和大幅度的下降，然后再前屈。④前臂举起后按摩或刷擦肱三头肌表面以帮助充分伸肘。

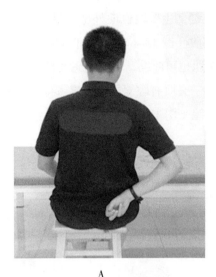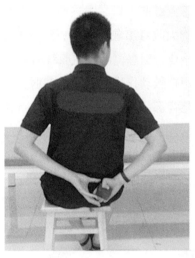

A   B

图 13-8　Ⅳ期训练方法一

A. 患手放于后腰部　B. 患手向健手递物

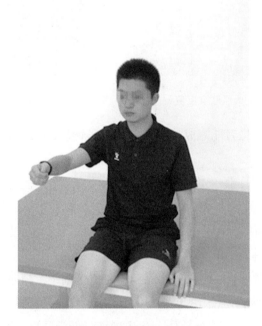

图 13-9　Ⅳ期训练方法二

（3）肩 0°、屈肘 90° 时前臂的旋前和旋后：让患者患侧上臂于体侧自然下垂，屈肘 90° 做前臂旋前旋后（图 13-10）。或屈肘 90° 时翻转扑克牌，取牌时旋前，翻牌时旋后。

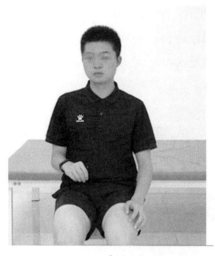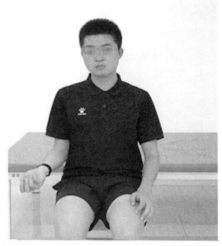

A   B

图 13-10　Ⅳ期训练方法三

A. 肩 0°，屈肘 90°，前臂旋前　B. 肩 0°，屈肘 90°，前臂旋后

3. Ⅴ期训练方法

（1）肩前屈 90°，肘关节伸展，前臂旋前旋后：旋前是伸肌共同运动的成分，旋后是屈肌共同运动的成分，因此患者肩前屈 90°，伸肘旋前是破坏屈肌共同运动，伸肘旋后是破坏伸肌共同运动（图 13-11）。

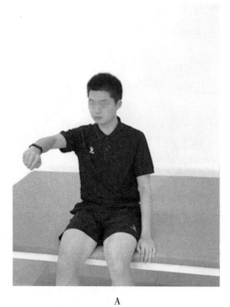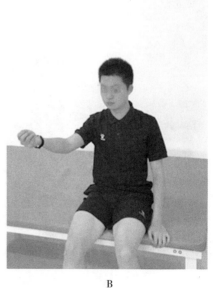

A   B

图 13-11　Ⅴ期训练方法一

A. 肩前屈 90°，肘关节伸展，前臂旋前　B. 肩前屈 90°，肘关节伸展，前臂旋后

（2）肩关节外展 90°，肘关节伸展：患者坐位，肩关节外展 90°，肘关节伸展（图 13-12），此动作结合伸肘、前臂旋前的伸肌共同运动和肩关节外展的屈肌共同运动，应在脱离屈肌、伸肌两种共同运动模式后才能较好的完成。

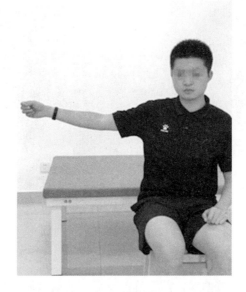

图 13-12　Ⅴ期训练方法二：肩关节外展 90°，肘关节伸展

（3）肩关节外展 90°，肘关节伸展，前臂旋前旋后：患者坐位，肩关节外展 90°，肘关节伸展（图 13-13），在上述动作基础上，做前臂旋前旋后运动，即手掌向上、向下翻转。

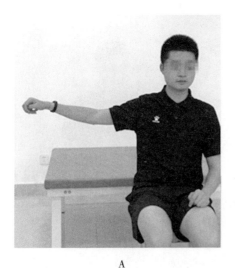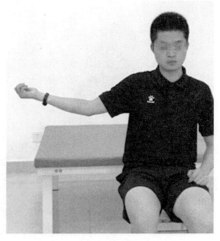

A　　　　　　　　　　　　　　　　　　B

图 13-13　Ⅴ期训练方法三

A. 肩关节外展 90°，肘关节伸展，前臂旋前　B. 肩关节外展 90°，肘关节伸展，前臂旋后

（4）肘关节伸展，前臂中立位，上肢上举过头（图 13-14）。

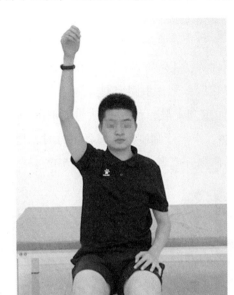

图 13-14　Ⅴ期训练方法四：肘关节伸展，前臂中立位，上肢上举过头

（5）巩固肩部功能的训练：①通过上肢外展抗阻来抑制胸大肌和肱三头肌的联合反应。②被动肩前屈 90°~180°，推动肩胛骨的脊柱缘来活动肩胛带。③加强前锯肌的作用，当肩前屈 90° 时，让患者抗阻向前推，并逐渐增加肩前屈的活动范围。

4. Ⅵ期训练方法　此阶段主要是按正常的活动方式来完成各种日常生活活动，强化上肢协调性、灵活性及耐力训练，使上肢完成有功能的动作。

由于共同运动模式的限制，患者往往难以完成有功能的分离运动，训练时可以先从被动运动开始，逐渐过渡到主动运动，一旦诱发出正确运动模式后即将这种运动与有目的的运动结合，并融入日常生活活动的训练，反复多次进行。如为修正上肢屈肌共同运动，让患者屈肘时将肘紧压在身体一侧（抑制肩关节外展），指导患者用患手摸嘴、摸鼻子、摸前额、摸耳朵、摸对侧肩对侧肘等，开始时帮助患者被动完成，然后过渡到辅助完成，最后主动完成。当患者能完成上述动作后指导患者尽可能地将这些功能用于日常生活活动，如用患手拿水杯喝水、拿梳子梳头、整理健侧衣袖等。

四、手功能训练

1. Ⅰ~Ⅲ期训练方法

（1）手指抓握诱导训练：当患手无任何随意运动时，可通过健手用力或抗阻屈曲来诱发患手联合反应以诱发患手抓握的出现；当患侧上肢近端出现共同运动后，治疗师对屈肌收缩给予适当抵抗，引出患侧腕关节、手指的屈曲，这种现象称为近端牵引。此反应在痉挛出现后更容易引出。训练中治疗师一手对抗上肢近端屈肌的收缩，另一手固定患侧腕关节于伸展位，同时指示患者握拳，在反射和随意运动的相互刺激下，可引出手指的共同屈曲。

（2）手指联合伸展诱导训练：①治疗师一手拇指使患者患侧拇指处于外展位并轻轻挤压患手大鱼际，同时将前臂旋后，另一手固定肘关节，保持数秒后屈曲的手指可自然伸展（图 13-15A）。②治疗师托住患侧上肢，另一手从患者肘关节伸肌群起始处开始（图 13-15B1），快速向患侧指尖刷擦，当治疗师刷擦到患者手背时，稍向下压并加速，到患者手指处时，减轻向下的压力，迅速离开患者手指（图 13-15B2）。

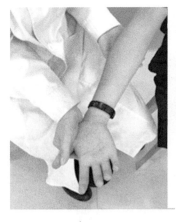 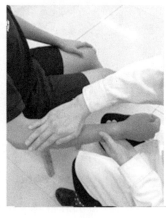 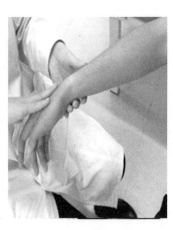

A　　　　　　　　　　　B1　　　　　　　　　　　B2

图 13-15　手指联合伸展诱导训练

（3）手指半随意性伸展训练：治疗师位于患者身后，固定患侧前臂近端，使患侧上肢上举并用力伸展手指，当前臂旋前时可促进手指的伸展，尤其是无名指和小指的半随意性伸展，前臂旋后时可促进拇指和示指的半随意性伸展（图 13-16）。

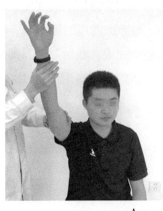 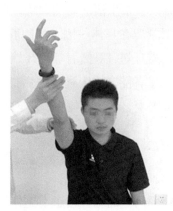

A　　　　　　　　　　　　　　　　　　　　　B

图 13-16　手指半随意性伸展训练

A. 前臂旋前　B. 前臂旋后

伸腕抓握训练：正常人一般在伸腕时完成抓握，而偏瘫患者常出现屈腕抓握的异常模式，因此，有必要对患者进行伸腕抓握的训练。训练时治疗师将患者肘和腕支托在伸展位，叩击腕关节伸肌近端的同时指导患者进行手指抓握训练，即一边叩击一边让患者抓握、放松，反复进行（图 13-17）。

2. IV ~ V 期训练方法

（1）拇指分离运动：当手指屈肌张力降低可半随意性伸展后，将患手放于膝关节上，尺侧在下，练习拇指与示指分离。若患者不能独立完成，治疗师可轻叩或刷擦拇长展肌和拇短伸肌腱，或让患者双手拇指相对，用健手拇指辅助患手拇指运动。通过运动感觉和视觉刺激可共同易化患手拇指的分离运动。

（2）横向抓握训练：此动作是患者手功能恢复到较好水平前的一种状态。训练时指导患者从较小的物品开始，如木棍等，用患手拇指指间关节与示指桡侧面对合，进行横向抓握训练（图 13-18）。如患者能熟练的完成横向抓握时，则能完成日常生活中的大部分运动，若需双手配合时，则可用健手完成复杂动作，患手辅助。如清洗餐具，可用患手拇指固定，健手刷洗。

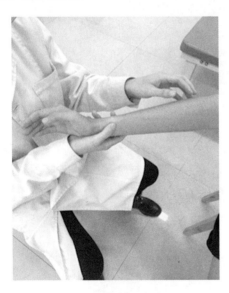

图 13-17　伸腕抓握训练

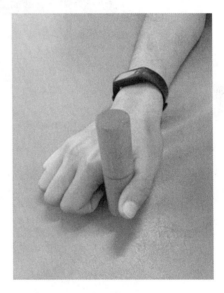

图 13-18　横向抓握训练

（3）手指随意性伸展：患侧手指可随意性屈伸，但大多数偏瘫患者很难实现全手指的随意性伸展。对出现手指伴随意性伸展的患者应维持和强化这一功能，逐步引导全手指随意性伸展。

3. VI期训练方法　此阶段主要训练患侧手指的灵巧性、协调性、准确性，并指导患者完成较复杂的日常活动，如系鞋带、系纽扣、编织、手工制作等。

五、下肢训练

负重和步行是下肢最重要的功能，康复目标主要是尽可能恢复患侧下肢运动功能，脱离异常运动模式，恢复正常步行功能。

1. Ⅰ～Ⅲ期训练方法

（1）下肢屈肌共同运动诱导训练：患者仰卧位，健侧下肢伸直，完成抗阻足趾屈动作，通过联合反应诱发患侧下肢屈肌共同运动。如让患者脸转向健侧，由于非对称性紧张性颈反射的影响，可进一步强化患侧下肢的屈曲动作（图13-19）。

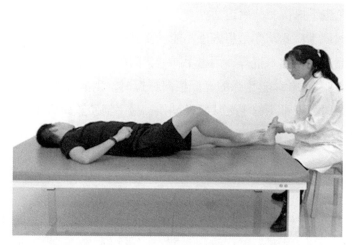

图 13-19　下肢屈肌共同运动诱导训练

（2）下肢伸肌共同运动诱导训练：患者仰卧位，健侧下肢伸直，完成抗阻足背屈动作，通过联合反应诱发患侧下肢伸肌共同运动。如让患者脸转向患侧，由于非对称性紧张性颈反射的影响，可进一步强化患侧下肢的伸展动作（图13-20）。

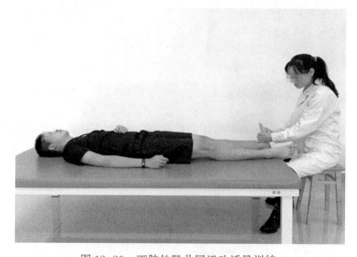

图 13-20　下肢伸肌共同运动诱导训练

（3）下肢外展诱导训练：患者仰卧位，健侧下肢抗阻外展，患侧下肢也会出现外展的动作。

（4）下肢内收诱导训练：患者仰卧位，双下肢处于外展位，健侧下肢抗阻内收，患侧下肢也会出现内收的动作。

（5）踝背伸诱导训练：踝背伸的诱发首先以训练胫前肌为主，同时激发趾长伸肌，然后激发腓骨肌，训练同时可利用下肢屈肌共同运动模式及各种刺激。①髋膝关节屈曲诱发踝背伸：患者仰卧位，屈髋屈膝，治疗师在患侧膝关节上方施加阻力并维持等长收缩，引发及强化踝关节背伸运动（图 13-21A），以后逐渐减少髋膝关节屈曲角度，最后在膝关节完全伸展位进行踝背伸训练（图 13-21B）。②利用 Bechterev 屈曲反射诱发踝背伸：即以远端屈肌协同收缩诱发踝背伸，刺激伸趾肌时，可使伸趾肌、踝背伸肌、屈膝肌以及髋的屈肌、外展肌和外旋肌出现协同收缩。③利用冰刺激诱发踝背伸：用冰刺激足趾背侧及足背外侧诱发踝背伸。④刺激足趾背侧及足背外侧部位，然后被动屈曲踝关节诱发踝背伸。⑤手指叩击诱发踝背伸：用手指尖快速刺激足背外侧，诱发踝背伸。⑥缓慢刷擦诱发踝背伸：用软毛刷缓慢刷擦足背外侧诱发踝背伸反应（持续约 30 秒）。⑦用振动器诱发踝背伸：患者仰卧位，用振动器刺激足背外侧部位诱发踝背伸。

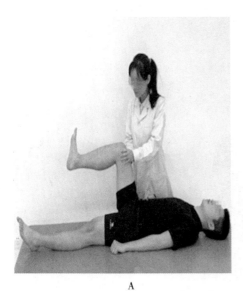 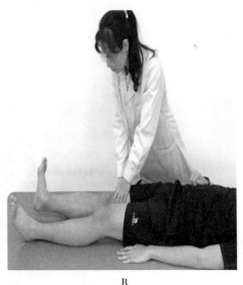

A B

图 13-21　踝背伸诱导训练

A.屈髋屈膝　B.伸髋伸膝

2.Ⅳ～Ⅴ期训练方法

（1）下肢屈肌共同运动抑制训练：即髋、膝、踝同时屈曲伴髋关节内收，以抑制下肢屈肌的共同运动。具体训练方法：

1）患者仰卧位，治疗师帮助患者完成屈髋屈膝、足背屈外翻，不伴有髋的外展外旋（图 13-22A）。在此基础上可进一步练习髋关节的内收、内旋动作。

2）患者坐位，足平放于地面上，患侧髋膝屈曲不伴有髋关节外展外旋，也可让患者将患腿放于健腿上，保持髋膝屈曲，踝关节背伸（跷二郎腿）（图 13-22B）。

3）患者立位，患腿放于健腿后方，健腿负重，指导患者将患膝靠近健膝，练习髋膝屈曲、髋内收（图 13-22C）。训练时患足保持踝关节背伸外翻位。

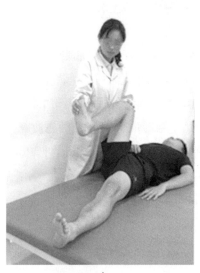
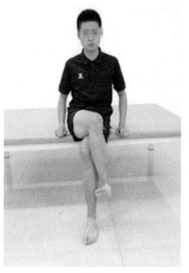

A   B

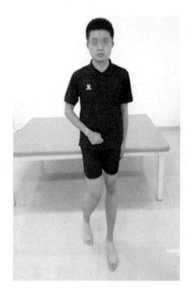

C

图 13-22 下肢屈肌共同运动抑制训练

A.仰卧位　B.坐位　C.站立位

（2）下肢伸肌共同运动抑制训练：即髋膝伸展、踝背屈，以抑制下肢伸肌的共同运动。具体训练方法：

1）患者仰卧位，在患腿髋、膝、踝同时屈曲的状态下，让患者伸髋伸膝，不伴有髋的内收内旋（图 13-23A）。若下肢伸展过程中出现伸肌共同运动及时停止，并稍作屈曲动作，在此位置上反复练习。

2）患者仰卧位，在上述训练的基础上，随着患者肌力的增强，可让患者在关节任意角度停止运动，主动负重（图 13-23B）。

3）患者仰卧位，在髋和膝伸展、踝背伸的状态下，治疗师沿患侧下肢长轴加压，为下肢的负重做准备（图 13-23C）。

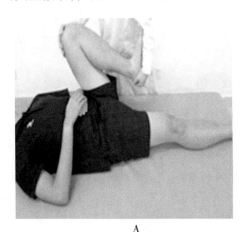 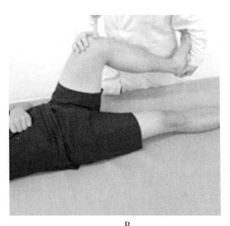

A   B

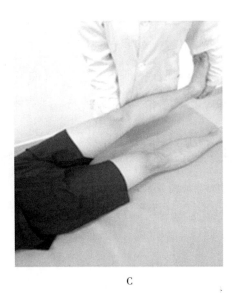

C

图 13-23　下肢伸肌共同运动抑制训练

（3）屈膝体位下伸髋、踝背伸训练：即通过膝关节屈曲，诱发髋关节伸展和踝背伸的分离运动。具体训练方法：

1）双桥运动训练：患者仰卧位，双下肢屈曲，双膝并拢，双足平放于床面，治疗师指示患者将臀部抬离床面，挺腹、屈膝，尽量伸髋、踝背伸。治疗师可协助固定骨盆。

2）患腿置于床边的单桥运动训练：患者仰卧位，患腿放于床边，小腿置于床沿外，与地面垂直，足平放于地面，指示患者抬起骨盆，尽量伸髋，踝背伸。保持数秒后恢复原状，反复进行（图13-24A）。

3）俯卧屈膝伸髋训练：患者俯卧位，健腿伸髋、伸膝、跖屈，患侧髋关节充分伸展、膝关节屈曲，踝关节保持背伸位（图13-24B）。

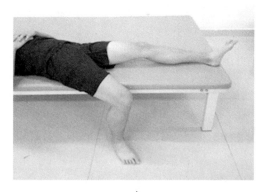 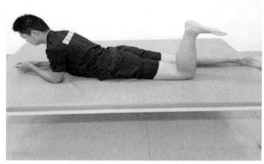

A   B

图13-24 屈膝体位下伸髋、踝背伸训练
A. 仰卧位 B. 俯卧位

（4）屈髋体位下伸膝、踝背伸训练：即通过髋关节屈曲，诱发膝关节伸展和踝背伸的分离运动（图13-25）。如仰卧位，指示患者患膝伸展、踝背伸，将患腿抬离床面。

（5）踝关节跖屈训练：患者站立位，治疗师指示独立完成患侧提踵动作，即抬足跟运动，反复进行。如患者无法独立完成时，治疗师可一手控制患侧足趾使其伸展，另一手扶持足跟辅助踝关节跖屈。

3. Ⅵ期训练方法　此阶段主要进行患侧下肢灵活性、协调性及耐力的训练，并指导患者按正常运动模式完成步行、上下楼梯、跨越障碍物等训练。

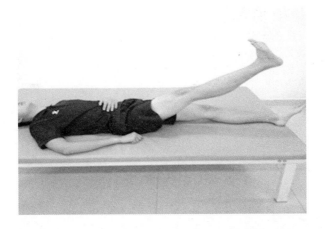

图 13-25　屈髋体位下伸膝、踝背伸训练

复习思考

1. Brunnstrom 治疗技术的基本理论有哪些?

2. Brunnstrom 治疗技术的治疗原则有哪些? 如何评定?

3. Brunnstrom 治疗技术主要包括哪些内容? 如何操作?

模 块 十 四

PNF 治疗技术

【学习目标】

掌握 PNF 治疗技术的训练方法及临床应用。

熟悉 PNF 治疗技术的适应证和禁忌证。

了解 PNF 治疗技术的发展渊源及基本原理。

项目一 概述

一、概念

PNF 治疗技术（proprioceptive neuromuscular facilitation）即本体神经肌肉促进技术，是指通过刺激本体感受器来改善和促进神经肌肉系统功能的一种技术。该技术利用运动觉、姿势感觉等刺激，激活和募集最大数量的运动肌纤维参与活动，增强有关神经肌肉反应，促进相应肌肉产生收缩；通过牵张、关节压缩、牵引和施加阻力等本体感觉刺激，应用螺旋对角线模式，促进功能恢复并调整感觉神经的异常兴奋性，改变肌肉的张力，缓解肌痉挛。

二、发展简史

PNF 技术是 20 世纪 40 年代由美国内科医生和神经生理学家 Herman Kabat 发明的，是以人体发育学和神经生理学原理为基础的一种多方面运动治疗方法，最初主要用于对脊髓灰质炎和多发性硬化等引起的瘫痪的治疗。50 年代，物理治疗师 Margaret Knott 和 Dorothy Voss 先后参加了这一技术的发展和完善工作，将 PNF 治疗技术的应用范围逐步扩展到可以帮助许多因肌力、运动控制、平衡和耐力有问题的患者，如脊髓损伤、骨关节、周围神经损伤、脑外伤和脑血管意外等，故 PNF 治疗技术又被称为 Kabat-Knott-Voss 技术。我国于 20 世纪 80 年代末 90 年代初开始引进 PNF 治疗技术，目前，一些大型的康复医疗机构和康复中心，把 PNF 技术应用于治疗偏瘫，截瘫和肢体功能训练上，但还没有得到广泛普及。

项目二　基本理论

PNF 治疗技术主要以人体发育学和神经生理学原理为基础，根据人类正常状态下日常生活功能活动中常见的动作模式创立的。强调多关节、多肌群参与的整体运动而不是单一肌肉的活动；增强了关节的运动性、稳定性，控制能力以及如何完成复合动作的技巧；同时利用了运动觉、姿势感觉等刺激增强有关神经肌肉反应和促进相应肌肉收缩；其特征是肢体和躯干的对角线和螺旋形主动、被动、抗阻力运动，并主张通过手的接触、语言口令，视觉引导来影响运动模式。下面从发育学和神经生理学两方面介绍一下 PNF 治疗技术所遵循的理论基础。

一、发育学理论基础

1. 所有个体都有发育和再发育的潜能　在治疗过程中，我们可以利用患者较强的运动模式（功能较好的部位）来易化较弱的运动模式（功能较差的部位）。例如，偏瘫患者软瘫期，训练承重时，开始阶段，当上肢肌力不是很好的情况下，往往通过训练头、颈、躯干的力量去完成，当他力量恢复到一定阶段，再去抑制这个代偿。

2. 正常运动发育由头向足或由近端向远端发展　即先发展头和颈的运动，其次是躯干，最后是四肢。从四肢来说，应先发展近端运动，再逐渐发展远端运动。

3. 早期的运动由反射活动所控制，成熟运动可由姿势反射增强或维持　反射活动对于动作的维持与再学习是极其有益的。例如，翻正反射可以帮助患者从侧卧位坐起。

4. 运动功能的发育具有周期性倾向　动作发育是在屈肌和伸肌优势交替转换中不断地向前发展，早期动作是有节律性的、可逆转的、自发性的屈伸运动。治疗时，可利用这一原理，例如，偏瘫患者上肢多以屈肌占优势，应以训练伸肌为主，下肢多以伸肌占优势，则以训练伸肌为主。

5. 功能性活动由一些方向相反的运动构成　如果缺乏反向运动，其功能就会受到限制，因此治疗中需要注意反向运动的训练。例如，训练患者从坐位到站立位，也要训练从站立位到坐位。

6. 正常运动与姿势的维持取决于肌肉的协同作用　运动取决于屈肌和伸肌的交互性收缩，维持姿势需要不断调整平衡，而相互拮抗的运动、反射、肌肉和关节运动则影响着动作或姿势，如果没有拮抗肌的平衡，运动的质量会大大下降。例如，对于偏瘫患者的屈肌痉挛，治疗时必须考虑抑制屈肌，刺激伸肌。

7. 正常运动功能的发育有一定的规律　正常运动具有规律性的程序，但不是每一个过程都必须经过，各部之间可以相互交叉重叠，可以跳跃，治疗时，主要是考虑患者正常的整体运动模式是否允许。例如，偏瘫患者站位平衡一级的时候，就可以训练减重步行。

8. 运动行为的发育表现为运动和姿势总体模式的规律性程序　在综合性活动中，总体活动模式的发展如下：对称 – 不对称 – 反转 – 单侧 – 对侧 – 斜线反转；治疗时可以利用这一规律设计方案。例如，利用双侧对称性站立促进头、颈、躯干的屈曲和伸展。

9. 运动功能的改善取决于运动的学习　不断的刺激和重复的活动可促进运动的学习和巩固所学的技能，通过反复的刺激与易化可以提高患者对某一动作掌握的能力，以便巩固所学过的运动技能。在治疗中，同时提倡运用多种刺激促进患者运动的学习和掌握，如言语，视觉和适当的环境等，使患者能把所学到的动作真正运用于实际的生活中。

10. 反复刺激和重复的活动可促进和巩固对动作的学习与掌握，有利于发展肌肉的肌力与耐力　如同人们学习弹钢琴一样，需要不断地练习，患者也需要更多的机会去学习巩固新的动作，当某一动作重复到可自由支配与调节时，对运动的学习便到达了目的。

11. 加强运动的目的性有利于改善功能活动　通过有目的的活动可以促进生活自理能力的学习，因此可以把日常生活活动能力（ADL）的动作细化，作为每一动作训练的目标，并通过手的接触和促进预期反应的技术来纠正错误。

二、神经生理学理论基础

1. 交互神经支配（reciprocal inhibition）　主动肌兴奋的同时伴随着拮抗肌的抑制。当主动肌收缩的时候，肌梭的纤维将兴奋信息传送到运动神经元，同时将抑制信息传送到拮抗肌。在人体的协调活动中，交互神经支配是必要的组成部分。

2. 连续性诱导（successive induction）　在主动肌强烈兴奋过后可以引起拮抗肌的兴奋。治疗时可以通过拮抗肌的收缩促进另一个运动模式的展开。例如患者在做伸肘的过程中给予阻力，到关节活动的末端，嘱患者连贯的不间断地做伸肘的动作，相对来说，患者容易做到一些，这就是应用了连续性诱导的原理。

3. 扩散和强化（irradiation and reinforcement）　扩散是指肌肉组织受到刺激后所产生的反应扩散至其他肌肉组织的现象。此种反应可以诱发或抑制肌肉的收缩和动作模式的出现。强化是通过对较强肌肉活动阻力的施加，使其所产生反应的强度增加或影响范围扩大。例如，通过对双侧髋关节屈曲施加阻力，引起腹部肌肉产生收缩等。

4. 后续效应（after discharge）　停止刺激后，其反应仍会持续。随着刺激强度及时间的增加，延续的作用也随之增加。例如，嘱患者握哑铃，做屈肘静力收缩，当一段时间的锻炼后，患者肌力的增加就是后续效应的结果，当增加患者哑铃重量，或者延长握哑铃的时间，患者肌力增加的效果更加明显。

5. 时间总和（temporal summation） 在特定的时间内，连续阈下刺激的总和造成神经肌肉的兴奋。

6. 空间总和（spatial summation） 同时在身体的不同部位给予阈下刺激，这些刺激可以相互加强引起神经肌肉的兴奋。

项目三 运动模式

一、运动模式命名

PNF 技术中最常用的技术是对角线模式（diagonal patterns），这是一种在多数功能活动中都可以见到的粗大运动。身体每一个主要部位都可以出现 2 种类型的对角线运动，包括屈、伸、旋转、离开中线和向着中线运动。螺旋形对角线运动模式的命名是用一系列大写英文字母和阿拉伯数字组成，其排列和意义如下：

1. 肢体的运动模式的命名标记 ①第 1 个字母代表双侧或单侧性，单侧用 U（unilateral）代表，不写 U 时即可理解为双侧（bilateral）；②第 2 个字母（如为双侧时，由于 B 不标出，故变为第一字母）常用 D（diagonal）代表对角螺旋形；③第 3 个字母用阿拉伯数字，1 代表 1 型，2 代表 2 型；④第 4 个字母代表伸或屈，伸用 E（extension）表示；屈用 F（flexion）表示；⑤第 5、6 个字母代表是上肢还是下肢，上肢为 UE（upper extremity）；下肢为 LE（lower extremity）。例如，UD1FUE 即表示上肢单侧 1 型屈曲式对角螺旋型运动模式；D2ELE 代表下肢双侧 2 型伸展式对角螺旋型运动模式。

2. 躯干的运动模式的命名标记 一般用三个字母表示，①第 1、2 两个字母表示上或下躯干，上躯干用 UT（upper trunk），下躯干用 LT（lower trunk）表示；②第 3 个字母表示伸或屈；伸用 E（extension）表示；屈用 F（flexion）表示。例如，UTF 代表上躯干的屈曲型；LTE 代表下躯干的伸展型。

二、运动模式特征

PNF 运动模式是在三个平面上同时发生的组合运动，即矢状面上进行肢体的屈曲和伸展，冠状面上进行肢体的内收和外展或脊柱的侧屈，水平面上进行四肢或躯干的旋转。其中屈曲和伸展为主要成分，并与内旋或外旋和内收或外展组合起来，形成对角螺旋性运动。头颈和躯干的对角线模式为屈曲伴右旋或左旋，伸展伴右旋或左旋。肢体对角线模式在肩和髋关节有 3 个方向的运动：屈 – 伸，内收 – 外展，内旋 – 外旋。屈、伸的参考点上肢为肩关节，下肢为髋关节。在功能性活动中，并不需要每一种动作模式的所有成分都参加或需要关节的全范围运动。此外，对角线运动相互影响，可以从一种模式向另一种模式转变，或两者结合起来。

三、运动模式形式

（一）对角线模式

根据肢体的相互运动，可以分为单侧模式和双侧模式。

1.单侧模式　是指单纯的头颈、躯干、一侧上肢或下肢完成的运动模式（上肢单侧运动模式见表 14-1、图 14-1，下肢单侧运动模式见表 14-2、图 14-2）。

表 14-1　上肢单侧运动模式

关节	上肢单侧 1 型屈曲式对角螺旋型运动模式（UD1FUE）	上肢单侧 1 型伸展式对角螺旋型运动模式（UD1EUE）	上肢单侧 2 型屈曲式对角螺旋型运动模式（UD2FUE）	上肢单侧 2 型伸展式对角螺旋型运动模式（UD2EUE）
肩胛骨	上提、外展、外旋	下降、内收、内旋	上提、内收、外旋	下降、外展、内旋
肩	屈曲、内收、外旋	伸展、外展、内旋	屈曲、外展、外旋	伸展、内收、内旋
前臂	旋后	旋前	旋后	旋前
腕	屈曲、桡侧偏	伸展、尺侧偏	伸展、桡侧偏	屈曲、尺侧偏
手指	屈曲	伸展	伸展	屈曲
拇指	屈曲、内收	伸展、外展	伸展、外展	屈曲、内收
运动模式举例	用手梳对侧的头发	坐在汽车内开车门	用手梳同侧的头发	用手触摸对侧腰、下腹部或大腿

表 14-2　下肢单侧运动模式

关节	下肢单侧 1 型屈曲式对角螺旋型运动模式（UD1FLE）	下肢单侧 1 型伸展式对角螺旋型运动模式（UD1ELE）	下肢单侧 2 型屈曲式对角螺旋型运动模式（UD2FLE）	下肢单侧 2 型伸展式对角螺旋型运动模式（UD2ELE）
髋关节	屈曲、内收、外旋	伸展、外展、内旋	屈曲、外展、内旋	伸展、内收、外旋
踝关节	背屈、内翻	跖屈、外翻	背屈、外翻	跖屈、内翻
足趾	伸展	屈曲	伸展	屈曲
运动模式举例	坐位，一条腿交叠架在另一条腿上穿鞋	坐位，上提穿长裤	空手道后踢	双腿交叉长坐位

2.双侧模式　是指由双侧上肢或双侧下肢或双侧上下肢体结合而完成的运动模式。双侧模式又可以进一步分为以下 4 种（图 14-3）。

（1）双侧对称模式：双侧上肢或下肢同时完成相同的运动。

（2）双侧不对称模式：双侧上肢或下肢同时完成相反方向的运动。

（3）双侧对侧交叉模式：双侧上肢或下肢肢体在同一个对角线上完成方向相反的运动。

（4）对侧不对称交叉模式：双侧上肢和下肢在相反的对角线上完成方向相反的运动。

（二）总体模式

总体模式是指在人体发育过程中的动作和姿势，常用于治疗的形式可见表 14-3。

表 14-3 运动发育与总体运动模式表

总体运动模式	优势肌	平衡体位
仰卧位到俯卧位	屈肌	侧卧
俯卧位到仰卧位	伸肌	侧卧
俯卧位身体转动	屈、伸肌交替占优势	俯卧时以肘和骨盆着地
俯卧位到肘膝位	伸肌	肘膝卧位
从仰卧位用手拉到坐位	屈肌	坐时手前伸
过屈位到坐位	伸肌	坐时手向前支撑
肘、膝爬行（向前）	屈肌	各种位置的手膝位
肘、膝爬行（向后）	伸肌	
俯卧位到手膝位	伸肌	各种位置的手膝位
手膝位摇摆（向前）	伸肌	前后摇摆时手膝位
手膝位摇摆（向后）	屈肌	
手膝位爬行（向前）	屈肌	手、膝、足俯卧位
手膝位爬行（向后）	伸肌	
俯卧位到坐位	伸肌	坐时手向后支持或无支持
仰卧位到坐位	屈肌	坐时手向前支持或无支持
俯卧位到跖行位	伸肌	跖行，同侧手、足交替
跖行（向前）	屈肌	以对角线交叉的方式跖行，有一肢体不负重
跖行（向后）	伸肌	
手膝位拉到站位	屈肌	站立时双手抓、单膝和单足支撑
爬升上斜坡	屈肌	交叉爬行
爬降下斜坡	伸肌	

总体运动模式	优势肌	平衡体位
坐位到跪位	屈肌	双膝跪行
俯卧位到跪位	伸肌	半跪
跪行（向前）	屈肌	以对角线交叉的方式跪行
跪行（向后）	伸肌	
蹲位或坐位拉到站立位	屈肌	手、足平行站立
站立位至扶持下摇摆（向前）	伸肌	手支持下或无支持下站立
站立位至扶持下摇摆（向后）	屈肌	手支持下或无支持下蹲位或坐位
站立位到蹲位或坐位	屈肌	
俯卧位到站立位	伸肌	手支持下或无支持下站立
仰卧位到站立位	屈肌	手支持下站立，单腿负重
双足交替抬起	屈、伸肌交替占优势	站立时单腿单足悬空
双足脚尖交替行走（向前）	屈肌	站立时双手和单腿悬空
双足脚尖交替行走（向后）	伸肌	
手、足向前爬升上斜坡	屈肌	跖行位，单腿负重
手、足向后爬降下斜坡	伸肌	
直立位向前爬上斜坡	屈肌	分别以双手支撑、单手支撑、单手单足悬空、双手单足悬空站立
直立位向前爬下斜坡	屈肌	
直立位向前爬上斜坡	伸肌	
直立位向后爬下斜坡	伸肌	
手、足向前爬上楼梯	屈肌	分别以同侧和对侧肢体跖行
手、足向后爬下楼梯	伸肌	
直立位爬上楼梯（向前爬升）	屈肌	分别以双手和双足支撑、单手悬空、双手悬空站立
直立位爬上楼梯（向后下降）	伸肌	
直立位爬下楼梯（向前下降）	屈肌	分别以双手和双足支撑、单手悬空、单足悬空、双手悬空站立
直立位爬下楼梯（向后爬升）	伸肌	

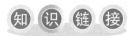

本体感觉

本体感觉是指肌、腱、关节等运动器官本身在不同状态（运动或静止）时产生的感觉，因位置较深，又称深部感觉。主要包括关节位置的静态感知能力、关节运动的动态感知能力和肌肉收缩反射和肌肉张力的调节能力，其中，关节位置的静态感知能力、关节运动的动态感知能力主要反映本体感觉的传入活动能力，而肌肉收缩反射和肌肉张力的调节反映本体感觉传出的活动的能力。本体感觉主要包括以下 3 个级别：

1. ①级　肌肉、肌腱、韧带及关节的位置感觉、运动感觉、负重感觉。

2. ②级　前庭的平衡感觉和小脑的运动协调感觉。

3. ③级　大脑皮质综合运动感觉。

骨损伤病人的本体感觉缺失主要是①级缺失，运动损伤病人的本体感觉缺失主要是①级、②级缺失，神经损伤病人的本体感觉缺失主要是③级缺失。通过训练，个体对肌肉动作的分析能力提高，对动作时间的判断能力提高，其本体感觉功能也提高，动作的控制和准确性也提高。

四、手法操作

（一）上肢运动模式手法操作（以患者右上肢为例）

1. 上肢单侧 1 型屈曲式对角螺旋型运动模式（UD1FUE）手法操作（图 14-4）

（1）起始位：仰卧位，肩胛骨下降、内收、内旋，肩关节伸展、外展、内旋；前臂旋前；腕关节伸展、尺侧偏；手指伸展、外展。

（2）治疗师手的位置：右手放在患者手掌内，左手放在前臂远端。

（3）指令："手握住，向上、向左拉我的手，一、二、三，用力，拉，转，再用力，再拉，再转……"

（4）终止位：肩胛骨上提、外展、外旋；肩关节屈曲、内收、外旋；前臂旋后；腕关节屈曲、桡侧偏；手指屈曲、内收。

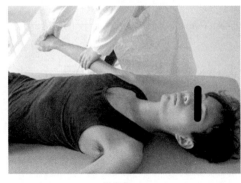
起始位

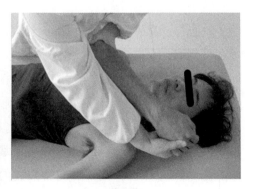
终止位

图 14-4　上肢单侧 1 型屈曲式对角螺旋型运动模式（UD1FUE）手法操作

2. 上肢单侧 1 型伸展式对角螺旋型运动模式（UD1EUE）手法操作（图 14-5）

（1）起始位：仰卧位，肩胛骨上提、外展、外旋；肩关节屈曲、内收、外旋；前臂旋后；腕关节屈曲、桡侧偏；手指屈曲、内收。

（2）治疗师手的位置：右手放在患者手背，左手放于前臂背侧上端。

（3）指令："手张开，向下、向右推我的手，一、二、三，用力，推，转，再用力，再推，再转……"

（4）终止位：肩胛骨下降、内收、内旋，肩关节伸展、外展、内旋；前臂旋前；腕关节伸展、尺侧偏；手指伸展、外展。

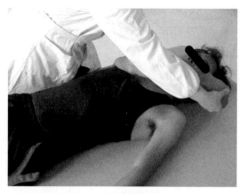 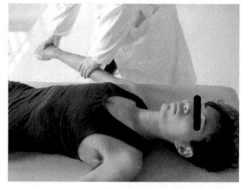

起始位　　　　　　　　　　　　　　　　终止位

图 14-5　上肢单侧 1 型伸展式对角螺旋型运动模式（UD1EUE）手法操作

3. 上肢单侧 2 型屈曲式对角螺旋型运动模式（UD2FUE）手法操作（图 14-6）

（1）起始位：仰卧位，肩胛骨下降、外展、内旋，肩关节伸展、内收、内旋；前臂旋前；腕关节屈曲、尺侧偏；手指屈曲、内收。

（2）治疗师手的位置：左手放于患者手背，右手放于前臂背侧。

（3）指令："手张开，向上、向左拉我的手，一、二、三，用力，拉，转，再用力，再拉，再转……"

（4）终止位：肩胛骨上提、内收、外旋；肩关节屈曲、外展、外旋；前臂旋后；腕关节伸展、桡侧偏；手指伸展、外展。

4. 上肢单侧 2 型伸展式对角螺旋型运动模式（UD2EUE）手法操作（图 14-7）

（1）起始位：仰卧位，肩胛骨上提、内收、外旋；肩关节屈曲、外展、外旋；前臂旋后；腕关节伸展、桡侧偏；手指伸展、外展。

（2）治疗师手的位置：右手置于患者手掌内，左手置于前臂。

（3）指令："手张开，向下、向右推我的手，用力，一、二、三，推，转，再用力，再推，再转……"

（4）终止位：肩胛骨下降、外展、内旋；肩关节伸展、内收、内旋；前臂旋前；腕关节屈曲、尺侧偏；手指屈曲、内收。

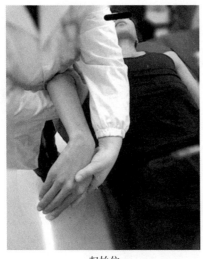 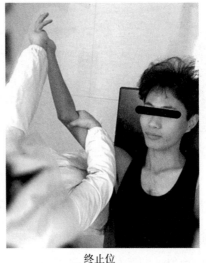

起始位　　　　　　　　　　　　　　　终止位

图 14-6　上肢单侧 2 型屈曲式对角螺旋型运动模式（UD2FUE）手法操作

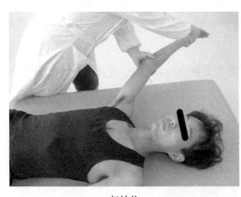 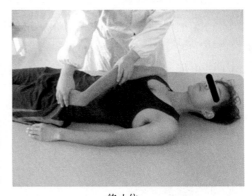

起始位　　　　　　　　　　　　　　　终止位

图 14-7　上肢单侧 2 型伸展式对角螺旋型运动模式（UD2EUE）手法操作

（二）下肢运动模式手法操作（以患者左下肢为例）

1. 下肢单侧 1 型屈曲式对角螺旋型运动模式（UD1FLE）手法操作（图 14-8）

（1）起始位：仰卧位，髋关节伸展、外展、内旋；踝关节趾屈、外翻；足趾向外侧屈曲。

（2）治疗师手的位置：左手放在患者足背内侧，右手放在大腿前内侧。

（3）指令："向上抬脚，向上、向右拉我的手，一、二、三，用力，拉，转，再用力，再拉，再转……"

（4）终止位：髋关节屈曲、内收、外旋；踝关节背屈、内翻；足趾向内侧伸展。

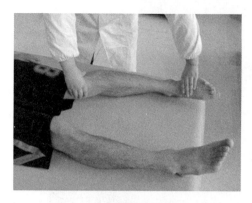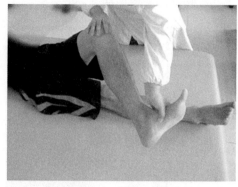

起始位   终止位

图 14-8 下肢单侧 1 型屈曲式对角螺旋型运动模式（UD1FLE）手法操作

2. 下肢单侧 1 型伸展式对角螺旋型运动模式（UD1ELE）手法操作（图 14-9）

（1）起始位：仰卧位，髋关节屈曲、内收、外旋；踝关节背屈、内翻；足趾向内侧伸展。

（2）治疗师手的位置：左手掌放在左足底外侧，右手放在大腿后外侧。

（3）指令："向下伸脚，向下、向左推我的手，一、二、三，用力，推，转，再用力，再推，再转……"

（4）终止位：髋关节伸展、外展、内旋；踝关节趾屈、外翻；足趾向外侧屈曲。

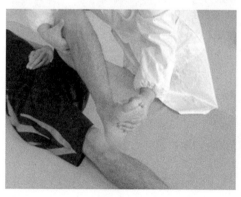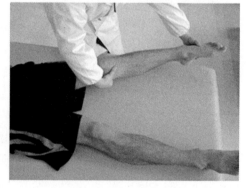

起始位   终止位

图 14-9 下肢单侧 1 型伸展式对角螺旋型运动模式（UD1ELE）手法操作

3. 下肢单侧 2 型屈曲式对角螺旋型运动模式（UD2FLE）手法操作（图 14-10）

（1）起始位：髋关节伸展、内收、外旋；踝关节趾屈、内翻；足趾向内侧屈曲。

（2）治疗师手的位置：左手放在患者足背外侧，右手放在大腿前外侧。

（3）指令："向上抬脚，向上、向左拉我的手，一、二、三，用力，拉，转，再用力，再拉，再转……"

（4）终止位：髋关节屈曲、外展、内旋；踝关节背屈、外翻；足趾向外侧伸展。

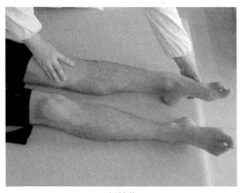 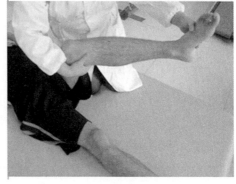

起始位　　　　　　　　　　　　　　　　　终止位

图 14-10　下肢单侧 2 型屈曲式对角螺旋型运动模式（UD2FLE）手法操作

4. 下肢单侧 2 型伸展式对角螺旋型运动模式（UD2ELE）手法操作（图 14-11）

（1）起始位：仰卧位，髋关节屈曲、外展、内旋；踝关节背屈、外翻；足趾向外侧伸展。

（2）治疗师手的位置：左手掌放在左足底内侧，右手托着膝关节。

（3）指令："向下伸脚，向下、向左推我的手，一、二、三，用力，推，转，再用力，再推，再转……"

（4）终止位：髋关节伸展、内收、外旋；踝关节趾屈、内翻；足趾向内侧屈曲。

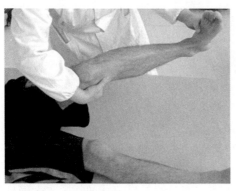 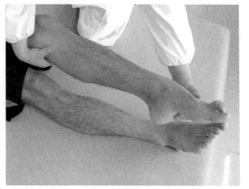

起始位　　　　　　　　　　　　　　　　　终止位

图 14-11　下肢单侧 2 型伸展式对角螺旋型运动模式（UD2ELE）手法操作

项目四　基本技术

PNF 基本技术包括基本操作和特殊技术，在治疗师的帮助下，达到患者获得有效运动功能的作用。

一、基本操作

基本操作的作用有：增加运动能力或维持稳定的能力；通过适当的抓握和阻力引导患者运动；通过节律帮助患者获得协调能力；增加耐力，避免运动疲劳。

1. 治疗师体位　治疗师的基本体位是"弓箭步"位，前脚与运动方向平行，膝关节微屈以增加灵活性，后脚给予稳定支撑，保持身体与对角线运动方向平行，避免干扰患者活动。此外，治疗师应尽量靠近患者并学会利用自身重量来促进运动模式，这样节省体力，减少疲劳。

2. 手法接触　治疗师直接接触患者的皮肤，刺激患者皮肤感受器和其他压力感受器，这种刺激可以诱导患者正确的运动方向。为控制运动和对抗旋转，通常治疗师的手采用"蚓状肌抓握"（图 14-12），即掌指关节屈曲，近端，远端指间关节伸展，摆放于与患者肢体运动相反方向并加压，这一姿势为治疗师控制运动提供了良好的作用，并且不会因为挤压而造成患者的疼痛。

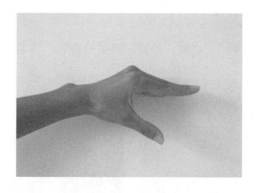

图 14-12　蚓状肌抓握

3. 最大阻力　最大阻力可以刺激肌肉产生运动，增强肌肉的力量与耐力等，大多数 PNF 技术都是从阻力的疗效中发展起来的，在肌肉收缩时给予阻力，增强了对大脑皮质的刺激，增加了肌张力，对本体感觉产生了最有效的刺激，而且还可以影响同一关节和相邻关节的协同肌的反应。虽然 PNF 技术强调"最大阻力"，但还是需要根据患者的状况进行调整，"最大阻力"应该是不阻碍患者完成动作，使患者能够平稳移动或维持等长收缩的最大阻力，不能够引起疼痛或过度疲劳，避免患者完不成动作而丧失信心。

4. 牵张　当肌肉被拉长或收缩导致肌张力增加时会产生牵张反射，牵张反射分为两个部分，第一部分是潜伏期短的脊髓反射，其产生的力量很小，无功能意义；第二部分是潜伏期长的功能性牵张反射，其产生的力量较大，引起功能活动。因此，在实际操作中可采取快速牵拉后对肌肉施加阻力来提高疗效。

5. 牵引和挤压　①牵引是使躯干或四肢被拉长，通过牵引关节周围的肌群被拉长，可引发牵张反射，同时可以增加关节间的间隙，激活关节感受器，促进关节周围肌肉收缩。一般来说，牵引主要用于关节的屈曲及抗重力的运动；②挤压是通过对躯干或四肢关节的压缩，使关节面接近，关节间隙变窄，激活关节感受器，从而引起关节周围伸肌肌肉收缩，促进关节稳定、负重能力以及姿势反应。一般来说，挤压主要应用于下肢的伸展模式，提高肌肉的抗重力运动。

6. 时序　时序是指运动发生的先后次序，正确的运动时序可促进神经肌肉的控制和动作的协调。正常的运动发育是由近端向远端发展的，正常的运动顺序是从远端向近端发生的，所以在治疗过程中，先易化远端肌肉收缩，再易化近端肌肉收缩。

7. 视觉刺激　视觉可以引导正确的运动方向，治疗时，治疗师应让患者注视运动侧肢体的远端，通过视觉刺激来提高注意力，帮助患者控制肢体的位置和运动，使动作更容易完成，有助于动作的发展与协调。另一方面，因为眼部的活动可以带动头部以及其他部位的活动，起到了积极推动作用。

8. 指令与交流　指令是治疗师和患者沟通的直接的方式，用来告诉患者做什么、怎么做。指令内容一般分三部分：①预备指令是给予患者运动前的指令，目的是让患者做好准备；②活动中的指令是给予患者活动的指令，目的是让患者什么时候活动，怎么活动，因此需要简明扼要、准确、时间恰到好处；③纠正指令是当患者出现错误时的指令，目的是告诉患者如何纠正自己的动作。在治疗过程中，在适当的时候发出口令，可刺激患者的主动运动，提高动作的完成的质量，同时，改变指令的语气与音量可以协助维持患者的注意力，如当要求加大肌肉收缩时，可以给予高声指令；进行肌肉放松时，可以给予较柔和的声调。

9. 扩散和强化　扩散是指肌肉组织受到刺激后产生的四肢反应的传播，可诱发或抑制肌肉的收缩和动作模式的出现；强化是通过对较强肌肉增加阻力，使其产生的反应强度增加从而传送到较弱肌肉。

二、特殊技术

除了基本操作以外，还有一些特殊技术，其作用是通过肌群的兴奋或抑制，肌肉收缩的增强或放松来促进功能性运动改善，常用的特殊手法技术有：节律性启动、等张收缩组合、拮抗肌逆转、反复牵拉、收缩 – 放松、保持 – 放松等。

（一）主动肌定向技术

1.节律性启动　在关节活动范围内由被动活动开始逐渐转为主动抗阻运动。

（1）具体方法：让患者肢体尽可能放松，治疗师缓慢有节律地被动活动患者肢体；然后让患者参与运动，先按照一定的方向开始主动运动，反方向的运动由治疗师被动完成；最后等患者掌握节律之后，让患者在抗阻情况下完成运动。

（2）作用：帮助启动运动，改善运动的协调和感觉，使运动的节律趋于正常。

2.反复牵拉　通过在起始范围或全活动范围中的某一部分或全部对肌肉进行反复牵拉，增加肌张力，以诱发肌肉的牵张反射。

（1）具体方法：①起始端反复牵拉：治疗者先牵拉肌肉至最大范围，然后，快速轻叩拉长肌肉，以诱发牵拉发射，此时患者按指令主动收缩被拉长的肌肉，治疗师再对肌肉施加阻力，这样可以增大刺激的效果；②全范围反复牵拉：治疗师对抗患者的运动模式，使模式中所有肌肉收缩而紧张，并不断轻叩以诱发牵拉发射。

（2）作用：促进运动的启动，增加主动关节活动度，增加肌力和耐力，引导关节在预期方向上运动。

3.等张收缩组合　主动肌在不放松的情况下，持续做向心、离心和稳定收缩。

（1）具体方法：患者在全关节活动范围内作抗阻向心收缩，当到达运动的终末端时，患者保持该位置并做静力性收缩，稳定后，治疗者加大阻力使患者做抗阻离心收缩，并缓慢地回到起始位。

（2）作用：控制和协调主动运动，增加主动关节活动度，增加肌力以及控制离心性运动中的功能性训练。

（二）拮抗肌反向技术

1.动态逆转　运动中在不停顿或放松的前提下，患者主动朝一个方向运动后，再主动改变方向，向反方向运动。

（1）具体方法：患者在某一方向上做抗阻运动，当接近运动的终末端时，治疗者改变阻力的方向在肢体背侧施加阻力，诱导患者向相反的方向运动。

（2）作用：增加主动的关节活动范围，增加肌力，发展协调性，预防或减轻疲劳。

2.稳定性逆转　在相反的两个方向上给予阻力以阻止运动发生。

（1）具体方法：治疗师施加阻力，令患者做抗阻收缩，但关节不发生运动，当患者主动抗阻达到最大值后，治疗师改变手的位置，在相反方向上施加新的阻力，患者抗新的阻力进行收缩。

（2）作用：增加肌力，增加关节的稳定和平衡，扩大运动范围，促进主动肌随意运动。

3.节律性稳定　交替对主动肌与拮抗肌施加阻力，通过改变阻力的方向来改变主动收缩的方向，但保持关节不运动或运动范围很小。

（1）具体方法：治疗师交替对主动肌与拮抗肌施加阻力，令患者做抗阻收缩。

（2）作用：增加肌力，增加关节的稳定和平衡，减轻疼痛，增加关节活动度。

（三）放松技术

1.收缩－放松　活动受限的关节等张抗阻收缩，然后放松。

（1）具体方法：患者先活动关节至关节活动末端或受限处，治疗师施加阻力让患者做拮抗肌的主动抗阻收缩，保持 5~10 秒后，完全放松；患者再次活动关节到关节活动末端或受限处（此时关节活动度已增大），继续主动抗阻收缩，然后放松，反复多次，直至关节活动范围不再增大。

（2）作用：增加被动的关节活动度。

2.保持收缩－放松　肌肉等长抗阻收缩后放松。

（1）具体方法：治疗师先将患者的关节活动到关节活动末端或受限处，缓慢增加阻力，令患者做抗阻等长收缩，保持 5~10 秒，然后缓慢放松；治疗师再次将患者的关节活动到关节活动末端或受限处（此时关节活动度已增大），继续做抗阻等长收缩，然后放松，反复多次，直至关节活动范围不再增大。

（2）作用：增加被动的关节活动范围，降低疼痛。

复习思考

1. PNF 技术如何进行命名的？
2. 上下肢的运动模式有哪些，如何进行操作的？
3. 简述 PNF 技术的基本操作包括哪些？
4. 简述 PNF 技术的特殊手法包括哪些？

Rood 治疗技术

【学习目标】

掌握 Rood 技术的治疗用具、促进方法、抑制方法及临床应用。

熟悉 Rood 技术基本理论、运动控制的形式、个体发育顺序。

了解 Rood 技术的概念、神经生理学基础。

项目一 概述

一、概念

Rood 治疗技术在 20 世纪 50 年代由美国物理治疗师和作业治疗师 Margaret Rood 提出，又称多种感觉刺激疗法或皮肤感觉输入促通技术。目的是根据人体的发育顺序，利用不同的感觉刺激促进或抑制运动性反应，从而诱发较高级的运动模式的出现。特点是在皮肤的特定区域内利用较轻的机械刺激或温度刺激，影响该区的皮肤感受器对各种刺激的反应，从而获得局部促通作用。多应用于脑瘫、成人偏瘫及颅脑损伤引起的运动控制障碍患者的康复治疗。

二、神经生理学基础

（一）运动控制的形式

1. 交互支配的运动形式 交互支配是基本的运动控制形式，起着保护性的功能，是一种位相性的运动，主缩肌收缩时其拮抗肌被相对的抑制。这种基本的运动模式是受脊髓和脊髓下中枢调整的。

2. 共同收缩运动形式 共同收缩提供的是稳定性，是一种张力性（静态性）主缩肌与拮抗肌共同收缩的模式，这种模式使个体有能力做到较长时间的保持一种体位或稳定一个物体。

3. 重负荷性工作活动形式 重负荷性工作是叠加在稳定性之上的活动性。其活动形式是近端活动远端固定，如手膝四点跪位时的晃动，腕关节和踝关节固定，而肩关节和髋关节活动。

4. 技巧性活动形式 技巧性活动是最高水平的运动控制形式，结合了活动性和稳定性。它要求当远端活动时，近端固定。如体操运动员或是舞蹈演员需要这种技巧性活动形式。

（二）个体发育顺序

1. 个体发育的规律 从整体上考虑其发育顺序为仰卧位屈曲→转体→俯卧位伸展→颈肌协同收缩→俯卧位屈肘→手膝位支撑→站立→行走；从局部考虑，运动控制能力的发育是先屈曲、后伸展；先内收、后外展；先尺侧偏斜、后桡侧偏斜；最后是旋转。肢体远近端发育的先后为肢体近端固定→远端活动→远端固定→近端活动→近端固定→远端活动技巧的学习。Rood 技术根据人体发育规律总结出以下 8 种运动模式。

（1）仰卧屈曲：这是一种保护性姿势。当头和肢体向前屈曲时，身体的前面处于被保护状态，它是一种活动性的姿势，对侧对称，需要交叉支配。同时也是近端和躯干的重负荷性的工作。Rood 技术应用该模式治疗屈肌张力低和伸肌张力高的患者（图 15-1A）。

（2）转体或滚动：同侧上下肢屈曲，转动或滚动身体。该活动激活躯干侧屈肌，可以用于仰卧时张力性反射占主导的患者（图 15-1B）。

（3）俯卧伸展：该模式是头、颈、肩、下肢及躯干的完全伸展模式，它是活动性和稳定性的结合；但伸肌张力高的患者禁用该模式（图 15-1C）。

（4）颈肌的协同收缩：当俯卧时，重力的作用刺激了颈部的本体感受器和斜方肌的上部使颈肌有能力抗重力收缩来保持头的后仰。它同时激活颈部的屈肌和伸肌，是一种稳定性的、促进头部控制的模式（图 15-1D）。

（5）俯卧肘支撑：俯卧时，通过肘关节持重刺激了上部躯干肌使肩部和上部躯干稳定，如婴儿的俯卧肘支撑位（图 15-1E）。

（6）四点/手膝位支撑：当颈和上肢保持稳定时，可利用这一体位以促进下肢和躯干的共同收缩。支撑时由静态到动态。当手膝固定，肩和髋活动时，在稳定的基础上增加了活动性。该体位下的体重转换还可以激活平衡反应，如先双侧手膝着地→抬起一手或一膝→爬行（图 15-1F）。

（7）站立：首先是双侧下肢均匀持重，逐渐使体重在双下肢之间转换，重心随着转移。能够保持该体位需要神经系统较高水平的整合能力，如翻正反应和平衡反应（图 15-1G）。

（8）行走：行走是活动性、稳定性和技巧性能力的综合体现，是站立的技巧阶段。人体要完成行走既要有能力支撑体重、保持平衡，也需要一侧持重一侧移动的能力。它是一个及其复杂的过程，需要全身各个部分的协调配合（图 15-1H）。

2.个体运动控制的发育水平　Rood 技术将个体运动控制的发育水平划分为以下 4 个阶段：

（1）肌肉的全范围收缩阶段：最初的动作是肌肉的反复屈伸，而引起的关节重复运动，是支撑体重的主动性拮抗性运动模式，由主动肌收缩与拮抗肌抑制完成。新生儿自由的舞动上、下肢的运动形式是这一阶段的典型活动。

（2）关节周围肌群的协同收缩阶段：是指在肌肉的协同收缩下支撑体重，是人类运动发育最初的重要功能，此阶段的表现为肢体近端关节固定，远端部分活动，是固定近端关节、改善远端关节功能的基本条件，如婴儿的翻身。

（3）远端固定，近端关节活动阶段：即一边支撑体重，一边运动。如婴儿在四肢处于手膝位支撑阶段，但还未学会爬行之前，先手脚触地，躯干做前后摆动，颈部肌肉共同收缩的同时头部也活动，上肢近端肌肉亦收缩。

（4）技巧动作阶段：肢体的近端关节起固定作用，远端部位活动，它是运动的高级形式。例如行走、爬行及手的使用等。

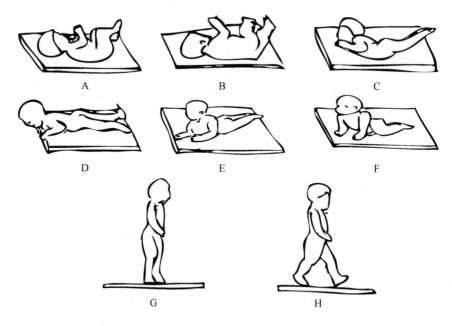

图 15-1　个体发育的 8 种运动模式

（三）感觉与运动的关系

1.诱发肌肉活动的有控制的感觉输入　感觉性运动控制的基础是神经运动能力的发

育，并在此基础上逐渐发育成熟。

2. 感觉刺激 根据个体发育水平逐渐由低级向高级发展的过程，所获得的肌肉反应又可以反馈给中枢神经系统加强其调节能力。

三、基本理论

（一）利用多种感觉刺激引起正常运动，有目的地完成动作

使用适当的多种感觉刺激使肌张力正常化，并诱发出相应的肌肉反应。反射性的肌肉活动是获得运动控制的最早发育阶段，而神经运动能力的发育是感觉性运动控制的基础，并逐渐发展、成熟；故在治疗过程中应根据患者个体的神经发育水平，逐渐地由低级感觉性运动控制向高级感觉性运动控制发展。在治疗过程中，有控制的感觉输入可以反射性地诱发肌肉活动，使肌张力恢复正常，并产生所需要的肢体运动。同时在动作完成过程中，要利用患者完成动作的目的性，通过有目的的感觉输入，有利于诱发神经－肌肉系统的运动模式，可使主动肌、拮抗肌、协同肌之间的作用逐渐形成并更加协调，从而完成日常生活中需要做的各项动作。

（二）根据患者的发育水平，进行重复性运动使患者学习并掌握动作

在给患者进行治疗过程中，要以发育的观点对患者进行评价，并沿着发育的顺序进行治疗。治疗时，运用各种刺激方法从头颈部→骶尾部，屈肌群→伸肌群，内收肌群→外展肌群→旋转肌群。治疗过程中必须从当前患者发育水平开始，不断进展到较高的水平。同时，在给患者治疗过程中，治疗师既要考虑到患者的实际情况，设计可以诱发有目的性运动的训练活动，同时也要考虑相同运动是否具有重复性，以使患者在训练过程中掌握动作。

（三）特定感受器引发的特定反应

特定反应有三个通路：通过自发神经系统引发自稳态反应；通过脊髓的反射性保护反应和神经系统更广泛整合的脑干的适应性反应。感觉输入过程有四种基本形式：①简短的刺激引起同步运动输出，该刺激可以证实反射弧是完整的；②快速的重复性的感觉输入产生持续的反应，如电动毛刷，激活非特异性的感受器沿 C 纤维和 γ 纤维将这种冲动传给支配肌肉的 α 运动神经元的肌梭运动神经；③持续的感觉输入可以产生持续的反应，重力是持续的感觉输入的佐证，重力对感觉系统产生着不间断的影响。无论坐、站、卧，皮肤的外在感受器与支撑面接触，释放冲动给神经系统来强化重力的存在；④缓慢、有节律的重复性感觉刺激可以降低身心的兴奋程度。任何持续的低频的刺激，如摇椅上的缓慢的晃动、轻音乐、对手心、足底和腹部的按压都可以激活副交感神经系统引起全身的放松。

（四）利用紧张性颈反射及迷路反射的激活与抑制

1. 基本内容 紧张性颈反射（tonic neck reflex，TNR）是指颈部移动时颈椎关节、肌

肉、韧带的肌梭、腱器等本体感受器受刺激，产生感觉信息传入中枢而引起四肢紧张性调节的反射，在脊髓反射活动的基础上才能起作用。其主要作用是对头与颈部关系的改变做出相应的肢体反应。紧张性迷路反射（tonic labyrinthine reflex，TLR）是指头部在空间的位置改变时所发生的紧张性反射。其感受器位于前庭和内耳的半规管，其主要作用是对头在空间位置的改变做出相应的反应。

2. **紧张性颈反射及迷路反射的激活与抑制**　当人体直立位时紧张性颈反射（ANT）和迷路反射（TLR）引起肘关节轻微屈曲和下肢伸展。随身体沿顺时针移动至四点位，脊柱几乎处于水平位，除去了重力对椎间关节的压力，因此减少了迷路反射的影响，四肢均匀持重。当人体处于四点位时，头在水平位屈伸，紧张性颈反射（TNR）占主导地位，而紧张性迷路反射（TLR）的影响减弱。当头的位置低于肩时，某些伸肌（踝跖屈肌、腕背屈肌）的张力增高。当人体完全处于倒立位时，翻正反应被激活；而当头低于水平位时，紧张性颈反射与迷路反射同时产生影响。当人体处于半卧位时，迷路反射的影响至最大，引起上肢外展、外旋和屈曲；下肢和躯干伸展；此时紧张性颈反射受到抑制。

四、适应证

（一）痉挛性瘫痪

根据痉挛性瘫痪特点，在方法的选择上应以抑制的方法为主，故应利用缓慢、较轻的刺激以抑制肌肉的紧张状态，具体方法如下：

1. **缓慢持续牵拉降低肌张力**　此法应用较广，特别对降低颈部和腰部的伸肌、股四头肌等的张力是较好的方法。

2. **轻刷擦**　通过轻刷擦来诱发相关肌肉的反应以抵抗肌肉的痉挛状态，轻刷擦的部位一般是痉挛肌群的拮抗肌。

3. **反复运动**　利用肌肉的非抗阻性重复收缩缓解肌肉痉挛。如坐位时双手支撑床面，做肩部或臀部上下反复运动可缓解肩部和髋部肌群的痉挛。

4. **体位作用**　在临床上，一般认为肢体负重位是缓解痉挛的较理想体位。因此，可以通过负重时对关节的挤压和加压刺激增强姿势的稳定性，而这种稳定性必须以关节的正常位置为基础。上肢只有肩关节的位置正确，无内收、内旋，才能提高前臂和手部的负重能力，达到缓解上肢痉挛的目的。下肢也是如此，髋关节位置必须正确，即无内收和屈曲，才能达到理想的下肢负重。

5. **对抗痉挛模式的运动**　对患者治疗时应该根据前已述及的个体发育规律，选择适合每个个体的运动模式。如屈肌张力高时不要采取屈曲运动模式，同样伸肌张力增高应避免使用伸展的运动模式。

（二）弛缓性瘫痪

弛缓性瘫痪在治疗方法的选择上与痉挛性瘫痪相反，采用快速、较强的刺激以诱发肌肉的运动，具体方法如下：

1. 整体运动　某一肌群瘫痪时可通过正常肌群带动肢体的整体运动来促进肌肉无力部位的运动。当一侧肢体完全瘫痪时可利用健侧肢体带动患肢运动，同样达到整体运动的目的。

2. 快速刷擦　刷擦的部位是主缩肌群或关键肌肉的皮肤区域，通过快速、较强的刷擦刺激促进肌肉收缩。

3. 远端固定近端活动　固定肢体远端，对肢体近端施加压力或增加阻力以诱发肌肉的共同收缩，进而提高肌肉的活动能力和关节稳定性。

（三）吞咽和发音障碍

由于脑血管病患者常常因核上性麻痹而引起吞咽和发音障碍，因此在治疗上，局部方法主要是诱发或增强肌肉活动，其方法主要是通过一些刺激达到治疗目的，这种刺激强度要适当。

1. 刷擦法　用毛刷轻刷上唇、面部、软腭和咽后壁，以促进肌肉收缩，注意避免刺激下颌、口腔下部。

2. 冰刺激　用冰刺激嘴唇、面部、软腭和咽后壁，用冰擦下颌部的前面。以促进肌肉收缩。

3. 抗阻吸吮　做吸吮动作时适当增加阻力，以加强口唇周围肌肉运动。

（四）吸气模式的诱发

当膈肌运动减弱时，通过吸气模式扩张胸廓下部改善呼吸功能。具体诱发方法如下：

1. 刷擦方法

（1）连续刷擦胸锁乳突肌可以使上胸部获得稳定性。

（2）按一定方向连续刷擦腹外斜肌、腹内斜肌、腹横肌，要注意避免刺激腹直肌，腹直肌收缩后可以引起膈肌下降，而限制胸廓的扩张。

（3）由锁骨中线向背部连续刷擦肋间肌。

（4）连续刷擦脊髓神经后侧第一支配区域，可以使躯干获得稳定性。

2. 冰刺激　包括一次性冰刺激和腹直肌以外的部位连续冰刺激。

3. 压迫方法　主要压迫两侧的胸锁乳突肌起始部。把手指放在肋间，在吸气之前压迫肋间肌。俯卧位时手指持续压在背部各肋间，在吸气之前抬起。俯卧位手指从第12肋缘向下持续压迫，吸气前抬手，以诱发腹横肌收缩。

4. 叩击法　即叩击第1、2腰椎内缘诱发膈肌收缩。患者膝关节伸展，用足跟沿下肢长轴方向叩击，可诱发肩胛提肌、胸锁乳突肌锁骨支等脊柱附近肌肉的收缩。

（五）整体伸展（除肩外旋、肘屈曲以外）模式的诱发

1.诱发体位 俯卧位时头伸出床外并保持，逐渐过渡到胸廓的一半伸出床外。利用紧张性迷路反射使俯卧位上肢屈曲，必要时通过颈部肌肉的共同收缩维持俯卧位肘支撑。

2.四肢连续刷擦的方法和部位 在食指和拇指之间脱离桡神经的区域，手指背侧和掌指部位连续刷擦以诱发手指伸展；在前臂背侧连续刷擦以诱发腕伸肌和拇长伸肌的收缩；在三角肌后部连续刷擦以诱发上肢伸展；在臀的基部连续刷擦以诱发臀大肌的收缩；在足底连续刷擦以诱发腓肠肌的收缩。

3.躯干连续刷擦的方法和部位 在颈部短屈肌、胸大肌的肌腹，在腋窝前面连续刷擦以诱发前锯肌收缩，先在仰卧位进行，后在俯卧位进行；在脊神经后支区域连续刷擦以诱发颈部伸肌收缩；在 C5 区域连续刷擦以诱发菱形肌收缩；在颈背部连续刷擦以诱发躯干和颈部的伸展，诱发背阔肌腱使其达到扩胸目的。

项目二 基本操作技术

一、治疗用具及使用方法

Rood 技术的治疗用具及具体使用方法见下表（表 15-1 ）。

表 15-1 Rood 技术治疗用具及使用方法

治疗用具	使用方法
刷子	用各种硬度的毛刷及电动毛刷轻刷皮肤表面
振动器	振动频率不要太高，否则神经纤维无反应
冰	诱发时用 $-17\sim-12℃$ 刚从冰箱里取出的冰，抑制时无特殊限制
橡胶物品	各种弹性的橡胶以诱发肌肉的共同收缩
圆棒、压舌板	压迫、抑制舌紧张
手膝位支撑器	帮助完成患侧负重
婴儿舔弄的玩具	用于进食训练的初期
各种诱发嗅觉的物品	嗅觉训练
音乐刺激	节奏性强的音乐具有易化作用，轻音乐或催眠曲则具有抑制作用
砂袋	用于固定体位、诱发动作的引出
各种重量的球	用于重量觉训练

二、促进方法

（一）触觉刺激包括快速刷擦和轻触摸

1. 快速刷擦　是指用软毛刷或根据情况选择不同硬度的毛刷在治疗部位的皮肤上刷擦，诱发主缩肌收缩，抑制拮抗肌收缩，15~30 秒显效，30~40 分钟时疗效达到高峰。多采用以下两种方法：

（1）一次刷擦：该法主要应用于意识水平较低而需要运动的患者，在相应肌群的脊髓节段皮区刺激，如 30 秒后无反应，可重复 3~5 次。

（2）连续刷擦：在治疗部位的皮肤上做 3~5 秒的来回刷动。诱发小肌肉时每次要小于 3 秒，休息 2~3 秒后再进行，每块肌肉刺激 1 分钟；诱发大肌肉时不需间隔 3 秒。

刷擦由远端向近端进行，在使用电动刷时要注意频率，当频率超过 360 转 / 秒时对神经系统有抑制作用。

2. 轻触摸　是指用轻手法触摸手指或脚趾间的背侧皮肤，手掌或足底部，以引出受刺激肢体的回缩反应，对这些部位的反复刺激则可引起交叉性反射性伸肌反应。

（二）温度刺激

临床中常用冰来刺激，冰的温度为 −17~−12℃，具有与快速刷擦和触摸相同的作用。

1. 一次刺激法　用冰一次快速地擦过皮肤。

2. 连续刺激法　将冰按 5 次 /（3~5）秒放在局部，其后用毛巾轻轻沾干，防止冰化成水。一般 30~40 分钟后疗效达到高峰。该法的作用效果与快速刷擦相同。由于冰刺激可以引起交感神经的保护性反应（血管收缩），所以应避免在背部脊神经后支分布区刺激。同样当冰快速刺激手掌与足底或手指与足趾的背侧皮肤时，也可以引起与轻触摸相同的效应 – 反射性回缩，因此当出现回缩反应时适当加阻力，以提高刺激效果。

（三）轻叩

当轻叩皮肤时可刺激低阈值的 A 纤维，引起皮肤表层运动肌的交替收缩。低阈值的纤维易于兴奋，通过易化梭外肌运动系统引出快速、短暂的应答。当轻叩手背指间或足背趾间皮肤及轻叩掌心、足底时，均可引起相应肢体的回缩反应，重复刺激这些部位还可以引起交叉性伸肌反应。轻叩肌腱或肌腹可以产生与快速牵拉相同的效应。

（四）牵伸

由于快速、轻微地牵伸肌肉，可以立即引起肌肉收缩反应，因此利用这种反应达到治疗目的。牵拉内收肌群或屈肌群，可以促进该群肌肉而抑制其拮抗肌群。牵拉手或足的固有肌肉可引起邻近固定肌的协同收缩，用力握拳或用力使足底收紧可对手和足的小肌群产生牵拉，可使近端肌群易化，若此时这一动作在负重体位下进行，近端关节肌群成为固定肌，可以促进这些肌群的收缩，从而进一步得到易化。

（五）挤压

按压肌腹可引起与牵拉肌梭相同的牵张反应，用力挤压关节可使关节间隙变窄，可刺激高阈值感受器，引起关节周围的肌肉收缩。当患者处于仰卧位屈髋、屈膝的桥式体位，屈肘俯卧位，手膝四点位，站立位时抬起健侧肢体而使患侧肢体负重等支撑体位时均可以产生类似的反应。对骨突处加压具有促进、抑制的双向作用，如在跟骨内侧加压，可促进小腿三头肌收缩，产生足跖屈动作；相反，在跟骨外侧加压，可促进足背屈肌收缩，抑制小腿三头肌收缩，产生足背屈动作。

（六）特殊感觉刺激

由于视觉和听觉刺激可用来促进或抑制中枢神经系统，因此Rood技术常选用一些特殊感觉（视、听觉等）刺激来促进或抑制肌肉的活动。节奏性强的音乐具有易化作用，轻音乐或催眠曲则具有抑制作用；治疗者说话的音调和语气也可影响患者的动作、行为，光线明亮、色彩鲜艳的环境可以产生促进效应，而光线暗淡、色彩单调的环境则有抑制作用。

📖 案例导入

患者王某，女，49岁，"右侧肢体活动不灵一个月"入院。入院前确诊"脑干梗塞"，经神经内科治疗后遗留右侧肢体活动不灵，伴吞咽困难、饮水呛咳，需鼻饲流食，日常生活不能自理。查体：意识清楚，言语含糊，问话能示意，右侧中枢性面瘫，伸舌不能，右侧咽反射减退，悬雍垂偏左；肢体Brunnstrom分期：右上肢Ⅱ期、手Ⅰ期、下肢Ⅲ期，左侧肢体Ⅵ期；右侧深、浅感觉减退；右侧病理征阳性。

1. 该患者的疾病诊断是什么？
2. 应该运用Rood技术中的哪种技术为患者进行治疗？

三、抑制方法

1. 轻压关节以缓解痉挛　此法可使偏瘫患者因痉挛引起的肩痛得以缓解，因此在治疗偏瘫者患肩疼痛时，治疗者可以托起肘部，使上肢外展，然后把上臂向肩胛盂方向轻轻地推，使肱骨头进入盂肱关节窝，保持片刻，可以使肌肉放松，缓解疼痛。

2. 持续的牵张　此法可以是持续一段时间的牵拉，也可以将处于被拉长的肌肉通过系列夹板或石膏托固定进行持续牵拉，必要时更换新的夹板或石膏托使肌腱保持拉长状态。

3. 按压　用较轻的压力从头部开始沿脊柱直到骶尾部按压，反复对后背脊神经支配区域进行刺激可反射性抑制全身肌紧张，从而达到全身放松的目的。

4. **在肌腱附着点加压** 在痉挛的肌肉肌腱附着点持续加压可使这些肌肉放松。

5. **其他方法** 可以缓慢地将患者从仰卧位或俯卧位翻到侧卧位缓解痉挛。通过中温刺激、不感温局部浴、湿热敷等使痉挛肌肉松弛。远端固定，近端运动，适用于手足徐动症等情况。例如让患者取手膝位，手部和膝部位置不动，躯干做前、后、左、右和对角线式的活动。如果痉挛范围较局限，缓慢地抚摩或擦拭皮肤表面也同样能达到放松的目的。

Rood 技术在应用促进和抑制方法诱发肌肉收缩时，具体的操作及主要诱发部位如图所示（图 15-2~ 图 15-5）。

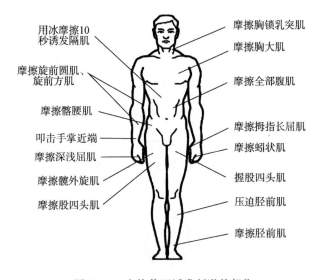

图 15-2　身体前面诱发刺激的部位

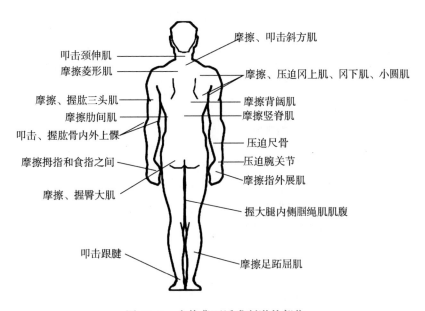

图 15-3　身体背面诱发刺激的部位

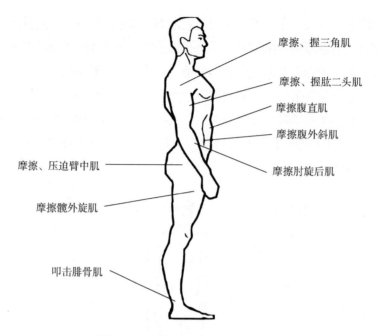

图 15-4　身体侧面诱发刺激的部位

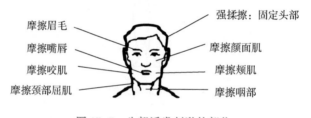

图 15-5　头部诱发刺激的部位

复习思考

1. 个体发育的 8 种运动模式有哪些?

2. 运动的控制形式有哪些?

3. Rood 技术的促进方法有哪些?

4. Rood 技术的抑制方法有哪些?

5. Rood 技术在痉挛性瘫痪中如何应用?

Vojta 治疗技术

【学习目标】

掌握 Vojta 技术的训练方法及临床应用。

熟悉 Vojta 技术的基本概念和原则。

了解 Vojta 技术的发展背景和基本原理。

项目一　概述

一、概念

Vojta 治疗技术又称 Vojta 诱导疗法，是德国学者 Vojta 创立的一种集诊断、治疗、预防为一体的运动疗法。这种方法是通过对身体一定部位的压迫刺激来诱导产生全身的、协调化的反射性移动运动，促进与改善患儿的运动机能，由反射性俯爬与反射性翻身组成的、诱导出反射性移动运动的促通治疗手法。

Vojta 治疗技术在临床上主要应用于脑瘫患儿，从新生儿到年长儿都可以应用，是早期治疗较好的方法。该疗法手法简单、容易掌握，在治疗中可培训家长，便于开展家庭疗育，效果明显。

二、理论基础

Vojta 技术从神经运动生理学的观点出发，促进反射性翻身与反射性俯爬两个移动运动的完成与协调发展，通过移动运动反复规律地出现，从而促进正常反射通路和运动，抑制异常反射通路和运动，达到治疗目的。

（一）阴性体征和阳性体征

当中枢神经系统受损时会出现以下两种体征。

阴性体征：是指正常情况下应出现的功能因素的减弱或消失，具有代表意义的有翻正反应和平衡反应。

阳性体征：是指在患儿身上出现了正常情况下不会出现的异常表现，具有代表意义的是病理反射如 Babinski 征。如果这些因素残存，将影响患儿发育。

中枢神经具有两种功能，即促进与抑制。脑瘫的症状是正常功能减弱或消失，异常功能出现，所以脑瘫的治疗原则是：抑制异常运动和姿势，促进正常运动功能恢复。Vojta 技术就是通过一定手法诱发移动运动，使患儿反复学习体会正常的移动运动，加深记忆形成正常运动的反射通路，恢复正常运动功能，促进阴性体征的再现。

（二）神经系统的可塑性

脑的可塑性，指脑可在结构和功能上修改自身，适应改变了的客观现实，使脑损伤有恢复的可能。它包括神经发生和突触发生。年龄越小，脑的可塑性越大。

Vojta 技术反复诱导出的反射性移动运动，在中枢建立新的投射区，不断促进皮质内运动区及神经核团的形成与完善，由于反复强化刺激使诱导出的移动运动模式得到记忆和加强，通过反复调节达到重塑脑的目的。

（三）对移动运动的认识

脑瘫患儿康复治疗的最终目的是获得功能。要遵循个体发育规律，必须经过翻身、俯爬、四肢爬的发育过程，最后双足站立步行。过程中将手从在上述运动中的支持与推进机能中解放出来，获得双手使用工具的能力。

1. 移动运动的特点

（1）移动运动是一种开始于一定的出发肢位，运动后又恢复到出发肢位的一种反复性的、协调的自动机能。这种运动可分为一定的相（期），如走路分为摆动期与支撑期。

（2）全身骨骼肌都参与到移动运动的某种规律的经过之中。

（3）每种骨骼肌各自的作用，能在时间上与空间上发生交互作用。具体地说，每一个运动都有主动肌、拮抗肌、固定肌、中和肌，只有这些肌肉共同的作用，才能保证运动的正常进行。

（4）移动运动本身未必是目的，它往往是为达到一定目的的一种手段。

2. 构成移动运动的三因素

（1）姿势调节能：姿势调节能是人类对于自己身体在空间的体位发生变化时，头部、躯干、四肢的反应性适应能力。

（2）相位运动能：是一种活动身体某一部分或使身体的位置发生变化的能力。

（3）抬起结构与支持性：在移动运动因素中还存在着抬起机构与支持性。新生儿水平位逐渐抬起而最后成为垂直位，由全身支持逐渐缩小基底面而最后成为双足支持。

3. 支持点与三维运动

移动运动还须随时确立支持点与进行相运动之时的三维运动。移动之时，首先要确立支持点，然后全身肌肉向支持点方向收缩，身体重心向支持点进行向垂直方向、前方及侧方的三维运动。

脑瘫患儿尽管其中一些人可以肘支持、膝立位及站立，但不能进行俯爬、四肢爬、膝位前行及双足步行，这是因为这些患儿的移动运动三因素及确立支持点和三维运动的发育受到了限制。Vojta 技术是通过一定的手法诱发这些因素。

（四）反射性移动运动（reflex-lokomotion，RL）

1. 反射性移动运动的特点

（1）反射性移动运动包括两种，即反射性俯爬（reflex-kriechen，RK）与反射性翻身（reflex-umdrechen，RU）。RK 与 RU 是在系统发生和个体发生的进化过程形成的，在正常的新生儿也可诱发。

（2）在 RL 之中，没有目的性，不需要"是否促进"这样的意志行为。而且诱发 RL 的刺激是对固有感受器的刺激，对刺激的顺应性小。基于上述两点，认为在诱发 RL 时，能够给予无限的刺激。

（3）从运动学角度来看，RL 中也存在着移动运动三因素，即对姿势变化的全身的反应性适应能力，抬起机构与支持性及相运动能。如前所述，三者间有相辅相成的关系，当我们诱发出其中一因素时，可以促通另两种因素的能力。脑性瘫痪患儿的临床症状若从运动学观点来分析，可以看到这三种因素的缺失或发生障碍。通过诱发 RL，可以激活与改善各种因素，恢复运动学的构成，从而促进与改善患儿的运动发育与姿势发育。

（4）通过诱发 RL，可以激活四肢末梢的正常运动模式，如前臂外旋、腕关节的桡背屈、下肢外旋、外展及踝关节的背屈等，由此可改善脑性瘫痪患儿的异常的运动模式，如前臂内旋、手握拳、下肢内收、内旋、交叉步态及尖足等。

2. 反射性移动运动（RL）在脑瘫运动疗法中的意义

反射性俯爬与反射性翻身绝不是促进俯爬与翻身运动的本身。反射性俯爬这样的运动模式在小儿运动的发育过程中是不存在的。但是从运动学的观点来分析被诱发的全身的运动模式，可以看到它们是存在于轴器官与四肢的，从出生到立位乃至步行的必需的运动模式。

Vojta 技术的基本原理是通过诱发反射性移动运动，促进正常反射通路与运动模式，抑制异常反射通路与运动模式来达到治疗的目的。越早治疗效果越好。因为患病早期尤其 3 个月以内，异常姿势尚未固定化，脑损伤的结果只是引起运动协调化的障碍。6 个月以后脑损伤会产生继发性变性，使器质性损害更加明显。如果在继发病变出现前进行治疗，可以使机能障碍逆转、机能改善。这种机能改善又可防止脑的继发变性，因而可以得到良好的治疗效果。

三、Vojta 姿势反射

（一）拉起反射

小儿取仰卧位，头正中，检查者面对小儿，把两手拇指从小儿手掌尺侧伸入小儿的手掌中，用其余四肢握住腕部，注意勿握住小儿手背。将小儿从床上慢慢拉起，使躯干与床面呈 45° 时，观察小儿头部与下肢的变化。

1.正常反应

Ⅰ相：头背屈，两下肢轻度外展屈曲。出现时期：0~6 周。

Ⅱa 相：拉起时躯干屈曲，头颈在上部躯干延长线上，双下肢稍向俯部屈曲。出现时期：7 周 ~3 个月。

Ⅱb 相：拉起时，躯干进一步屈曲，头颈前屈、下颌抵胸，双下肢屈曲，大腿可抵腹部。出现时期：4~6 个月。

Ⅲ相：躯干伸展，用坐骨结节支撑体重，肩外展，拉起时上肢屈曲有用力的表现，头抬高，下肢半屈曲并略抬高。出现时期：7~8 个月。

Ⅳ相：躯干充分伸展，上肢用力主动拉起，下肢轻度外展，足背屈，足跟贴床。出现时间：9~12 个月。

2.异常反应

（1）头极度背屈。多为肌张力低下表现。

（2）头极度背屈，下肢硬性伸展，拉起时呈角弓反张状态，似拱桥样，又称"桥状拉起"。

（3）脊柱与四肢硬性伸展，拉起时全身似木棒，又称"棒状拉起"。

（4）头背屈，四肢极度屈曲。

（5）各相出现时间较同龄儿延迟。

（二）立位悬垂反射

检查者双手扶持小儿腋下，将小儿垂直提起，注意不要碰触小儿背部，观察两下肢动作反应。

1.正常反应

Ⅰa 相：两下肢呈迟缓性半伸展（半屈曲）状态。出现时期：0~3 个月。

Ⅰb 相：两下肢主动向腹部屈曲。出现时期：4~7 个月。

Ⅱ相：两下肢主动的自由伸展。出现时期：7~12 个月。

2. 异常反应

（1）双下肢内收内旋，硬性伸展，交叉、尖足。

（2）上肢一侧伸展，一侧屈曲，两下肢屈曲。

（3）上肢伸展，下肢屈曲或上下肢全呈屈曲状态。

（三）俯卧位悬垂反射

小儿取俯卧位，检查者用双手掌扶持小儿腋下并呈水平状提起小儿，观察头部、躯干及四肢变化。

1. 正常反应

Ⅰ相：头、躯干、四肢依重力呈自然下垂及轻度屈曲状态。出现时期：0~6 周。

Ⅱ相：头颈伸展达躯干延长线上，脊柱略伸展，四肢呈轻度屈曲状态。出现时期：7周 ~4 个月。

Ⅲ相：头颈、躯干对称性伸展，6 个月时伸展到骶尾部。上肢自由伸展，下肢轻度屈曲或伸展。出现时期：4~12 个月。

2. 异常反应

（1）手握拳，上肢屈曲紧贴胸部，下肢硬性伸展。

（2）上下肢均呈伸展状。

（3）头与四肢下垂、脊柱上凸，呈倒"U"形，多为肌张力低下表现。

（4）头背屈，脊柱与下肢呈硬性伸展，下肢交叉、尖足、角弓反张。

（四）Collis 水平反射

小儿仰卧位或侧卧位，检查者位于小儿身后或一侧，一手握住小儿上臂，另一手握住小儿同侧下肢大腿根部，从检查台上向上水平提起，观察另一侧上下肢的姿势变化。

1. 正常反应

Ⅰa 相：上肢突然伸展，手指张开呈拥抱反射样，头部下垂，下肢呈屈曲状态。出现时期：0~6 周。

Ⅰb 相：手指张开但不呈拥抱反射样，上肢轻度屈曲或伸展，头颈伸展与躯干平行。出现时期：7 周 ~3 个月。

Ⅱ相：手指张开，支撑在检查台上，下肢稍弯曲或略伸展。出现时期：3~8 个月。

Ⅲ相：上下肢对检查台都呈支撑动作。出现时期：8~12 个月。

2. 异常反应

（1）头背屈，手握拳紧贴胸部，上肢呈屈曲状态，下肢伸展或屈曲。

（2）上肢伸展，呈拥抱反射样动作，下肢也伸展。

（3）上下肢伸直，但无支撑样动作。

（五）斜位悬垂反射

小儿取俯卧位，检查者双手从两侧握住小儿的胸腹部水平上提，然后迅速向一侧倾斜（转体），观察上下肢、头部及躯干的状态。

1. 正常反应

Ⅰ相：上肢呈拥抱反射样动作，上侧下肢屈曲，足背屈、内旋、趾张开；下侧下肢伸展，足背屈、外旋、趾屈曲，脊柱侧弯（上凸）。出现时期：0~10 周。

Ⅰu相：这是Ⅰ相与Ⅱ相的过渡相，表现为上肢呈拥抱反射样，下肢屈曲，头颈部较Ⅰ相略伸展。出现时期：2.5~5 个月。

Ⅱ相：四肢对称屈曲，手指伸展，下肢屈曲略外展，足呈中间位，略外展。出现时期：5~7 个月。

Ⅱu相：为Ⅱ相与Ⅲ相的过渡相，上肢稍外展，下肢缓慢的屈曲或外展。出现时期：7~9 个月。

Ⅲ相：头部直立，四肢充分伸展，上侧上下肢外展，下侧上下肢可轻度屈曲。出现时期：8~12 个月。

2. 异常反应

（1）上肢呈拥抱反射样姿势，下肢呈硬性伸展。

（2）手紧握拳，紧贴胸部，下肢伸展。

（3）上肢屈曲，下肢硬性伸展。

（4）头背屈，肩后伸，四肢伸展。下肢内收、内旋、交叉、尖足。

（5）头下垂，脊柱上凸，上下肢呈迟缓性伸展状态。

（六）Collis 垂直反射

小儿仰卧位，检查者位于小儿头上方，用手握住小儿一侧大腿，待肌紧张发生后，向上迅速提起，使小儿呈垂直倒立姿势。观察另一侧下肢的反应。然后再检查另一侧。

1. 正常反应

Ⅰ相：自由侧下肢屈髋、屈膝呈 90° 的姿势。出现时期：0~6 个月。

Ⅱ相：髋关节屈曲，膝关节伸展，上肢呈保护性伸展反射样，出现双手支撑动作。出现时期：6~12 个月。

2. 异常反应

（1）自由侧下肢呈硬性伸展，尖足，上肢屈曲或伸展。

（2）自由侧下肢呈过度屈曲状态。

（3）肌张力低下，呈倒垂状，头、颈、躯干无伸展动作，无双手的保护性伸展动作，自由侧下肢呈迟缓性屈曲或伸展状态。

（七）倒位悬垂反射

小于 5 个月小儿取仰卧位，大于 5 个月小儿取俯卧位，检查者立于足端双手分别握住小儿的两侧大腿，迅速上提使呈倒位悬垂状，观察小儿头、颈、躯干的伸展状态及上肢与躯干的夹角。

1.正常反应

Ⅰa 相：上肢出现拥抱反射样动作，头颈部无伸展动作。出现时期：0~1.5 个月。

Ⅰb 相：两上肢呈拥抱反射伸展相动作，上臂与躯干成 90° 角，头正中略有伸展，髋关节稍屈曲。出现时期：1.5~3 个月。

Ⅱ相：头、颈与胸腰部伸展，髋关节伸展，上臂向下与躯干成 135° 角。出现时期：4~6 个月。

Ⅲ相：头、颈、躯干伸直，上肢伸展有保护性伸展反射样动作。上臂与躯干成 170° 角。出现时期：6~9 个月。

Ⅳ相：自发的随意运动，小儿躯干屈曲，有主动抓住检查者的抓人动作。出现时期：9~12 个月。

2.异常反应

（1）手紧握拳，上肢屈曲紧贴胸部，头、颈、躯干无伸展动作。

（2）双手伸展，肩后退，上肢向后，呈非对称性姿势。

（3）上肢屈曲于胸前，呈吮吸手指样动作。

四、中枢性协调障碍

中枢性协调障碍是 Vojta 技术用于早期诊断小儿脑性瘫痪提出的概念，是小儿脑瘫的辅助诊断手段。中枢性协调障碍的诊断，主要根据 Vojta 技术 7 种姿势反射进行诊断：

1.有 1~3 种反射异常，可诊断为极轻度中枢性协调障碍。

2.有 4~5 种反射异常，可诊断为轻度中枢性协调障碍。

3.有 6~7 种反射异常，可诊断为中度中枢性协调障碍。

4.有 7 种反射异常并有肌张力异常为重度中枢性协调障碍。

中枢性协调障碍用于早期发现脑瘫患儿运动发育迟滞，也可用于判定脑瘫患儿治疗前后对比以确定疗效。

项目二 基本操作技术

一、反射性俯爬

（一）出发姿势

患儿俯卧位，头颈在躯干延长线上回旋30°~45°，稍屈曲。后头侧额部着床，颈肌伸展，左右肩胛及骨盆保持水平位。

1.颜面侧上肢 外展，肩关节呈135°，肘关节屈曲呈40°。放于颜面前方，腕部在肩的延长线上，手半握拳。

2.后头侧上肢 肩内旋，上肢伸展状态放于躯干外侧，手自然位置或握物。

3.颜面侧下肢与后头侧下肢 髋关节、膝轻度屈曲位外展、外旋，跟骨在坐骨结节的延长线上（图16-）。

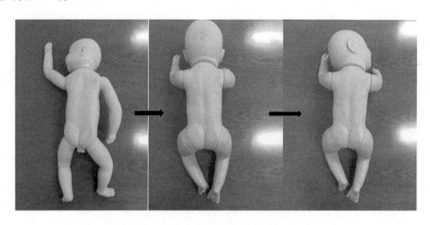

图16-1 反射性俯爬的运动过程

（二）诱发带与刺激方向

1.主诱发带 主诱发带都分布在四肢的远位端，共有4个（图16-1）。

（1）颜面侧上肢肱骨内侧髁，推向同侧肩胛骨。

（2）额面侧下肢股骨内侧髁，在髋外展同时将股骨头向髋臼方向压迫刺激。

（3）后头侧上肢前臂桡骨茎突上1cm处，与上肢外展、向前移动的力量相对抗。

（4）后头侧下肢跟骨，在足的踝背伸、跖屈中间位上，从后上方向床面压迫（图16-2）。

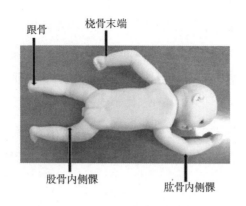

图 16-2　反射性俯爬主诱发带

2.辅助诱发带　辅助诱发带主要分布在肩胛带、骨盆带及胸廓。共有 5 个：

（1）颜面侧肩胛骨内侧缘下 1/3 处或下角，向同侧肘关节方向压迫。使内收肌伸展，肩胛骨内收。

（2）颜面侧髂前上棘，向内侧、背侧、尾侧三个方向压迫，使腹斜肌收缩，下肢屈曲。

（3）后头侧臀中肌处，向颜面侧膝关节内侧、腹侧、尾侧三方向给予压迫刺激，使臀中肌收缩，髋关节内收、外展。

（4）后头侧肩峰，向内侧、背侧、尾侧给予抵抗，使胸大肌伸展。

（5）后头侧肩胛骨下角之二横指处，向颜面侧肘关节的内侧、腹侧、头侧给予压迫刺激，使肋间肌与横膈肌伸展（图 16-3）。

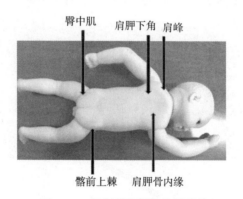

图 16-3　反射性俯爬辅助诱发带

（三）反射性运动

1.颜面侧上肢　肩胛骨被固定，上肢向尾侧牵拉，肩胛带抬起机构及胸大肌的抗重力作用发挥功能，使肩胛带抬起。肘关节轻度屈曲，前臂呈内旋与外旋的中间位，腕关节出现桡背屈、手指屈曲、握拳。肘关节出现支持运动。

2.后头侧上肢　上臂外旋、外展，稍向前上方上举，继而与前臂同时向前方伸出，这时前臂出现外旋运动。与腕关节背屈的同时，出现从小指开始的手指伸展。

3. 颜面侧下肢　下肢产生整体向前迈出的动作，髋关节外旋、外展伴屈曲。同时由于骨盆带抬起机构的功能及髋内收肌群的抗重力作用，还有臀中肌的同时收缩，使骨盆带固定。膝关节屈曲、踝关节背屈、足趾伸展。

4. 后头侧下肢　下肢整体在外旋、外展位上伸展，在伸展运动终末，小腿三头肌与胫骨前肌同时收缩，将踝关节固定于中间位。同时由于胫骨后肌的作用使足外旋、足趾屈曲。

5. 头部及躯干　头部从出发肢位回旋到对侧，在回旋中的中间位上，颈部对称性伸展、头上举。

6. 胸廓、腹肌及其他肌群　后头侧胸廓扩张，腹壁可见腹直肌收缩。同时可以见到从颜面侧的腹内斜肌开始，经过腹直肌鞘至对侧的腹外斜肌的活化，以及相反的从后头侧的腹内斜肌开始，向对侧的腹外斜肌的连锁性活化。除此之外，也诱发肛门括约肌、尿道括约肌的活动。

7. 协调化的俯爬模式　综观上述的反射性运动的整体状态，可见额面侧上肢以肘为支点的整体屈曲与后头侧下肢的伸展相对应，驱动身体向前方活动。还有颜面侧下肢屈曲及与其相对应的后头侧上肢的向前方伸出运动。颜面侧上肢的抬起机构能使后头侧上肢容易伸向前方。同样颜面侧下肢的抬起机构使后头侧下肢容易伸展（图 16-4）。

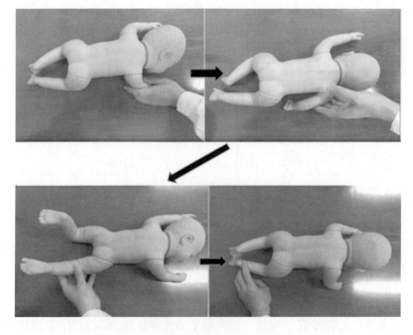

图 16-4　反射性俯爬标准反应模式

以上的各种反应，使患儿产生反射性俯爬运动模式，是一个从出发肢位，经过中间肢位到终末肢位的过程，是一种作为反射性移动运动的交替性俯爬运动模式，是一种综合的、协调的复合运动。

二、反射性翻身

（一）出发姿势

仰卧位，使头部向一侧回旋90°，颈伸展，头轻度前屈，以眼睛能看到自己乳头为宜。颜面侧上肢与下肢伸展，后头侧上、下肢屈曲，呈非对称性紧张性颈反射肢位。

（二）诱发带

颜面侧乳头下二横指，即第6~7肋间或第7~8肋间。可以通过剑突画一横线，再通过乳头划一竖线，两线交叉点上为主诱发带，也可在此点内、外移1cm。用拇指指腹部分向下，向对侧肩峰方向压迫（图16-5）。

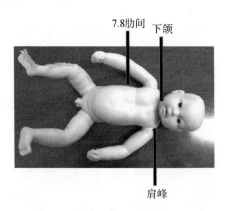

图 16-5　反射性翻身出发姿势及诱发带

（三）反射性运动

1. 头部及脑神经领域　由于对主诱发带的刺激压迫，使头从出发姿势向对侧回旋，在此期间，当头部达到正中位时，颈部发生对称性伸展。这种回旋运动是由于颜面侧的胸锁乳突肌的活动而引起的。

2. 躯干及腹壁　颈部及上部躯干伸展，肩胛骨内收。下部躯干屈曲、骨盆后倾、两下肢屈向腹部。由于从后头侧腹外斜肌开始，通过腹直肌腱鞘向对侧腹内斜肌传达的一连串的收缩，颜面侧的骨盆向斜上方倾斜，向对侧回旋。连续的收缩，颜面侧胸廓倾斜，拉向上方，使身体回旋。最后由于下部躯干的屈曲，骨盆的后倾，躯干发生了回旋，即向后头侧扭转的运动，最后形成了躯干上方凹的侧卧位。

3. 额面侧上肢　在出发姿势中颜面侧上肢的上臂与前臂均为内旋状态伸展位，由于RU的诱发产生肩关节的外展、外旋、前臂内旋、手指伸展。于是随着躯干的回旋，身体向对侧旋转，这时由于肩胛带的肌群活动的结果，颜面侧上臂并不落向胸壁。

4. 后头侧上肢　出发姿势中肩关节是外展状态，诱发 RU 后出现内收、肘关节稍伸展、腕关节出现桡背屈。肩胛带在从出发姿势的仰卧位回旋到侧卧位后再向俯卧位翻身时起抬起机构的作用，其间三角肌的后部纤维及肱二头肌作为抬起机构的主动肌起重要作用。而以肩胛带内收肌为主的肩关节周围肌在抬起机构的稳定化中发挥作用。另外还出现前臂内旋、腕关节的桡背屈及手指的伸展。

5. 颜面侧下肢　在出发肢位中处伸展状态的下肢，伴随着下部躯干的屈曲、骨盆的后倾而产生屈曲、抬起运动，在这种运动状态下，颜面侧下肢随着骨盆的回旋向对侧活动，然后形成明显的屈曲、内收。同时由于臀中肌的作用，使髋关节保持中间位，所以即使变为侧卧位，仍不向对侧落下而保持原位置。在翻身运动的最终阶段变为腹爬位后，该下肢可出现膝的支撑运动。

6. 后头侧下肢　在反射性翻身诱发的初期，与颜面侧下肢大致相同，出现屈曲与抬起运动。在回旋运动的过程中，出现髋关节外展、伸展，回旋至侧卧位时用后头侧下肢的骨盆带支持躯干。膝关节伸展、踝关节背屈、足趾伸展（图 16-6）。

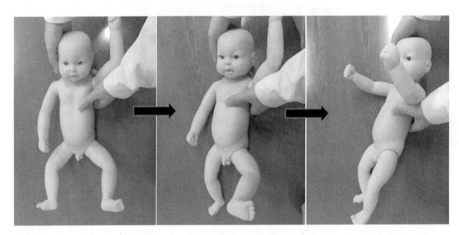

图 16-6　反射性翻身标准反应模式

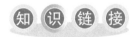

诱导疗法

诱导疗法是指通过对患者身体某些部位的压迫刺激，诱导产生全身协调性的反射性移动运动，对全身的神经肌肉起到促通作用。通过这种运动形式，促进和改善了患者的运动功能，Vojta 治疗技术就是这样一种诱导疗法，故又称为 Vojta

诱导疗法。研究表明，Vojta 诱导疗法对小儿脑瘫患者早期的运动功能及日常生活活动能力的康复具有一定的积极作用。

复习思考

1. Vojta 技术的姿势反射有哪些?
2. 反射性俯爬和反射性翻身如何操作?

模块十七

运动再学习技术

【学习目标】

掌握运动再学习技术的训练方法及临床应用。

熟悉运动再学习技术的基本概念和原则。

了解运动再学习技术的发展背景和基本原理。

项目一 概述

一、概念

运动再学习技术（motor relearning programme，MRP）是澳大利亚物理治疗师 Carr 等人在 20 世纪 80 年代初创立的一种运动疗法，它把中枢神经系统损伤后运动功能的恢复训练视为一种再学习或再训练的过程。

运动再学习技术主要以生物力学、运动科学、神经科学、行为科学等为理论基础，以作业或功能为导向，在强调患者主动参与和认知重要性的前提下，按照科学运动学习方法对患者进行教育、训练以恢复其运动功能的一套完整的方法。主要用于脑卒中患者，也可用于其他运动障碍的患者。其重点是特殊运动作业训练、可控制的肌肉活动练习和控制作业中的各个运动成分。

二、运动再学习技术的基本原理

运动再学习技术的基本原理，包括脑损伤后功能恢复的机制和学习运动技巧的几个基本要素。

（一）脑损伤后功能恢复机制

脑损伤后功能的恢复主要依赖脑的可塑性，即通过残留部分的功能重组和非损伤组织的再生，以新的方式完成已丧失的功能。这种功能重组依赖于使用模式的反复输入和改良，最终形成新的神经网络或程序。

（二）学习运动技巧的基本要素

1. **训练项目及目标要具体**　如伸手抓取物品，是一项具体的任务，操作时涉及视觉和触觉的输入，大脑对信息的判断和整合，神经对运动的有效支配等。在抓取物品过程中失败和成功的反馈，促使运动模式不断调整，形成优化的神经网络和运动程序，支配相关肌群以特定的顺序、速度和力量等力学特点配合完成这项具体任务。

2. **反复强化**　可提高过去相对无效的或新形成的通路或突触的效率；要求原先不承担某种功能的结构去承担新的、不熟悉的任务，没有反复多次的训练是不可能的；外周的刺激和感觉反馈在促进功能恢复及帮助个体适应环境和生存中有重要的意义，机体必须通过反复学习和训练，学会善于接受和自用各种感觉反馈。

3. **兴趣性**　兴趣是一种强大的内在驱动力，而内在驱动力是促进功能重组的重要因素，它可能促进神经网络的形成与优化。

4. **难度适中**　当技能的难度处于患者能力边缘时，才会有失败和成功的体验，神经网络和运动程序才能不断优化，进步的速度才能提高，过易则患者可轻易完成而失去兴趣，而过难则患者经多次尝试失败而失去信心。

5. **融入社会**　只有从丰富的实际交流环境中患者才有学习和优化各种技能的机会，包括运动、认知、语言、行为、情感体验和控制等。

6. **醒觉程度**　中枢神经系统的醒觉程度是学习技能的基础和前提，当出现意识障碍时，应早期利用丰富的感觉输入和促醒技术，来提高患者的觉醒水平。

7. **预防或减少损伤后的适应改变**　中枢神经系统损伤后，机体很快会在功能方面或结构方面出现继发性或适应性改变，避免或减少适应性改变是功能重组的保障。

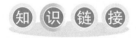

运动再学习技术的发展背景

20世纪80年代之前，神经系统伤病的康复主要依靠各种神经发育疗法，所依据的都是20世纪前50年的神经生理研究理论，理论上仍只从神经生理学考虑，忽视了其他科学成果在康复治疗中的应用，结合患者的实际需要训练其日常生活的基本功能不够，分析运动问题不够，效果上也不够理想。运动再学习技术的产生和应用，将神经康复技术从周围神经水平发展到了中枢神经水平，提高了中枢神经损伤后运动功能障碍的疗效，先在澳大利亚推广，目前已在世界范围广泛应用。

三、运动再学习技术的特点

运动再学习技术强调患者的主动参与和认知的重要性，为促进脑的功能重组，需要多次反复的动作训练，使患者能够充分体验到，每个简单动作到每组复杂动作的正常运动感觉和所需力度，从而达到改善运动控制能力，促进多肌群协调运动的目的。因此，运动再学习技术遵循独特的理论体系，具有如下特点：

1. 主动性　加强患者的主动性教育，使其在训练中积极主动参与，而治疗师只是辅导者。

2. 科学性　以解剖学、生物力学、运动学、神经科学和认知心理学等医学理论为指导。

3. 针对性　根据患者现存的运动功能状况，有针对性地训练运动障碍的肢体功能。

4. 实用性　所有训练要求与作业活动、日常生活活动等结合起来，具有实用价值。

5. 系统性　不仅要训练，还要考虑学习训练的环境因素，包括家人的配合与参与，使患者在离开康复治疗室后还能继续学习和坚持训练。

四、运动再学习技术与神经生理学疗法的异同

（一）相同点

1. 不提倡用健侧代偿，以免患侧发生会严重影响恢复的习得性废用。

2. 阻力在中枢神经损伤早期应用往往无益，而且会加重痉挛和肌肉的病态失衡等。

（二）不同点

运动再学习技术与神经生理学疗法的详细区别（表 17-1）。

表 17-1　运动再学习技术与神经生理学疗法的区别

	神经生理学疗法	运动再学习
运动控制	1. 脑控制的是运动而不是肌肉，正常较高级的中枢控制着较低级的中枢，后者仅控制原始的和较自动的行为 2. 认为多种皮肤刺激以引起运动反应（Rood） 3. 强调应用本体刺激以促进运动（PNF）	1. 运动皮质不是仅控制运动的模式而是对各个个别的肌肉都有控制，运动控制并不依靠反射 2. 传入刺激对运动控制无关键作用 3. 本体感觉在运动控制中并不像想象中的那样重要

	神经生理学疗法	运动再学习
运动恢复	脑损伤后的恢复，遵循一种可以预见的、模仿正常婴儿运动发育的顺序，而且认为这种规律是公式化的，不能逾越其中任一阶段	中枢神经患病后运动的恢复可按发育顺序进行，但非刻板和一成不变的，熟练的运动技能的产生不是靠神经向肌肉传达的信息，而是靠重复学习在脑中形成的运动程序，有些与日常生活有密切关系的运动程序甚至是遗传赋予的
具体治疗方法	1. 提倡健侧带动患侧运动 2. 抑制痉挛 3. 提倡辅助下步行 4. 强调分离运动	1. 认为早期的被动运动，包括由健肢进行的主动辅助活动，不但无益，且常是肩痛的原因 2. 对于痉挛，认为不是妨碍运动的原因，随着正确的 MRP 的进行，痉挛会得到恢复 3. 在步行训练中，平行杠、三足、四足手杖等会使患者学会用它们走路时形成一种非正常的模式，使患者难于放弃它们而学习真正的走路 4. 一个动作虽然可以分解为许多细部进行练习，但只要有可能就要把它作为一个整体的、有功能的活动来练习

五、运动再学习技术治疗原则

（一）限制不必要的肌肉过强收缩

脑卒中后肌肉活动恢复时，可出现几种异常的代偿模式，并通过用力而加重，运动学习过程中，要保持低水平用力，以免兴奋在中枢神经系统中扩散。

1. 强调反馈对运动控制的重要性　反馈包括眼、耳、皮肤等的外部反馈和本体感受器、迷路等的内部反馈，还包括脑本身信息的发生。通过具体的目标、各种感觉的反馈和治疗人员的引导，促使患者学到有用的运动控制。

2. 调整重心和环境控制　人体由形态不同的各部分组成，准备运动和运动时人体姿势不断变化，其重心也不断改变，需要体位调整才能维持身体各部分的正确对线关系。此时肌肉以最低的能量消耗产生最有效的运动控制。因此患者需要学习体位调整才能维持身体的平衡。而重心的调整与功能性动作和环境有密切的关系，训练任务和环境的设计对重心调整的学习极其重要。

（二）着重加强训练要点

1. 目标明确　任务的设计要与实际功能密切相关，要练习与日常生活功能相联系的特殊作业，要模仿真正的生活条件，练习要有正确的顺序，难度合理，要及时调整难易度，逐步增加复杂性。

2. 闭合性和开放性训练环境相结合　前者指训练在一种固定不变的情况下完成，有助于早期患者对动作要领的掌握；后者指训练在不断变化的环境条件下进行，这种变化以患者的能力为依据，引导患者提高灵活性，逐渐贴近实际生活环境。

3. 整体训练和分解训练相结合　分解训练即对运动丧失成分进行强化训练，有助于患者对动作要领的掌握，整体训练有利于将动作应用到日常生活中去。

4. 指令要明确简练　不同阶段要给予不同指令，在学习早期，口头和视觉指令是主要的，而间断应用触觉指令可以加强视觉指令。指令要以患者最易理解的方式，按运动技能学习过程设计方案，引导患者通过认知期和联系期，最终达到自发期。

5. 患者积极参与　鼓励患者采取积极态度，使其了解自己的主要问题以及解决问题的对策，训练时精力要集中。在患者重获肌肉收缩能力之前可进行精神练习或复述作业。

6. 训练安排有计划性和持续性　训练过程中，制定一个训练计划表，患者可自我检测执行情况。

（三）创造功能恢复和学习的环境

应为患者提供一个环境，使他们学习如何重获运动控制、自理能力和社交技能。良好的运动功能恢复和学习环境的要素包括以下方面：

1. 配备有经验的治疗人员。

2. 以健康和学习为导向，按患者学习运动作业的需要而设计的。

3. 尽早开始康复治疗，防止患者习惯性地弃用患肢，防止废用的影响。

4. 针对患者的问题制定个体化康复治疗计划，它不仅包括运动计划，还应包括为了克服患者特殊的视力、认知和语言方面障碍而设计的计划。

5. 治疗人员实施训练时应保持一致性。

项目二　运动再学习技术的训练步骤

脑卒中患者大多存在运动功能障碍问题，需要基本的运动功能康复训练。故可围绕这些基本的运动设计训练计划。运动再学习方法由 7 部分组成，包括了日常生活中的基本运动功能即：上肢功能、口面部功能、从仰卧到床边坐起、坐位平衡、站起与坐下、站立平衡、步行。治疗师根据患者具体情况，选择最适合于患者的任何一部分开始治疗。每一部分，一般分 4 个步骤进行，具体内容见下表（表 17-2）。

表 17-2　运动再学习方案的 4 个步骤

步骤	内容
1. 分析运动成分	观察、比较、分析
2. 练习丧失的成分	解释 – 认清目的、指示、练习 + 语言和视觉反馈 + 手法、指导
3. 练习作业	解释 – 认清目的、指示、练习 + 语言和视觉反馈 + 手法指导、再评定、鼓励灵活性
4. 训练的转移	衔接性练习的机会、坚持练习、安排自我监测的练习、创造学习的环境、亲属和工作人员的参与

项目三 运动再学习训练技术

一、上肢功能训练

（一）正常功能及基本成分

1.上肢的正常功能 上肢的基本功能包括两类：一类是取物或指物；一类为抓握、松开与操作。

2.上肢运动的基本成分

（1）臂的基本成分：臂的主要功能是使手在操作时放在适当的位置。基本成分包括：①盂肱关节外展。②盂肱关节屈曲。③盂肱关节伸展伴肩胛带上抬。④盂肱关节内旋和外旋。⑤伸肘。⑥前臂旋前与旋后。⑦伸腕。

（2）手的基本成分：包括抓握、放开物体、操作。

（二）上肢功能分析

脑卒中后患者的肩臂、手存在以下问题：

1.患侧前臂、肩胛运动差，患者过度提高肩带及躯干侧屈来代偿；过度的屈肘、肩关节内旋及前臂旋前。

2.患手伸腕抓握困难，拇指外展和旋转障碍，只能在屈腕时握持物品，放开物体时过度伸展拇指及其他手指。

（三）练习上肢功能

1.软组织牵伸 每天按规定时间将肢体易短缩的肌肉摆放在伸展体位牵伸。

2.肌电反馈及电刺激 对明显肌力较弱的患者，每天可进行肌电反馈训练，同时加上意向性训练。

3.诱发主动运动

（1）诱发肩周肌肉收缩：①患肢上举练习（图 17-1）。②将手经头上移到枕头（图 17-2）。③患肢上举及控制（图 17-3）。④练习前伸及前指（图 17-4）。

（2）训练腕关节：①腕关节桡侧偏移（图 17-5）。②腕关节屈伸。③前臂中立位下伸腕（图 17-6）。

（3）训练前臂旋后（图 17-7）。

（4）抓握动作的训练：①训练拇指外展和旋转（对掌）。②让患者尝试外展拇指腕掌关节去推开一个轻的物体。③训练对指。

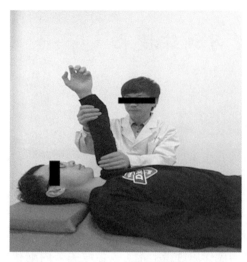

图 17-1 患肢上举练习

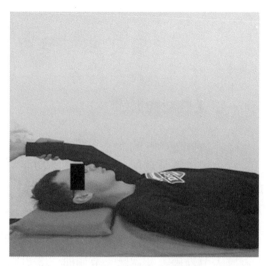

图 17-2 手经头移向枕头

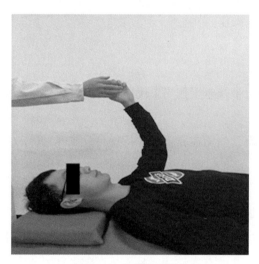

图 17-3 患肢上举及控制

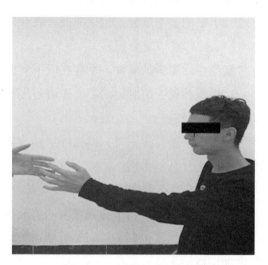

图 17-4 患肢练习前伸及前指

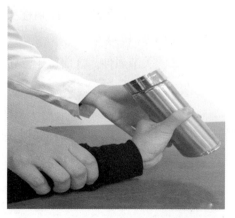

图 17-5 腕关节桡侧偏移

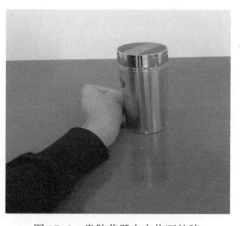

图 17-6 患肢前臂中立位下伸腕

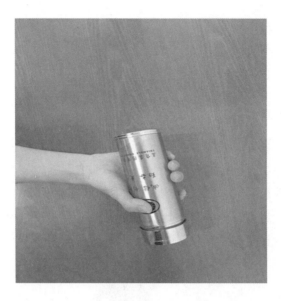

图 17-7　前臂旋后用瓶子顶部触碰桌面

（5）用手操作事物：①患者练习用拇指和其他各个手指捡起各种小物体。②患者练习手环握抓杯。③患者练习从对侧肩上捡起一块小纸片。④手向前伸去拾起或接触一个物体。⑤手伸向侧方从桌子上拾起一个物体并将其转移到前方的桌子上。⑥手向后伸展上肢以抓握和放下一个物体。⑦使用双手完成各种作业活动。

（四）将训练转移到日常生活中

通过上肢基本动作成分的训练，患者具备了从事功能性活动的可能性，此时必须把训练成果应用到日常生活中去，与日常生活结合起来，如让患者用患侧上肢完成进食、洗漱等功能活动。

二、口面部功能训练

（一）正常功能及基本成分

1. 正常功能　口面部功能包括吞咽、面部表情、通气和形成语言的发声运动。

2. 吞咽基本成分　闭颌、闭唇、抬高舌后 1/3 以关闭口腔后部、抬高舌的侧缘。有效吞咽的前提包括坐位、控制与吞咽有关的呼吸、正常的反射活动。

（二）口面部功能分析

脑卒中偏瘫患者口面部的常见问题有以下方面：

1. 吞咽困难：

（1）口面部肌肉控制不良：张颌、闭唇差，舌固定不动，导致流口水，食物潴留在面颊与牙床之间。

（2）刺激阈改变：导致觉察力降低，特别是对口中食物及唾液的觉察低；或过度敏感，如张口反射亢进、舌回缩等。

2. 面部运动和表情不协调。

3. 缺乏感情控制。

4. 呼吸控制差。

（三）练习口面部功能

1. 吞咽训练　闭颌训练、唇闭合训练、舌运动训练、抬高舌后 1/3。

2. 训练进食　使用半流质食物进行训练。

3. 训练面部　运动患者在张口和闭口时，练习降低健侧面部的过度活动。

4. 改善呼吸控制　患者躯干前倾、上肢放在治疗桌上练习深呼吸，重点在于呼气。治疗师在患者呼气时，在其胸廓的下 1/3 加压和震颤（图 17-8）。

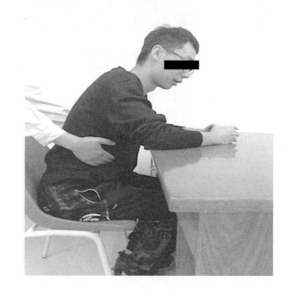

图 17-8　练习深呼吸

5. 改善情感的控制

（1）当患者要哭时帮助他进行控制。通过练习口部肌肉和通气的控制，使患者学会调整其行为。

（2）如患者失去控制哭起来时，治疗师应轻轻地帮其闭颌，当患者可以控制情绪时，应予以鼓励。

（四）将训练转移到日常生活中

治疗师为训练患者的灵活性和适应性，应利用各种不同的条件，在日常生活中进行吞咽功能分解动作训练。要运用上述训练技术来恢复患者的进食功能。

三、床边坐起训练

脑卒中患者尽早坐起可以减少并发症的发生，同时也有助于提高患者的觉醒水平。

（一）正常功能及基本成分

1. 正常功能　从仰卧位变换侧卧位，再从侧卧位做起。

2. 基本成分

（1）从仰卧到侧卧位：以从左侧起坐为例。

1）屈颈并转向左侧。

2）屈髋屈膝并倒向左侧。

3）右肩屈曲并肩带前伸。

4）躯干旋转。在下面的腿通常屈髋、屈膝，同时双髋后移以提供更稳定的支持基础。

（2）从侧卧位到床边坐起：以左侧位为例。

1）颈和躯干右侧屈。

2）下面的手臂外展撑床。

3）同时举起双腿并摆过床边放下，完成坐起。

（二）床边坐起的分析

脑卒中偏瘫患者在转身翻向健侧时，可能存在以下的问题：

（1）患侧屈髋和屈膝、肩屈曲及肩带前伸困难。

（2）健侧不适当地代偿，如用健手将自己拉成侧卧位。

（3）患者患侧忽略，不能尝试被动地移动其患臂越过身体。

患者床边坐起时，可能存在以下问题：

（1）旋转并前屈颈部以代偿颈和躯干侧屈。

（2）用健手拉床单或床边以代替躯干的侧屈无力。

（3）用健腿钩拉患腿，将双腿移至床边，导致坐起时重心会后移。

（三）训练丧失的成分

1. 从仰卧到健侧卧位。

2. 训练颈侧屈。

3. 协助患者从侧卧位坐起（图17-9）。

4. 从床边坐位躺下。

（四）将训练转移到日常生活中

患者除了医疗、睡眠或治疗外，只要病情允许，应尽早帮助患者坐起，减少卧位时间，平日坐起时要坚持上述正确方法，防止代偿模式。

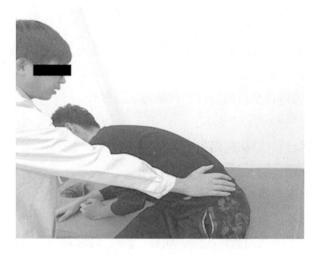

图 17-9　协助患者从侧卧位坐起

四、坐位平衡训练

（一）正常功能及基本成分

1. 正常功能　坐位平衡包括坐时没有过度的肌肉活动、坐位移动、进行各种运动作业，以及在坐位时的移出移入。

2. 基本成分

（1）双脚和双膝靠拢或与肩同宽。

（2）体重平均分配。

（3）伸展躯干、髋膝屈曲、双肩在双髋的正上方。

（4）双肩水平，头中立位。

（二）坐位平衡分析

脑卒中患者常见的问题如下：支持面宽，即双脚和（或）双膝分开；随意运动受限，即患者发僵和屏住呼吸；患者双脚在地上滑动以代替调整相应的身体部分；用手或臂进行保护性支持或抓握而进行最小的运动；当作业需要重心侧移时，患者向前或向后靠。

（三）练习坐位平衡

1. 训练重心转移的姿势调整

（1）头和躯干的活动：坐位，双足分开约 15cm，双手放在膝上，分别向左和右转动头和躯干，向后看，再回到中立位。逐渐增加转动的角度。必要时，帮助固定患侧下肢，避免髋过度旋转和外展。

（2）取物活动：坐位，用患手向前方、侧方、后方取物体，每次取物后回到中立位，避免倒向患侧。

2.增加难度提高患者的平衡能力

（1）坐位，患肢伸向侧方和前方从地板上拿起一个物体。

（2）坐位，用双手从地板上拿起一个物体。

（3）坐位，向后伸并用手从地板上拿起一个物体。

（四）将训练转移到日常生活中

患者按训练要求，在日常生活中选择适当的活动进行训练。当具备一定平衡能力后，可通过以下方式增加平衡控制的难度以提高技能：增加可够到的距离、改变运动速度、减少支撑面积、增加物体的重量和体积、练习时间限制性活动等。

五、站起与坐下训练

（一）正常功能及基本成分

1.正常功能　站起和坐下都是体位转移的形式，用最小的能量消耗，使身体从一个支撑面转移到另一个支撑面。

2.基本成分

（1）站起：①足向后放置。②髋部屈曲，颈和脊柱伸展，使躯干前倾。③双膝前移。④伸髋、伸膝，站起。

（2）坐下：①髋部屈曲，颈部和脊柱伸展，使躯干前倾。②双膝向前运动。③屈膝、屈髋，缓慢坐下。

（二）站起与坐下分析

脑卒中患者由于患腿缺乏力量，在站起和坐下时，会出现以下问题：

1.主要由健腿负重。

2.重心不能充分前移，站起困难。

3.通过躯干和头部的屈曲代替屈髋、躯干前倾及膝前移，利用上肢前伸代偿向后倾倒。

4.患脚不能后移使得患者通过健脚负重站起和坐下。

（三）练习丧失的成分

训练方法：坐位，双脚平放地板，患足稍向后放置，患者屈髋，颈和躯干伸展练习躯干前倾，双膝前移。患者应该有目的地通过双足向下向后推。

（四）练习站起和坐下

1.站起　患者双肩和双膝向前，双肩超过脚尖，双下肢同时用力，伸髋伸膝，练习站起。当他的膝前移时，治疗师通过从膝部沿着胫骨下推给患者一个通过患脚下踩的概念（图 17-10）。

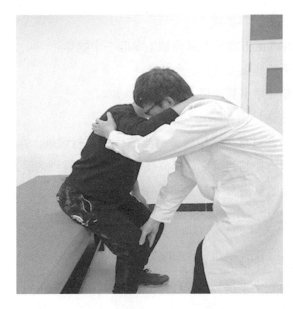

图 17-10　引导患膝靠前，并使患者双肩前移

2. 坐下　躯干伸直，屈髋，同时屈膝，身体前倾使重心前移至双脚上方，身体逐渐下降，接近座位时，后移坐到位子上。

3. 增加难度　患者练习站起和坐下过程中，停在其运动范围的不同位置，变化方向和改变速度。治疗师指导这些空间和时间的变化。

（五）将训练转移到日常生活中

站起和坐下是在日常生活中正常进行的动作。为训练患者的灵活性和适应性，应利用各种不同的条件。

1. 端一杯水或盛着器具的托盘，或手持大小和重量不同的物品，进行站起和坐下训练。

2. 在与他人交谈时站起和坐下。

3. 变换站起和坐下的速度，要求停住时能停住而且不失去平衡，尤其在臀部离开座位或接近座位之前立刻停住。

4. 进行一组动作训练，如站起 – 向左或右走到另一把椅子处 – 坐下 – 站起 – 往回走 – 坐下。

5. 从不同类型的椅子上站起和坐下。

六、站立平衡训练

（一）正常功能及基本成分

1. 正常功能　站位平衡包括静止站立时身体出现的微小摆动及运动前身体的预先姿势

调整和运动中的姿势调整。

2.基本成分　双足自然分开、双髋在双踝前方、双肩位于双髋正上方、双肩水平位、头正中位、躯干挺直。

（二）站立平衡分析

脑卒中偏瘫患者站立平衡差的常见代偿方式为：

1.双足分开或单双侧的髋关节外旋以增大支撑面。

2.站立位前方取物时，屈髋代替踝背屈。

3.侧方取物时，躯干侧屈代替髋的侧向运动。

4.身体稍微移动便迈步以防失去平衡，而失衡需要及时迈步时又不能及时有效迈步，运动缓慢。

5.常使用抬起上肢或用手支撑或抓握支撑物来维持平衡。

（三）站立平衡练习

1.头和身体的运动

（1）患者双足分开站立，与肩同宽，抬头看天花板。

（2）患者双足分开站立，转动头和躯干，向后看，再回到起始位，然后再从另一侧向后看。

2.取物活动　站立位，向前方、侧方、后方伸手从桌子上拿取物体。

3.患肢负重站立　患者用患腿支撑，健侧下肢向前、后迈步，或抬起踩到前面的矮凳上，然后放下，双足支撑，练习取物。

4.侧向行走　背靠墙或手扶墙或床头栏杆，向侧方迈步行走，把重心从一侧移向另一侧。

5.捡起物体　患者站立位，身体弯下，向前方、侧方、后方拾起物体或接触物体，再回原位。

（四）将训练转移到日常生活中

此时应侧重功能性与技巧性的训练。

1.拾物练习　将物体放在稳定极限外，使患者迈出一步后取物；增加物体的重量、体积，用双手操作；以不同的运动速度操作；减少支撑面，如双脚并拢、单脚站立、一只脚在另一只脚前面等。

2.快速反应游戏　如抛接球、拍球、用拍子击球等。

3.让患者在复杂的环境中进行练习　如在有障碍的路上行走；跨过不同大小的障碍；在说话时进行身体重心的移动等。

七、行走训练

独立行走是完成大多数日常生活活动的先决条件。脑卒中后神经系统对运动的控制能力减退、肌肉无力、软组织挛缩、运动耐力降低是行走障碍的主要因素。尽早帮助患者建立独立行走功能是康复治疗的重要内容。

（一）正常功能及基本成分

1. 正常功能　维持姿势、启动、加速、减速和运动控制；身体移动时的动态平衡控制，具备足抬离地面的能力；具备足摆动并安全着地的能力；具有一定的灵活性，可以在不同的条件下行走。

2. 基本成分

站立相：

（1）髋关节保持伸展，带动身体重心向前越过脚面，充分的伸髋是该侧下肢摆动期启动的基础。

（2）躯干和骨盆水平侧移（4~5cm）。

（3）足跟触地时，膝关节屈曲约15°（缓冲身体的重量和动量），随后伸膝，在趾离地前屈膝35°~45°。

（4）踝关节背屈以便足跟着地，跖屈使足放平，身体重心向前越过脚面后再次背屈，摆动前再次跖屈准备足推离地面。

摆动相：

（1）屈膝（从摆动前的35°~40°，增加到60°）伴髋关节伸展。

（2）足趾离地时，骨盆在水平面上向摆动侧倾斜（大约5°）。

（3）髋关节屈曲，将下肢上提。

（4）摆动侧骨盆前转约4°。

（5）在足跟触地前伸膝，同时踝背屈。

（二）行走的分析 - 偏瘫主要问题

1. 患腿站立期

（1）站立初期：导致踝关节背屈受限，膝关节屈曲受限、膝过伸。

（2）站立中期：膝关节伸展不充分，膝关节过伸，骨盆向两侧过度平移。

（3）站立后期：髋关节伸展不充分、膝屈曲和踝背屈不能，使摆动前期准备受限。

2. 患腿摆动期

（1）摆动初期：膝关节屈曲受限。

（2）摆动中期：髋关节屈曲受限，膝屈曲受限，踝背屈受限。

（3）摆动后期：腓肠肌痉挛或挛缩、踝背屈肌无力导致膝关节伸展和踝关节背屈受限，影响脚跟着地和负重。

3.时间和空间上的适应性改变 包括步行速度降低，步幅长度或跨步长度缩短或不一致，步宽增加，双足支撑期延长，依靠手支撑等。

（三）练习丧失的成分

1.站立期训练 伸髋站立，髋对线正确，健侧下肢向前迈步，然后向后迈步。向前迈步时要伸展患侧髋关节。

若伸髋肌和股四头肌无力，可先进行诱发肌肉收缩的练习：

（1）伸髋肌：仰卧位，患侧下肢置于床缘外，髋伸展并保持中立位，膝屈曲超过90°，足踩在地面或踩在脚踏板上，将患足向下踩练习小范围的伸髋。

（2）腘绳肌：俯卧位，治疗师屈曲患者的患膝至90°，让患者试着缓慢放下小腿，以诱发腘绳肌离心性收缩。

（3）股四头肌：坐位，治疗师将患膝伸展，患者尝试股四头肌收缩，并慢慢将腿放下，反复重复。

向后行走时，要锻炼伸髋肌，尤其是腘绳肌。注意此练习只能用于伸髋时能屈膝的患者。

2.膝关节控制训练

（1）坐位练习：伸直膝关节，患者屈膝15°，随后伸直，再屈曲，在0°~15°范围内练习控制股四头肌离心和向心收缩（图17-11）。

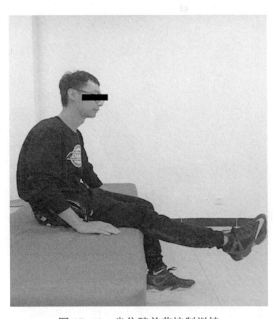

图17-11 坐位膝关节控制训练

（2）站位练习：患者站位，练习健腿向前及向后迈步；或两腿交互站立，健腿立于患腿前，交替练习将重心移到健腿及患腿上；将重心移到健腿上，患膝稍屈曲几度，然后伸膝。

（3）健腿上下台阶：①患者用健腿迈上及迈下一个 8cm 高的台阶。患者健脚放在台阶上时，患髋始终伸展，保证其重心不后移。②患脚踏在台阶上，健脚前移重心，迈上阶梯，再迈下来。

3. **患肢负重** 训练站立位，患侧下肢负重，对侧下肢向前和向后来回跨步。

4. **重心转移训练**

（1）重心左右转移：患者站立位，双足分开，练习将重心从一脚移动到另一脚，治疗师用手指指示其骨盆移动的距离，即 2.5cm。

（2）重心前后转移：患者站立位，患腿支撑，练习健腿向前及向后迈步，交替练习将重心移到健腿及患腿上。

（3）侧方行走：患者背靠墙，将重心移至右腿，左脚提起向左侧方迈一步，再将重心移至左腿，右脚移至左脚内侧，如此往复，左右侧向交替进行转移重心和迈步训练。

5. **屈膝训练重点** 训练摆动期开始时的屈膝动作。

（1）俯卧位屈膝训练：①患者俯卧，治疗师屈其膝在 90° 以下，通过在小范围的向心或离心运动，控制膝屈肌群（图 17-12）。②维持膝在不同角度，用数数来维持肌肉活动。

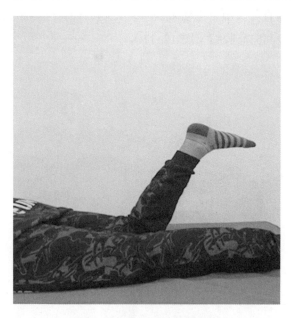

图 17-12 练习控制膝屈肌群

（2）站立位屈膝训练：患者站立，治疗师帮患者小范围屈膝，练习控制离心和向心的膝关节屈曲（图 17-13）。

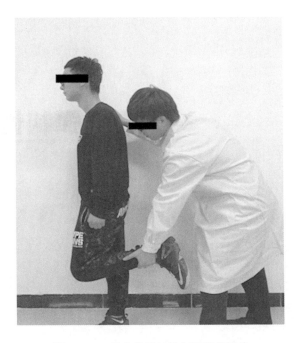

图 17-13　站立位练习控制膝关节屈曲

6.迈步训练

（1）向前迈步：患者用患脚向前迈，治疗师帮助他控制开始部分的屈膝。

（2）向后迈步：患者练习向后走，治疗师指导其屈膝及足背屈。

7.行走练习　将以上成分按适当顺序结合起来，练习整体行走。

（四）将训练转移到日常生活中

当患者具备独立行走能力后，鼓励患者在各种实际环境中行走，如走过拥挤的过道；出入自动电梯；上下路沿；越过不同障碍；在不同照明条件下行走；躲避对面走来的人等。

复习思考

1.运动再学习治疗技术包括哪些内容？如何对患者进行训练？

2.运动再学习技术的基本原理和原则有哪些？

模 块 十 八
强制性运动治疗

【学习目标】
    掌握强制性运动治疗的训练方法及临床应用。
    熟悉强制性运动治疗的适应证和禁忌证。
    了解强制性运动治疗的发展渊源及基本原理。

项目一　概述

    强制性运动治疗（constraint-induced movement therapy，CIMT 或 CIT）是通过限制健侧上肢，达到强制使用和强化训练患肢的目的，以促进患肢功能恢复，又称强制性治疗。研究表明，此方法能明显提高卒中患者上肢运动功能和日常生活能力。

    "强制性使用"运动治疗的基本治疗形式是在生活环境中限制脑损伤患者使用健侧上肢，强制性反复使用患侧上肢。该疗法的优点是需要的人力（投入）少，花费少，能达到较好的治疗效果。其理论基础来自于行为心理学和神经科学的研究成果——"习得性废用（learned non-use）"的形成及其矫正过程。

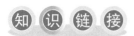

"强制性使用"运动治疗的起源

    "强制性使用"运动治疗由美国 Alabama［亚拉巴马（美国州名）］大学神经科学研究人员通过动物实验而发展起来的治疗上神经元损伤的一种训练方法。20世纪 60~70 年代主要在实验室内使用，20 世纪 80 年代后经过临床验证，发现此方法可以明显提高脑损伤慢性期患者患侧上肢完成运动的质量，增加患侧上肢的使用时间。此研究成果报道后，即受到专业人员的关注，Duncan（1997 年）称其是"脑损伤患者在生活环境中有目的使用患侧上肢来促进运动功能恢复的最明显证据"。

项目二 基本理论

一、习得性废用理论的基础研究

研究人员发现，如果对动物（如猴子）的一侧前肢造成去神经支配，动物将不能使用此前肢。但是，如果将动物未受损伤的健侧肢体束缚起来限制其使用，强迫其使用受损伤的前肢，则动物将开始重新学习如何使用去神经支配的前肢。训练过程中，研究人员一开始采用的是条件反射技术，随后逐渐增加行为成型技术。实验结果发现如果这种"束缚和强迫使用"持续数天，患侧前肢的功能可以暂时性恢复，如果持续 2 周，则功能有可能永久性恢复。中枢神经系统损伤后通常会导致运动和感觉功能的抑制，这种抑制远远大于损伤以后所出现的自然恢复。由于这种不使用患侧肢体的现象是损伤后学习而来的，因而被称之为习得性废用。

二、习得性废用理论的临床实践

卒中后患者经常遗留永久的明显上肢运动功能障碍，而且运动损害常常是单侧，这些特点与猴子一侧前肢传入神经切断后的情况相似。因此，把克服猴子习得性废用的方法用来治疗人类脑血管病是合理的。在开始阶段卒中患者不使用患肢主要与神经损伤导致运动或感觉功能的抑制有关。在脑卒中急性期和亚急性期早期，患者尝试使用患肢往往不成功，而使用健肢常能获得完全或部分成功。随着时间的延长，患者不使用患肢的倾向获得了明显的强化，习得性废用得以形成并长期存在，并无限期掩盖了患肢参与运动活动的潜能。

Sterr 等从神经行为学方面对脑损伤偏瘫患者的习得性废用进行了分析，发现患者上肢残余的运动能力和实际使用情况有明显差异，说明习得性废用广泛存在于慢性偏瘫患者中，提示这些患者实施 CIT 有很好的提升空间。Taub 等在他们的研究基础上提出了克服习得性废用的"塑形"技术。训练时，让练习者用患肢连续地做一刚刚超过现有运动能力的动作或接近一行为目标，患者要付出相当的努力才能完成，完成后继续增加任务难度，逐步增加患肢的运动幅度，提高运动能力。通过塑形训练，结合限制健肢使用，能最大限度地克服患者的习得性废用。

项目三 操作技术

一、强制性运动治疗的适应证与禁忌证

（一）适应证

1. 发病 3 个月以上。

2. 脑卒中、脑外伤等神经系统疾患及骨折术后。

3. 主动运动：受累腕伸展 >10°，拇指及至少另外两个手指掌指关节和指间关节伸展 >10°，且动作一分钟内可重复 3 次。

4. 被动关节活动度：肩屈曲外展 ≥ 90°、外旋 >45°，前臂旋前、旋后 45°，腕伸展于中立位，掌指关节和指间关节的屈曲挛缩 <30°。

5. 患者可以理解和执行康复训练程序的指令。

6. 具有独立安全的转移能力，如：坐位 – 站立、到卫生间。

（二）禁忌证

1. 严重的关节活动受限。

2. 严重的认知问题。

3. 严重的平衡及行走问题，所有时间需要辅助用具。

4. 过度痉挛。

5. 严重的不可控制的医疗问题。

二、治疗方案

1. 限制使用健侧，用休息位手夹板或塞有填充料的手套限制健手的使用，同时使用吊带限制健侧上肢的活动。强制用手夹板或手套应在患者 90% 的清醒时间使用，仅在洗浴、上厕所、睡觉及可能影响平衡和安全的活动时才解除强制。强制用手夹板或手套一般用易开启的尼龙搭扣固定，以便让患者本人在紧急情况下（如摔倒后）能自行解除，对患者的安全问题给予特别的关注。

2. 集中、重复、强化训练患肢，实施"针对性治疗（shaping procedure）"使每天强化训练患肢 6 小时，每周 5 天，连续 2 周。训练内容的设计要紧密结合日常活动，在日常活动时间，鼓励患者进行实际的功能任务练习，有研究表明，持续的家庭练习对维持和进一步提高临床训练效果很重要。

"针对性治疗"是指根据患者的具体运动障碍，选择适宜的治疗活动。如果患者在一开始不能完成该项活动，则将运动按顺序分解，并帮助患者完成该序列活动。在完成过程

中，对患者的任何改善均给予及时、清晰的语言反馈。凡参加治疗者，均需要签署同意书，保证在 14 天内，90% 的非睡眠时间均要使用吊带固定健侧肢体，同时接受 10 天（每周 5 天）根据患侧上肢状况的治疗。集中、强化训练患肢是主要的治疗因素。

三、CIT 在神经康复其他领域的应用

1. 对卒中后下肢功能障碍的治疗　大约 90% 慢性卒中患者步态异常，部分原因是损伤后早期到自然功能恢复之前形成的异常模式持续存在。这种现象可以认为是"习得性误用"而不是习得性废用。克服习得性误用，首先要纠正异常运动模式，然后代之以正常的协调运动。Taub 等使用塑形理论对 16 例下肢功能障碍患者实施强制性治疗，每天训练 7 小时，连续两周（包括步行器训练、地上步行、上楼梯、起坐训练、减重步行训练等），结果显示患者步态明显进步。

2. 对儿童脑瘫和脑外伤所致不对称性上肢功能障碍的治疗　研究人员也把强制性治疗原则应用于儿科康复中，对脑瘫、脑外伤等引起的不对称性上肢功能障碍进行了干预，均取得了明显的成功。儿科强制性治疗与成人略有不同，要考虑到儿童的兴趣和活动方式。主要包括 3 个部分：①在一特定的时间内，使用一与上肢等长的玻璃纤维手套限制受损较轻的上肢；②利用许多专门的适用于孩子不同阶段的训练任务来训练较弱的上肢，重点使患儿获得一些实用性的运动技巧；③接受每天 6 小时，连续 21 天（包括周末）的强化训练，要求治疗师在家、学校或其他场所与孩子建立一种亲密的工作或合作关系，鼓励家庭成员参与治疗，以产生最大的运动行为和脑的可塑性改变。

3. 治疗幻肢痛　截肢患者常常出现幻肢痛、非疼痛性的患肢感觉异常，这种现象与传入信号减少导致的皮质重组有关。目前尚未有一种有效的方法能缓解幻肢痛。近期的研究表明，上肢截肢患者使用功能性 Sauerbruch 假肢后，明显扩大残肢的使用范围，与使用装饰性假肢相比，能明显降低幻肢痛。这种方法虽然不涉及克服习得性废用，但是同样具有强制使用残肢的特点，通过功能依赖性皮质重组而产生治疗效果。

4. 对慢性失语症的治疗　卒中后的另一表现失语症常常包含重要的运动成分。慢性卒中患者运动功能可以缓解的事实表明，通过适当的强制性治疗，慢性失语症有可能得到较充分的恢复。Pulvermuller 等作了这方面的尝试，17 例失语患者分成强制性治疗组和对照组，治疗组采用实用性或交流性失语治疗，小组训练为主，进行治疗性语言游戏，强制患者使用语言交流，并且避免使用手势和其他身体语言。每天集中训练 3 小时，每周 5 天，连续两周。对照组采用传统语言治疗方法，治疗总时间相同，但疗程较长约 4 周。治疗中遵循强制性运动治疗的一般原则：集中、强化练习，强制患者语言交流，使用语言塑形技术，并强调在日常生活中的运用。结果显示，治疗组在实验室语言能力测试（aachenaphasiabattery）和日常生活实际语言使用量（communicativeactivitylog，CAL）方面

获得了显著性提高。

复习思考

1. 什么是强制性运动治疗？
2. 强制性运动治疗方案如何实施？

模 块 十 九
麦肯基治疗技术

【学习目标】

掌握麦肯基治疗技术的治疗技术。

熟悉麦肯基治疗技术的诊断方法好治疗原则。

了解麦肯基治疗技术的基本概念和理论基础。

项目一 概述

一、概念

麦肯基技术，由新西兰物理治疗师罗宾·麦肯基先生独创的专门治疗颈肩腰腿痛的技术，是目前治疗颈肩腰腿痛常用的一种非手术疗法。该技术具有安全、见效快、疗程短等特点。

二、理论基础

1. 疼痛的定义　疼痛是在人体组织受到损伤或潜在损伤时，人主观的一种不舒适的感觉。

2. 化学性疼痛　当人体组织受损伤或有炎症反应时，会释放组胺、缓激肽等化学性物质，当释放的物质超过化学性伤害感受器的阈值时，就会产生化学性疼痛。化学性疼痛通常发生于创伤后 20~30 天之内，等到引起疼痛的化学物质浓度下降之后，疼痛会逐渐减轻直至消失。

3. 机械性疼痛　人体组织在外力作用下发生机械性变形，当程度超过机械性伤害感受器阈值时，就会产生机械性疼痛。出现机械性疼痛时不一定存在组织损伤。以手指为例：

你用左手将自己的右手小指向手背方向用力牵拉，用力到一定程度时出现局部的疼痛；松开外力，疼痛消失。此过程中手指出现了疼痛，但没有组织损伤，只有组织变形引起机械性伤害感受器的激活。

4.如何区分化学性疼痛和机械性疼痛及其意义　化学性疼痛的重要特征是持续性疼痛。持续性疼痛是指患者每时每刻都有疼痛或不适的感觉。疼痛可以加重或减轻，但从不完全消失，也不会在一天中时有时无。一般来说，损伤后一周左右，损伤产生的化学性疼痛逐渐减轻。化学性疼痛发生于创伤后，一般伴有红肿热痛，活动会使疼痛加重，任何一个方向的活动都不能减轻疼痛。

机械性疼痛可为持续性，也可为间歇性。当组织变形是持续性的就会引起持续性的机械性疼痛，而间歇性的组织变形会引起间歇的机械性疼痛。

持续性的机械性疼痛与化学性疼痛不同，虽然同样伴有活动范围受限，但活动对疼痛有明显影响。向某些方向的运动可以减轻或缓解疼痛，向相反方向的运动则会加重疼痛。疼痛减轻时，受限的活动范围也随之改善。

根据以上化学性疼痛与机械性疼痛的不同特征，可以将患者的疼痛进行分类，并以此为依据制订缓解疼痛的治疗原则。

在治疗上，化学性疼痛的程度与化学物质的浓度有关，缓解疼痛的方法应从减轻炎性反应，减少渗出物着手，以药物治疗为主，力学治疗方法不合适。而机械性疼痛的治疗则不同，因化学性药物对改变力学关系无直接影响，故药物治疗对缓解机械性疼痛效果不佳，而力学治疗方法效果较好。

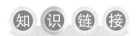

麦肯基治疗技术的起源

1956 年，麦肯基先生在新西兰惠灵顿的私人诊所行医。史密斯先生是他的一个患者。史密斯先生右侧腰痛，右侧臀部、大腿和膝部疼痛，弯腰不受限，腰向后伸展受限。麦肯基先生为史密斯进行了 3 周的治疗，但史密斯症状没有改善。有一天，当史密斯来到诊所时，他被告知进入治疗室上床等待。但工作人员并没有注意到治疗床的一端已经被抬起。史密斯脸朝下趴在床上使得腰处于过度伸展位。在那个年代，腰伸展位被认为是对腰痛患者非常有害的体位。大约过了 10 分钟，麦肯基先生进治疗室时才发现这个"错误"，但让人不可思议的是，史密斯竟然认为他得到了 3 周以来最好的治疗。他的腿痛已经消失，右侧腰痛转移至腰正中部，另外他的受限的腰伸展角度也明显得到改善。史密斯从俯卧伸展位变换至站立位后没有再出现腿痛，症状没有反复，好转得以维持。第二天，麦肯基先生有意让史密斯重复同样的姿势进行治疗，结果腰正中部的疼痛完全消失。

从这个偶然的病例开始，麦肯基先生尝试对所有腰痛的患者进行腰椎伸展的治疗，结果，部分患者好转，部分患者症状加重。为了解释这些临床现象，麦肯基先生开始研究各种体位、各种运动对疼痛等症状的影响，并探讨其机理。经过几十年的努力，逐步创立和完善了独特的诊断系统，以及与诊断相对应的治疗原则和治疗方法，并命名为麦肯基力学诊断治疗方法，本文中简称为麦肯基方法。

项目二 诊断

麦肯基治疗技术不适合治疗化学性疼痛，仅适用于治疗机械性疼痛。同时麦肯基先生根据机械性疼痛产生的病因病理，又分为三大综合征。所以我们不仅需要确定疼痛是否是机械性的，还要确定是三大综合征的哪一类，才能决定治疗方案。

一、病史采集

（一）基本资料

询问患者姓名、性别、年龄、职业、日常工作姿势、日常娱乐活动项目等基本情况，了解患者日常活动对脊柱可能产生的不利影响，推测可能的诊断。

（二）现病史

1.疼痛的部位（包括目前的疼痛部位、发病时的疼痛部位、发病后疼痛部位是否变化）。

2.此次发病的病程长短、发病原因。

3.各个部位的疼痛是持续性的还是间歇性的。

4.症状在一天中有无变化，症状变化与时间的关系（早晚变化规律）、症状变化与体位和活动的关系（卧位、坐位、站立位与行走时症状的变化）。

根据以上资料，推断患者疼痛的性质是机械性的还是化学性的，初步判断该患者是否适用麦肯基方法。

（三）既往史

1.了解患者既往颈肩臂或腰腿疼痛的发作情况，确定首次发病时间及原因。

2.询问总发作次数。

3.询问既往发病时的治疗方法及其疗效。

4.询问此次发病是否与既往发作有不同。

5.重点了解患者服用药物，尤其是止痛药的情况。

6. 询问患者近期有无手术创伤，有无不明原因的体重骤减，有无二便的明显变化，这些问题有助于排除麦肯基方法的禁忌证。

二、体格检查

（一）姿势

1. 观察患者的坐位姿势，不良的坐姿是颈腰疼痛的重要原因。

2. 观察患者的站立姿势，有无脊柱畸形存在。

（二）运动范围

1. 检查受累节段脊柱各个方向活动范围是否正常，在运动过程中是否有偏移。

2. 询问患者此次发病之前的活动范围。运动范围的检查能够了解患者的活动情况，还能以此为基准，与患者运动试验之后和治疗后相比较，可以判定特定方向的运动对患者的作用。

（三）运动试验

进行运动试验时，在每一个新的运动开始前，一定要明确患者当时症状的程度和部位，以当时的症状为基准，与运动后相比较，来判定每个运动方向对症状的影响。

1. 对运动试验后症状的变化进行描述的术语

加重：运动中原有症状程度加重。

减轻：运动中原有症状程度减轻。

产生：运动前无症状，运动中出现症状。

消失：运动中症状消失。

向心化：运动中症状的部位向脊柱中心区变化，如在小腿的痛麻变成大腿臀部痛

外周化：运动中症状的部位向肢体远端变化，同向心化相反。

无变化：运动中原有症状的程度和部位无变化。

好转维持：运动中发生了减轻、向心化等现象，这些变化在运动后能够持续存在。

好转不维持：运动中发生了减轻、向心化等现象，在运动后又恢复至运动前的基准。

加重维持：运动中发生了加重、外周化等现象，这些变化在运动后能持续存在。

加重不维持：运动中发生了加重、外周化等现象，在运动后又恢复至运动前的基准。

2. 颈椎运动试验的顺序

（1）坐位前突。

（2）坐位反复前突。

（3）坐位后缩。

（4）坐位反复后缩。

（5）坐位后缩加伸展。

（6）坐位反复后缩加伸展。

（7）位反复后缩。

（8）卧位后缩加伸展。

（9）卧位反复后缩加伸展。

（10）坐位侧屈。

（11）坐位反复侧屈。

（12）坐位旋转。

（13）坐位反复旋转。

3.腰椎运动试验的顺序

（1）站立位屈曲。

（2）站立位反复屈曲。

（3）站立位伸展。

（4）站立位反复伸展。

（5）卧位屈曲。

（6）卧位反复屈曲。

（7）卧位伸展。

（8）卧位反复伸展。

（9）站立位侧方滑动。

（10）站立位反复侧方滑动。

三、三大综合征

（一）姿势综合征

1.患者年龄通常 30 岁以下，职业多为办公室工作，缺乏体育运动。

2.其症状多局限，疼痛常在脊柱中线附近，不向四肢放射。

3.疼痛为间歇性。患者可分别或同时有颈椎、胸椎和腰椎各部位的疼痛。

4.体检无阳性体征，运动试验结果无变化，运动中无疼痛，仅于长时间的静态姿势后出现疼痛，活动后疼痛立即缓解。

疼痛的原因是正常组织被长时间过度地牵拉，脊柱各节段在其活动范围的终点长时间静态承受负荷，会引起软组织机械性变形，从而引起疼痛。长时间不良的坐姿和站姿易引起姿势综合征。

（二）功能不良综合征

1.患者年龄通常 30 岁以上（创伤除外），发病原因多为长年不良姿势并缺乏体育运动，使得软组织弹性降低，长度适应性缩短。

2.有患者为创伤后，组织纤维化愈合过程中形成了短缩的瘢痕。

3.疼痛的原因是短缩的组织受到过度牵拉。当患者试图进行全范围活动时，机械性地牵拉短缩的软组织而引起疼痛。

4.疼痛为间歇性，多局限于脊柱中线附近，疼痛总是在活动范围终点发生，绝不在运动过程中出现。

5.运动试验结果为在进行受限方向全范围活动时产生疼痛，加重不维持。当有神经根粘连时可出现肢体症状。

（三）移位综合征

1.患者的年龄通常在20~55岁之间。患者多有不良坐姿，他们经常有突发的疼痛，即在几小时或1~2天内，可由完全正常的情况发展至严重的功能障碍。

2.通常发病时无明显诱因。症状可能局限于脊柱中线附近，可能放射或牵涉至远端，症状为疼痛、感觉异常或麻木等。

3.疼痛可为持续性，也可为间歇性。

4.进行某些运动或维持某些体位时，对症状有影响，使症状产生或消失，加重或减轻，疼痛的范围可以变化，疼痛的程度可以加重或减轻，疼痛可能跨越中线，例如：从腰右侧发展至腰左侧。

5.运动或体位引起的症状变化的结果是可以持续存在的。即运动试验结果为产生、加重、外周化、加重维持；或减轻、消失、向心化、好转维持。

6.严重的病例，可能出现运动功能明显丧失。在严重病例中常可见急性脊柱后凸畸形和侧弯畸形。

（四）移位综合征的向心化现象

在进行某个方向的脊柱运动后，脊柱单侧方或单侧肢体远端的脊柱源性的疼痛减轻，疼痛部位向脊柱中线方向移动且脊柱中央部位的疼痛暂时加重的现象叫向心化现象。

向心化现象仅出现于移位综合征的病例，反复运动后减轻了移位的程度，症状随之减轻，且出现向心化现象，提示患者预后良好。

项目三 治疗原则

一、姿势综合征的治疗原则

1.**姿势矫正** 纠正不良姿势。

2.**健康教育** 自觉保持正确的姿势，出现疼痛时知道通过调整姿势来缓解症状，使患者认识到姿势与疼痛之间的关系。

二、功能不良综合征的治疗原则

1. 姿势矫正。

2. 有效牵伸的原则：

（1）对短缩的组织进行牵伸，牵伸要有一定的力度，否则短缩的组织无法重塑牵长。

（2）有效牵伸力度的临床标准是：牵伸时一定要出现瞬间疼痛。

（3）有效的牵伸还需要一定的频度，建议的牵伸频度是每 1~2 小时 1 组，每组 10 次，每天 10 组。有规律地重复是有效牵伸的重要因素。

3. 安全牵伸的原则：对短缩的组织进行牵伸，牵伸的力度不能引起微细损伤。安全牵伸的临床标准是，在牵伸中引起的疼痛在牵拉力去除后立即消失，一般要求 10~20 分钟以内必须消失。

三、移位综合征的治疗原则

1. 复位　根据移位的方向，选择脊柱反复单一方向的运动，将移位的髓核复位。后方移位时需要应用伸展方向的力复位，前方移位时需要应用屈曲方向的力复位，后侧方移位时需要应用侧方的力复位。

2. 复位的维持　在短时间内，避免与复位相反的脊柱运动，使复位得以维持。如后方移位的病例，通过伸展原则使移位复位，短时间内必须避免屈曲的运动，因为屈曲可能使后方移位复发。

3. 恢复功能　症状消失后，尝试与复位时方向相反的脊柱运动，使各方向的脊柱运动范围保持正常，且不出现任何症状，防止功能不良综合征的发生。

4. 预防复发　通过姿势矫正、适度体育锻炼、日常生活活动正确姿势指导来防止复发，要重视复发先兆，在症状初起时进行恰当的自我运动治疗，防止症状加重。

5. 力的升级　为了保证治疗的安全性，在开始选择治疗方向时，需使用较小的力，一旦出现了症状减轻或向心化现象，表明该方向是适合的治疗方向，则在必要时，逐渐增加该运动方向的力。一般情况，力的升级是从静态体位、患者自我运动开始，增加到患者自我过度加压、治疗师过度加压，其后再进行松动术、手法治疗，以确保治疗的安全性和有效性。

项目四　治疗技术

一、颈椎的治疗技术

（一）坐位后缩

1.操作类型　患者自我运动。

2.操作方法

（1）患者坐位，头部尽可能地向后运动，达到最大范围，在终点停留瞬间后放松回到起始位。

（2）有节律地重复，争取每次重复时运动幅度能进一步增加。

（3）注意在运动过程中头部必须保持水平，双眼平视前方，脸朝前，既不低头也不仰头（图19-1）。

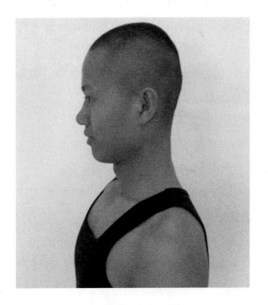

图 19-1　坐位后缩

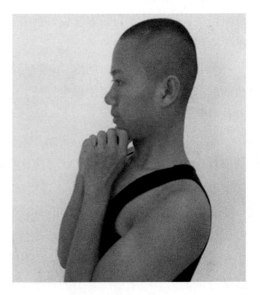

图 19-2　坐位后缩自我过度加压

（二）坐位后缩自我过度加压

1.操作类型　患者自我运动。

2.操作方法

（1）患者坐位，头部尽可能地向后运动，达到最大范围。

（2）在运动范围终点时让患者用单手或双手在颏部向后加压（图19-2）。

（三）坐位后缩治疗师过度加压

1. 操作类型　治疗师治疗技术。

2. 操作方法

（1）患者坐位，头部尽可能地向后运动，达到最大范围。

（2）治疗师站在患者身旁，一手放在患者 T1~T2 椎体上保持躯干稳定，另一手从患者的下颏处加压。

3. 适用范围　颈椎后方移位综合征、上颈椎屈曲功能不良综合征、下颈椎伸展功能不良综合征和颈源性头痛。后缩是最基本的治疗方法，应首先应用。在判定安全有效后，如果需要，再进行加压等力的升级。进一步可进行治疗技术的升级。

（四）坐位后缩加伸展

1. 操作类型　患者自我运动。

2. 操作方法

（1）患者先进行后缩运动至最大范围，方法如治疗技术 1 中所述。

（2）从后缩位开始缓慢小心地进行头颈部全范围的伸展。

（3）在伸展终点停留 1 秒后，缓慢地回到起始位。

（4）有节律地重复（图 19-3）。

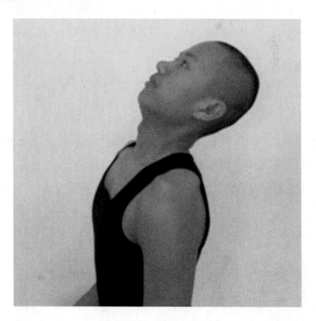

图 19-3　坐位后缩加伸展

（五）坐位后缩加伸展左右旋转

1. 操作类型　患者自我运动。

2.操作方法

（1）在后缩加伸展至最大范围后，在伸展终点位进行小幅度的左右旋转 4~5 次。

（2）在旋转的过程中进一步加大头颈伸展幅度。

3.适用范围　颈椎后方移位综合征、颈椎伸展功能不良综合征的治疗和预防。是在应用治疗技术 1 后的治疗技术的第一个升级。可长期应用，可于坐位、站立位或行走时进行（图 19-4）。

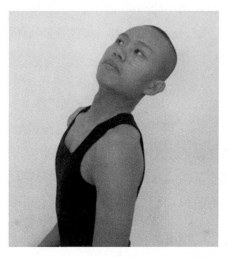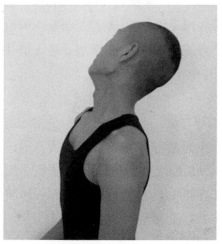

图 19-4　坐位后缩加伸展左右旋转

（六）仰卧位后缩

1.操作类型　患者自我运动。

2.操作方法

（1）患者去枕仰卧位，用枕部和下颏部同时尽量下压，达到后缩的效果。

（2）至后缩终点位后放松，回到起始位。

（3）重复数次后如果症状没有加重或外周化，继续下述运动（图 19-5）。

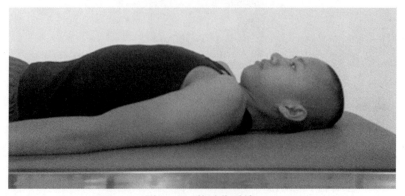

图 19-5　仰卧位后缩

（七）仰卧位后缩加伸展

1. 操作类型　患者自我运动。

2. 操作方法

（1）仰卧位，让患者将一手放置枕后，保持仰卧姿势朝头侧移动，使得头颈和肩部移至治疗床以外悬空，治疗床的边缘在患者第3或第4胸椎处（图19-6）。

（2）患者先进行充分后缩运动，在最大后缩位将支撑手放开，进行头后仰，让头尽量放松地悬在床头旁（图19-7）。

（3）1秒钟后，患者用手将头被动地回复至起始位。

（4）有节律地重复5~6次。

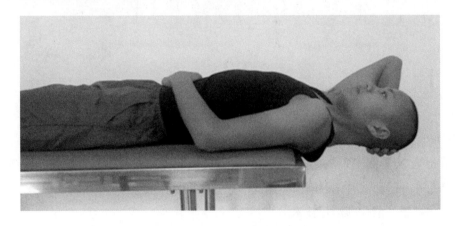

图 19-6　仰卧位后缩加伸展

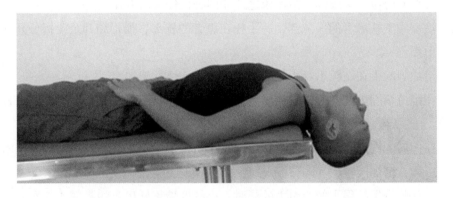

图 19-7　仰卧位后缩加伸展

（八）仰卧位伸展自我过度加压

1. 操作类型　患者自我运动。

2. 操作方法

（1）后缩和伸展方法同前。

（2）在伸展的终点位进行小幅度的左右旋转4~5次，在旋转过程中，鼓励患者再尽量增大伸展幅度。

（3）动作完成后回复至起始位。后缩加伸展加终点位旋转整个过程重复5~6次（图19-8）。

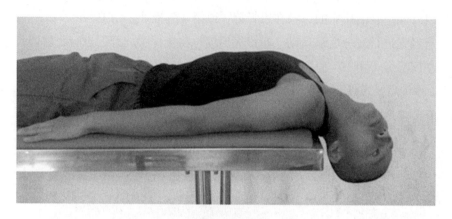

图 19-8　仰卧位伸展自我过度加压

（九）手法牵引下后缩加伸展和旋转

应用此治疗技术之前，一定要排除创伤或其他原因造成的骨折、韧带损伤等病理变化，一定先进行运动试验，以确保应用此治疗技术的安全性。

1.操作类型　治疗师治疗技术。

2.操作方法

（1）患者仰卧位，头颈部在治疗床之外如仰卧位伸展时的体位。

（2）治疗师支托患者的头颈部，一手托在患者的枕部，拇指和其余4指分开，另一手置于患者下颏。

（3）治疗师双手在支托患者头颈部同时，轻柔持续地施加牵引力。

（4）在维持牵引力的基础上，让患者进行后缩和伸展运动。在整个过程中患者一定要保持放松。

（5）在伸展的终点位，将牵引力缓慢地减小，但不完全松开，然后同治疗技术2和治疗技术3一样，增加旋转。

（6）治疗师应保持很小的牵引力的同时，小幅度地旋转患者的头部4~5次，以达到更大的伸展角度。

（7）治疗师的操作应该轻柔而缓慢，整个过程密切注意患者症状的变化。通常重复5~6次。

（8）治疗师应用治疗技术4之后，应指导患者在家或工作中自我进行治疗技术。一般情况，治疗技术4只需要应用2~3次。

3.适用范围 牵引下后缩加伸展和旋转是后缩治疗技术的第三个治疗技术升级，应用于颈椎后方移位综合征的复位，尤其适用于急性期的患者和顽固的后方移位综合征的患者。部分患者只有在应用这个治疗技术之后，症状才能减轻，才有可能进行颈椎伸展运动。

二、腰椎的治疗技术

（一）俯卧位

1.操作类型 患者自我运动 持续体位。

2.操作方法

（1）患者俯卧位，头转向一侧，双上肢置于体侧。

（2）患者全身放松，静止 5~10 分钟。

3.适用范围 俯卧位是患者自我治疗的第一步。应用于后方移位综合征患者治疗的第一步，与其他治疗技术相配合，应用于伸展功能不良综合征的治疗（图 19-9）。

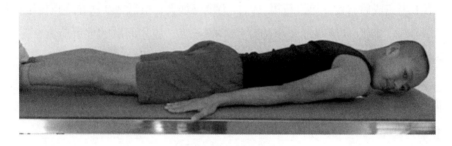

图 19-9 俯卧位

（二）俯卧伸展位

1.操作类型 患者自我运动 持续体位。

2.操作方法

（1）患者俯卧位。

（2）用双肘和前臂支撑将上半身抬起，骨盆和大腿不离开床面，维持 5~10 分钟。

（3）让腰部有意下陷。

3.适用范围 俯卧伸展位是俯卧位的升级，应用于后方移位综合征患者。对于非常急性的患者，不能耐受此体位时间太长，可间歇性地进行（图 19-10）。

（三）俯卧伸展

1.操作类型 患者自我运动。

2.操作方法

（1）患者俯卧位，双手掌心朝下置于肩下。

（2）患者用力伸直双上肢将上半身撑起，骨盆以下放松下陷。

（3）双肘屈曲，上半身降下至起始位，重复 10 次。

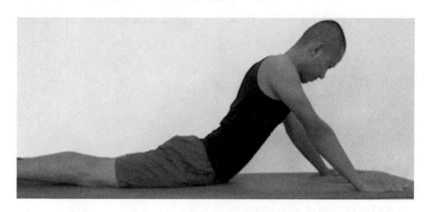

图 19-10　俯卧伸展位

（4）第 1 次和第 2 次撑起时需非常小心，逐渐增大幅度，直至最后 1 次达到最大伸展范围。

（5）第 1 组完成后有效，可进行第 2 组，力度可加大，最后 2~3 次在终点位维持数秒。

3. 适用范围　俯卧伸展是前 2 个治疗技术的升级，应用间歇的伸展应力，是治疗后方移位综合征和伸展功能不良综合征的最重要和最有效的方法。

（四）站立位伸展

1. 操作类型　患者自我运动。

2. 操作方法

（1）患者站立位，双足分开约 30cm，双手支撑腰部，手指朝后。

（2）患者尽量向后弯曲躯干，用双手作为支点，达到最大伸展范围后回复至起始位（图 19-11）。

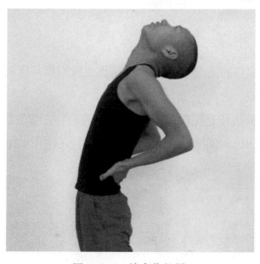

图 19-11　站立位伸展

（3）动作重复 10 次。

3.适用范围　与卧位伸展效果相似，可应用于后方移位综合征和伸展功能不良综合征的治疗，但在急性期，效果不如卧位伸展。当没有条件进行卧位伸展时，可用站位伸展替代。

（五）伸展松动术

1.操作类型　治疗师治疗技术。

2.操作方法

（1）患者俯卧位，头转向一侧，双上肢置于体侧，全身放松。

（2）治疗师站在患者身旁，双上肢交叉，双手掌根置于应治疗的腰椎节段的两侧横突上。

（3）双上肢同时对称地施加柔和的压力，随后立即松开，松开时治疗师的双手仍保持与患者腰部皮肤的接触。

（4）有节律地重复 10 次，每 1 次较前 1 次力度逐渐增加，并观察患者的症状变化。

（5）同样的治疗技术可以应用于相邻的节段。

3.适用范围　后方移位综合征，患者的症状为对称性或双侧性，当上述患者自我治疗技术不能达到满意治疗效果时，需要增加治疗师的外力。

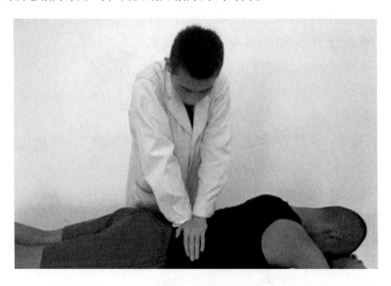

图 19-12　伸展松动术

（六）伸展手法

1.操作类型　治疗师治疗技术。

2.操作方法

（1）患者俯卧位，头转向一侧，双上肢置于体侧，全身放松。

（2）治疗师站在患者身旁，双上肢交叉，双手掌根置于应治疗腰椎节段的两侧横突上。

（3）在实施伸展手法治疗之前，必须先进行伸展松动术，并同时观察患者的反应，以确保手法实施的安全性。

（4）治疗师调整双手与患者脊柱之间的角度，上身前倾，双肘伸直，缓慢地加压直至脊柱紧张，在此终点位施加 1 次瞬间、小幅度、快速的猛力，随后立即松开。

3. 适用范围　后方移位综合征的患者，应用伸展松动术没有达到预期的治疗效果，可以使用手法治疗。

（七）伸展位旋转松动术

1. 操作类型　治疗师治疗技术。

2. 操作方法

（1）患者仰卧位，头转向一侧，双上肢置于体侧，全身放松。

（2）治疗师站在患者身旁，双上肢交叉，双手掌根置于应治疗腰椎节段的两侧横突上。

（3）治疗师双上肢交替用力加压，产生摇摆的效果，重复 10 次，必要时在临近节段重复。

3. 适用范围　后方移位综合征的患者，患者的症状不对称或仅有单侧症状，当患者自我治疗不能达到满意治疗效果时，可应用此治疗技术。

（八）卧位屈曲

1. 操作类型　患者自我运动。

2. 操作方法

（1）患者仰卧位，双足底接触床面，双髋膝关节屈曲约 45°（图 19-13）。

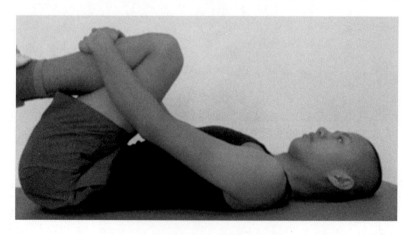

图 19-13　卧位屈曲

（2）指导患者用双手带动双膝向胸部运动，达到运动终点时，双手用力下压，随后放松，双足回复至起始位。

（3）重复10次，前2次需小心进行，最后2次需达到最大屈曲范围。

3. 适用范围　后方移位综合征的患者，在复位治疗后开始功能恢复治疗时应用；屈曲功能不良综合征的患者；移位综合征（前方移位）的患者的复位治疗。

（九）站立位屈曲

1. 操作类型　患者自我运动。

2. 操作方法

（1）患者站立位，双足分开大约30cm，双膝伸直。

（2）患者向前弯腰，双手沿大腿前方下滑，以提供必要的支撑（图19-14）。

（3）达到最大屈曲范围后回复至起始位。有节律地重复10次，起初要轻柔小心。

3. 适用范围　站位屈曲可作为卧位屈曲治疗的升级，可用于神经根粘连、神经卡压的治疗。是治疗前方移位综合征很重要的技术。

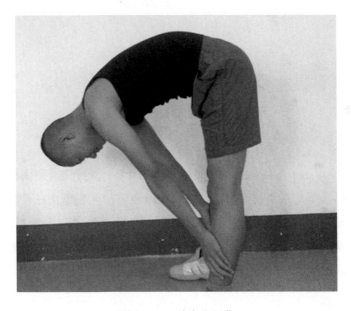

图 19-14　站立位屈曲

复习思考

1. 什么是麦肯基治疗技术?

2. 区分化学性疼痛和机械性疼痛的意义和方法?

3. 功能不良综合征的治疗原则?

引导式教育

【学习目标】

掌握引导式教育的具体实施。

熟悉引导式教育的基本概念、基本理论、基本原则。

了解引导式教育的发展背景。

项目一 概述

一、概念

引导式教育（conductive education）又称为彼图（Peto）疗法或集团指导疗法，是一种针对运动功能障碍残疾儿童及成人的特殊教育和康复方法。它侧重在教育这一概念，强调通过教育的方式来改善或恢复功能障碍者的功能。它强调学习的主动性，其目的是通过各种手段诱导出所要达到的目标，引导出功能障碍者学习各种功能动作的机会，帮助运动障碍儿童和成人学习克服运动障碍以使他们更主动和独立的生活。

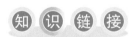

知 识 链 接

引导式教育的起源发展

1938年开始，匈牙利 Peto Andras 教授开始致力于引导式教育的研究。他从一些有残疾的知名人士与疾病的斗争中得到启示，如作家、教育家黑林·凯拉（1880—1968），小提琴家帕露（1887—1961）。1950年由匈牙利国家出资在布达佩斯建立了可容纳80名患儿的引导式教育研究所；1965年建立了培养引导者的 2 年制短期大学，1968 年开始转为 4 年制大学。匈牙利政府非常重视将引导式教育推广到全世界的工作。1988 年，为了建立国际性的 Peto 研究所，成立了 Petoadolacu 财团，并成立了国际的引导式教育体系协会。

目前引导式教育已被英国、美国、澳大利亚、中国及香港地区等国家、地区应用。在日本，以村井正直医学博士为首的社会福祉法人会，首先将引导式教育引入日本，翻译为"集团指导疗育"。经过十余年的努力，已经在大阪、北海道等地建立了 4 所疗育园，应用引导式教育对脑性瘫痪患儿及成人脑血管病后遗症等进行康复治疗与疗育，取得了可喜的效果。

二、基本理论

正常功能、异常功能和适应能力。

1. 正常功能　功能是指组织、器官、肢体的特征性活动，是为了满足维持个人生理及社会要求的能力。如合适的举止、个人自理行走能力及穿脱衣、进食、个人卫生等。

2. 异常功能　指正常功能的缺如，异常功能者不能满足普通人在相应年龄所达到的各种要求。这种正常功能的缺如不能用人工器官和辅助器械矫治，这就产生了许多需要解决的课题，如基本的生活和生命的维持。

3. 适应能力　人一生的适应与发展要依赖于一般的适应能力，这种适应能力是由神经系统来调节的；当环境发生变化时，适应方式也需要做出及时地调整，这就需要在新的生物学体验之后，由神经系统调节，培养对新环境的适应能力。

三、基本原则

（一）以患儿需要为核心

这是引导式教育的核心，所有的治疗方法都要围绕着患儿的迫切需要来考虑。首先是解决患儿的行走及日常生活技能，以后根据需要随时调整训练内容。

（二）引导和鼓励患儿自己解决问题

引导患儿主动去思考，利用环境设施和小组动力诱发学习力量；以娱乐性、节律性、意向性激发患儿在学习中主动参与意识，鼓励患儿去寻找自己解决问题的方法，并坚持去完成活动。

（三）通过疗育促通，建立有效功能

通过一定的诱发技巧，根据患儿需要为其输入达到目标的意识，使其产生意图化，利用促通工具，应用运动的重力作用加上肌肉本身的弹性，可促通瘫痪患儿肌肉的功能，实

现建立有效功能的目的。

（四）详细掌握情况，促进全面发展

详细掌握每个患儿的情况，根据小组大多数患儿的需要，制定恰当合理的目标和方法对其进行训练。脑瘫患儿能力的提高包括：运动功能、语言、智力、情绪、性格、认知能力、人际交往能力。同时要配合其他疗法，使患儿得到全面的发展。

（五）循序渐进，创造合适环境

先从简单的动作开始训练，或将难度较大的动作分解成几个小的动作进行训练，当小的动作熟练后再串联起来进行训练，使患儿容易获得成功感。

（六）工作尽职尽责，具有团队精神

由引导员全面负责小组患儿的生活、学习、功能训练和各种治疗。引导员工作要尽职尽责，细心观察，了解和关爱每个患儿的问题和需要，制定目标、设计方法、安排课程和组织实施等。

项目二　引导式教育的实施

一、训练用具及使用方法

引导式教育很看重儿童的学习过程，一套特别设计的器具及附件可给患儿提供很大的帮助。

引导式教育采用的主要训练器具包括木条床、梯背椅、各种长短粗细不同的木棒、大小不等的胶圈或塑料圈、各种球等。

（一）木条床

带竖条板的木条床是引导式教育中重要的促通工具，它可以提供儿童学习抓握和松手的机会，可用于床上课题和坐位站起的课题训练。这样的床方便患儿学习上下床，借助于握持竖条板的力量滑下或逐步上床。在床上铺板子可用于坐位或就餐、游戏课题的完成，床头带横杆的床可供患儿在坐卧站立时抓握，可用于下蹲、站起的课题，也可用于就寝。

（二）梯背椅

梯背椅椅背上带有距离相等的横木，患儿站在椅背后用双手抓握椅背横木，可促进上肢肘关节的伸展，也可练习抓握与松手。椅子的存在使得患儿减少了害怕和恐惧，增加了安全感。

若在椅子下面钉上光滑的木板，患儿可推着它练习步行：患儿推着椅子前行，迈左脚向前，然后迈右脚与左脚并拢，站稳后，再向前迈右脚，左脚跟上并拢，立定。如此周而复始的向前行进。

在椅背上由低到高逐渐抓握横木，使患儿学习到上肢上举。由高向低逐次抓握与触摸横木能促进姿势的对称，抑制不自主运动。另外梯背椅还可用于协助下蹲、由坐位到扶站、独立行走等多种功能训练。

（三）木箱

应用各种高低不平的木箱，患儿坐位时脚下要放置木箱，从床上滑下床时也要放木箱，其目的是使患儿有坐位姿势正确与否、双足着地时正确姿势的意识化，木箱可以相互组合，能调节高度。让患儿依次换坐，目的是完成下肢屈曲支持体重、蹲位－坐位－蹲位的转化等课题。

（四）木棒、套圈等

木棒、套圈等玩具，可用于双手或单手抓握木棒抑制不自主运动，如两上肢瘫痪程度不同的患儿，两手握棒使较好的一侧肢体带动较差的一侧。胶圈和塑料圈的功能与木棒相近，它可使抓握的两手距离更近。使用玩具能引起患儿注意力与兴趣，配合训练。

（五）其他

除以上用具外，还可利用很多用具训练。如双耳杯可以促进腕关节背屈抓握、双手抓握抑制不自主运动等。球有助于两手同时运动及腕关节背屈等。绳、步行平行杠，在拉好绳子或步行平行杠内进行步行练习，可增强患儿安全感或保护患儿。

（六）注意事项

用具是引导式教育的一个重要组成部分，在患儿康复的过程中发挥了积极的作用。在使用过程中应注意以下问题。

1. 选择合适的用具　用具要有适宜的重量、间隔、尺码和质地。

2. 用具的设置安排　各种用具不应单只放在一间房里，这些器具有多方面的特性，可适当改装，以用于不同的情况和各类日常生活。如为了使如厕的训练与其他训练有连贯性，可在厕所内为患儿安装木棒排。

3. 灵活运用　各种用具是可以移动、可以改变的，有多种的用途。如可让儿童分开手握着两边横放的梯背架玩足球游戏；把木条台的一端用凳垫高，让儿童背着背囊爬上去，从另一边滑下，模仿爬山的游戏。

4. 及时更换用具　所有引导式教育的用具及附件都应该被视为过渡时期的工具。在合适的时间，应逐步由普通器具取代，越早越好。

二、引导式教育小组

引导式教育用小组（group）形式来进行学习，完成每日（周）的活动。可按年龄、表现水平、障碍的类别、学习程度、学习的目标、动作的节拍等进行分组。组别的大小须足够产生群体推动力，又能促进成功的经验。每组 10~30 人，配有 3~5 名引导员，把小组作为一种学习工具，在小组内对每一个组员来说，每天的活动安排是共同的，一起进食、上厕所、学习独走、一起唱歌、做游戏等。小组为患儿们促进人际关系及与他人交流提供了良好机会。

在选择小组成员时，要对患儿进行全面评估和观察，精心设计课题，有利于大多数脑瘫患儿的习作训练，形成一个健康心理和良好性格发展的团结互助、亲密友好的小集体。组别要足够的大，以使个体差异能有空间发展，并且在大组内可以分成小组，以适于个别活动。要创造条件以利于引导员与患儿及患儿与患儿之间的交往，必须使组员有成功感，要提供环境使小组成员学会寻找为自己解决问题的方法。

三、引导员

引导员最重要的角色就是一个教育者，要利用教育学的原理帮助患儿达到预定的目标；其次是类似护士的角色，进行轮班式的工作，保证有障碍的患儿一天的活动始终是一个不间断的引导系统。在布达佩斯学院，一个具备认可资格的引导员须接受 4 年的严格训练，训练的内容包括人体解剖学、运动生理、神经生理、病理学等基础医学知识及幼儿护理知识、教育理论、幼儿心理学、康复学、音乐知识、游戏理论和动作原理等。要将医学、教育、物理疗法和言语疗法及心理学的作用综合起来提供给患儿。引导员要训练患儿身体、智能、社会、情感和心理发展的各个方面。每个儿童被看成是一个整体的人，并不断地评价其进展情况。引导员的工作总体来说，是评价，制定目标，实施，再评价。

引导员需要清楚了解组内的每个患儿，要知道每个患儿在发育的某个阶段能做什么及应学什么，通过不断的观察和评价，了解每个儿童在智能、体能、沟通、自理、喜好、赞赏等等方面的情况。根据这些资料，订立最恰当的目标。此外，引导员也要经常留意儿童的进度，继而订立进一步的目标。要懂得欣赏，要细心观察儿童所付出的每一分努力，加以鼓励及支持。要随时察觉儿童在生理上、心理上及情绪上的变化做出适当的回应，使学习能顺利进行。

引导员要发挥其协调者的作用。依据小组的特性来设计每日和每周的程序，环境也需要预先设计。引导式教育非常强调小组的作用，当全组的学习气氛高涨，能直接刺激各组员的学习动机，而且小组也能营造一种压力，使组员努力达到一个整体的要求。因此，营造小组的气氛便成为引导员的首要任务，并控制整个习作程序的气氛。因为儿童必定有个别的差异，绝没有一套方法完全适合某一种儿童。因此他要有乐于尝试的精神。引导员也必须要有耐心，因为儿童所要学习的目标可能需要很长的时间才能达到，要坚决把目标贯彻执行。当实行活动时，由主引导员指挥患儿的学习，言语应缓慢清晰，在整个过程中确保流畅，其他引导员帮助协调。

引导员要想方设法将患儿学到的东西应用到日常生活中去，如学习了抓握，在生活中就应该让患儿有机会抓握，如进食时抓住汤匙、站起时抓住椅背等。

引导员要注意到患儿每一个细小的努力和进步，并及时给予肯定和鼓励，使患儿树立自信心，并使其感受到自己努力后的成果。

📖 案例导入

患儿 VT，5 岁时入布达佩斯 Peto 研究所，此患儿出生后 3 个月时离开母亲进入孤儿院。入所时有严重的智能、语言及运动障碍，性格孤僻、怕见人、注意力分散。这时引导者给予了极大的关注，经常与他说话，指导他坐便器、吃饭，关心备至。疗育班中的同龄儿也亲切地围在他身边。通过人与人之间的交往疏导，该患儿开始与人交往，不再怕人，入所第 2 周开始拉着引导者的手在走廊和楼梯上行走、与他人说笑、开始用勺吃饭、自己坐便器、穿衣，愿意参加集体活动，基本上能够完成日课内容。

四、实施程序

（一）制定课题

引导员根据各小组的不同特点，制定一定的课题，并将这些课题有机的串联起来，形成一连串的日课。课题的主要内容包括：语言训练、粗大运动训练（床上、卧位、坐位、步行）、手的精细动作及学习准备（辨色、分左右手、拼图、书写绘画练习）等。此外还有日常生活动作的课题，如洗漱、就寝、就餐、穿脱衣物、排泄、洗浴等。学习时可和文体课、模拟外出购物训练等交替进行或合为一体。凡是一切有利于改善功能障碍，为患儿重返社会做准备的活动都可成为引导式教育的课题内容。课题内容包括有日计划、周计划和月计划。

（二）课题准备

实施课题前需做课前准备，按课题的要求集合小组所有成员，可采取坐位、卧位或站位，当主引导员点名时，被点名的患儿要答"到！"同时举手示意，然后一起活动，如朗诵诗歌或唱歌等，或做发音练习，一边发音一边用动作配合，如发"a"时举起左手，发"o"时举起右手等，以消除小组成员的紧张情绪，锻炼功能障碍者学习发音和与人交流等方面的功能。

（三）课题实施

课题开始，由一名引导员向小组成员说明课题的内容，依据课题分解的顺序将第一项内容向大家发出指令，如"举起左手"，让患儿和引导员一起重复这一指令，然后引导员与所有患儿在一起大声数"1、2、3、4、5"的节奏中一起举起左手。对于完成课题有困难的患儿，其他引导员可给予协助，如将左手放在椅背横木上，逐步移向高一位的横木，直到举起左手。同一课题要反复多次进行，直到组内大部分患儿可较顺利地完成这一课题，然后再根据小组中患儿的特点设定新的学习目标，制定新的课题内容。制定课题要有目的性，如为了使患儿坐位稳定、学会上床、学会从坐位到立位的转换、学会走路等，可将各课题放在不同的场景来进行。引导式教育强调的是每日 24 小时都要进行严格的训练，患儿从早晨起床到晚上入睡，一天中所有的活动都可作为学习的课题。

五、日课

日课即每日的课题，它考虑儿童体能、认知、社交、ADL 生活自理等各个方面。内容包括：起床、穿衣、梳洗、入厕、喝水、进餐、步行、互相交往、学习等。日课可使患儿每天的活动更连贯，患儿通过完成这些活动而达到为他设计的目标。

因为脑瘫儿童活动较缓慢，所以制定日课时应给予儿童充足的时间去完成每一项活动。例如，一个正常儿童可能只需花 1~2 分钟就可以走到厕所，而学习行走的脑瘫儿童做同样的事情可能要花 10 分钟。

每日课题由引导员主持，从早上 6 : 30 到晚上就寝，使患儿时刻生活在制定的课题之中。

1. 起床　患儿早晨要集体起床，按规定的时间，铃声一响就要起床活动。

2. 穿衣　强调患儿自主穿衣，利用各自能穿上衣服的姿势穿好衣服，可在任何体位下进行，如可先穿好袜子，然后穿好裤子，系好腰带，最后再穿好上衣，患儿有困难时引导员可给予一定的帮助。穿衣是日常生活中必需的一项内容，必须反复进行，天天进行，直到患儿可以顺利完成为止。

3. 排泄　穿好衣服后，可采取各种可能的姿势下床。若患儿活动不便，可以双手抓住放在床边带横木的椅子可抓住床头的横木，将双腿下垂到床边。因患儿动作不稳，难以用双足支撑到地面，可为患儿准备脚踏箱。患儿双足底踩到脚踏箱后，双膝可成伸展位，双手扶床站立起来。将带横木的高背椅放在患儿身边，教会患儿将两手移到椅子横木上，引导者从患儿背后协助患儿，如握住患儿握横木的手，患儿将两脚移到地面上，两手从椅子的上一横木逐渐向下移动，蹲下坐在便器上，完成排泄。还要学会便后的擦拭、提上裤子等。

4. **洗漱**　患儿可用事先已放在床上的洗脸用具洗脸，也可在浴室或洗漱间进行。让患儿学会洗脸、刷牙和梳头，洗漱完毕将用具收拾好，放入洗漱袋中。洗漱不仅在早晨进行，也可以在训练过程中进行。

5. **向食堂、餐桌旁移动，就餐**　此课题相当重要，是引导式教育中的高级部分。患儿可用力所能及的方法进行，可借助于不同的工具移动到餐桌旁，如可用轮椅或推椅子前行，或使用手杖、助行器、穿矫形器步行。在移动过程中要求患儿每一步都要站稳，稳定后再迈下一步，可训练患儿平衡功能，改善步态。为照顾移动慢的患儿，可将其餐桌放在离门最近的地方。先到的患儿可做就餐准备，或听收音机、看报等，要充分利用这一段时间。就餐时引导员要和患儿一起吃饭，指导并协助患儿学习就餐的动作。就餐时根据患儿情况，可使用辅助器具。如患儿不能握勺，可将勺绑在患儿手上，或使用带粗柄的勺，便于患儿抓握。当患儿自己可以顺利进食或饮水后，再进行下一课题的训练。引导式教育法中的就餐，不仅是为了补充营养，进餐过程中可以提供患儿多层次的学习机会，除就餐动作外，还可教给患儿识别饭菜的名称、颜色等。

6. **日间活动**　进餐完毕后是日间活动课题。日间活动分上下午进行，内容有卧、坐、立、步行等各种姿势的课题。具体安排如下，进餐后休息，进行 1 小时的床上或坐位课题，休息后再进行 90 分钟的立位 - 步行课题；午餐后进行 1 小时的卧位或其他课题，休息后再进行 1 小时的课题，晚餐后洗漱、洗浴、测体温，娱乐活动后于 20：00 或 21：00 就寝。

7. **洗浴**　患儿到达浴室后，引导患儿脱衣，多数患儿脱衣缓慢，为防止着凉，可先脱裤子。洗浴时引导员负责患儿的安全，浴池内应有扶手、防滑设备等。

8. **就寝**　引导员引导患儿自己上床，可利用一些设备如放在地上的小木箱、床垫、椅子等，抓住后爬到床上，盖被入睡。

引导式教育课题必须天天进行，通过日课的引导练习，使患儿对日常生活中必需的各种动作逐渐完成，为正常生活、走向社会及就业奠定基础。日课内容及课题并非一成不变的，需根据各小组的实际情况及小组内每个患儿的发育水平及课题的完成情况来制定和修改治疗方案。制定课题时要考虑到患儿年龄是否达到所要求的功能水平，要尽量使每一个患儿都能完成。日课中的各个课题必须互相关联，互相促进。

下面为引导式教育的一日活动安排：

6：30　起床、干布擦拭身体、换衣服、排泄。

7：40　洗漱、向餐桌移动。

8：20　早餐。

9：30　卧位、坐位课题。

11：00~12：00　立位、步行课题。

12：30　向餐桌移动。

13：00　午餐。

14：00　学龄儿、幼儿园授课。

15：30　间餐。

16：00　桌上的上肢、手的功能训练课题及与语言有关的课题。

17：00　向餐桌移动。

17：30　晚餐。

18：30　脱衣、洗浴。

20：00　就寝。

以床上日课为例，开始时小组所有患儿坐在床头，双下肢膝关节屈曲下垂，脱掉鞋袜，两脚踏木箱，两膝分开，双手张开，手心向下平放于两膝上。引导员先点名，点到名字者举手答"到！"随后一起拍手唱歌，让患儿感到轻松愉快，以后再进行发声练习，并同时进行肢体的活动，如配合发音举起不同的手，之后进入床上课题。

1. 躺在床上，全体齐喊 1、2、3、4、5（下同）。

2. 两手握床。

3. 两手松开。

4. 两手上举过头。

5. 两手放在体侧。

6. 左脚抵着床。

7. 抬高右腿。

8. 把右腿放在左膝盖上。

9. 右腿放下。

10. 两腿伸直分开。

11. 右脚抵着床。

12. 抬高左腿。

13. 把左腿放在右膝上。

14. 放下左腿。

15. 两腿伸直分开。

16. 两脚抵着床。

17. 两膝分开。

18. 抬起上身。

19. 两手放在两膝上。

20. 两手向下压两膝。

21. 放下两手，躺下。

22. 两腿伸直分开。

23. 转向右侧卧位。

24. 转向俯卧位。

25. 翻身成仰卧位。

26. 双脚支床。

27. 右脚向右迈。

28. 左脚与右脚并拢，唱歌同时迈右脚并左脚……在床上旋转。

29. 双手双腿伸直。

30. 翻身成俯卧位。

31. 两上肢向头侧伸直。

32. 两手握床。

33. 向足侧滑。

34. 下床。

35. 扶床站立。

此时引导员要给予患儿指导与辅助。若患儿尖足、内收肌紧张，引导员可从后面用双手扶持患儿双膝使其外展，同时顶住患儿向后的臀部，使患儿用足跟着地站立持续一段时间，同时要让患儿将此姿势意图化，在今后的站立中学习这种方式。

六、引导式教育促通方法

引导式教育的促通就是要通过教育学的方法，对功能障碍患儿予以帮助，引导协助他们学习、获得解决问题的方法并应用到生活、学习、工作中去。解决问题的过程是一个学习的过程，通过促通使学习过程变得容易，从而顺利地解决问题。

1. 相邻肌群促进　应用运动的重力和肌肉的弹性，可促通患儿瘫痪肌肉的功能活动。当患儿上肢屈肌瘫痪，出现腕关节掌屈、抓握能力的减弱时，可设定一个腕关节背屈的课题以促进患儿的抓握能力。在完成这一课题时，既要用语言的指令来让患儿把腕关节背屈，又要用实际的动作反复进行腕关节背屈的练习，如让患儿用双手托球上举或两肘支撑在桌面上用两手掌根部托住自己下颌部等方法进行。又如下肢屈肌瘫时身体的重心在膝关节的横轴前面，所以必须是在膝关节的伸展状态才能支持身体的重心。

2. 意识引导　引导员在制定课题时，必须掌握患儿完成这一动作的可能性，引导员要设法使患儿达到课题的目标。可通过言语的引导，将设定的课题意图化，行为组织化，才能使较难的课题得以完成。如在紧张性手足徐动型脑瘫的引导治疗小组中，让所有患儿抓住放在其前面的椅子的横木，然后通过意识化伸直肘关节。如果这时让他们举起上肢，可能会出现肘关节的再次屈曲，从而造成"上举上肢"的课题失败。在训练时可以加入促通的课题，首先让患儿握住最下方的椅子横木，然后将抓握横木的手向上方一步一步、缓慢地移动，在移动过程中，将肘关节伸展意识化，使上肢上举的课题得以完成。反复多次练习后，可使上肢举过头顶，即使在肘关节屈曲的状态下，也可以完成。

3. 循序渐进　引导员必须熟练地掌握小儿生长发育规律，根据生长发育的特点，结合患儿的具体情况，设计出治疗目标。先从简单的动作开始，或将难度较大的动作分解成几个简单的动作进行训练，熟练后再将小的简单的动作串联起来进行训练，使患儿容易获得成功感，增强训练的信心。

4. 加强人际交往　小儿生理发育、心理成熟是由内外界因素结合而成。引导式教育通过集团化的学习，提供了一个人与人交往的良好场所，可诱发患儿的信心与热情，可开成一个热烈的、相互学习、相互模仿、相互协助的氛围，这种氛围有利于患儿的疗育。

5. 节律性意向　节律性意向包含两个元素：节律和意向。节律是指动作的节拍，可帮助运动功能障碍的患儿发展动作的节拍感；意向指一个人想要达到某个目标的意识，当用语言把这个意向表达出来，就建立了语言与动作之间的连贯性，促进学习动作的过程。如给予患儿举起右手的课题，引导员发出指令："我举起右手"，此时患儿重复"我举起右手，1、2、3、4、5"，同时实施这一动作。口令就是这一动作的意识，数字1~5就是调节动作的节奏。节律性就是给患儿提供的有节奏感的、活泼的、积极向上的、欢快的环境氛围。节律性意向可以通过调节行为节奏来改善肌肉的张力，如生动的节奏明快的节奏可增高肌肉的张力，而缓慢的节律可缓解痉挛肌的紧张。

七、诱发技巧

引导式教育重点强调如何使用所有的诱发技巧（facilitation skills）来达到有意识的学习。通过引起脑瘫儿童的活动及帮助患儿进行主动及有目标的活动，以刺激患儿性格的逐渐成长。

脑瘫不仅导致身体上的功能异常，更能影响整个人的性格。因此，诱发并不只是产生动作和行动，而且也要建立儿童的性格及其渴望自行活动的能力。

在使用诱发时，必须要让儿童觉得他是主动的，是他自己建立这些动作，而任何进步，都是他自身努力的结果。这样，患儿才能去寻找解决自己问题的方法和坚持进行这些练习。

诱发的方法多种多样，如工具诱发、目标诱发、情境诱发、力学诱发、重力诱发、语言诱发、自身诱发、教育诱发和小组活动诱发等。

1.重力诱发　利用重力诱发原理进行运动训练。如下床训练：让患儿抓握竖条板，然后向床下移动，当其双下肢移到床边，在双下肢的重力作用下移，就会很容易下床。

2.自身诱发　采用健侧肢体带动患侧肢体，采用上肢的活动如上肢上举取物诱发伸直身体，或固定身体某一部位，借以移动其他部位等。

3.语言诱发　应用指令性的语言把患儿将要完成的动作意图化，再把各个习作部分贯穿起来，患儿听到口令并重复口令，使大脑对自己将要进行的习作程序建立概念。

4.触体诱发　是指用接触身体的方法去固定儿童身体的某一部分，能给正在活动的另一部分提供支持，使它能够自由地运用。以最小的触体到不触体是引导式教育触体诱发的原则。引导员用手指轻轻扶住，让他自己主动地去平衡和活动。如患儿平衡功能差，在站立不稳向右侧摔倒时，引导员可用一只手手指扶住他的右肩部，让他自己主动平衡站稳。如患儿有髋关节内旋畸形，在站立时常常会半蹲位向前摔倒，这时引导员只要把一只脚伸到患儿的双膝中间，他便能自己平衡站稳。

如促进进食，可通过情境诱发、工具诱发、触体诱发等方式。具体做法如下：①保持良好坐位：我两下肢分开，两脚放平，双手放在饭桌上，我坐直；②一只手固定另一手活动：我左手抓住扶手，右手将食物放进口中。

再如促进步行，可采取目标诱发、工具诱发等方式。具体做法：我两手抓住椅背，我两肘伸直，我向前推，我抬起左脚向前迈，我抬起右脚向前迈，我走进教室。

八、习作程序

引导式教育不是一个运动程序，它把必要的生活技能作为一个习作进行练习，引导员对习作认真分析，把每项习作分解为单一的动作，每次教给患儿一个动作，最后再把这些动作连在一起构成必要的生活技能。习作程序（task series）是日常活动中简化了的部分。习作程序是在手、卧位、坐位、站立及行走功能方面的一些基本训练组成。每一项习作程序大约需时半个至一个小时，可以分解为几个到几十个单一的动作，目的是通过一系列的习作，教导患儿获得功能性技巧。

（一）躺卧习作程序

躺卧习作程序包含着日常活动所需的基本动作。经过不断训练，可令他们能掌握一些日常生活的技巧。

1.将身体拉上木条床　患儿站在床边，伸直手臂，拇指微向内屈并用各指紧握木条、抬起头，屈曲肘关节将身体拉上床。注意患儿向上拉时要抬起头。

2.前臂支撑俯卧　此活动可改善头的控制、伸肘、伸腕、伸髋。根据患儿的能力，可帮助他前臂支撑俯卧或前臂伸直俯卧，鼓励抬头，尽量维持这一体位，并要保证其双腿分开，对能力高的患儿可鼓励他松开一手玩玩具。或者让儿童伸直手臂、肩向前、抓紧前面的梯背架，学习自己抬起头，从前面的镜子望到自己的影像。患儿进一步可以一只手紧握梯背架作为支撑点，另一只手则往上攀爬。也可教患儿保持双手紧握梯背架的姿势，转动头部看向四周，以发展其良好的动作控制。

3. 从俯卧翻身成仰卧　如需要，帮助患儿屈曲上方的腿，最好帮他举高双手过头来促进翻身，要求他在翻身前先转头。

4. 在仰卧位，双手抓住一只脚　可做把袜子从脚上脱下来的游戏，这项活动帮助儿童体验伸肘、抓握、伸膝、屈髋和踝背屈，也是坐、站、走训练的准备工作。

5. 仰卧位平躺　令患儿双肘伸直，双手握床上木条，双膝伸直，双腿分开。此项活动帮助儿童学习准备坐直、站直和行走时的躯干挺直。需要时，枕下放一个小枕头，可预防患儿形成角弓反张姿势。患儿要学会固定自己，保持静止状态，才能做出有目的及有意义的动作。

6. 仰卧位其他活动　仰卧时，让患儿双（单）肘伸直、双（单）手抓住木棍高举过头，再拿回到腿上。在仰卧位时，双腿分别外展，一只脚放到对侧膝上。也可在仰卧位作桥式运动。还可以在平躺时使双腿悬垂台边（利用重力协助髋关节伸直）及脚分开放在矮凳上，或一腿放在床上，另一只脚平放在凳上，以促进双腿的分离活动。

7. 仰卧位坐起或躺下　这是一种十分重要的日常生活活动，应尽量给予患儿机会来练习从左边或右边坐起。也可练习用双肘支撑直接坐起或躺下，可增强腹肌肌力。

8. 从仰卧翻身成侧卧或俯卧　可用玩具在一侧吸引患儿，让他上肢伸直翻身抓住玩具，然后屈肘把玩具带到眼前玩。必要时，可将床向一侧倾斜，促进他向玩具侧翻身。

9. 俯卧位轴心转动　以胸腹作支撑点，分别分开、合拢上下肢。

10. 俯卧位推下床　这项活动可帮助他体验伸肘，必要时把床向脚的方向倾斜。在推下床时，患儿屈曲髋关节，踝关节背屈，双膝伸直。要注意使他分开双腿，双脚平放在地上，手握木条床而站起来。在必要时，可给予帮助。

（二）从坐到站习作程序

坐位是日常生活中的一个基本功能体位，良好的坐位需要有以下成分：坐位平衡，头的控制，对称性，中线取向，髋的屈曲，躯干伸展，下肢外展，踝位于中间位，对称性负重等。

练习时，可坐在矮凳上指出身体各部位，或挥手、应答点名，或举高双手做大树在风中摇动；从坐弯腰拾地上的物品并举高抛出；在坐位转动躯干，如连续传球直到回到送者手中；坐位轴心转动，如转头与小朋友打招呼；坐位时把脚放到对侧膝上，如戴上弹性踝带等；从坐到站、从站到蹲、从蹲到站、从爬行位到侧坐再到长坐位、从长坐位到侧坐再到爬行位；可扶着梯背椅坐在凳子／椅上，进行游戏如击保龄球，双手交替向上或下爬梯背椅（游戏可推球）。

此外，分开腿长坐在木条台上，然后以身体作轴心左右转动，或向后或向前移动有助儿童练习坐位平衡和双肘支撑。

（三）站立行走习作

站立是许多日常生活活动所必需的，许多痉挛性脑瘫患儿髋关节发育不良或有半脱位，站立负重可促进髋关节的发育，正确的站立姿势可改善对头躯干的控制，改善异常肌张力。良好的站立需要有以下成分：头部控制，身体对称，躯干髋膝伸展，踝中间位，下肢外展，对称性负重，站立平衡等。而行走还需要有步行平衡，髋的活动，踝的活动，单侧下肢负重，重心转移的能力。

训练开始时，要让患儿练习从其他体位变成站立位，如从坐到站。站立时，两脚放平、分开、膝伸直，避免后仰。需要的情况下可根据患儿的功能水平提供必要的帮助。练习时首先使儿童在持续抓握的情况下保持对称性站立，如可握住一根木棒、胶圈或双手互握站立，然后放开一手进行活动，逐渐放开双手，如练习拍掌。接下来可在站立时进行下肢的活动，如脚爬梯背椅横栏、踢球或上台阶。还要练习从站立变换到其他体位，如从站到坐、从站到跪、从站到爬行位。同样，可双手或单手扶物，逐渐独立地向前、后或侧方行走。

（四）手部习作程序

手的基本动作是在各种体位下，在伸或屈肘时抓握和放开。抓握动作能够促进正常儿童的运动机能发展。手功能的延迟发展或障碍会阻碍他们主动探索周围的环境，操作其中的物体，这样也就剥夺了他们通过双手获取感官经验的机会，智力发育也因此受到阻碍。

脑瘫儿童若是能正确掌握伸手—抓握—放松的技巧，就能克服各种异常的反射作用，并且发展其功能。对低肌张力和徐动型的儿童来说，学会抓握就已经为控制头部、稳定身体、发展运动机能等奠定了基础。

在各种习作活动中都会用到双手，每一习作程序都可从一些手的准备活动开始，把手的动作和童谣、儿歌和木偶戏具相互联系起来。每节课要包括一些特定的功能活动，例如进食、饮水、书写、翻书、穿衣等等。儿童在习作程序中所学的功能应在所有日常活动得到重复应用的机会。患儿尝试独自用双手做所有活动，引导员只在必要时给予指导和帮助。

在进行手部习作程序前，首先要评价儿童在体能、自理、认知、沟通及社交技巧各方面的程度，根据儿童的兴趣和能力，配合计划选定主题，设计一些可使用的活动，开展整个习作程序。手部活动包括对称性活动和非对称性活动。前者如：握住洋娃娃的双手，带着它在桌上跳舞、拍拍手、双手互相摩擦、在躯干两旁轻松地摆动双臂、让双手学鸟飞、将双臂伸向前以便引导员能数手指。后者如：写字、进食、锤钉、打电话、将果酱涂在面包上、使用刀叉等、双手交替敲桌子、双手握住棍棒等。

复习思考

1. 引导式教育小组如何分组？

2. 床上日课步骤有哪些？

3. 引导式教育有哪些促通方法？

下篇

神经系统常见病损的运动治疗

【学习目标】

掌握脑卒中的定义、功能障碍特点、康复评定项目和内容，各分期治疗的主要运动治疗技术。

熟悉脑卒中康复治疗的分期。

了解脑卒中发生的危险因素及预防。

项目一　脑卒中的运动治疗

一、概述

（一）概念

脑卒中（cerebral stroke）又称"脑血管意外"（cerebral vascular accident，CVA），中风，是指突然发生的由于缺血或出血引起的局部、短暂或持久性的脑损伤，是神经系统常见的一种急性脑血管疾病。其发病率、死亡率和致残率位于疾病谱前三位，是目前全球人口死亡和残疾的首要原因。研究表明，全球脑卒中患者病死率高达 20%~30%，若不及时预防发病率将持续上涨，到 2030 年将有 600 万人死于脑卒中。我国目前是脑卒中的第一大国，我国每年新发脑卒中人数约 200 万人，死亡人数 165 万人，死亡率（80~130）/10 万人口，大约每 12 秒有一个中国人发生卒中，每 21 秒有一个中国人死于卒中，这给社会和家庭造成了严重的负担。

（二）临床分类

临床上常把脑卒中分为缺血性脑卒中和出血性脑卒中两大类，其中缺血性脑卒中占总人数的 80%，出血性脑卒中占 20%。缺血性脑卒中又名脑梗死，是指大脑由于供血障碍，血氧供给不足导致的局部脑组织缺血性坏死，包括脑血栓、脑栓塞及腔隙脑梗死。该类型起病缓慢，起初会有偏侧感觉障碍、语言不清等临床表现。出血性脑卒中属于原发性非外伤性脑血管出血，多发病于 50~70 岁人群，患者多有高血压史，包括脑出血、蛛网膜下腔出血等，该病起病急，常在短时间内达到高峰，多数无前期症状。

（三）病因

引起脑卒中发生的原因有很多种，可以是某一个原因，也可以是多种原因共同作用。流行病学研究显示，诸多脑卒中发病的高危因素中常见的有以下几种

1.高血压 大量研究表明高血压是脑卒中公认的危险因素，高血压未经治疗，脑卒中发病率增加 7 倍，且脑出血 80% 由高血压引起。

2.高血脂 血脂增高可以使血液黏稠度增高，血流阻力增大，从而血压升高，形成脑卒中。

3.吸烟和酗酒 吸烟与酗酒是脑卒中发病的最重要诱因之一，烟中含有大量的烟碱和尼古丁，它可以提高血浆纤维蛋白原的含量，促使红细胞凝集，导致白细胞大量沉积，使血液变黏稠，加速动脉粥样硬化的形成。大量的抽烟可引起脑血管痉挛、血压升高，诱发脑卒中的发生。

4.糖尿病 流行病学调查显示，Ⅱ型糖尿病患者发生脑卒中的危险是非糖尿病者的 24 倍，其中 85% 为缺血性卒中，糖尿病患者容易发生缺血性脑卒中，脑梗死最常见，其特征为多发性腔隙性或中小梗死。

5.心脏病 对于心脏病患者，无论血压水平怎样，其脑卒中发病的危险明显增加。冠心病患者 10%~30% 可发生急性脑卒中，较非冠心病患者发生脑卒中的概率高 5 倍。

二、脑卒中的常见问题

脑卒中发生后可以引发诸多功能障碍，常见的功能障碍有：运动功能障碍、言语功能障碍、认知功能障碍、感知觉功能障碍、心理障碍等。

（一）运动功能障碍

运动功能障碍是脑卒中患者最常见最突出的问题之一，具体的功能障碍现象取决于病灶发生的部位。偏瘫是各种运动功能障碍中最典型的，主要是大脑中动脉分布区病灶所

致。偏瘫又名半身不遂，是指同一侧上下肢、面肌和舌肌下部的运动障碍，是脑血管病的常见症状。偏瘫依据其严重程度大致可分为轻瘫、不完全性瘫痪和完全性瘫痪；依据病程大致分为弛缓性瘫痪和痉挛性瘫痪；依据病情发展可分为急性期、亚急性期或恢复早期、恢复中后期和后遗症期 4 个时期。此外，瘫痪类型还包括单瘫、交叉瘫、四肢瘫、脑神经麻痹等。脑卒中患者的运动功能障碍不但严重影响患者的日常生活和社会交往，还给患者及其家庭造成很大痛苦和负担。

1. 痉挛 是一种因牵张反射兴奋性增高所致的以速度依赖性肌张力增高为特征的运动障碍，脑卒中患者由于上运动神经元损害而发病。脑卒中患者肢体瘫痪在急性期多为弛缓性瘫痪，随着病程的延续，逐渐出现痉挛，达到高峰后，痉挛程度又逐渐降低，并出现分离运动和随意运动。但在临床上，多数患者痉挛持续时间相当长，恢复缓慢，主要表现为肌张力增高，被动运动时抵抗较强，肌萎缩不明显，腱反射活跃或亢进，出现病理反射，常呈现为典型的痉挛模式（表 21-1）。

表 21-1 脑卒中典型的痉挛模式

部位	特点
头	颈向患侧屈曲旋转，面朝向健侧
患侧上肢	肩胛骨回缩，肩带下降，肩关节内收、内旋；肘关节屈曲伴前臂旋前或后；腕关节屈曲伴尺偏；拇指对掌、内收、屈曲；其余四肢屈曲内收
患侧下肢	骨盆旋后上提；髋关节后伸，内收、内旋；膝关节伸展；踝跖屈、足内翻；趾屈曲、内收
躯干	向患侧侧屈伴旋后

2. 共同运动 是脑卒中患者恢复过程中经常会出现的一种异常活动，表现为患者患侧肢体某一关节进行主动运动时，引发相邻的关节出现相同的运动，而形成的特有的运动模式，脑卒中患者典型的共同运动模式（表 21-2）。

表 21-2 脑卒中典型的共同运动模式

部位		特点
上肢	屈肌	上肢屈肌占优势，表现为肩胛骨回缩、上提、肩关节后伸、外展、外旋、肘关节屈曲，前臂旋后，腕和手指屈曲
	伸肌	上肢伸肌占优势，表现为肩胛骨前伸，肩关节屈曲、内收、内旋，肘关节伸展，前臂旋前，伸腕伸指
下肢	伸展	表现为髋关节后伸、内收、内旋，膝关节伸直，踝跖屈、内翻，足趾跖屈
	屈曲	表现为髋关节屈曲、外展、外旋，膝关节屈曲，踝背屈、内翻，足趾背屈

3. 联合反应 是指偏瘫患者健侧进行抗阻运动时引发患者肢体相应部位出现放射性的肌张力增高的现象。联合反应的明显程度与抗阻强度的大小成正比。依据联合反应的症状

不同可分为对称性联合反应与非对称性联合反应。对称性联合反应是指患者健侧上下肢进行抗阻外展或内收时，其患者上下肢出现相同的运动。非对称性联合反应是指患者健侧上下肢进行抗阻屈曲时，患侧上下肢出现相反的运动。除此之外还有同侧联合反应现象，患者表现出患侧上肢抗阻力屈曲时，引发下肢伸肌张力增高。

4. **异常步态** 脑卒中患者由于下肢伸肌张力增高恢复期常出现划圈步态、长短腿和膝过伸等异常的步行姿势。

（二）言语障碍

脑卒中的患者如果损伤部位发生语言中枢则会表现出言语障碍，常见的言语问题有失语症、构音障碍和吞咽障碍。

1. **失语症** 关于失语症的定义不同学者给出的定义不同，但是内容大体一致。失语症是指大脑损伤引起的语言功能受损或丧失，该病为获得性语言障碍，表现在口语或书面语的理解、表达障碍。国内常将失语症分为外侧裂周失语综合征、分水岭区失语综合征、完全性失语、命名性失语、皮质下失语等，外侧裂周失语综合征分为 Broca 失语、Wernicke 失语和传导性失语；分水岭区失语综合征分为经皮质运动性失语、经皮质感觉性失语和经皮质性混合性失语。脑卒中患者中枢损伤部位不同引发的言语障碍也不同，需要结合临床实际进行失语症的评定，以便确定其失语症类型。

2. **构音障碍** 是指在言语活动中，由于构音器官的运动或形态结构异常，环境或心理因素等原因所导致的语音不准现象。患者主要以发声困难、发音不准、音量、音调及速度异常等为主要表现，分为运动性构音障碍、器质性构音障碍和功能性构音障碍。在诊断过程中要注意与失语症、儿童语言发育迟滞及听力障碍所致的发音异常区分。

3. **吞咽障碍** 吞咽是人类最复杂的行为之一，是提高患者生活质量的前提。吞咽障碍是一个症状的总名称，是指食物经口到胃的生理过程发生障碍的现象，脑卒中患者的吞咽障碍会因病变发生的部位、性质和程度不同而不同，主要表现为吞咽不畅和滴水难进。其依据有无解剖结构异常分为功能性吞咽障碍和器质性吞咽障碍，依据解剖部位不同分为吞咽部吞咽障碍和食管部吞咽障碍。无论是哪种类型的吞咽障碍在评估和治疗的过程中一定要注意患者心理治疗，尽量减少患者的恐怖、焦虑情绪。

（三）认知功能障碍

脑卒中发生后认知功能障碍不仅严重影响患者的日常生活能力，也对患者躯体功能的恢复造成不利影响，是脑卒中致残的重要原因之一。因此，加强脑卒中后认知功能障碍的防治尤为重要。目前国内外的研究证明初发卒中的病灶部位、病灶特点、是否伴有高同型半胱氨酸血症、病变侧、并发症、教育程度和年龄是脑卒中后认知功能障碍的七大影响因素。同时，研究人员得出结论认为，大脑前部病变、多部位或大面积病变、伴有高同型半胱氨酸血症、左侧大脑半球病变、有高血压或糖尿病等并发症、教育程度较低、年龄较大者更容易发生认知功能障碍。脑组织梗死的部位对认知功能的影响很重要，如果脑梗死的部位恰恰是管理思维、记忆等认知功能的区域，就容易发生功能障碍，因此左侧和大脑前部受损更容易引起认知功能障碍。

（四）感知觉功能障碍

感觉障碍是指在反映刺激物个别属性的过程中出现困难和异常。常见的感觉障碍包括一般感觉障碍和特殊感觉障碍。感觉障碍对人的各种心理过程会发生广泛的影响，并可由此造成知觉障碍，使运动反馈信息紊乱而导致运动功能失调。

知觉障碍是感觉输入系统完整的情况下，大脑皮质特定区域对感觉刺激的认识和整合出现障碍（如听到铃声，但不能辨别电话声还是门铃声）。脑卒中后，大脑损伤的部位和程度不同，导致患者知觉障碍的表现也不同。主要表现为躯体构图障碍、空间关系综合征、失认、单侧忽略或失用等。

（五）心理障碍

脑卒中患者最常见的心理障碍是抑郁症，表现为情绪低落、对事物缺乏兴趣、做事不积极、失眠等症状，严重者还伴有焦虑，治疗过程中家属及治疗师要给予患者鼓励与支持，对预后有积极作用。

三、运动功能评定

脑卒中患者运动功能障碍的原因已经进行了简单的介绍，主要是由于脑组织损伤引发肌张力障碍、运动模式异常、平衡与协调障碍、步态异常等。针对脑卒中患者的运动功能障碍常用的评定方法有 Brunnstrom 分期、简式 Fugl-Meyer 运动功能评定法、改良 Ashworth 评定、Berg 平衡测试、协调评定、步态评定等。

（一）Brunnstrom 分期

Brunnstrom 技术由瑞典物理治疗师于 20 世纪 50 年代提出，1961 年开始推广并应用，该方法通过对偏瘫患者长期、细致观察，结合大量文献研究，提出了著名的偏瘫恢复 6 阶段理论（表 21-3），评定分级见表 21-4。

表 21-3　Brunnstrom 偏瘫恢复六阶段特点

阶段	特点
第 I 阶段	迟缓期，患者处于软瘫状态，没有任何运动
第 II 阶段	痉挛阶段，患者出现联合反应，共同运动，痉挛
第 III 阶段	共同运动阶段，患者出现随意运动，痉挛、共同运动加重
第 IV 阶段	部分分离运动阶段，患者出现部分分离运动，痉挛共同运动减弱
第 V 阶段	分离运动阶段，患者出现难度较大的分离运动，痉挛减弱
第 VI 阶段	随意运动阶段，患者出现随意运动，痉挛消失，各方面运动功能趋于正常

表 21-4　Brunnstrom 偏瘫恢复评定分级标准

分期	上肢	手	下肢
第Ⅰ阶段	迟缓期，无随意运动	迟缓期，无随意运动	迟缓期，无随意运动
第Ⅱ阶段	出现痉挛、联合反应及共同运动	出现细微的屈曲	出现随意运动
第Ⅲ阶段	可随意发起共同运动	出现钩状抓握，但不能伸展	坐、站时髋、膝、足可共同屈曲
第Ⅳ阶段	出现部分分离运动，手背可触及腰部；肩0°，肘屈曲90°，前臂旋前、旋后	能侧方抓握及松开拇指；手指可随意小范围伸展	坐位屈膝90°以上，足跟可向后滑；坐位，足跟触底，踝可背屈；坐位，膝关节可伸展
第Ⅴ阶段	出现难度较大的分离运动，肩外展90°，肘伸直；肩前屈30~90°，肘伸直，前臂旋前、旋后；肘伸直，前臂中立位，肩关节前屈180°	能抓握圆柱体、球状物体；手指可联合伸展但不能单独伸展	坐位，膝伸展，踝背屈；立位，髋伸展能屈膝
第Ⅵ阶段	动作接近正常，但较健侧动作慢	能完成抓握，但速度较健侧慢	动作接近正常，但较健侧动作慢

（二）简式 Fugl-Meyer 运动功能评定法

该方法是将上下肢运动功能、平衡功能、关节活动度、感觉等内容综合进行评定的方法，是脑卒中运动模式评定常用的方法，该评分方法总分为100分，上肢运动功能评分为66分，下肢运动功能评分为34分，依据最终得分将患者运动功能状态分为4个级别，<50分为Ⅰ级；50~84分为Ⅱ级；85~95分为Ⅲ级；96~99分为Ⅳ级（表21-5、表21-6）。

表 21-5　简式 Fugl-Meyer 上肢坐位运动功能评定

项目	0分	1分	2分
1. 有无反活动			
肱二头肌	无反射活动		有反射活动
肱三头肌	无反射活动		有反射活动
2. 屈肌协调运动			
肩上提	完全不能	部分完成	不间歇充分完成
肩后缩	完全不能	部分完成	不间歇充分完成
肩外展 ≥ 90°	完全不能	部分完成	不间歇充分完成
肩外旋	完全不能	部分完成	不间歇充分完成
肘屈曲	完全不能	部分完成	不间歇充分完成
前臂旋后	完全不能	部分完成	不间歇充分完成
3. 伸肌协调运动			
肩内收、内旋	完全不能	部分完成	不间歇充分完成
肘伸展	完全不能	部分完成	不间歇充分完成
前臂旋前	完全不能	部分完成	不间歇充分完成

续表

项目	0分	1分	2分
4. 伴有协同运动的活动 　手触腰椎 　肩关节屈曲90°，肘关节伸直 　肩0°，屈肘90°，前臂旋前、后	没有明显活动 开始时手臂立即外展或肘关节屈曲 不能屈肘或前臂不能旋前	手仅可向后越过髂前上棘 在接近规定位置时肩关节外展或肘关节屈曲 肩、肘位正确基本能旋前、旋后	能顺利完成 能顺利完成 能顺利完成
5. 脱离协同运动的活动 　肩关节外展90°，肘伸直，前臂旋前 　肩关节前屈举臂过头，肘伸直，前臂中立位 　肩屈曲30~90°，肘伸直，前臂旋前、旋后	开始时肘屈曲，前臂偏离方向不能旋前 开始时肘关节屈曲或肩关节外展 前臂旋前、旋后完全不能或肩肘位不正确	部分完成动作或肘关节屈曲或前臂不能旋前 肩关节屈曲时肘关节屈曲，肩关节外展 肩肘位置正确基本能完成旋前、旋后	能顺利完成 能顺利完成 能顺利完成
6. 反射亢进 　检查肱二头肌、肱三头肌、指屈肌三种反射	至少2~3个反射明显亢进	1个反射明显亢进或至少2个反射活跃	活跃反射≤1个，且无反射亢进
7. 腕稳定性 　肩0°、肘屈90°时腕背屈 　肩0°、肘屈90°时腕屈伸	不能背屈腕关节达15° 不能随意屈伸	可完成腕背屈，但不能抗阻力 不能随意停顿进行	施加轻微阻力仍可保持腕背屈 能平滑不停顿主动活动腕关节
8. 肘伸直，肩前屈30°腕背屈 　腕屈伸 　腕环形运动	不能背屈腕关节达15° 不能随意屈伸 不能进行	可完成腕背屈，但不能抗阻力 不能在全关节范围内主动活动腕关节 活动费力或不完全	施加轻微阻力可保持腕背屈 能平滑不停顿地进行 正常完成
9. 手指 整体屈曲 整体伸展 勾状抓握 侧捏 对捏 圆柱状抓握 球状抓握	不能屈曲 不能伸展 不能保持要求位置 完全不能 完全不能 不能保持要求位置 不能保持要求位置	能屈曲但不充分 能放松主动屈曲的手指 握力微弱 能用拇指捏住一张纸，但不能抗拉力 捏力微弱 捏力微弱 捏力微弱	能完全主动屈曲 能完全主动伸展 能抵抗相当大的阻力 可牢牢捏住纸 能抵抗较大阻力 能抵抗较大阻力 能抵抗较大阻力
10. 协调能力与速度（手指指鼻试验连续5次） 震颤 辨距障碍 速度	明显震颤 明显或不规则 轻健侧长6秒	轻度震颤 轻度或规则 较健侧长2~5秒	无震颤 无辨距障碍 两侧差别<2秒

表 21-6　简式 Fugl-Meyer 下肢运动功能评定

项目	0分	1分	2分
1. 有无反射（仰卧位） 跟腱反射 膝腱反射	无反射 无反射		能引起反射 能引起反射
2. 屈肌协调运动（仰卧位） 髋关节屈曲 膝关节屈曲 踝关节屈曲	无法进行 无法进行 无法进行	部分进行 部分进行 部分进行	充分进行 充分进行 充分进行
3. 伸肌协同运动（仰卧位） 髋关节伸展 髋关节内收 膝关节伸展 踝关节跖屈	无法进行 无法进行 无法进行 无法进行	部分进行 部分进行 部分进行 部分进行	充分进行 充分进行 充分进行 充分进行
4. 伴有协同运动的活动 （坐位） 膝关节屈曲 踝关节背屈	无主动运动 无主动运动	膝关节能从微伸为屈曲， 但小于 90° 主动背屈不完全	屈曲 > 90° 正常
5. 脱离协同运动的活动 （立位） 膝关节屈曲 踝关节背屈	在髋关节伸展位时不能 屈膝 不能主动运动	髋关节 0°时，膝关节能屈 曲，但小于 90° 能部分背屈	能主动运动 能充分背屈
6. 反射亢进（坐位） 查跟、膝腱和膝屈肌三种 反射	2~3 个反射明显亢进	1 个反射明显亢进或 2 个 反射活跃	活跃反射 ≤ 1 个且无反射 亢进
7. 协调能力与速，仰卧位 度（跟 - 膝 - 胫试验，快 速连续作 5 次） 震颤 辨距障碍 速度	明显震颤 明显不规则 轻健侧长 6 秒	轻度震颤 轻度规则 较健侧长 2~5 秒	无震颤 无辨距障碍 比健侧长 2 秒

（三）痉挛评定

脑卒中患者其运动功能障碍的发生主要是肌张力异常所致，以痉挛为主要临床表现。针对肌张力的评定，多采用改良 Ashworth 分级，一般受试者采用仰卧位，处于舒适体位，分别对双侧上下肢进行被动关节活动范围运动，手法检查时依据患者被动运动时所感受到的阻力来进行分级评估（表 21-7）。

表21-7 改良 Ashworth 分级法评分标准

分级	评定标准
0	无肌张力增高，被动活动肢体在整个范围内均无阻力
1	肌张力稍增高，被动活动肢体到终末端有轻微阻力
1+	肌张力稍增加，被动活动肢体在前 50% 范围内出现卡住现象，后 50% 中有轻微阻力
2	肌张力轻度增加，被动活动肢体在大部分关节活动范围内均有阻力，但仍可以活动
3	肌张力中度增加，被动活动肢体在整个关节活动范围内均有阻力，活动比较困难
4	肌张力高度增加，肢体僵硬，阻力很大，被动活动十分困难

（四）平衡功能评定

脑卒中患者主要评定坐位和站立的平衡反应，常用的评定方法为三级平衡检测法和 berg 平衡量表测试。

1.三级平衡评定标准　Ⅰ级平衡：机体在安静状态下，维持身体某种姿势稳定。Ⅱ级平衡：机体在没有外界干扰的情况下，可以在一定范围内进行随意运动而保持姿势稳定。Ⅲ级平衡：机体可以抵抗一定的外界干扰，维持身体各姿势的稳定。针对脑卒中患者平衡测试一般取坐位、立位进行。

2.berg 平衡量表　该量表于 1989 年首次报道，包括由坐到站、独立站立、独立坐、由站到坐、床－椅转移、闭目站立、双脚并拢站立、站立位上肢前伸、站立位从地上拾物、转身向后看、转身一周、双足交替踏台阶、双足前后站立、单腿站立 14 项内容，依据患者完成质量分为 0~4 分五个级别，最高分 56 分，最低分 0 分，得分越低，说明平衡功能障碍越严重。

（五）协调评定

协调是指人体进行平稳、准确、有控制的运动能力，协调运动受中枢神经系统的控制，影响患者动作的平稳、准确。针对脑卒中患者恢复期的协调障碍问题可以进行平衡协调性试验。常用的方法有以下几种

1.双足站立测试　令患者双足并拢站立；或一足在前一足在后站立，上肢交替放置身体头上方或腰部；给患者较小外力以破坏其平衡；令患者弯腰取物；睁眼闭眼测试。

2.单足站立　令患者睁眼或闭眼状态下单足站立。

3.步行　令患者沿直线行走，一足跟在另一足尖前；或走 8 字路环形路。

（六）步行评定

脑卒中患者常表现出划圈步态、长短步态、膝过伸等症状。依据其步态问题常用的方法有目测分析法、足迹分析法、步态分析仪评定法等。

1.目测分析法　治疗师观察患者行走过程，依据印象结合观察项目逐一评定，并做出

定性分析的方法。一般采用自然步态，观察患者前面、侧面和后面（表21-8）。

表21-8　目测分析法观察要点

内容	观察要点
步行周期	时相是否合理，左右是否对称、稳定性和流畅性是否较好
步行节律	节奏是否均匀，速率是否合适，时相是否连贯
疼痛	是否干扰步行、发作时间与障碍的联系
肩、臂	是否有塌陷或抬高现象
躯干	是否有前屈或侧弯
骨盆	是否前倾、旋转或扭转
膝	摆动相是否可屈曲，支撑相是否可伸直，关节稳定性
踝	摆动相是否可背屈或跖屈，是否足下垂、内翻或外翻，关节稳定性
足	足跟着地、足趾离地情况
足接触面	足是否与地面全部接触，两足间距

2. 足迹分析法　该方法是一种简便、定量、客观而实用的临床研究方法。令患者在走廊或操场上，两眼平视前方，以自然行走的方式走过准备好的步道，记录患者走过规定步道所需时间，并对患者留在步道上的印记进行测量。

3. 步态分析仪评定法　需要比较精准的仪器对患者进行测量，价格昂贵，分析耗时较长。

四、运动治疗

脑卒中患者所引发的功运动障碍多以偏瘫为主，依据 Brunnstrom 分级将偏瘫患者运动功能恢复分弛缓期、痉挛期、共同运动期、部分分离运动期、分离运动期和正常六个时期，因此脑卒中患者的运动功能恢复也多以此分期为主进行治疗。

（一）软瘫期的运动治疗

在 Brunnstrom 分期中 I 期相当于临床急性期又名软瘫期，患者表现出腱反射减弱或消失、肌张力低下、随意运动丧失等特点。依据该时期的特点，患者的主要康复目标包括以下几个方面：

a. 预防肩关节半脱位、肩手综合征、关节挛缩、肺炎、压疮等并发症的发生。

b. 通过对患侧进行感觉刺激，让患者体验正确的运动感觉，促进肌张力提高，诱发肢体出现合理的随意运动。

c. 通过 Bobath 等神经生理疗法诱发患者早日进入部分分离阶段，有效预防或减轻患者痉挛的发生，缩短患者痉挛期和共同运动期。

依据患者的康复目标可以进行以下几个方面练习，具体的治疗项目包括：

1. 良肢位的摆放 良肢位是指为了预防或对抗患者出现痉挛模式，早期诱发分离运动保护肩关节而设计的一种治疗性体位。该方法自患者生命体征稳定48小时后，即可开始的进行，且要贯穿整个康复过程，临床常用的良肢位摆放分为侧卧位和仰卧位，侧卧位包括健侧卧位和患者卧位。

（1）仰卧位：患者取仰卧位，头正中位，患侧肩胛骨下方垫一软枕，肩稍微外展约30°，上肢置于体侧软枕，前臂远端高于近端，肘关节伸展，腕背伸，掌心远端向上，患侧臀部和膝关节下方分别放置软枕，使骨盆前倾，屈髋屈膝，足底放置枕头或者背屈楔形垫防止足下垂（图21-1）。

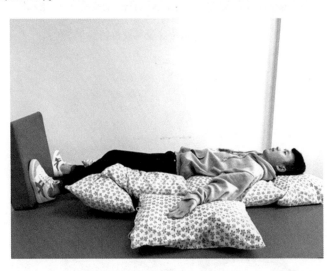

图21-1 仰卧位良肢位摆放

（2）患侧卧位：患者取患侧卧位，该体位是最利于患者恢复的体位。头枕于软枕上（软枕高度为10~12cm），颈部稍屈曲，患侧上肢前屈与躯干成90°，肘关节伸直，掌心向上，腕、指关节伸展，患侧下肢髋关节稍后伸，膝关节微屈，踝关节保持背屈0°，健侧上肢自然放置于软枕上，健侧髋、膝关节屈曲置于软枕上方即可（图21-2）。

（3）健侧卧位：患者取健侧卧位，该体位是患者最舒适的体位，头枕于软枕上（软枕高度为10~12cm），躯干与床面垂直，身后放置软枕防止身体后倾，患者上肢充分伸展置于胸前软枕上（软枕高度应高于躯干），肘关节伸直，腕、指关节伸展，掌心向下，患侧下肢髋、膝、关节屈曲放置于软枕上，踝关节不能离开软枕，健侧上肢自然舒适放置即可，下肢屈髋屈膝，自然放置（图21-3）。

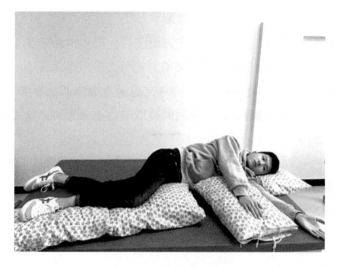

图 21-2　患侧卧位良肢位摆放

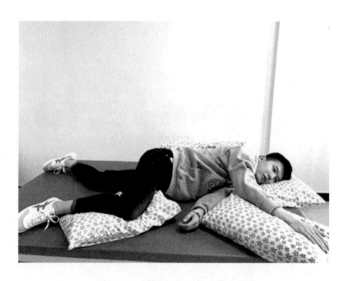

图 21-3　健侧卧位良肢位摆放

2. 关节活动度训练　卒中早期患者可进行床边关节活动度的被动训练，以保持关节活动度，预防关节挛缩发生，通过刺激本体感受器，促进患肢主动运动早期出现。由于在脑卒中早期，部分患者会存在感觉障碍，因此在进行徒手被动关节活动度训练时手法要轻柔、缓慢，注意在无痛范围内进行。活动速度上肢 3~5 秒每一个动作，下肢 5~10 秒每一个动作，5~10 遍 / 次，2~3 次 / 日。

1）肩胛骨：患者俯卧位，上肢放置体侧，上方手放置患侧肩部，下方手放在肩胛下角，两手同时用力将肩胛骨向上、下、内、外方向活动，主要预防肩胛骨后缩畸形。

2）肩关节：脑卒中患者发病后早期如防护不当肩关节易发生肩关节半脱位，因此在训练时应注意双向防范，治疗过程中应注意保护肩关节，具体方法如下：一手固定于患者肩部上方，一手握住患者上肢远端，分别进行屈曲、伸展、外展、外旋和内旋等方向活动，需要注意的是各方位的训练范围应从正常关节活动范围的 1/2 处开始逐渐增加。

3）肘关节：脑卒中患者恢复早期前臂容易出现旋前挛缩现象，因此训练时应重点进行前臂旋转训练，具体方法如下：下方手置于前臂远端，上方手置于肘关节上方，缓慢进行前臂的旋前和旋后活动（图 21-4）。

4）腕关节：上方手固定前臂远端，下方手握住掌骨，分别进行腕关节的掌屈、背伸、尺侧偏和桡侧偏活动。

5）掌指关节和指关节：脑卒中患者发病早期手部屈肌张力占优势，易出现掌指关节和指间关节挛缩，拇指屈曲内收等症状，因此训练时应对掌指关节、指间关节进行被动屈曲和伸展训练（图 21-5），以防止其屈肌张力过度增高。

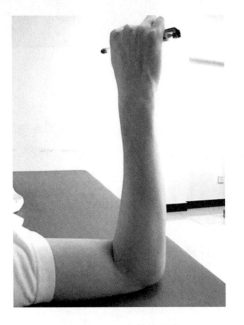

图 21-4　前臂旋前

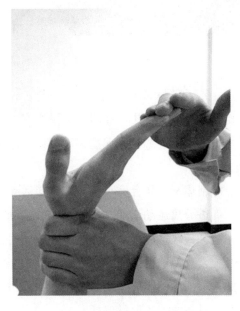

图 21-5　掌指关节、指指关节伸展

6）髋关节：该阶段的主要目标是维持髋关节伸展，为恢复期步行提供必要条件。具体方法如下：治疗师上方手置于患者健侧下肢腘窝处被动屈髋屈膝，下方手置于患者患侧下肢股骨远端向下施压保持患侧下肢伸髋伸膝。由于该时期的患侧下肢易发生髋关节外旋挛缩，因此还要加强髋关节内旋外旋的被动训练，具体方法如下：患者仰卧位，屈髋屈膝90°，治疗师上方手置于膝关节上方固定，下方手握住小腿远端，分别做髋关节内旋和外旋活动（图 21-6）。

7）踝关节：为了预防足下垂的发生，利用踝背屈牵伸小腿三头肌是常用的方法，具体操作如下：患者仰卧位，踝中立位，上方手握住踝关节，下方手置于足跟下方，下方手前臂抵住患者整个足底，活动时下方手将足跟向远方牵引，同时前臂将足压向头侧（图21-7）。

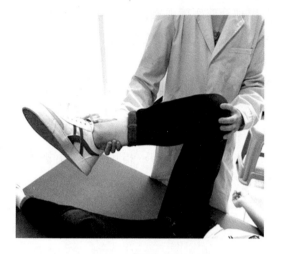 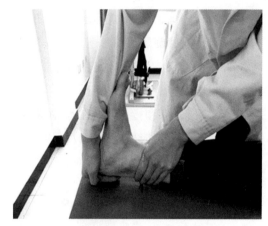

图 21-6　髋关节外旋　　　　　　　　　　图 21-7　踝关节背屈

（二）痉挛期的运动治疗

Brunnstrom 分期 Ⅱ ~ Ⅲ期此阶段约在患者发病后 1~3 个月，偏瘫患者进入典型的痉挛期，出现上一节介绍到的典型痉挛模式。依据该时期的特点患者的主要康复目标包括以下几个方面：

a. 抑制痉挛、联合反应，打破共同运动模式。

b. 促进分离运动出现，易化正确的运动模式。

c. 结合日常生活活动训练指导患者利用患侧肢体做主动运动。

d. 配合其他项目的训练，改善患者功能状态，为恢复期的治疗奠定基础。

此阶段的治疗主要是在康复治疗大厅进行，依据患者的康复目标可以进行以下几个方面练习，具体的治疗项目包括：

1. 直立性低血压的适应性训练　治疗师可以利用电动起立床尽早地进行从卧位到坐位的训练，以克服由于长期制动引起的直立性低血压的发生。电动起立床是根据训练的各种需要而设计的床面，宽达 70cm，可充分保障功能性训练的需要，脚底板既可俯仰调整，又可内外翻调整。治疗师可在训练开始前将训练内容设定好，然后单健操作便可自动起立，训练结束后床面自动回复到水平位置，床头抬高从倾斜 30° 开始，维持 5 分钟，每日增加床头倾斜角度 10~15°，维持时间 5~15 分钟，注意在训练过程中角度与时间不能同时增加，但是可以间歇性增加。

2. 抑制痉挛的训练　此时期的患者进入典型的痉挛期，出现典型的痉挛模式，因此抑制痉挛训练是重要的训练项目之一，可以通过关节活动度训练和牵伸训练达到预期的目的，除此之外神经生理疗法、rood 技术，bobath 技术等均可以应用在此阶段，具体训练方法详见本书上篇部分章节。

3.转移训练　偏瘫患者的转移活动主要包括翻身、卧位平移和由卧位到坐位转移等。

1）翻身：翻身包括从仰卧位到患侧卧位、从仰卧位到健侧卧位两种，具体方法如下：①从仰卧位到患侧卧位：患者 Bobath 握手，上肢前屈 90°，头转向患侧，健侧肩上抬，健侧下肢屈髋屈膝用力蹬床，完成向患侧的转身（图 21-8~ 图 21-11）。②从仰卧位到健侧卧位：健侧足从患侧腘窝处插入，沿着小腿向下滑至足跟处，头转向健侧，患者 Bobath 握手，上肢前屈 90°，左右两侧摆动，随着摆动幅度的增大，利用躯干旋转和上肢摆动的惯性完成向健侧的转身（图 21-12~ 图 21-15）。

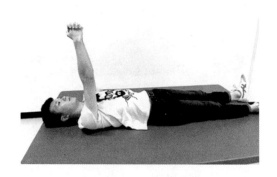

图 21-8　向患侧翻身 A

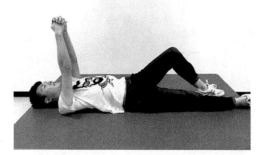

图 21-9　向患侧翻身 B

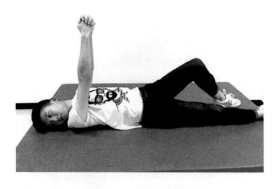

图 21-10　向患侧翻身 C

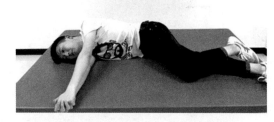

图 21-11　向患侧翻身 D

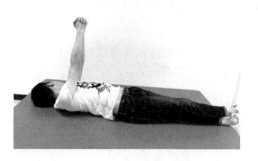

图 21-12　向健侧翻身 A

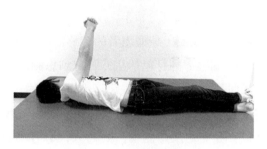

图 21-13　向健侧翻身

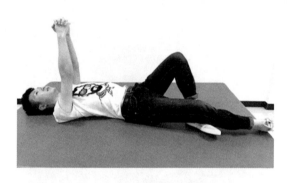

图 21-14　向健侧翻身 C

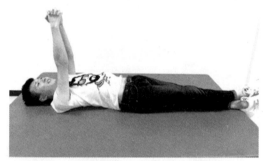

图 21-15　向健侧翻身 D

2）卧位平移：包括左右平移和上下平移两种，具体训练方法详见本书上篇第八章转移训练。

3）由卧位到坐位转移：该方法是脑卒中患者主动完成的从卧位转移到坐位的训练，进行转移训练时要求患者必须在侧卧的基础上进行，练习开始前治疗师应给予相应的帮助和指导。分为从健侧坐起（图 21-16~ 图 21-19）和从患侧坐位两种。

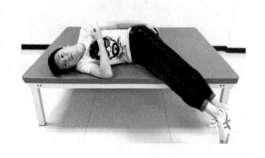

图 21-16　健侧坐起 A

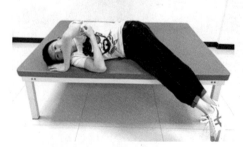

图 21-17　健侧坐起 B

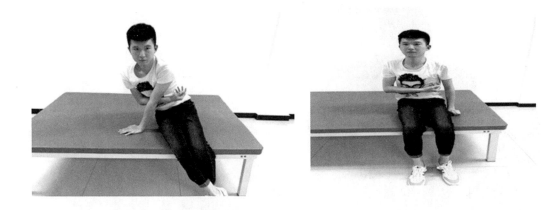

图 21-18　健侧坐起 C　　　　　　　　　　　　图 21-19　健侧坐起 D

4. **坐位训练**　坐位训练应依据患者恢复情况尽早进行，常从床上有支撑坐位开始，待患者适应后，逐渐转为端坐位和床边坐位。当患者具备了坐位平衡一级水平后，即可进行坐位平衡训练（图 21-20）。

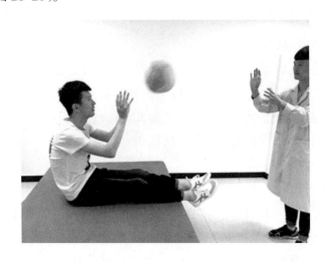

图 21-20　抛接球训练

5. **坐站转移**　当患者获得良好的坐位平衡后，进行从有帮助到无帮助的坐站转移能力训练。训练方法包括辅助站起（图 21-21）和主动站起（图 21-22）。

6. **站立训练**　该训练项目时为步行做充分准备的，此训练的目的是为了使患侧下肢具备单腿完全负重的能力，且在负重状态下能完成髋膝关节的屈伸控制和重心转移，患者可以先扶持站立或平行杠内站立，逐渐减少支撑，训练单腿负重，当患者站立平衡达到三级后即可进行步行训练。

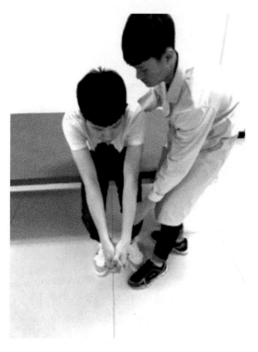
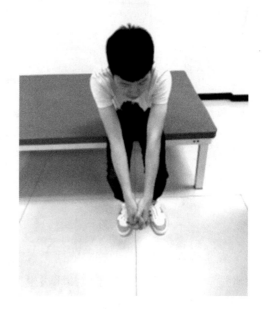

图 21-21　辅助站起 A　　　　　　图 21-22　主动站起

（三）恢复期的运动治疗

Brunnstrom 分期 Ⅳ~Ⅵ 期的患者肌张力逐渐降低或趋于正常，运动由共同运动转向分离运动，该时期的患者坐位、立位平衡反应均正常；能独自完成坐站转移；可单腿站立，重心转移良好。依据此时期的特点患者的主要康复目标包括以下几个方面：

a. 提高分离运动的控制和精细运动能力的提高。

b. 提高步行能力。

c. 恢复日常生活能力。

依据患者的康复目标可以进行以下几个方面练习，具体的治疗项目包括：

1. 上肢和手的训练　为了提高患者的精细运动能力，上肢和手的训练仍然继续上两期的训练方法，包前臂旋前、旋后训练；拇指功能训练，手的精细运动能力训练，器械训练包括磨砂台训练（图 21-23）、分指板训练（图 21-24）和滚筒训练（图 21-25）等。

2. 上下阶梯训练　该方法通过主动地屈伸髋、膝、踝及躯干配合的左右旋转和屈伸，有利于患者整天协调运动的改善，对步行能力的提高有很大的帮助。上下楼梯常用方法有两足一阶法和一足一阶法。无论使用哪种方法一定要遵循健侧先上、患侧后上，患侧先下、健侧后下的原则（图 21-26）。

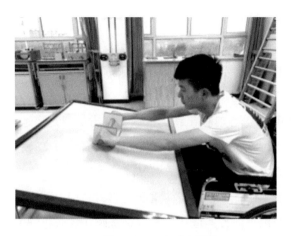

图 21-23 磨砂台训练

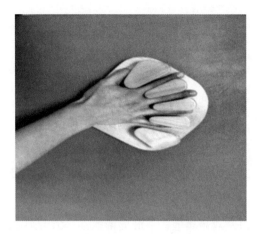

图 21-24 分指板训练

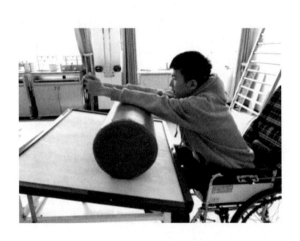

图 21-25 滚筒训练

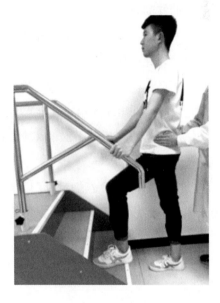

图 21-26 阶梯训练

3.减重步行训练 该方法是近年来备受关注的康复治疗方法之一，主要是利用减重装备，将患者身体悬吊达到去除患者自身重量的效果，使患者在无负重条件下进行步行训练，以提高训练效果。该方法适合偏瘫患者步行训练的早期。

4.步行能力训练

（1）平行杠、助行器步行训练：该方法用于初期的步行训练，适用于下肢无力但无瘫痪、一侧偏瘫或截肢患者；对于行动迟缓的老年人或有平衡问题的患者，助行器可作为长期步行辅助具。具体操作方法：可在平行杠内完成系列步行训练；持助行器行走的方法为：用双手分别握住助行器两侧的扶手，提起助行器使之向前移动 20~30cm 后，迈出患侧下肢，再移动健侧下肢跟进，如此反复前进。

（2）拐杖训练

①交替拖地步：将左拐向前方伸出，再伸右拐，双足同时拖地向前移动至拐脚附近。

②同时拖地步：双拐同时向前方伸出，两脚拖地移动至拐脚附近。

③摆至步：双拐同时向前方伸出，患者身体重心前移，利用上肢支撑力使双足离地，下肢同时摆动，双足在拐脚附近着地。此种步行方式适用于双下肢完全瘫痪而无法交替移动的患者。移动速度较快，可减少腰部及髋部用力。

④摆过步：双侧拐同时向前方伸出，患者支撑把手，使身体重心前移，利用上肢支撑力使双足离地，下肢向前摆动，双足在拐杖着地点前方的位置着地。训练时注意防止膝关节屈曲，躯干前屈而跌倒。适用于双下肢完全瘫痪，上肢肌力强壮的患者。是挂拐步行中最快速的移动方式。

⑤四点步：步行时每次仅移动一个点，一直保持四个点在地面，即左拐→右足→右拐→左足，如此反复进行。是一种稳定性好、安全而缓慢的步行方式。

⑥两点步行：一侧拐杖与对侧足同时伸出为第一着地点，然后另一侧拐杖与相对的另一侧足再向前伸出作为第二着地点。

⑦三点步行：患侧下肢和双拐同时伸出，双拐先着地，健侧待三个点支撑后再向前迈出。

脑卒中患者的康复治疗除了以上介绍的运动治疗方法之外，还有言语治疗、物理因子治疗和传统治疗等很多方法，本章将不再做一一介绍。

项目二　颅脑损伤的运动治疗

【学习目标】

掌握颅脑损伤后主要功能障碍特点、康复评定项目和内容，主要运动治疗技术。

熟悉颅脑损伤的概念，康复治疗的分期。

了解颅脑损伤的预后。

一、概述

（一）概念

颅脑损伤（craniocerebral trauma，head injury）是一组由于外界暴力对头部冲击造成脑组织损伤，导致意识、认知、运动、感觉、言语等功能障碍的一种常见的外伤。常见的发病原因有交通事故、工伤坠落、暴力打击、火器利器等，因此该病多发于青壮年，其具有发病率高、致残率高、伤情复杂、病情急骤等特点，在中国每年大约 60 万人发生颅脑损伤，其中死亡 10 万人左右，颅脑损伤占全身创伤发病率第二位，致残率居于第一位。

（二）临床分型

颅脑损伤伤情复杂，不同原因造成的颅脑损伤类型不同，常见的分类有以下几种

1. 依据损伤方式不同分为开放性脑损伤和闭合性脑损伤

（1）开放性脑损伤：直接或间接力使头皮、颅骨和硬脑膜均破裂，脑组织与外界完全相通。

（2）闭合性脑损伤：头皮、颅骨和硬脑膜至少有一层保持完成，脑组织没有与外界相通。

2. 依据病情严重程度分为轻型、中型、重型及特重型

（1）轻型：伤后昏迷时间在半小时以内，有轻微头痛、头晕等自觉症状，神经系统和脑脊液检查无明显改变。

（2）中型：昏迷时间 12 小时以内，有轻度神经系统阳性体征，体温、呼吸、脉搏、血压有轻微改变。

（3）重型：昏迷 12 小时以上，意识障碍逐渐加重或出现再昏迷，有明显神经系统阳性体征，体温、呼吸、脉搏、血压有明显改变。

（4）特重型：伤后深昏迷，去大脑强直或伴其他脏器损伤、休克等。

二、颅脑损伤的常见问题

随着临床医疗水平的不断提高，颅脑损伤患者的存活率逐渐增高，但是会留有不同程度的功能障碍，常见的功能障碍有以下几种

（一）意识障碍

意识是中枢神经系统对内、外环境中的刺激所做出的有意义的应答能力，这种应答能力的减退或消失就是不同程度的意识障碍，临床常见的意识障碍有：嗜睡、昏睡、昏迷三类，根据患者意识丧失的程度不同昏迷可分为：浅昏迷、中昏迷、深昏迷等（表 21-9）。

表21-9 意识障碍的分级及鉴别要点

分级	对疼痛反应	唤醒反应	无意识自发动作	腱反射	对光反射	生命体征
嗜睡	（+，明显）	（+，呼唤）	+	+	+	稳定
昏睡	（+，迟钝）	（+，大声呼唤）	+	+	+	稳定
昏迷						
浅昏迷	+		可有	+	+	无变化
中昏迷	重刺激可有		很少		迟钝	轻度变化
深昏迷						显著变化

（二）运动功能障碍

颅脑损伤患者因损伤部位、程度不同导致的运动功能障碍不同，其运动功能障碍与脑卒中患者的运动功能障碍相似，此节不在重点阐述，详见本章项目一。

（三）感知觉障碍

感觉是大脑对直接作用于感觉器官的客观事物个别属性的反映，知觉则是客观事物的各种属性作为一个整体的综合映像在头脑中的反应，可以说感知觉是感觉和知觉的综合体。颅脑损伤患者感觉方面存在的功能障碍有深感觉浅感觉消失或感觉倒错、感觉过敏等。知觉障碍表现在躯体构图障碍、视空间关系障碍、失认症和失用症（表21-10）。

表21-10 损伤部位与知觉障碍关系

知觉障碍种类		损伤部位
躯体构图障碍	躯体失认	主侧顶叶
	单侧忽略	次侧顶叶
	左右分辨困难	主、次侧顶叶
	手指失认	主侧顶叶
	疾病失认	次侧顶叶
视空间关系障碍	图形与背景区分障碍	次侧顶叶
	空间定位障碍	
失认症	触觉失认	次侧顶叶
	视觉失认	主侧颞叶
	听觉失认	主、次侧枕叶
失用症	意念性失用	主侧顶叶
	运动性失用	主侧顶叶
	意念运动性失用	主侧顶叶
	结构性失用	主、次侧顶枕叶

（四）认知障碍

认知是指人脑接受外界信息，经过加工处理，转换成内在的心理活动，从而获取知识或应用知识的过程，它包括记忆、语言、视空间、执行、计算和理解判断等方面。认知障碍指与上述学习记忆以及思维判断有关的大脑高级智能加工过程出现异常，从而引起严重学习、记忆等改变的病理过程。颅脑损伤患者常见的认知功能障碍表现为：注意力、记忆力、执行能力、思维能力下降。

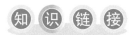

言语表达障碍

①言语废用症：是指因脑损害造成的不能将形成的和填充好的语音框架转换成用来执行有目的的言语运动计划。言语运动计划即指定发音器官的运动目标（如圆唇、舌尖抬高）。运动计划的基本单位是音位，每个音位系列有它的空间和时间赋值。②语法缺失：在非流利型失语症患者自发言语中，常可以看到他们的言语表达多为实义词，而缺乏语法功能词，动词相对较少，言语不能扩展，即"电报式"言语。③复述困难：表达性言语的最简单的形式是复述性言语，音素、音节、词的简单复述要求精确的听觉，并对音素加以分析，最后形成复述材料的记忆合成表象，变成复述的另一条件是要具有相当精确的发音系统，以及从一个发音单位到另一个发音单位或一个词到另一个词的转换。④命名错误：各种类型失语症患者在命名时均可见命名错误。常见的名错误有迂回语、语义性错语、音素性错语、无关语词错语、新词错语、否定反应等。

（五）言语障碍

语言是人类在社会劳动和生活过程中形成并发展起来的，它是指通过运用各种方式或符号（手势、表情、口语、文字）来表达自己的思想或与他人进行交流的能力，是一种后天获得的、人类独有的复杂的心理活动。言语障碍是指对口语、文字或手势的应用或理解的各种异常。颅脑损伤患者可导致失语、构音障碍等问题，失语症最常见。失语症是指与语言功能有关的脑组织的病变，造成患者对人类进行交际符号系统的理解和表达能力的损害，尤其是语音、词汇、语法等成分、语言结构和语言的内容与意义的理解和表达障碍，以及作为语言基础的语言认知过程的减退和功能的损害。失语症不包括由于意识障碍和普通的智力减退造成的语言症状，也不包括听觉、视觉、书写、发音等感觉和运动器官损害引起的语言、阅读和书写障碍；颅脑损伤失语症患者常见的是命名障碍和言语错乱。

（六）情绪情感

情绪情感是人对事物的态度的体验，是人的需要得到满足与否的反映，具有特殊的主观体验、显著的身体、生理变化和外部表情行为。颅脑损伤患者除了神经功能发生障碍外，还易出现各种情绪情感等心理问题，表现出抑郁或焦虑症状。

三、运动功能评定

颅脑损伤患者中 40% 存在不同程度的功能障碍，除了运动功能、认知功能、意识等原发性功能障碍之外，还会随着病情的发展伴有一些肌肉挛缩、直立性低血压等继发性功能障碍。全面的康复评定是制定康复训练目标，实施康复治疗计划的基础，因此康复评定工作显得尤为重要。

（一）收集资料

在康复评定过程中，治疗师一般通过与患者家属面谈采集患者的一般资料，内容包括：主诉、现病史、既往史、功能史、家族史、职业史等。颅脑损伤患者应重注致病原因、过程、受损部位、程度、昏迷时间，有无继发性功能障碍及有无并发症等问题。

（二）颅脑损伤严重程度评定

1.急性期评定　颅脑损伤患者急性期的评定主要是依据格拉斯哥昏迷量表（GCS），该量表是目前国际通用的反应急性期颅脑损伤严重程度的可靠指标，且对颅脑损伤患者预后也有评估意义。此量表包括睁眼反应（E）、语言反应（V）与运动反应（M）三部分，满分 15 分，最低分 3 分，依据患者得分情况结合患者昏迷时间将颅脑损伤患者严重程度分为轻、中、重三个级别（表 21-11）。

轻型：13~15 分，伤后昏迷时间在 30 分钟以内。

中型：9~12 分，伤后昏迷时间为 30 分钟至 6 小时。

重型：3~8 分，伤后昏迷时间在 6 小时以上，或在伤后 24 小时内意识恶化再次昏迷 6 小时以上。

表 21-11　格拉斯哥昏迷评分量表

项目	状态	评分
睁眼反应	自发性的睁眼反应	4
	声音刺激有睁眼反应	3
	疼痛刺激有睁眼反应	2
	任何刺激均无睁眼反应	1
运动反应	可按指令动作	6
	能确定疼痛部位	5
	对疼痛刺激有肢体退缩反应	4
	疼痛刺激时肢体过屈（去大脑皮质）	3
	疼痛刺激时肢体过伸（去大脑皮质）	2
	疼痛刺激时无反应	1

续表

项目	状态	评分
言语反应	对人物、时间、地点等定向问题清楚	5
	对话混淆不清，不能准确会答有关人物、时间、地点等定向问题	4
	言语不流利，但可分辨字意	3
	言语模糊不清，对字意难以分辨	2
	任何刺激均无语言反应	1
总分		

2. 恢复期评定 颅脑损伤患者恢复期的评定主要是依据盖尔维斯顿定向及记忆力遗忘检查（GOAT）（表 21-12），该量表主要是以提问的方式，检查患者伤后遗忘情况，诊断患者连续记忆是否恢复。满分 100，采用减分制，评分 75~100 为正常，66~74 为边缘，<66 为异常，一般认为达到 75 分才算脱离了创伤后遗忘（PTA）。PTA 是指颅脑损伤后患者有一段失去意识伴失定向、意识混乱、情绪受损等症状持续的时间，依据 PTA 的长短，可将颅脑损伤严重程度分为轻度、中度、重度、极重度四级，PTA<1h 为轻度，1<PTA<24h 为中度，1<PTA<7 天为重度，PTA > 7 天为极重度。

表 21-12 盖尔维斯顿定向及记忆力遗忘检查表（GOAT）

姓名： 性别：男 女 出生日期： 年 月 日

诊断：

检查时间： 受伤时间：

1. 你叫什么名字（姓和名）？（2 分）
你什么时候出生？（4 分）
你现住在哪里？（4 分）
2. 你现在在什么地方：城市名（5 分）
在医院（不必陈述医院名称）（5 分）
3. 你哪一天入这家医院的？（5 分）
你怎么被送到医院里的？（5 分）
4. 受伤后你记得的第一件事是什么（如苏醒过来等）？（5 分）
你能详细描述一下你受伤后记得的第一件事吗？（5 分）（如时间、地点、伴随人等）
5. 受伤前你记得的最后一件事是什么？（5 分）
你能详细描述一下你受伤前记得的最后一件事吗？（5 分）（如时间、地点、伴随情况等）
6. 现在是什么时间？（最高分 5 分，与当时时间相差半小时扣 1 分，依此类推，直至 5 分扣完为止）
7. 今天是星期几？（与正确的相差 1 天扣 1 分，直至 5 分扣完为止）
8. 现在是几号？（与正确的相差 1 天扣 1 分，直至 5 分扣完为止）
9. 现在是几月份？（与正确月份相差 1 月扣 5 分，最多可扣 15 分）
10. 今年是公元多少年？（与正确年份相差 1 年扣 10 分，最多可扣 30 分）

（三）痉挛评定

颅脑损伤患者常见患侧上下肢部分肌肉痉挛，评价方法多采用改良的 Ashworth 分级法，评定是患者取舒适体位，分别对患者两侧上下肢进行肌张力检查（表 21–13）。

表 21–13　改良 Ashworth 分级评价

分级	评分标准
0 级	无肌张力增加
1 级	肌张力略微增加，受累部分被动屈伸时，在关节活动之末时出现突然卡住然后呈现最小的阻力或出现突然卡住和释放
1+ 级	肌张力轻度增加，表现为被动屈伸时，在 ROM 后 50% 范围内出现突然卡住，然后在关节活动范围后 50% 呈现最小的阻力
2 级	肌张力较明显增加，通过关节活动范围的大部分时肌张力均较明显的增加，但受累部分仍能较容易的被移动
3 级	肌张力严重增高，被动活动困难
4 级	僵直，受累部分被动屈伸时呈现僵直状态，不能活动

（四）关节活动度评定

由于颅脑损伤患者常出现关节活动度受限问题，针对关节活动度评定可以使用 Fugel–Meyer 评定量表或 Brunnstrom 分级，具体操作请见脑卒中患者评定。

（五）平衡功能评定

Berg 平衡量表是评定平衡功能的标准化量表，具体操作请见脑卒中患者评定。

（六）颅脑损伤预后评定

综合评定量表是颅脑损伤患者预后常采用的评定方法，该量表最低分 7 分，满分 36 分，7~19 分为预后不良，20~24 分为无法判定，＞ 25 分为预后良好，由此可见得分越高越说明预后越好。

（七）颅脑损伤的结局

颅脑损伤患者结局的评定采用格拉斯哥结局量表，该量表将患者分为死亡、持续植物状态、严重残疾、中度残疾、恢复良好五个级别。

四、运动治疗

颅脑损伤患者的康复治疗分急性期、恢复期、后遗症期三个阶段进行，不同阶段的治疗目标和治疗方法略有不同。

（一）急性期运动治疗

颅脑损伤患者生命体征稳定，颅内压稳定在 200mmHg，持续 24 小时即可介入康复治疗，此期康复的目标是促醒、预防并发症和促进功能恢复。常用的运动治疗方法

1. 良肢位摆放

患侧卧位：患侧在下健侧在上侧卧位，头部患侧与一侧肩膀同高，躯干后侧垫软枕防止躯干后仰，患侧肩前伸，与躯干不小于 90°，肘关节伸直，前臂旋后，掌心向上，腕关节背伸，指关节伸展，患侧下肢髋关节后伸，膝关节微屈，踝关节背屈 90°，健侧置于体侧，健侧髋、膝关节屈曲，下垫软枕支撑。

健侧卧位：此体位是患者最舒适的体位，头部健侧置于软枕上，躯干与床垂直，胸前放一软枕，患侧上肢前伸置于软枕上，肩关节前屈 100°，肘伸直，腕背伸，指关节伸展，患侧下肢髋膝关节屈曲置于体前，健侧上肢置于体侧，下肢髋、膝关节微屈，自然放置。

2. 促醒治疗　颅脑损伤患者急性期治疗以促醒为主，目前临床常用的促醒技术包括听觉刺激、视觉刺激、肢体运动觉和皮肤觉刺激、电刺激等。

听觉刺激：定期给患者播放病前喜欢熟悉的音乐和歌曲，家属反复读报纸，讲患者感兴趣的人或事。

视觉刺激：在患者头上方放置五彩灯、播放电视节目。

肢体运动觉刺激：治疗师或者家属被动活动四肢，30 分钟 / 次，间隔 3 小时一次。

皮肤觉刺激：用软毛刷反复刷擦四肢，由远端开始向近端进行。

3. 被动关节活动度训练　治疗师给予患者上下肢、躯干被动关节活动训练，5~10 遍 / 次 / 关节，1~2 次 / 日。

（二）恢复期运动治疗

颅脑损伤患者生命体征稳定 1~2 周后，可进行恢复期的康复治疗，常用的运动治疗方法有：

1. 抑制痉挛　双肩与髋部相对旋转可抑制躯干肌痉挛，每日进行上下肢关节活动主动被动训练可抑制四肢肌肉痉挛。同时可以结合 rood 技术的挤压、牵拉、PNF 等技术。

2. 翻身训练

健侧翻身：患者仰卧位，Bobath 握手，肩关节前屈 90°，肘伸展，双上肢上举，患者健侧下肢从患侧腘窝处向下滑动，上下肢左右摇摆，利用惯性将身体旋转至健侧卧位。

患侧翻身：患者仰卧位，Bobath 握手，肩关节前屈 90°，肘伸展，双上肢上举，头转向患侧，健侧下肢屈髋屈膝，将足与床面接触，用力蹬床，使身体转至患侧卧位。

3. 转移训练

健侧坐起：患者健侧卧位，健侧肘关节用力支撑躯干，推床完成坐起，若患者不能独立完成，治疗师可将双手置于患者肩部给予辅助，帮助其完成坐起训练。

患侧坐起：患者患侧卧位，健侧下肢置于患侧下肢后方，将患侧下肢勾至床沿，健侧上肢支撑床面同时抬起躯干，完成坐起。

4.站立训练　此训练是步行能力训练的基础工作和准备工作，目的是为了使患侧下肢具备单腿负重的能力，且能完成单腿状态下的重心转移和髋膝关节的屈伸控制，训练方法与脑卒中患者站立训练方法相似，可见脑卒中训练相关内容。

（三）后遗症期运动治疗

颅脑损伤患者经过急性期、稳定期的康复训练之后，各种功能已经有不同程度的改善，多数患者可以回归家庭或社区，但仍有部分患者需要进行后遗症期的康复训练，常用的治疗方法有日常生活能力训练，强化患者的自我照料能力，对于运动功能障碍患者可以采用辅助具或矫形器帮助其恢复功能，充分利用社区家庭的力量开展相应的功能训练，促进患者功能的恢复，如患者有工作需求，应对其进行相关工作技能的训练，帮助其重返工作岗位，回归社会。

项目三　脊髓损伤的运动治疗

【学习目标】

　　掌握脊髓损伤的运动治疗。

　　熟悉脊髓损伤的基本概念。

　　了解脑脊髓损伤的运动功能评定。

一、概述

（一）定义

脊髓损伤（spinal cord injury，SCI）是指由于各种原因引起的脊髓损害，造成损伤水平以下运动、感觉、括约肌、自主神经功能障碍为主的疾患。大多源于交通伤、坠落伤、暴力或运动等，在现代社会中有很高的发病率和致残率，是康复治疗的主要对象之一。

（二）分类

1.根据损伤的病因，分为外伤性和非外伤性脊髓损伤。

外伤性脊髓损伤：常见的外伤有交通事故、坠落或工伤、运动损伤和暴力损伤等，其中交通事故为主要原因，外伤可引起各种类型不同的脊柱骨折、脱位，导致脊髓损伤。

非外伤性脊髓损伤：

血管性：动脉炎、脊髓血栓性静脉炎、动静脉畸形等。

感染性：吉兰－巴雷综合征、横贯性脊髓炎、脊髓前角灰质炎等。

退行性：脊柱肌肉萎缩、肌萎缩性侧索硬化、脊髓空洞症等。

肿瘤：原发性肿瘤，如脑（脊）膜瘤、神经胶质瘤、神经纤维瘤、多发性骨髓瘤等；继发性肿瘤，如继发于肺癌、前列腺癌等的脊髓肿瘤。

非外伤性所致的脊髓损伤，在治疗原发病的基础上，康复原则与外伤性脊髓损伤的康复基本一致。本章节主要讨论外伤性脊髓损伤的康复。

2.根据脊髓损伤平面的高低，颈脊髓损伤造成四肢瘫痪时称四肢瘫，胸段以下脊髓损伤造成躯干及下肢瘫痪而未累及上肢时称截瘫，截瘫包括马尾损伤。

3.脊髓损伤可根据其功能障碍程度，分为暂时性（脊髓休克）、不完全性和完全性。

4.病理上按损伤的轻重可分为脊髓震荡、脊髓挫裂伤、脊髓压迫或横断、椎管内血肿。

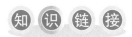

脊髓休克

脊髓休克是指脊髓受到急性严重的横贯性损害，暂时丧失反射活动的能力而进入无反应状态，早期表现为肌肉松弛、肌张力低、腱反射消失、病理征阴性和尿潴留等，一般持续 1~6 周，以后进入恢复期，肌张力逐渐增高，腱反射活跃，出现病理反射，肢体肌力的恢复常始于下肢远端，然后逐步上移。脊髓休克为一种暂时现象，产生的原因是由于受损的脊髓节段失去高级中枢的调节性影响，特别是来自大脑皮质、前庭核和脑干网状结构的易化性影响。在正常情况下，这些部分通过其下行的纤维与脊髓神经元所构成的突触联系，使这些脊髓神经元保持一种阈下的兴奋状态，这可称为易化作用（facilitation）。由于横断脊髓，失去此种易化性影响，脊髓神经元兴奋性暂时地降低就表现为脊髓休克。判断脊髓休克是否结束应综合判断，肛门反射、阴茎球海绵体反射的出现是判断的重要指标。

（三）临床特征

脊髓损伤临床表现主要为肌肉运动控制障碍和行动困难、大小便控制障碍、感觉障碍，高位损伤患者可伴呼吸困难，部分患者有异常疼痛和幻觉痛；还有一些患者会出现自主神经症状、心理障碍及一些并发症等。体征主要表现为肌力减弱或消失、肌肉张力异常（低张力、高张力、痉挛）、腱反射异常（无反射、弱反射、反射亢进）、病理反射（Hoffman 征 和 Babinski 征）、皮肤感觉异常（无感觉、感觉减退、感觉过敏）、自主神经功能异常如皮肤破损或压疮等。影像学检查如 X 片、CT 或 MRI 可见明显的脊椎骨折和脊髓损伤的情况。不同节段的完全性损伤患者，有大致可确定的临床表现、康复目标和功能预后。

1. 不同节段脊髓损伤的特点

（1）上颈段脊髓损伤（C1~C4）：此段脊髓上端与延髓相连，故损伤后部分病人可合并有延髓甚至脑干损伤的临床表现，肋间肌瘫痪不能咳嗽、呼吸肌耐力和呼吸储备减少。C1~C3 水平的患者其躯干、上肢、下肢完全瘫痪，需依赖机械通气维持。部分 C1~C2 严重损伤患者大多立即死亡；C2~C4 节段内有膈神经中枢，伤后多出现膈肌和其他呼吸肌麻痹，病人表现有进行性呼吸困难，四肢瘫痪。单纯 C4 脊髓损伤患者通常不需要慢性机械通气，可能需要在夜间进行性持续气道正压通气或双向气道正压通气治疗以应对通气不足。

（2）下颈段脊髓损伤（C5-C8）：此段损伤多引起肋间神经麻痹，膈肌麻痹，四肢瘫痪，双上肢为弛缓性瘫痪，双下肢为痉挛性瘫痪，损伤平面以下感觉丧失。C5 水平四肢瘫患者躯干和下肢肌肉瘫痪，伸肘和肘旋前功能及腕、手运动功能丧失。C6 水平的四肢瘫患者躯干和下肢瘫痪，屈腕、伸肘功能和手功能丧失，较 C5 增加了肩胛骨外展和桡侧伸腕的活动。C7 到 C8 水平四肢瘫患者躯干和下肢肌肉瘫痪，C7 水平损伤患者获得的运动功能包括伸肘、肩胛骨稳定前伸和上抬、尺侧伸腕和屈腕。C8 水平损伤患者，主动的手指的屈伸和拇指的屈、伸及外展和环形运动使得手功能改善。

（3）胸段脊髓损伤：T1 水平截瘫患者下部躯干部分瘫痪，下肢瘫痪，增加了手内在肌和拇指的运动功能，获得了完全的上肢功能。T2~T9 截瘫患者，进一步增加了肋间肌和竖脊肌的功能，呼吸系统功能仍有一定障碍，肺活量及呼吸肌耐力均有下降。T6 以下损伤平面腹肌和胸背肌肌肉力量提高，患者可获得不同程度的包括膀胱和肠道管理、功能生运动在内的所有生活自理的独立性。T10~L1 截瘫患者下肢瘫痪，可以完全控制肋间肌、腹外斜肌和腹直肌，获得了良好的躯干稳定性、带支具行走的潜力提高，包括膀胱和肠道管理、在轮椅上的功能活动等均独立完成。

（4）腰骶段脊髓损伤（L1~S2）：L1 截瘫患者使用拐杖和双侧的 KAOFS 支具，可以用四点步获得室内行走。L2~L5 水平截瘫患者有正常的腹部肌肉和大部分躯干肌，部分直到完全控制髋部屈曲、伸展、外展肌肉，屈膝和伸膝肌、踝关节跖屈和背屈肌。L3 水平截瘫患者的髂腰肌和股四头肌的神经支配是完整的，获得的运动功能包括髋关节屈伸、内外旋和伸膝。L4 水平患者的踝关节背屈肌肉有部分神经支配。S1 水平获得踝关节跖屈功能。上述水平的患者有完全的生活自理和功能性的活动。按其临床表现分为腰髓、圆锥和马尾损伤三部分。T10 以下脊髓损伤时，表现为双下肢弛缓性瘫痪，提睾反射、膝腱反射消失，腹壁反射存在，Babinski 征阳性；圆锥损伤不引起下肢运动麻痹，下肢无肌萎缩，肌张力及腱反射正常，神经源性膀胱，常伴有性功能障碍如阳痿，直肠括约肌松弛及臀肌萎缩；L2 以下损及马尾神经，多为不完全性，表现为下腰部、大腿、小腿及会阴部的自发性疼痛，两侧常不对称，双下肢力弱，常伴有肌萎缩，跟腱反射消失，膝腱反射减弱，括约和性功能障碍及营养障碍常不明显。

2. 一些不完全性损伤具有的特殊临床综合征

（1）中央束综合征：常见于颈脊髓血管损伤。上肢的运动神经偏于脊髓中央，而下肢的运动神经偏于脊髓的外周，造成上肢神经受累重于下肢。患者有可步行，但上肢部分或完全麻痹，伴膀胱功能障碍。

（2）半切综合征：又称布朗 - 色夸综合征，常见于刀伤或枪伤。脊髓只损伤半侧，造成损伤同侧肢体本体感觉和运动丧失，对侧痛温觉丧失（由于脊髓丘脑侧束在脊髓的交叉走行）。

（3）前束综合征：脊髓前部损伤，造成损伤平面以下运动和痛温觉丧失，而本体感觉存在。脊髓前动脉综合征属于此类。

（4）后束综合征：脊髓后部损伤，造成损伤平面以下本体感觉丧失，而运动和痛温觉存在。

（5）脊髓圆锥综合征：主要为脊髓骶段圆锥损伤，可引起膀胱、肠道和下肢反射消失。偶尔可以保留骶段反射

（6）马尾综合征：指椎管内腰骶神经根损伤，可引起膀胱、肠道及下肢反射消失。马尾有可能出现神经再生，而导致神经功能逐步恢复。马尾损伤后神经功能的恢复可能需要2年左右的时间。

（7）脊髓震荡：指暂时性和可逆性脊髓或马尾神经生理功能丧失，可见于只有单纯性压缩骨折，甚至放射线检查阴性的患者。脊髓并没有机械性压迫，也没有解剖上的损害。此型患者可见反射亢进但没有肌肉痉挛。

二、脊髓损伤的常见问题

脊髓损伤患者除了出现运动功能障碍、感觉功能障碍，自主神经调节功能及日常生活能力下降外，还常见如下问题：

1. 感觉系统　肢体感觉功能丧失后，由于向大脑输入的感觉信号大量减少而引起大脑功能自我调整能力下降。最常出现的为疼痛，可以是躯体性，也可以是中枢性疼痛，临床中颈段损伤多见。感觉缺失直接造成患者自主运动的精细程度和控制程度下降，临床出现一些四肢肌力较好但日常生活能力很差的患者。因感觉下降可出现烫伤问题。

2. 运动系统　脊柱不稳、关节挛缩、骨质疏松、异位骨化、痉挛。脊柱的不稳定不仅可出现局部的畸形、疼痛及功能受限，严重的继发性损伤功能导致脊髓损伤程度加重，损伤平面上升等。因此脊髓损伤患者的康复特别是急性期要重视维护脊柱的稳定性。

3. 呼吸系统　支配呼吸肌的神经受损、自主神经功能损害，出现呼吸功能障碍或者呼吸衰竭、肺部感染及肺不张、肺栓塞等，颈髓损伤多见。

4. 消化系统　脊神经或内脏神经的失支配或失调致应急性溃疡、神经源性直肠，排便困难，也与长期卧床有关；急性期的主要问题是肠胀气和不完全肠梗阻，对于颈髓损伤患者这很危险，可同时导致膈肌活动受限，进一步出现低氧血症，肠道缺氧又使肠道功能障碍进一步加重，进而出现恶性循环最终会因电解质紊乱、多脏器衰竭而死亡。另外因急性期大剂量的激素应用可出现上消化道溃疡甚或出血。

5. 循环系统　长期卧床，营养不良，心肌、骨骼肌无力，心脏泵血能力及外周血管舒缩功能下降，血液黏滞，出现低血压、心动过缓、深静脉血栓等。产生深静脉血栓的后果很严重，不仅影响康复的进一步介入，而且可出现最严重的肺栓塞而引起死亡，因此积极早期预防尤为重要。

6. 泌尿系统　神经源性膀胱是脊髓损伤患者管理的重要内容，常出现泌尿系感染，膀胱结石、肾盂积水、肾功能损害等并发症，泌尿系感染是脊髓损伤患者出现发热的最常见的临床问题。

7. 体温调节　部分脊髓损伤可出现变温血症，即体温随环境温度而变化。

8. 心理问题　大部分患者是在正常劳动情况下因突发的意外事故而致肢体瘫痪，生活不能自理，再加上对疾病缺乏认识，心理上会产生巨大波动，一般经历休克期、否认期、愤怒期、悲痛期和承受期等阶段。

9. 性功能障碍和生育　脊髓损伤患者出现性功能障碍常见，特别是男性患者，阴茎勃起不能、无力或无功能性勃起等，会引起一系列生理和心理问题。

10. 压疮　压疮是脊髓损伤患者容易出现的并发症，除与运动功能障碍有关外，还与感觉障碍、营养不良等因素也有关，部分患者需要终身预防管理，也是患者出现严重感染死亡的原因之一。

11. 其他　迟发性神经功能恶化。

三、运动功能评定

脊髓损伤患者的功能评定项目较多，准确的康复评定可指导临床康复治疗、评估康复效果及预后，实行精准康复，节约康复资源，其中运动功能评定是重点，对外伤性患者建议以伤后 3~7 天进行第一次评定。

（一）脊髓损伤的水平及损伤程度评定

1. 通过对皮节、肌节进行检查（外伤性损伤在脊髓休克期过后进行），判断脊髓损伤所涉及的脊髓节段，确定脊髓损伤的神经平面并记录，如感觉损伤水平、运动损伤水平、感觉评分、运动评分及部分保留等。运动损伤平面和感觉损伤平面是通过检查关键性的肌肉的徒手肌力和关键性的感觉点的痛觉（针刺）和轻触觉来确定。脊髓损伤神经平面主要以运动损伤平面为依据，但 T2~L1 节段的运动损伤平面难以确定，需要用感觉损伤平面来确定。确定损伤平面时，该平面关键性的肌肉的肌力必须为≥3级，该平面以上关键性的肌肉的肌力必须5级。如脊髓C6节段发出的神经纤维（根）主要支配桡侧腕伸肌，在检查SCI患者时若桡侧腕伸肌肌力为≥3级，C5节段支配的屈肘肌（肱二头肌及肱肌）肌力为5级肌力，则可判断损伤为C6平面。对于完全性脊髓损伤患者来说，脊髓损伤水平一旦确定，其康复目标基本确定（表21-14）。

表21-14 完全性脊髓损伤康复基本目标

脊髓损伤水平	基本康复目标	需用支具轮椅种类
C5	桌上动作自理，其他依靠帮助	电动轮椅、平地可用手动轮椅
C6	ADL部分自理，需中等量帮助	手动电动轮椅，可用多种自助具
C7	ADL基本自理，移乘轮椅活动	手动轮椅，残疾人专用汽车
C8-T4	ADL自立，轮椅活动支具站立	同上，骨盆长支具，双拐
T5-T8	同上，可应用支具治疗性步行	同上
T9-T12	同上，长下肢支具治疗性步行	轮椅，长下肢支具，双拐
L1	同上，家庭内支具功能性步行	同上
L2	同上，社区内支具功能性步行	同上
L3	同上，肘拐社区内支具功能性步行	短下肢支具，洛夫斯特德拐
L4	同上，可驾驶汽车，可不需轮椅	同上
L5-S1	无拐足托功能步行及驾驶汽车	足托或短下肢支具

2. 根据Frankel分级修订的ASIA（American Spinal Injury Association）残损分级，以最低骶节（S4~S5）有无残留功能确定是完全损伤还是非完全损伤（表21-15）。

表21-15 国际脊髓功能损伤程度分级（ASIA病损指数）

级别		指标
A	完全性损伤	骶段（S4~S5）无感觉或运动功能
B	不完全性损伤	神经平面以下包括骶段有感觉功能，但无运动功能
C	不完全性损伤	神经平面以下有运动功能，大部分关键肌肌力<3级
D	不完全性损伤	神经平面以下有运动功能，大部分关键肌肌力≥3级
E	正常	感觉和运动功能正常

残留感觉功能时，刺激肛门皮肤与黏膜交界处有反应或刺激肛门深部时有反应。残留运动功能时，肛门指检时肛门外括约肌有随意收缩。完全性脊髓损伤：S4~S5既无感觉也无运动功能。完全性损伤患者在脊髓损伤水平以下有部分节段可能保留感觉和运动功能，

但不超过 3 个节段，该节段称为脊髓功能部分保留区（zone of partial preservation，ZPP）。

（二）运动功能的评定

1. 采用角度尺测量关节 ROM。

2. 徒手肌力检查及采用握力计评定肌肉力量。

3. 痉挛评定：目前临床上多用改良的 Ashworth 量表。评定时检查者徒手牵伸痉挛肌进行全关节活动范围内的被动运动，通过感觉到的阻力及其变化情况把痉挛分成 0~4 级。

4. 运动评分：脊髓损伤的肌力评定不同于单块肌肉，需要综合进行。ASIA 采用运动评分法（motor score，MS），所选的 10 块肌肉和评分法（表 21-16）。

表 21-16　人体 10 组关键肌肉

右侧的评分	平面	代表性肌肉	左侧的评分
5	C5	屈肘肌（肱二头肌、肱肌）	5
5	C6	伸腕肌（桡侧伸腕长、短肌）	5
5	C7	伸肘肌（肱三头肌）	5
5	C8	中指屈指肌（指深屈肌）	5
5	T1	小指外展肌	5
5	L2	屈髋肌（髂腰肌）	5
5	L3	伸膝肌（股四头肌）	5
5	L4	踝背伸肌（胫前肌）	5
5	L5	足拇长伸趾肌（拇长伸肌）	5
5	S1	踝跖屈肌（腓肠肌、比目鱼肌）	5

评定时分左、右两侧进行：采用 MMT 法测定肌力，评分从 1 分至 5 分不等，得分与肌力分级相对应。如测得肌力为 1 级则评 1 分，为 5 级则评 5 分。最高分左侧 50 分，右侧 50 分，正常运动功能总评分满分共 100 分。评分越高肌肉运动功能越好。

（三）其他评定

1. 脊柱稳定性评估：脊柱三柱理论（Denis 1983）为理解脊柱稳定性奠定了基础，脊柱稳定依赖于三柱结构的正常和平衡。

2. 脊髓损伤的神经电生理检查，能够客观的评定脊髓的功能，常用的检查技术有体感诱发电位（sematosensory evoked potential，SEP）、运动诱发电位（motor evoked potential，MEP）、H 反射（H-reflex）等。

3. 采用 Barthel 指数、功能独立性评定量表对 ADL 能力评定。

4. 功能恢复的预测：对完全性脊髓损伤患者，根据不同的损伤平面可以预测其功能恢复情况；

5. 对脊髓损伤患者，还需进行神经源性膀胱（如尿动力学检评估）与神经源性直肠的评定、性功能障碍的评定、心肺功能评定、心理障碍评定等。

四、运动治疗

脊髓损伤的运动治疗包括急性期的运动治疗和恢复期的运动治疗。急性期康复重点在于生命支持、稳定脊柱、治疗合并伤、早期床边康复以及控制肺部并发症，并预防压疮、深静脉血栓和肢体挛缩等。当患者急性期过后，康复的重点为全面的功能康复和对各种并发症的预防和治疗，为患者回归家庭和重返社会做出最全面的努力。

（一）急性期的运动治疗

急性期的运动治疗主要为床边训练，目的是防止废用综合征（制动综合征），如预防肌肉萎缩、骨质疏松、关节挛缩等，为今后的康复治疗创造条件。在治疗前治疗师应详细掌握患者的病情资料，实施科学合理的治疗方案。包括①患者的损伤情况；②患者的一般状况；③脊柱骨折的部位和程度；④其他部位的并发症或骨折情况，包括任何皮肤损伤；⑤呼吸情况，包括呼吸功能检查结果；⑥感觉功能和运动功能检查；⑦存在和消失的反射功能；⑧损伤水平的定位诊断；⑨已经采取的治疗措施等。结合上面的内容对患者的以下各项做出评价：①呼吸功能；②有关的全部关节的活动度和关节挛缩情况；③有神经支配的肌肉的力量，并着重检查完全麻痹的肌肉，失拮抗的有神经支配的肌群和肌群力量不平衡情况；④肌肉痉挛程度；⑤水肿情况等。且应特别注意以下因素：①胸廓治疗及辅助呼吸锻炼对四肢瘫的重要性；②失拮抗肌肌肉发生挛缩的危险性和有关关节的正确肢位；③严重的肌肉痉挛和能使之缓解的正确肢位及其他因素；④早期使用支具的必要性。

急性期常见的训练内容包括以下几个方面：

1. 保持正确体位　发病后立即按照正确体位摆放患者，预防压疮、关节挛缩及抑制高度痉挛的发生。可采取的体位有仰卧位、侧卧位，两种体位的肢位方式各有其要求。

2. 关节被动运动　在生命体征稳定之后就应立即开始全身各关节的被动活动。在主动运动能力恢复之前，患肢各关节的全范围被动运动可以帮助保持关节活动度和牵伸软组织、防止下肢水肿或帮助水肿消散。但治疗时要注意活动范围应保持在生理范围与无痛或尽量少痛的范围内，并注意保护关节周围的韧带与软组织，同时保护伤部脊柱，以防加重损伤，需要时应使用支具。对瘫痪肢体进行关节被动运动训练，1~2 次 / 天，每一关节在各轴向活动 20 次即可。

3. 主动运动　在生命体征稳定后，就可以开始对有神经支配的肌肉进行轻柔的辅助主动运动，并逐步过渡到无辅助的主动运动，到渐进性的抗助的主动运动。要鼓励患者尽可能早地进行独立的功能性上肢运动。但对颈椎骨折急性期颈椎不稳定的患者，绝对禁止做整个单侧上肢的剧烈运动，主动训练应采取双侧同时进行、低阻力、多次重复的方案。

4. **体位变换** 对卧床患者应定时变换体位，一般每2小时翻身一次，以防止压疮形成。

5. **早期坐起训练** 对脊髓损伤后脊柱稳定性良好者应早期（伤后/术后1周左右）开始坐位训练，每日2次，每次30分钟至2小时。开始时将床头抬高或摇起30°，如无不良反应，则每天将床头增升高15°，一直到90°，并维持继续训练。一般情况下，从平卧位到直立位需1周的适应时间，适应时间长短与损伤平面相关。

6. **站立训练** 患者经过坐起训练后无直立性低血压等不良反应即可考虑进行站立训练。训练时应保持脊柱的稳定性，配带腰围训练起立和站立活动。患者站起立床，从倾斜20°开始，角度渐增，8周后达到90°，如有不良反应发生，应及时降低起立床的高度。

7. **呼吸及排痰训练** 对颈髓损伤呼吸肌麻痹的患者应进行胸廓治疗，施以辅助咳嗽排痰法，训练其腹式呼吸运动，咳嗽、咳痰能力以及进行体位排痰训练，训练呼吸肌、腹肌力量，以预防及治疗呼吸系统并发症并促进呼吸功能。患者在受伤的最初两周内，每天可以给予3~4次的预防性排痰治疗，可以明显减少肺炎的发生率。

8. **大、小便的处理** SCI后二便障碍，可以给予腹部顺时针方向触摸，膀胱区按压或Crede手法等运动治疗。在1~2周多采用留置导尿的方法。每天进水量达到2500~3000mL，并记录出入水量。之后采用间歇清洁导尿术。便秘可用润滑剂、缓泻剂与灌肠等方法处理。生物反馈疗法治疗二便障碍近来也获得了一定进展。

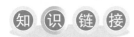

脊髓损伤的搬运和急救

在急救治疗过程中，预防和减少脊髓功能的丧失是极为重要的。在现场必须就地检查、处理伤员，避免不必要的搬动和检查。首先应按照ABCS的原则优先保障呼吸循环功能、抢救生命。A（airway，空气通道）：观察呼吸道是否阻塞，并进行相应处理；B（breath，呼吸）：检查患者呼吸频率、呼吸方式，确定有无血气胸或多发性肋骨骨折，并作相应处理；C（circulation，循环）：检查患者血压、心率及末梢循环情况，并能进行判断和行相应处理；S（spine，脊柱）：检查患者是否存在脊柱、脊髓损伤。须明确脊柱损伤的部位及瘫痪的部位和程度。对脊柱受伤的患者如怀疑脊髓损伤时应立即制动稳定，制动体位有两种：①保持受伤时的姿势制动和搬运，②使伤员保持平卧位进行制动和搬运。前者可防止因体位变动而导致脊髓二次损伤，制动固定后立即转运至医院尽早开始救治工作。急救处理方案包括：①建立呼吸通道；②脊柱制动；③记录感觉运动评分；④留置尿管；⑤静脉运用甲基泼尼松龙大剂量疗法，必须伤后 8 小时内开始运用；⑥脊柱 X 线、CT、MRI 检查；⑦化验检查（包括血常规、血气及生化等）；⑧固定其他骨折；⑨进入脊髓损伤中心。高压氧治疗可以增加脊髓血氧饱和度，改善脊髓缺氧；尽早手术治疗，对脊柱骨折进行复位固定，解除脊髓压迫，重建脊柱的稳定性。

（二）恢复期的运动治疗

患者骨折部位稳定、神经损害或压迫症状稳定、呼吸平稳后即可进入恢复期治疗。进入恢复期后很多急性期的康复治疗手段仍继续有效，如关节活动度的维持、体位摆放、呼吸排痰训练等。但恢复期更强调通过康复训练和矫形器等的应用，进一步改善和加强患者残存功能，训练各种转移能力、姿势控制及平衡能力，尽可能使患者获得自理生活的能力，使他们有可能回归家庭和社会。

1. 肌力训练 采用助力运动、主动运动和抗阻运动，使肌力达到 3 级以上，恢复其实用功能。不同节段、完全与不完全性 SCI 患者，肌力训练的重点和目标不一样。如截瘫患者重点训练肩和肩胛带的肌肉，特别是背阔肌、上肢肌肉和腹肌等；对不完全 SCI 患者要训练好残存肌力，尤其是上肢支撑力、肱三头肌和肱二头肌的训练和握力训练，同时加强耐力训练，对患者的移动能力和日常生活独立能力起着关键作用。

2. 牵伸训练 对肌张力高，关节挛缩患者，进行牵伸治疗，可以维持肌肉软组织的伸展性，降低肌张力，增加或恢复关节的活动范围，防止发生不可逆的组织挛缩，并防止活动损伤。常见如肱二肌牵伸、腘绳肌牵伸、内收肌牵伸和跟腱牵伸等。

3. 床上 / 垫上运动训练 主要进行躯干四肢的灵活性训练、力量训练和功能动作的训练，方法有翻身训练以改善床上活动度、牵伸训练以减轻肌肉痉挛、垫上肘（手）支撑以锻炼肢体及手的力量和平衡以及垫上移动能力，长（短）腿坐位、四点位及膝跪位训练以维持和强化躯干平衡控制能力等。

4. 坐位训练 SCI 患者脊柱稳定性良好者应早期开始坐位训练。坐位训练要求患者的躯干具有一定的肌力和控制能力，且双下肢各关节活动范围，尤其是髋关节活动范围接近正常。方法包括坐位静态平衡训练、躯干向前后左右侧倾斜和旋转时的动态平衡训练。

5. 转移训练 包括帮助转移和独立转移。卧位与坐位之间的转换、床与轮椅之间的转移、轮椅与坐便器之间的转移、轮椅与浴缸之间的转移、轮椅与汽车之间的转移以及轮椅与地之间的转移、坐轮椅上下马路台阶的转移训练等，这些训练不仅帮助患者增强肌力，同时锻炼肌肉与关节在实际应用中的运动，帮助患者增强自理能力与社会适应能力。

6. 步行训练　站立和步行可以防止下肢关节挛缩，减少骨质疏松，促进血液循环。同时加强对腹肌、髂腰肌、腰背肌、股四头肌、内收肌、臀肌等训练，以期患者能够最大限度地恢复功能和适应日常生活与社会的步行能力。包括在 KAFO 等支具和拐杖辅助下的步行训练。

7. 轮椅训练　伤后 2~3 个月，患者脊柱稳定性良好，坐位训练已完成，能独立坐 15 分钟以上，即可开始进行轮椅训练。轮椅训练分为轮椅上的平衡训练和轮椅操作训练。教会患者如何使用轮椅，熟练掌握轮椅的各种功能，并应注意预防压疮。

8. 功能性电刺激（FES）　FES 可促使不能活动的肢体产生功能性活动。

9. 生物反馈疗法（biofeedback therapy）　是一种基于行为疗法的新型心理治疗技术。常用的为肌电生物反馈治疗，治疗时进行肌电实时采集，视听反馈，患者主动参与，强调运动功能目标导向；训练过程生动有趣，患者易接受，依从性更好。主要适用于恢复期患者的康复治疗。

10. 呼吸功能的训练　恢复期呼吸功能低下的 SCI 患者，进行肺功能训练是必要的。在临床病情稳定、感染控制后，没有训练可导致恶化的其他临床情况，就应尽早地开展呼吸训练。包括膈肌呼吸训练、重建腹式呼吸模式，内外呼吸肌肌力训练，胸腔松动训练、增加胸壁运动，排痰训练及引流，以及日常趣味训练如吹蜡烛、气球、呼吸医疗体操、游戏等综合全身训练。

11. 日常生活活动能力训练　对于 SCI 患者而言，生活自理应包括床上活动、穿脱衣服、洗漱梳头、进食、淋浴、大小便、阅读、书写、使用电话、使用普通轮椅、穿脱矫形器具等。

12. 矫形器在运动治疗时的应用　根据损伤平面及损伤程度的不同，残存的肌肉力量与功能存在差异，选择佩戴不同的矫形器，使患者可以在支具的辅助下完成各种支撑及运动功能。

13. 水中运动疗法　主要适用于不完全性脊髓损伤患者恢复期，对有二便失禁或控制不良者，应做好预先防护处理，宜做短时间治疗。主要做水中步行、水中平衡协调训练、肌力训练、耐力训练及水中医疗体操、Bad Ragaz 训练法（亦称救生圈训练法）等。

14. 智能康复机器人（Intelligent rehabilitation appliances）技术　随着人工智能等前沿科技的发展，智能康复机器人技术也开始在康复领域中开始得到应用。智能康复机器人在康复医学的应用主要有两种，一种是配合常规治疗的康复机器人，主要辅助患者进行各种恢复运动功能训练如行走训练、手臂运动训练、脊柱运动训练等，另外可同时进行运动功能评估，如一些步态训练与评估系统；另一种是辅助病人生活的辅具型康复机器人，如可穿戴式康复外骨骼机器人。肌电信号作为智能化假肢、康复机器人的驱动源，来完成日常活动，如转移、行走等。作为机器人技术与医工技术结合的产物，智能康复机器人技术目标是实现替代/辅助康复治疗师，简化传统"一对一"的繁重的治疗过程，帮助病患重塑中枢神经系统，并让患者尽早进行仿生实操康复活动以更好促进患者生理机能恢复。但该技术现处于早期不断完善阶段，在临床实践方面尚需很多工作要做。

案例导入

病例1 某女，29岁，四肢瘫14天入院。患者2017年11月03日因车祸致颈部受伤，当时自颈部以下感觉减退伴四肢躯干活动无力，在当地医院就诊，当天下午行颈椎前路C6内固定术，术后予以对症治疗，病情稳定后颈托固定后转入康复医学科行康复治疗。查体：T36.2℃，P80次/分，R20次/分，BP120/80mmHg，平车送入病房，发育正常，额部有约5cm×4cm皮下血肿，局部有长约6cm伤口，局部结痂，皮肤及巩膜无黄染，浅表淋巴结未及肿大，双肺呼吸音神清，未闻及干湿性啰音，心律齐，各瓣膜区未闻及杂音。腹软，无叩击痛及反跳痛，肝脾肋下未及，双下肢无水肿。神经系统查体：神清，语利，自发言语流畅，听理解可，阅读及书写功能可，复述可，定向力、计算力及记忆力正常，双侧瞳孔等大等圆，直径约3mm，对光反射灵敏，眼动充分，无眼震；双侧鼻唇沟对称，伸舌居中，咽反射存在；患者耸肩、上臂外展肌力正常，能充分屈肘，有部分伸肘功能，伸肘肌力3-级；手腕有部分背屈能力，肌力3$^+$级，手指有部分抓握动作，不能抗助，小指外展肌力0级；躯干和下肢完全瘫痪；右下肢体感觉消失，左下肢触觉存在，本体觉存在；腹壁反射消失；跟膝腱反射消失，巴宾斯基征（-）。患者腹式呼吸，呼吸表浅，二便障碍。颈椎MRI示：①C5椎体骨折；C6椎体骨折不除外。②C5椎体Ⅰ度向后滑脱。③C4~C6椎体水平脊髓变性。④T3、T4椎体内骨质信号异常。

1. 最可能的诊断是什么？
2. 需要进行哪些康复评定？
3. 如何对患者进行康复治疗？

项目四　小儿脑瘫的运动治疗

【学习目标】

　　掌握小儿脑瘫的运动治疗。

　　熟悉小儿脑瘫的基本概念。

　　了解脑小儿脑瘫的运动功能评定。

一、概述

（一）概念

　　脑性瘫痪（cerebral palsy，CP）是一组持续存在的中枢性运动和姿势发育障碍、活动受限症候群，这种症候群是由于发育中的胎儿或婴幼儿脑部非进行损伤所致，常伴有感觉、知觉、交流和行为障碍，以及癫痫和继发性肌肉、骨骼问题。孕期感染、早产、低体重、胎儿宫内窘迫、出生窒息、高胆红素血症等是脑瘫的主要危险因素。脑瘫患病率在发达国家平均约为 0.2%，我国为 0.15%~0.5%，目前全国有 31 万例脑瘫患儿，每年新增 4.6 万例。

（二）分型

　　参考 2006 版国际脑性瘫痪定义、分型和分级标准，ICD-10 和最近国外文献，第六届全国儿童康复、第十三届全国小儿脑瘫康复学术会议于 2014 年制定我国脑性瘫痪新的临床分型、分级标准。

　　1. 痉挛型四肢瘫（spastic quadriplegia）　以锥体系受损为主，包括皮质运动区损伤。牵张反射亢进是本型的特征。主要表现为四肢肌张力增高，上肢背伸、内收、内旋，拇指内收，躯干前屈，下肢内收、内旋、交叉、膝关节屈曲、剪刀步、尖足、足内外翻，拱背坐，腱反射亢进、踝阵挛、折刀征和锥体束征等。

　　2. 痉挛型双瘫（spastic diplegia）　症状同痉挛型四肢瘫，主要表现为双下肢痉挛重于双上肢。

　　3. 痉挛型偏瘫（spastic hemiplegia）　症状同痉挛型四肢瘫，表现在一侧肢体。

　　4. 不随意运动型（dyskinetic）　以锥体外系受损为主，主要包括舞蹈性手足徐动（chroeoathetosis）和肌张力障碍（dystonic）；该型最明显特征是非对称性姿势。头部和四肢出现不随意运动，即进行某种动作时常夹杂多余动作，如四肢、头部不停地晃动，难以自我控制。静止时肌张力低下，随意运动时增强，对刺激敏感，表情奇特，挤眉弄眼，颈部不稳定，构音与发音障碍，流涎、摄食困难。

5. 共济失调型（ataxia）以小脑受损为主，其次锥体系、锥体外系损伤。主要特点是由于运动感觉和平衡感觉障碍造成不协调运动。为获得平衡，两脚左右分离较远，步态蹒跚，方向性差。运动笨拙、不协调，可有意向性震颤及眼球震颤，平衡障碍、站立时重心在足跟部、基底宽、醉汉步态、身体僵硬，肌张力可偏低、运动速度慢、头部活动少、分离动作差。闭目难立征阳性，指鼻试验阳性，腱反射正常。

6. 混合型（mixed types）具有两型以上的特点。

（三）分级

传统分级根据疾病严重程度可分为轻度、中度、重度（表21-17、表21-18）。最新指南推荐临床分级采用粗大运动功能分级系统（gross motor function classification system, GMFCS）。GMFCS是根据脑瘫儿童运动功能受限随年龄变化规律设计的一套分级系统，完整的GMFCS分级系统将脑瘫患儿分为5个年龄组（0~2岁；2~4岁；4~6岁；6~12岁；12~18岁），每个年龄组根据患儿运动功能从高至低分为5个级别（Ⅰ级、Ⅱ级、Ⅲ级、Ⅳ级、Ⅴ级）。

除以上对主要障碍分类外，脑瘫患儿70%有其他伴随症状及共患病，包括智力发育障碍（52%）、癫痫（45%）、语言障碍（38%）、视觉障碍（28%）、严重视觉障碍（8%）、听力障碍（12%），以及吞咽障碍等。还伴随有继发障碍如关节的挛缩变形，肩、髋、桡骨小头等部位的脱位，骨质疏松，骨折，变形性颈椎病，颈椎不稳，脊柱侧弯等。

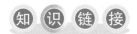

高危新生儿早期干预及其意义

随着围产医学的发展，使得高危新生儿存活率大大提高，高危新生儿的早期干预成为脑瘫治疗的新热点，国内外报道高危新生儿早期干预可以减少脑瘫的发病率。对于已是高危因素的小儿来说，此时正处于脑的快速发育时期，脑的可塑性和脑的功能代偿性最强，所以要争取早期发现、早期干预，早期预防、追踪观察，使脑瘫得到有效防治，这是保护高危儿健康，减少残障的关键。虽患儿的临床表现大多数开始于婴儿期，但不是所有的脑瘫患儿都会在早期表现出明显的异常症状，特别是轻症患儿，在6个月前，甚至9个月前，很难做出确切性的诊断。因此实际上作为早期康复治疗对象的小儿，不一定是诊断确定的脑瘫儿，而且大部分是将来有可能发展为脑瘫的婴幼儿。也可以说早期发现的意义并不一定是要对脑瘫进行确定诊断，而是判断是否应该作为早期治疗的对象。一般出生后0~6个月或0~9个月间患儿的早期表现：①患儿易于激惹，持续哭闹或过分安静，哭声微弱，哺乳吞咽困难，易呕吐，体重增加不良；②肌张力低下，自发运动减少；③身体发硬紧张，姿势异常，动作不协调；④反应迟钝，不认人，不会哭；⑤大运动发育落后，如不会翻身，不会爬，拇指内收握拳不会抓握；⑥经常有痉挛发作动作出现。除观察以上表现外，还应观察以下神经运动发育项目，例如：原始反射消长情况、各种姿势反射情况、异常姿势的有无，抗重力运动功能发育情况、肌张力高低情况、关节活动范围情况、双手功能状况、智力发育、言语功能等情况，其他辅助检查可以做头部 CT、MRI、EEG、SPECT、体感诱发电位（SEP）、运动诱发电位（MEP）等。还必须掌握小儿脑瘫的运动姿势异常的演变过程，熟悉正常婴幼儿不同阶段的发育过程以及小儿神经专业等知识。

表 21-17　2 岁以下脑瘫程度分度

	粗大运动	精细动作	智力
轻度	会爬，能扶行，但姿势不良	不会拇示指对捏，会拇他指对捏	>70
中度	会坐，姿势异常，不会爬，不会扶站	能大把抓，不会拇他指对捏	50~70
重度	不会坐，不会爬	无主动抓握动作	<50

如三项不平行时以粗大运动为主。

表 21-18　大龄（2 岁以上）脑瘫严重程度的分度

		中度	重度
功能	能独立生活	在辅助下生活	完全不能自理
活动能力	能独立行走，可能需要辅助物	能自己驱动轮椅，能极不稳定地走或爬	由他人推动轮椅
手功能	不受限	受限	无有目的的活动
智商	>70	50~70	<50
言语	能说出完整的句子	只能说短语、单词	无可听认的言语
教育	能进普通学校	在辅助下能进普通学校	特殊教育设施
工作	能充分受雇	在庇护或支持下受雇	不能受雇

二、小儿脑瘫的常见问题

小儿脑瘫发生在脑的发育时期，是由于多种原因所致脑损伤而引起的一种非进行性疾病，不同的脑瘫儿临床表现呈现多样化形式，常出现运动发育迟缓，运动障碍及姿势反射异常，感觉丧失，言语和认知智能障碍，心理行为异常及继发障碍等问题。对脑瘫患儿来说脑损伤是永久固定的，而由此引起的症状经过治疗后却是可变化的。

1. 中枢性运动障碍　婴幼儿脑发育早期发生。表现为活动受限，抬头、翻身、坐、爬、站和走等大运动功能和精细动动功能障碍，或显著发育落后。功能障碍持续存在，是非进行性的，但并非一成不变，轻症可逐渐缓解，重症可逐渐加重，最后可出现骨骼肌肉关节继发障碍和损伤。

2. 运动和姿势发育异常　包括动态和静态下，以及俯卧位、仰卧位、坐位和立位时的姿势异常，应根据不同年龄阶段的姿势发育情况而判断。运动进出现运动模式的异常。

3. 反射发育异常　主要表现有原始反射延缓消失和立直反射（如保护性伸展反射）及平衡反应的延迟出现或不出现，可有病理反射阳性。

4. 肌力及肌张力异常　大多数脑瘫患者的肌力是降低的。痉挛型脑瘫肌张力增高，不随意运动型脑瘫肌张力不定（在运动或兴奋时增高，安静时减低），但婴幼早期肌张力大多数不高；可通过检查腱反射、静止性肌张力、姿势性肌张力和运动性肌张力来判断。

5. 感觉障碍　包括视觉、听觉及痛温触觉等其他所有感觉都可能受到影响。

6. 智力障碍　见于部分脑瘫患者，不同程度的智商（IQ）水平低下。

7. 认知知觉障碍　指统合并解释感觉信息和（或）认知信息的能力下降，除脑瘫直接引起外，还与后天学习和知觉发展经验活动受限而产生的继发性损伤有关。

8. 交流、言语功能障碍　表达和（或）接受性交流、社交技能等能力低下，语言较同龄儿发育迟缓，或构音器诸官（包括肺、声带、软腭、舌、下颌及口唇）的肌肉系统及神经系统疾病所致运动功能障碍，出现构音方面问题，如语音欠清晰、鼻音重、语速减慢，发声困难等。

9. 行为障碍　常见如精神病学方面的行为问题如孤独症、注意缺陷多动障碍、情绪障碍、焦虑及行为失常等。

10. 癫痫　各种抽搐类型和多种癫痫综合征常都可在脑瘫病人中见到。

11. 继发性肌肉、骨骼问题　如肌肉跟腱挛缩、躯干扭转、髋脱位和脊柱畸形等。

三、运动功能评定

小儿脑瘫的功能评估是多方面的，包括身体发育，头围、身长、体重等项目测量；运动发育，小儿粗大及精细动作的发育规律等；躯体功能，如：肌力、肌张力、关节活动度、原始反射或姿势性反射（见表1-4-3）、平衡反应、协调能力、站立和步行能力（步态），心理、智力及行为评定，言语功能评定，感、知觉功能评定，日常生活活动能力以及功能独立能力的评定等。需多方面专业人员组成的评估小组共同参与，进行各方面的综合评价，以达到全面评定、指导并制定全面的康复计划。

（一）粗大及精细运动功能评定

1. 粗大运动功能评定

（1）评定内容：①改变和保持身体姿势功能评定；②移动运动功能；③上肢的粗大运动功能；④用下肢移动物体的功能；⑤通过步行运动进行移动的功能；⑥通过其他方式进行移动的运动功能；⑦在不同场合进行移动的功能。

表 1-4-3　小儿原始反射、姿势性反射和自动反应

原始反射	
交叉性伸肌反射	出生时～1～2 个月
Galant 反射（躯干侧弯反射）	出生时～2 个月
Moro 反射（拥抱反射）	出生时～6 个月
抓握反射	出生时～6 个月
姿势性反射	
紧张性迷路反射	出生时～6 个月
非对称性紧张性颈反射	出生 2～4 个月
对称性紧张性颈反射	出生 4～10 个月
自动反应	
放置反应	出生～2 个月
平衡反应	
倾斜反应	出生 6 个月～终生
坐位平衡反应	出生 6 个月～终生
立位平衡反应	出生 12 个月～终生
Landau 反应	出生 6 个月～30 个月
降落伞反应	出生 6 个月～终生
自动步行反应	出生～3 个月

（2）评定方法：①粗大运动功能分级系统（gross motor function classification system，GMFCS）：GMFCS 是根据脑瘫儿童运动功能受限随年龄变化的规律所设计的一套分级系统，能客观地反映脑瘫儿童粗大运动功能发育情况，GMFCS 将脑瘫儿童分为 5 个年龄组，每个年龄组根据患儿运动功能表现分为 5 个级别，I 级为最高，V 级为最低，分级在 2 岁以后具有良好的稳定性。GMFCS 可以用于评定脑瘫儿童粗大运动功能发育障碍程度；②粗大运动功能评定量表（gross motor function measure，GMFM）：GMFM 主要用于评定脑瘫儿童粗大运动状况，其标准相当于 5 岁以下（含 5 岁）正常儿童运动功能。GMFM 是公认的、使用

最广泛的评定脑瘫儿童粗大运动功能的量表。③ Peabody 运动发育评定量表（PDMS）粗大运动部分：PDMS 粗大运动部分适用于评定 6—72 个月的所有儿童（包括各种原因导致的运动发育障碍儿童）的运动发育水平。12 个月以下（不含 12 个月）的婴儿需要测试反射、固定和移动能力，而 12 个月以上儿童则要测试固定、移动和物体控制能力。④其他还包括：Alberta 测试量表、格塞尔量表、贝利婴儿发展量表。

2. 精细运动功能评定

（1）评定内容：①手的精细运动功能：评定用单手、手指和大拇指完成拾起、抓住、操纵和释放物体的协调动作能力；②上肢精细运动功能 包括拉、推、伸、转动或旋转手或手臂、抛出和抓住；③精巧脚的使用 评定用脚和脚趾完成移动和操纵物体的协调动作。

（2）评定方法：①用 PDMS 精细运动部分对脑瘫儿童进行精细运动功能的评定：适用于评定 6—72 个月的所有儿童（包括各种原因导致的运动发育障碍儿童）的运动发育水平；②脑瘫儿童手功能分级系统（manual ability classification system，MACS）：MACS 是针对 4—18 岁脑瘫患儿在日常生活中双手操作物品的能力进行分级的系统，还可促进对脑瘫患儿手功能康复的重视；③精细运动功能评定量表（fine motor function measure scale，FMFM）：本量表可以合理地判断脑瘫儿童精细运动功能障碍，区分不同类型脑瘫儿童精细运动功能的差别，为制订康复计划提供依据。通过评定，脑瘫儿童精细运动功能随月龄增长而出现的变化情况，有助于对脑瘫儿童精细运动功能发育状况做进一步研究，也为脑瘫儿童作业治疗的疗效评定提供了评定依据；④上肢技能质量评定量表（quality of upper extremity skills test，QUEST）：评定脑瘫患儿上肢运动技能质量；⑤精细运动分级（bimanual fine motor function，BFMF）：适用于各个年龄段的脑瘫儿童精细运动功能的评估，主要特点是可以同时判断单手和双手的功能；⑥其他还如墨尔本单侧上肢功能评定量表、House 上肢实用功能分级法、格塞尔量表等。

（二）关节和骨骼功能评定

1. 关节活动范围评定 用量角器进行测量，较大关节应用普通量角器、方盘式量角器和电子量角器测量，测量手指关节时应用半圆量角器。

2. 关节稳定功能评定

（1）关节稳定性评定：应用运动解剖学知识对身体各关节的稳定性进行评定。

（2）髋关节脱位评定：进行 X 线检查，应用髋臼指数（acetabular index，AI）、头臼宽度指数（acetabular head index，AHI）、Shenton（沈通）线、中心边缘角（center-edge angle，CEA）、Sharp 角等评定髋关节脱位的程度。

（3）髋关节脱位预测：进行 X 线检查，通过定期观测股骨头偏移百分比（migration percentage，MP）动态预测脑瘫儿童髋关节脱位与半脱位的风险，MP 值小于 33% 为正常，33%~50% 为髋关节半脱位，大于 50% 为全脱位。

3. 骨骼活动功能评定 脑瘫儿童可能存在脊柱、肩胛骨、骨盆带、肢体长骨、腕骨和跗骨等的活动功能障碍，运动学和运动解剖学知识可以评定上述功能障碍。

（三）肌肉功能评定

1. 肌力（muscle strength）评定

（1）徒手肌力评定（manual muscle testing，MMT）是临床常用的肌力评定方法。

（2）器械肌力评定可用于等长肌力评定、等张肌力评定、等速肌力测定。

2. 肌张力（muscular tension）评定

（1）被动性（passive）检查：包括关节活动阻力检查和摆动度检查。

（2）伸展性检查：通过测量内收肌角、腘窝角、足背屈角的角度以及跟耳试验、围巾征等判断肌张力情况。（3）肌肉硬度检查：触诊肌肉感知其硬度。

3. 痉挛程度评定

（1）痉挛评定量表：常用改良 Ashworth 量表（modified Ashworth scale，MAS）（评定表可见相关章节），是目前临床上应用最广泛的肌痉挛评定方法，用于评定屈腕肌、屈肘肌和股四头肌具有良好的评定者间和评定者内信度，具有较高的临床应用价值。MAS 同一评定者间信度高，是一种可靠的评定肌痉挛的方法。但评定者的经验不同会影响 MAS 测量结果，不同评定者间的信度较低，MAS 用于评定痉挛型脑瘫儿童下肢肌张力时需谨慎。

（2）综合痉挛量表（composite spasticity scale，CSS）：根据检查跟腱反射、踝跖屈肌群张力和踝阵挛的情况判定痉挛程度，三项分别按规定记分，总分按如下标准判定痉挛的有无和痉挛程度。判断标准：7 分以下：无痉挛；7~9 分（不含 7 分）：轻度痉挛；10~12 分：中度痉挛；13~16 分：重度痉挛。

4. 肌耐力功能评定

（1）运动性肌肉疲劳度测定：①最大主动收缩力量（maximal voluntary contraction，MVC）和最大做功功率检测；②最大刺激肌力检测；③表面肌电检测；④主观疲劳感检测。

（2）负重抗阻强度测定：是指负重时抗阻力的大小，根据竭尽全力时能做的次数区分为大、中、小三个强度。大强度：1~3 次；中强度：6~12 次；小强度：15 次以上。

（3）动作重复次数测定：是指一组当中动作重复的次数，以组数多少区分为三个级别。多组数：8 组以上；中组数：4~8 组；少组数：4 组。

（四）运动反射功能评定

根据患儿情况，选择进行深反射、由不良刺激引起的反射、原始反射及病理反射评定。

1. 深反射 包括肱二头肌反射（biceps tendon reflex）、肱三头肌反射（triceps tendon reflex）、桡骨膜反射（brachioraialis reflex）、膝腱反射（patellar tendon reflex）、跟腱反射

（achilles tendon reflex）、髌阵挛（patellar clonus）和踝阵挛（ankle clonus）。

2. 由不良刺激引起的反射　包括逃避反射（avoidance reflex）和浅反射，主要检查腹壁反射（abdominal reflex）和提睾反射（cremasteric reflex）。

3. 原始反射　主要包括阳性支持反射（positive supporting reflex）、自动步行反射（stepping reflex）、侧弯反射（side—bending reflex 或 Galant reflex）、手握持反射（palmar grasp reflex）、足握持反射（plantar grasp reflex）、拥抱反射（Moro 反射）、手和足安置反射（placing reflex）等。

4. 病理反射　包括 Babinski 征、Oppenheim 征、Gordon 征和 Hoffmann 征。

（五）不随意运动反应功能评定

根据患儿情况，选择应用姿势反射、矫正反射、保护性伸展反射及平衡反应进行评定。

1. 姿势反射　包括非对称性紧张性颈反射（asymmetric tonic neck reflex，ATNR）、对称性紧张性颈反射（symmetric tonic neck reflex，STNR）和紧张性迷路反射（tonic labyrinthine reflex。TLR）。

2. 矫正反射（立直反射）

（1）在一定时期出现，一定时期消失的反射：颈矫正反射（neck fighting reaction）、身体－头部矫正反射（the body righting reflexes acting on the head）和身体－身体矫正反射（body righting reflexes acting on the body）。

（2）在一定时期出现，持续终生存在的反射：视性矫正反射（optical righting reaction）和迷路性矫正反射（1abyrinthine righting reaction）。

3. 保护性伸展反射（protective extension reactions）或称支撑反应或防御性反射　包括前方保护伸展反射（降落伞反射）、坐位等各体位、各方向的保护伸展反射。

4. 平衡反应

（1）倾斜反应（tilting reactions）：分别在俯卧位、仰卧位、坐位、四点支持位、蹲位和立位上检查。

（2）立位平衡反应：包括跳跃矫正反应（hopping reaction）、迈步矫正反应（stepping reaction）、背屈反应（dorsiflexion reaction）。

（六）随意运动控制功能评定

脑瘫儿童存在与随意运动控制和协调相关的功能障碍，需通过评定了解障碍性质与程度。

1. 平衡功能评定

（1）简易评定法：包括以下几方面。

1）静态平衡：人体在无外力情况下维持某种姿势的过程。

2）动态平衡：①自我动态平衡：人体在无外力情况下，从一种姿势调整到另一种姿势的过程。②他动动态平衡：人体在外力推动作用下调整姿势的过程。

（2）Berg平衡量表评定：分14个检查内容，每项得分0~4分，每项平衡功能分级：1级：能正确完成活动；2级：能完成活动，但需较小的帮助以维持平衡；3级：能完成活动，但需较大的帮助以维持平衡；4级：不能完成活动。得分越高平衡功能越好。

（3）人体平衡测试仪评定：是定量评定平衡能力的一种仪器，可以评定平衡功能障碍或病变的部位和程度。可进行静态平衡测试和动态平衡测试。目前国外趋向于采用动、静态结合的方法，全面监测患者的动、静态平衡变化。

2. 协调功能评定

根据患儿情况，选择应用观察法及协调性试验方法进行评定。

（1）观察法：观察受试者各种体位和姿势下启动和停止动作是否准确；运动是否平滑、顺畅，有无震颤；如让受试者从俯卧位翻身至仰卧位，或从俯卧位起身至侧坐位，然后进展至四点支持位、双膝立位、单膝立位、立位等。并通过与健康人比较，判断受试者是否存在协调功能障碍。

（2）协调性试验：包括以下几方面。

1）平衡性协调试验：是评估身体在直立位时的姿势、平衡以及静和动的成分，共16个项目，每项计分。评分标准：4分：能 完成活动；3分：能完成活动，需要较少帮助；2分：能完成活动，需要较大帮助；1分：不能完成活动。

2）非平衡性协调试验：是评估身体不在直立位时静止和运动成分。有12个项目，评分标准：5分：正常；4分：轻度障碍，能完成指定的活动，但速度和熟练程度比正常稍差；3分：中度障碍，能完成指定的活动，但缺陷明显，动作慢，笨拙和不稳定；2分：重度障碍，只能发动运动而不能完成；1分：不能活动。

（七）自发运动功能评定

脑瘫儿童存在与整体和个别的身体部位运动的频率、流畅性和复杂性相关功能障碍，例如婴儿的自发运动减少等。

（八）不随意运动功能评定 应用儿童神经系统检查方法进行评定。

某些类型脑瘫儿童存在肌肉与肌群无意识、无目的或目的不明确的不随意收缩功能。肌肉不随意收缩：不随意运动、手足徐动症、肌张力障碍。震颤：包括眼球震颤、意向性震颤等。

（九）步态功能

脑瘫儿存在步行、跑步或其他全身运动相关运动类型的功能障碍，通过评定了解障碍程度。

1. 定性分析 推荐建议采用异常步态观测及目测观察方法进行定性分析。

（1）异常步态：观察患儿有无异常步态，如痉挛步态、偏瘫步态、臀大肌步态、臀中肌步态、不对称步态等。

（2）目测观察被检查者行走过程，做出大体分析。

2. 定量分析法　根据患儿需求，选择应用三维步态分析系统进行评定（推荐）。

（1）足印法：步态分析最早期和简易的方法之一。在足底涂上墨汁，在步行通道（一般为 4~6 m）铺上白纸。受试者走过白纸，留下足迹，便可以测量距离。可以获得步长、步长时间、步幅、步行周期、步频、步速、步宽和足偏角 8 项参数，可作为步态分析参数。

（2）足开关（微型的电子开关装置）：足开关是一种微型的电子开关，装置在类似于鞋垫形状的测定板内，分别置放于前脚掌（掌开关）和脚跟（跟开关）。电子开关由足跟触地首先触发跟开关，前脚掌触地时触发掌开关，脚跟离地时关闭跟开关，脚尖离地时关闭掌开关。这是最常用的时间定位标志。除了可以迅速获得上述参数外，还可以获得下列资料：①第一双支撑相，跟开关触发至掌开关触发的时间；②单足支撑相，跟开关与掌开关同时触发的时间；③第二双支撑相，跟开关关闭和掌开关关闭之间的时间；④摆动相，掌开关关闭 至下次跟开关触发的时间；⑤各时相在步行周期的比例。

（3）电子步态垫：是足印法和足开关的结合，有 10,000 个压感电阻均匀分布在垫下，受试者通过该垫时，足底的压力直接被监测并转换为数字信号，通过计算机立即求出上述所有参数。可以进行同步摄像分析、三维数字化分析和关节角度计分析。

（4）三维步态分析系统进行定性分析是由一组摄像机、足底压力板、测力台表面、表面肌电图仪，以及控制以上多组装置同步运动并对观测结果进行分析处理的计算机及外围设备构成。对行走中的各种参数进行实时采集和处理，并在此基础上计算出某些反映人体步态特征的特征性参数，如关节角度，重心的位移，肌肉产生的力矩及肌肉功率等，从而实现对人体运动功能定性分析。

（十）儿童功能独立性评定量表（functional independence measure，WeeFIM）

儿童功能独立性评定量表是对患儿综合活动能力的测试，可评定躯体、言语、认知和社会功能。目前在国外已被广泛地应用，对残疾儿童的功能评定、协助制定康复计划和判断疗效都有重要作用。

（十一）日常生活活动功能评定

日常生活活动功能评定包括评定各种日常生活活动的自理能力：盥洗自身、护理身体各部、如厕、穿着、吃、喝、照顾个人的健康、照顾个人安全。常用残疾儿童能力评定量表中文版（chinese version of pediatric evaluation of disability inventory，PEDI），适用于 6 个月 ~15 岁的儿童及其能力低于 15 岁水平的儿童，评定其自理能力、移动能力和社会功能 3 方面活动受限情况和程度以及功能变化与年龄间的关系，特别是在评定早期或轻度功能受限情况更具优势，而且包含了看护人员的评分，这在其他量表中没有。该量表能有效地评定残疾儿童每个领域或能区的损伤情况、判断康复疗效、制订康复计划和指导康复训练。

四、运动治疗

小儿脑瘫的运动治疗，主要根据运动学、神经生理和神经发育学的理论，借助器具或徒手的方法，对脑瘫患儿实施治疗。其目的改善其运动功能，尽可能使其正常化，提高生活活动自理能力。小儿脑瘫康复治疗原则：早期发现异常表现、早期干预、综合性康复、与日常生活相结合、康复训练与游戏相结合、遵循循证医学的原则、集中式康复与社区康复相结合，不同年龄段康复治疗目标及策略不同。目前，在国际上有不同学派的脑性瘫痪运动治疗方法，如 Bobath 法、Vojta 法、Brunnstrom 治疗技术、PNF 技术、Rood 治疗技术、Peto 法（引导式教育法）等，临床上仍以 Bobath 法为主，治疗师可根据患者的情况选用不同的方法，具体运用可见上篇运动治疗技术部分。

（一）基本运动疗法技术

1.渐进性抗阻力训练　渐增阻力可以完成或维持全范围的关节活动范围练习，有效的促进和恢复脑瘫患者的耐力和肌力，增强其关节的稳定性。此种训练更适用于存在肌张力低下和不随意运动的脑瘫儿童。渐增阻力训练必须根据患者的耐受性和自身素质，循序渐进地进行训练，在活动范围的起始和终末应施加最小的阻力。

2.关节活动度的维持与改善训练　更适合应用于痉挛型脑瘫儿童利用关节活动度的维持训练，配合其他康复训练改善痉挛型脑瘫患者的肌张力，改善关节活动度，防止关节挛缩。

3.关节松动技术　关节松动术可以有效地改善痉挛型脑瘫患者的关节活动范围，保持或增加其伸展性。关节松动术更适合应用于痉挛型脑瘫儿童，用于治疗关节周围肌群痉挛导致的关节活动受限，及改善和缓解痉挛所致肌肉疼痛。

4.减重步态训练　减重平板步行训练可明显改善脑瘫患儿步行能力和步行效率，提高脑瘫患儿粗大运动功能中的站立与行走功能，以及功能性步行分级，痉挛型脑瘫患儿在运动疗法基础上结合佩戴矫形鞋进行减重训练，能有效改善和提高脑瘫患儿步态及运动能力。

5.平衡功能训练　平衡功能训练是脑瘫患儿康复训练的一项内容，对提高患儿的康复效果有重要作用。平衡功能训练可以改善大脑的平衡调节能力，对改善患者平衡功能和步行能力及 ADL 能力有积极意义，可应用平衡训练仪进行训练。

6.核心稳定性训练　核心部位是否稳定影响脑瘫患儿运动及平衡协调能力能否建立，对脑瘫患儿进行核心稳定性训练使其核心部位稳定，能够改善患儿粗大运动功能及姿势运动控制。核心稳定性训练对不同类型脑瘫患儿均有较好的效果，与其他康复治疗技术相结合效果更佳。

7. **运动再学习** 从患儿现存功能出发，针对功能缺损，进行日常生活功能活动相关的练习，强调患儿主动参与，不仅改善运动功能，还能改善日常生活活动能力，使患儿和家长都有成就感。

8. **运动控制理论与任务导向性训练** 运用运动控制原理，通过任务导向训练，结合个人、任务、环境因素提高脑瘫患儿粗大运动功能。可有效改善痉挛型脑瘫患儿肌力、肌肉耐力、步行的步态，有效提高粗大运动功能以及改善患儿的平衡功能。

9. **小儿脑瘫神经发育疗法的运用技术** ①Bobath技术：是运用于脑瘫治疗的最常用技术。Bobath治疗技术是通过对关键点的控制，抑制原始反射持续存在对脑瘫患儿正常运动发育的影响，并通过对运动模式协调性的促进，从而实现正常运动模式的整合，防止异常模式的形成和固定。②Vojta治疗技术：适用于不同类型脑瘫患儿，但2岁前更有效，尤其是1岁以内的轻度脑瘫且尚未实现翻身和俯爬功能的患儿。Vojta治疗技术的基本原理就是让患儿取一定的出发姿势，通过对身体特定部位（诱发带）的压迫刺激，诱导患儿产生全身性、协调化的反射性翻身和腹爬移动运动，促进与改善患儿的运动功能，故又称为诱导疗法。③Rood技术：主要侧重于促进正确感觉输入和改善运动控制，该疗法强调有控制的感觉刺激，按照个体的发育顺序，通过应用某些动作的作用引出有目的的反应。脑瘫患儿多伴有运动感觉障碍，严重影响了治疗效果，因此作为神经发育学疗法之一的Rood治疗技术，也可以配合Bobath治疗技术对脑瘫患儿进行治疗。④PNF技术：PNF治疗技术又称本体感觉神经促进疗法，是以人体发育学和神经生理学原理为基础，根据人类正常状态下日常生活活动中常见的动作模式而创立，PNF治疗技术可以应用于能够理解和配合指令的脑瘫患儿。

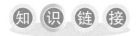

Brunnstrom 技术

最近认为Brunnstrom治疗技术也可应用于脑性瘫痪康复治疗。应用Brunnstrom治疗技术，早期通过健侧抗阻随意运动而使兴奋扩散，以引出患侧联合反应，使较弱肌肉发生收缩，以产生半随意运动。将这种技术应用于功能性活动中，以便反复练习，使控制能力得到增强，动作渐趋完善。为引出运动反应，对于肢体的控制多采用紧张性反射和协同运动，对于躯干的控制多采用矫正反射和平衡反应。为增强治疗作用，还要利用各种感觉刺激。

（二）常用的训练方法

1. 头部控制功能训练　①痉挛型：患儿仰卧位，治疗师将两手放在患儿头部的两侧，把颈部向上方拉长，并用前臂将患儿的肩膀往下压，以增加压力；然后治疗师用手抓住患儿的前臂，将患儿的手抬高且往外转，拉坐起来，即可使患儿的头抬高而保持正位。②徐动型：患儿仰卧位，治疗师将患儿的手臂拉直往内转稍往下压，慢慢将患儿拉坐起来，促进患儿的头部保持抬高而向前。③肌张力低下型：治疗师用手抓住患儿肩膀，用大拇指顶在胸前，将肩膀往前给患儿较大的稳定性，协助患儿将头抬起。

2. 上肢功能训练　治疗师用手握住患肢肘部外侧，肘适当旋外，使掌心向上。反复训练可使腕关节容易伸展，手放开，拇指较易外展伸直。注意切忌以暴力拉伸。

3. 下肢功能训练　患儿仰卧位，治疗师双手分别握住患儿两膝关节上部，先使髋关节旋外，然后再将患儿大腿缓慢分开，反复训练，但切不可抓住患儿双踝关节硬拉。患儿两腿夹紧时，可将髋关节弯起来，并旋转活动髋关节，放松。患儿的脚呈尖足状，脚趾像鹰爪般勾起来，活动时先将下肢往外转，足背屈，然后将患儿脚趾拉直。

4. 翻身训练　①患儿仰卧位，治疗师用双手分别握住患儿双踝部，作左右交叉运动，让患儿的双腿交叉带动髋部，使骨盆旋转，并以骨盆旋转带动躯干旋转，最后带动肩部，使患儿翻身。②让患儿以肩部旋转带动躯干、骨盆和下肢。治疗师用双手握住患儿一侧肩部，使肩部做旋转运动。诱发患儿翻身时，将患儿的头转向一边，用手紧紧固定他的下颏，在第5肋间处往外压，并且推向胸骨的对侧，患儿身躯可由此诱发出反射式的翻身动作。

5. 从仰卧到坐位训练　训练患儿先从仰卧位翻身成侧卧位，然后用上肢撑地，将上身推起成不对称的坐姿。注意要使患儿学会从仰卧位坐起，须做好翻身动作，还须掌握在俯卧位用上肢支撑负重。

6. 坐姿训练　①痉挛型：治疗师先将患儿的两腿分开坐，上身前倾，并将患儿下肢压直，鼓励患儿向前弯腰坐稳。②手足徐动型：将患儿两脚并拢弯曲坐，治疗师用手抓住患儿肩膀，向前内方转动，让患儿自己用双手撑在两旁支持自己。③肌张力低下型：治疗师抱住患儿，用双手在患儿的腰椎部位向下压，并用大拇指压放在脊柱两旁，给以固定力，可促进头及躯干的伸直。当患儿学会坐稳后，可经常采用前后左右推动患儿的方法，让患儿学会在动态中保持平衡。

7. 爬行训练　当患儿刚开始学爬行时，治疗师用手固定骨盆，然后轻轻将骨盆向上提，左右交替，助于爬行。患儿渐渐学会爬行，刚开始手脚同侧往前伸，逐渐变成左手右脚及右手左脚式的交替爬行。

8. 直跪训练　在维持直跪位姿势中，髋部训练是关键，治疗师可用双手扶助患儿两侧髋部，或一手抵住胸部，另一手使患儿髋部充分伸展；也可根据患儿上肢功能，在直跪时上肢提供适当支持。

9. **从直跪位到站立训练** 先训练患儿在直跪基础上，训练左右半跪。在开始作半跪训练时，对患儿的髋部和膝部要给予适当扶持。当患儿已能正确保持半跪姿势时，治疗师可以面对面站在患儿跟前，尽可能少地给予帮助，训练患儿将重心由后腿移到前腿，使患儿能够伸展髋、膝关节，上抬躯干，从半跪位站立起来。

10. **从椅子坐位站起训练** 站起训练时，治疗师先帮助患儿将双腿收回到椅子跟前，两脚稍稍分开，再帮助患儿上身前倾，屈曲髋部，使重心前移，直至患儿的双眼与脚趾在同一垂直平面上，然后让患儿伸展膝关节和髋关节，从椅子上站起。

11. **站立和行走训练** ①训练患儿从地上站立起来时，治疗师需注意保持患儿的两侧大腿分开和外转，并用手顶住膝盖，使重心往前倾，均匀的落在地上，然后扶住患儿站起来。②在站立时要求头部保持正中位，上身平直，髋、膝伸展，两腿分开，脚掌平放于地面。开始训练时，可让患儿扶站、靠墙站、利用站立架或倾斜板进行站立训练。③在站立训练基础上，让患儿作跨步站立训练。当具备了使重心由两条腿向一条腿转移能力时，开始学习行走。④患儿步行训练时，治疗师站在患儿后面，让患儿背部紧靠自己身体，双手抓握患儿上臂近腋窝处（或控制骨盆处），然后治疗师的腿慢慢迈步，推动患儿的腿迈步。下肢功能稍好的患儿也可利用助行器、矫正鞋、拐杖、平行杠等进行步行训练，以后逐渐减少扶持和帮助，过渡到独立步行。患儿学习独立行走时，常显步态蹒跚，双腿分开过大，手腿动作不协调，因此必须进行步态矫正。

12. **躯干调节和平衡能力训练** 患儿坐位或站位，让患儿伸手抓取置于患儿周围不同方向、距离略超过臂长的各种物体和玩具，以达到训练躯干前屈、左右旋转、左右侧屈的目的。当患儿躯干活动困难时，治疗师可协助患儿完成躯干运动。对患儿平衡能力的训练，可利用平衡板、蹦床训练，也可让患儿走海绵垫、走斜面、上下楼梯、走平衡木等完成。

（三）常用的综合运动疗法技术

1. **水中运动** 对于脑性瘫痪患儿，水疗法既是一种运动疗法，也是一种物理因子疗法，通过水的温度刺激、机械刺激和化学刺激来缓解肌痉挛，改善循环，调节呼吸频率，增加关节活动度，增强肌力，改善协调性，提高平衡能力，纠正步态等。水疗可增加患儿训练的兴趣，使其树立自信心、改善情绪、积极参与娱乐活动，对其智力、语言、个性的发展都有极大的好处。水疗适宜安排在 PT、OT、ST 训练前进行，既有利于提高 PT、OT 等训练的效果，也防止患者过度疲劳。

2. **引导式教育与日常生活活动训练** 引导式教育是综合、多途径、多手段对脑瘫患儿提供的一种治疗手段，引导员在日常生活教育学习中运用多种引导和诱发的技巧，改善脑瘫患儿的日常生活自理能力，提高其生活质量。应根据脑瘫患儿的年龄、病情程度、脑瘫类型、上肢功能、认知功能、学习功能等，由易至难，循序渐进地进行。

3. **游戏活动** 游戏活动可以促进儿童多方面功能的发展，是儿童正常成长发育过程中不可缺少的部分，具有很大的娱乐性，可激发患儿的积极性，使之主动地参与训练活动；游戏是一种充满乐趣又具有高度的可重复性的活动，有利于儿童反复进行训练，使所学到的技能得到强化和巩固；游戏需要患儿调动自己的各种感官来参与，有利于其感觉功能的恢复；游戏介于纯训练与真实生活之间，有利于脑瘫患儿把所学的技能转移到现实生活中；游戏对患儿最大的益处就是能开发患儿的智力，便于患儿能尽可能的顺利入学，融入社会。

4. **辅助机器人训练技术** 部分大龄脑瘫患者可穿戴外骨骼机器人进行训练。外骨骼机器人是一种结合了人的智能、机械动力装置和机械能量的人机结合的可穿戴设备。按结构可将外骨骼机器人分为上肢、下肢、全身及各类关节机器人。一方面可加强功能活动，另一方面可以纠正异常运动模式和姿势。

📚 案例导入

男患儿，2岁6个月，四肢痉挛，随意活动困难。既往有癫痫发作史。与父母及祖父母同住；父母亲工作，主要为祖父母主要在家带孩子，一家六口住在约$100m^2$房子。功能水平：需要完全帮助下完成进食，穿衣服，洗澡，如厕等。不能翻身及爬行，头控制欠佳，不对称原始反射强烈多见。手部功能：右手可无控制的抓握，左手活动进多握拳状态；认知水平：服从指令大部分有困难；语言沟通：不能清晰吐词，可以有少量简单的字发声，孩子交流时有眼神接触，但达不到目的时容易激动，用叫喊来获取想要之物；父母期望：长大后可以独立行走及自理，明白指令。

患儿典型临床表现：头面斜向右侧，上肢屈曲、内收、内旋挛缩畸形，拇指内收、握拳、两上肢后背；躯干前屈、圆背坐（拱背坐）；髋关节屈曲，下肢内收、内旋、交叉，剪刀布、足外翻；体征：腱反射亢进、踝阵挛（＋）、折刀征（＋）、锥体束征（＋）。

1. 最可能的诊断是什么？
2. 需要进行哪些康复评定？
3. 如何对患者进行康复治疗？

项目五　周围神经病损的运动治疗

【学习目标】

掌握不同的周围神经病损的运动治疗。

熟悉周围神经病损常用评定方法。

了解周围神经病损基本概念与常见问题。

一、概述

（一）概念

周围神经（peripheral nerve）由神经节、神经丛、神经干、神经末梢组成，分为脊神经、脑神经、内脏神经，是除中枢神经系统（脑和脊髓）以外的所有神经结构。周围神经多为混合性神经，含有感觉纤维、运动纤维及自主神经纤维。周围神经病损一般可分为周围神经损伤（peripheral nerve injury）和神经病（neuropathy）两大类。

周围神经损伤是由于周围神经丛、神经干或其分支受外力作用而发生的损伤，如挤压伤、牵拉伤、挫伤、撕裂伤、切割伤、火器伤、医源性损伤等；神经病是指周围神经的某些部位由于炎症、中毒、缺血、营养缺乏、代谢障碍等引起的病变，旧称神经炎。

（二）病理及分类

周围神经病损后的主要病理变化是损伤远端神经纤维发生瓦勒变性（Wallerian degeneration）。轴突变性（axonal degeneration）则是周围神经病常见的一种病理改变，与瓦勒变性基本相似。

周围神经损伤按 Seddon 方法可分为以下 3 种。①神经失用（neurapraxia）：神经轴突和神经膜均完整，传导功能暂时丧失；②神经轴突断裂（axonotmesis）：神经外膜、神经束膜、神经内膜和施旺细胞（Schwann cell）完整，神经轴突部分或完全断裂，出现瓦勒变性，运动和感觉功能部分或完全丧失；③神经断裂（neurotmesis）：指神经的连续性中断，导致运动和感觉功能完全丧失。神经失用多由挤压或药物损害引起，一般可在 6 个月内完全恢复。神经轴突断裂多为挤压或牵拉伤所致，可自行恢复，但轴突需自损伤部位向远端再生，再生速度为 1~2mm/ 天，故需时较久。神经断裂多为严重拉伤或切割伤所致，必须手术修复，术后神经功能可恢复或恢复不完全。周围神经损伤分类（Sunderland1968）标准根据神经损伤程度分为 5°（表 21–19）。

（三）临床常见的周围神经病损疾病

常见的周围神经病损有臂丛神经损伤、桡神经损伤、正中神经损伤、尺神经损伤、坐骨神经损伤、腓总神经损伤、胫神经损伤、腕管综合征、糖尿病性周围神经病、脊髓灰质炎、吉兰－巴雷综合征、三叉神经痛、特发性面神经麻痹（又称 Bell 麻痹）、肋间神经痛、坐骨神经痛等。

表 21-19 周围神经损伤分类（Sunderland1968）

分级	病理特点
Ⅰ度	传导阻滞，神经传导功能障碍，为一过性麻痹
Ⅱ度	轴突中断，神经内管及结缔组织保持连续，远端 Wallerian 变性，轴突再生，预后好
Ⅲ度	神经束完整，但束内神经纤维及血管均断裂，有自行恢复的可能，但不完全
Ⅳ度	神经束膜断裂，神经内的结构广泛断裂，很少能自行修复，大多需手术修复
Ⅴ度	整个神经干完全断裂，需手术修复

二、周围神经病损的常见问题

（一）运动功能障碍

运动功能障碍的程度和范围与神经损伤的程度和部位有关。神经损伤后其所支配的肌肉呈弛缓性瘫痪，无力，主动运动、肌张力及反射均减退或消失，随着时间的延长，肌肉逐渐发生萎缩。

（二）感觉障碍

感觉障碍表现为局部麻木、灼痛、刺痛、感觉过敏及实体感觉缺失等，其分布呈现手套或袜套状。疼痛是周围神经损伤后的主要临床特点之一，某些患者因为异常步态和姿势，可以导致继发性肌肉骨骼疼痛，多数患者预后良好。

（三）皮肤营养性改变

神经损伤后，其支配区皮肤无汗，光泽消失，表面粗糙并出现脱屑，指甲可发生嵴状突起。

（四）血管功能障碍

周围神经损伤后由于交感纤维同时受到了损伤，损伤神经支配的肢体血管的收缩及舒张功能减弱，最常见于正中神经、尺神经及胫神经损伤后。

（五）骨质疏松

周围神经损伤与中枢神经损伤一样，可以引起支配的肢体发生骨质疏松。

三、周围神经病损运动功能评定

周围神经病损评定包括躯体功能评定和精神心理评价两方面。躯体功能评定包括肌力评价、关节活动度评价、感觉评价、肢体形态评价、疼痛评价、辅助器具使用训练，上肢神经损伤伤者需进行上肢功能评价、手功能评价，下肢神经损伤者须进行平衡功能评价、步态分析等；精神心理评定如情绪评定、焦虑抑郁评定、人格评定等。另外还包括 ADL、功能独立性评定（FIM）、家庭、职业等社会环境的调查、生活满意度的调查等。

周围神经病损常见的运动功能评定如下：

1.肌力评定　常采用 MMT 评定，也可采用仪器测定法。

2.关节活动度测定　常用量角器测定。

3.患肢周径的测量　用尺测量或容积仪测量受累肢体周径并与相对应健侧肢体比较。

4.腱反射检查及神经干叩击试验（Tinel 征）　检查时需患者充分合作，并进行双侧对比检查。

5.疼痛评定　通常采用目测类比法（VAS）、简化 McGill 疼痛问卷和压力测痛法等评定方法。

6.电生理检查　电诊断、肌电图、神经传导速度测定、H 反射、F 波、体感诱发电位等对判断周围神经损伤的范围、部位、性质与程度有重要价值。

7.手功能评定　根据损伤部位可采用手功能评定，如抓、握、捏等。

8.运动功能恢复等级评定　由英国医学研究会（BMRC）提出，将神经损伤后的运动功能恢复情况分为六级，简单易行，是评定运动功能恢复最常用的方法（表 21-20）。

表 21-20　周围神经病损后运动功能恢复评定表

恢复等级	评定标准
0 级（M0）	肌肉无收缩
1 级（M1）	近端肌肉可见收缩
2 级（M2）	近、远端肌肉均可见收缩
3 级（M3）	所有重要肌肉能抗阻力收缩
4 级（M4）	能进行所有运动，包括独立的或协同的运动
5 级（M5）	完全正常

四、运动治疗

（一）早期的运动疗法　急性期要针对致病因素去除病因，减少对神经的损害，预防关节挛缩的发生，为神经再生做好准备。运动疗法在周围神经损伤的康复中占有非常重要的地位，应注意在神经损伤的急性期，动作要轻柔，运动量不能过大。

1.主动运动　如神经病损程度较轻，肌力在2~3级以上，在早期也可进行主动运动。

2.保持功能位　为了预防关节挛缩，保留受累处最实用的功能，应将损伤部位及神经所支配的关节保持应保持在功能位。常用适宜的矫形器固定在功能位（表21-21）。

3.被动运动　被动运动的主要作用为保持和增加关节动度，防止肌肉挛缩变形。被动运动时应注意：①只在无痛范围内进行。②在关节正常活动范围内进行，不能过度牵拉麻痹肌肉。③运动速度要慢。④周围神经和肌腱缝合术后，要在充分固定后进行。

表21-21　常见周围神经病损及其矫形器的应用

功能障碍部位	神经损伤	矫形器
肩关节	臂丛神经	肩关节外展夹板
全上肢麻痹	臂丛神经	肩外展夹板、上肢组合夹板
指间关节、腕关节	桡神经	上翘夹板、Oppenheimer夹板
指关节伸直挛缩	正中、尺神经	正向屈指器
指关节屈曲挛缩	桡神经	反向屈指器
拇对掌受限	正中神经	对掌夹板
猿手畸形	正中神经	对指夹板、长拮抗夹板
爪形手	尺神经	短拮抗夹板、反向屈指器
下垂足、马蹄内翻足	腓总神经	足吊带、AFO、踝支具
膝关节	股神经	KAFO、KO、膝框支具
屈膝挛缩	股神经	KO、KAFO膝铰链伸直位制动
外翻足、踝背伸挛缩	胫神经	AFO、矫正鞋

（二）恢复期的运动疗法

急性期（5~10天）炎症水肿消退后，即进入恢复期，早期的治疗措施仍可有选择的继续使用。恢复期的运动治疗目的是促进神经再生、保持肌肉质量、增强肌力和促进感觉功能恢复，所以重在主动参与，增强肌力。

1.受累神经支配肌肉肌力为0~1级时，进行被动运动、肌电生物反馈主动模式等治疗。

2.受累神经支配肌肉肌力为2~3级时，进行助力运动、主动运动及器械性运动，但应注意运动量不宜过大，以免肌肉疲劳。随着肌力的增强，逐渐减少助力。

3.受累神经支配肌肉肌力为 3^+~4 级时，可进行抗阻练习，以争取肌力的最大恢复。同时进行速度、耐力、灵敏度、协调性与平衡性的专门训练、步态训练等。

4.有关节挛缩的需行被动牵伸及关节松动，关节活动度训练，主动运动。

5.ADL 训练：在进行肌力训练时应注意结合功能性活动和日常生活活动性训练。如上肢练习洗脸、梳头、穿衣、伸手取物等动作；下肢练习踏自行车、踢球动作等。治疗中不断增加训练的难度和时间，以增强身体的灵活性和耐力。

五、常见周围神经病损的特点及康复治疗

（一）臂丛神经损伤

臂丛神经由 C5~C8 和 T1 神经根及其发出的分支组成。分为根、干、股、束、支五部分。C5~C6 组成上干，C7 组成中干，C8~T1 组成下干。每干又分为前后两支，上干与中干前支组成外侧束，下干前支组成内侧束，三个干后支组成后侧束。外侧束分出胸前外侧神经，支配胸大肌锁骨部，其终末支为肌皮神经及正中神经外侧头；内侧束在起始部分出胸前内侧神经，支配胸大肌胸肋部，其终末支为尺神经及正中神经内侧头；后侧束分出胸背神经及肩胛下神经，前者支配背阔肌及小圆肌，后者支配大圆肌及肩胛下肌，其终末支为桡神经及腋神经。臂丛神经损伤的常见病因有牵拉伤、对撞伤、切割伤、挤压伤和产伤。常见的临床类型有：①全臂丛损伤：多为对撞或持续牵拉暴力所致。其运动障碍表现为手、前臂和上臂肌肉全瘫，感觉表现为手、前臂和上臂一部分感觉消失；②臂丛神经上干损害：常为肩部对撞伤所致，表现为腋神经及肩胛上神以麻痹，肩关节不能外展和上举，肌皮神经麻痹为肘关节不能屈曲；③臂丛神经下干损害：常为上肢牵拉损伤所致，表现为正中神经麻痹，拇指、手指不能屈曲，拇指不能对掌，尺神经麻痹为小指处于外展位，手指不能内收内展。臂丛神经的诊断主要依靠病史和临床查体，X 线片、CT 及 MRI 等影像学检查。一般来说，上肢 5 大神经（腋神经、肌皮神经、正中神经、尺神经及桡神经）中出现任何 2 支神经的联合损伤，手部 3 大神经（正中神经、尺神经、桡神经）任何一根合并肩或肘关节功能障碍；手部 3 大神经任何一根合并前臂内侧皮神经功能障碍，可以考虑为臂丛神经损伤。电生理学检查有助于臂丛神经损伤的定位诊断，但应在损伤 3 周后进行。治疗原则：闭合性损伤保守治疗 3 个月，若无任何症状恢复者，应行手术探查；开放性损伤需手术治疗；只有少数不完全损伤患者在 3 个月内获得满意恢复，一般在 1~2 年内不断进步。臂丛上部损伤时，因手的功能尚好，故治疗恢复效果较好；臂丛下部损伤时，手的功能受累较重，恢复较差；少数患者患肢功能无恢复，并有上肢严重烧灼样疼痛，最后只有截肢；臂丛完全损伤恢复不佳。康复治疗：早期神经修复能改善患者的预后，对大多数臂丛神经损伤患者应评估其可能的预后，并早期或手术前就已开始初步的

康复治疗并给予积极的支持。康复训练时首先要确定损伤的范围和程度以及功能状况，运动训练早期保持功能位，预防关节挛缩变形。上部损伤可用三角巾悬吊患肢，肘关节屈曲90°；下部损伤可用夹板固定呈半握拳状，手中可握半圆形小棍或纱布卷。肌腱或肌肉转移术后和神经修复术后 6 周绷带去除后，应进行一定强度的运动治疗。运动治疗和作业治疗时间应当短，但强度应高；要关注患肢挛缩及患者精神心理状态，运动治疗师需要矫正患者的畸形，使患者肌肉力量和协调性得以改善。未累及的肌肉和正在恢复的肌肉都应进行锻炼，早期重力助力运动和在热水浴中锻炼是最好的，可运用神经肌肉本体感觉易化技术（PNF）；一旦运动功能开始恢复，被动运动应让位于主动运动；当肌肉力量增强能够抗重力移动关节，可以逐渐增加阻力；首先对抗运动治疗师给予的一定阻力，以后再对抗一定的弹力或重物；生物反馈在恢复阶段也可以运用，虚拟现实技术（VR）可以训练上肢的综合运动能力。

（二）腋神经损伤

腋神经为臂丛后束的分支。腋神经损伤后出现上肢外展困难、外旋无力，三角肌萎缩，失去肩部丰满外形，三角肌区皮肤感觉障碍。运动治疗可参考臂丛神经损伤。

（三）尺神经损伤

尺神经来自臂丛内侧束。尺神经损伤后，尺侧腕屈肌、第四、五指指深屈肌、小鱼际肌、骨间肌、第三、四蚓状肌功能丧失，呈爪形手。小指及环指尺侧半感觉消失。使用关节折曲板，使掌指关节屈曲到 45°，防止第四、五指掌指关节过伸畸形。主被动训练手指分开、并拢和伸展运动。作业治疗，训练手的精细动作，包括圆柱状抓握、拇指侧捏和对掌、IP 关节伸展、手指内收、外展等动作要素。

（四）正中神经损伤

正中神经损伤由臂丛内外束的内外侧头所组成。前臂上部损伤可出现桡侧屈腕肌、屈拇指中指食指肌肉功能丧失，大鱼际肌萎缩。前臂或腕部水平损伤后，由于大鱼际肌麻痹、萎缩变平，拇指不能对掌及因第一、第二蚓状肌麻痹致使示指与中指 MP 关节过度伸展，形成"猿手"畸形。肘关节水平损伤时，临床上表现为拇指、示指屈曲功能受限。拇指、示指、中指及环指桡侧半感觉消失。若在腕部受伤，前臂肌肉功能良好，只有拇指外展和对掌功能障碍。康复训练时强调治疗性作业活动，如精细抓握训练，粗大功能训练等。

（五）桡神经损伤

臂丛后束分出腋神经后，即向下延续为桡神经。桡神经损伤后，临床上出现垂腕、垂指、前臂旋前畸形、手背桡侧尤以虎口部皮肤有麻木区或感觉障碍。桡神经高位损伤（肘关节以上）导致肘关节不能伸展和旋前，发生垂腕、垂指、垂拇畸形。损伤发生在前臂时，临床仅表现伸指、伸拇功能障碍。康复治疗可应用支具使腕背伸 30°、指关节伸展、拇指外展，并进行被动运动，以避免关节强直和肌腱挛缩。同时强调治疗性作业活动，如制作陶器，用刨子打磨刨光木板、打字、飞镖游戏、桌子足球或篮球游戏等。

（六）腓总神经

腓总神经损伤在下肢神经损伤中最多见。损伤后，出现足和足趾不能背伸，不能外展，足下垂并转向内侧而成为马蹄内翻足，足趾亦下垂，行走时呈"跨阈步态"。小腿前外侧及足背面感觉障碍，疼痛不多见，运动障碍比感觉障碍大。腓总神经损伤后大多数情况下应保持在功能位，早期被动运动主要作用为保持和增加关节活动度，防止肌肉挛缩变形。被动运动只在无痛、关节正常活动范围内进行，运动速度要慢，周围神经和肌腱缝合术后要在充分固定后进行。恢复期主要促进神经再生、保持肌肉质量、增强肌力、促进感觉功能恢复，由助力运动、主动运动、抗阻运动顺序循序渐进，动作应缓慢，范围应尽量大。多用哑铃、沙袋、弹簧、橡皮条，也可用组合器械来抗阻负重；运动疗法与温热疗法、水疗配合效果更佳；在恢复期也可运用电子生物反馈训练技术等。

（七）胫神经损伤

股骨髁上骨折和膝关节脱位是损伤胫神经的常见原因。胫神经损伤后表现为足跖屈、足内收及内翻动作困难，呈外翻足，足趾亦不能跖屈，足弓的弹性和强度丧失，小腿消瘦。跟腱反射消失。如果损伤部位在腓肠肌和趾长屈肌分支以下时，只出现足趾运动障碍和足底感觉障碍。胫神经部分损害时，常出现灼性神经痛，并伴有出汗和营养障碍。

（八）坐骨神经损伤

坐骨神经总干的损伤远比其终支的损伤为少见。坐骨神经损伤部位高时，出现小腿不能屈曲，足及足趾运动完全消失，呈"跨阈步态"。跟腱反射消失，小腿外侧感觉障碍或出现疼痛，足底感觉丧失常导致损伤和溃疡。

（九）周围性面神经炎

面神经炎又称贝尔（Bell）麻痹。它是面神经非化脓性炎症致周围性面神经麻痹，多为单侧、偶见双侧，病因尚不清楚，部分患者因头面部受凉或病毒感染后发病。临床该病发病较急，多晨起洗漱时发现口角漏水，口眼歪斜，眼闭不紧，流泪，进食齿颊间隙内积食，患侧可有耳后、耳内、乳突区轻度疼痛。患侧耳前或乳突区有压痛点，患侧表情肌瘫痪，额纹变浅或消失，眼裂扩大，不能皱额蹙眉，眼睑闭合不良或不能闭合，鼻唇沟变浅或平坦，口角下垂，鼓颊或吹哨时漏气，角膜反射、眼轮匝肌反射减弱或消失等。运动疗法主要增强肌力训练：可按肌力的不同情况，给予不同治疗。肌力为 0 级时，可用手帮助患者做各表情肌被动运动；肌力为 2~3 级时，可教给适当的主动运动，如抬眉、皱眉、鼓腮等动作；肌力为 4~5 级时，局部给一定的阻力进行训练。自我训练：让患者对着镜子做抬眉、皱眉、闭眼、鼓腮、示齿等动作。要用力做每个动作，每个动作 3~5 遍，以后逐渐增加，每次约 10 分钟，3~4 次/天，坚持至恢复正常时，平时可用患侧咀嚼口香糖，以训练面肌。

（十）急性炎症性脱髓鞘性多发性神经病

急性炎症性脱髓鞘性多发性神经病又称吉兰－巴雷综合征（Guillain–BaM Syndrom；GBS），病因不明，可能是一种自身免疫性疾病。发病可能与感染、中毒、变态、自身免疫有关。主要表现是急性或亚急性的对称性的四肢迟缓性瘫痪、呼吸肌麻痹、肢体感觉障碍、脑神经麻痹及自主神经紊乱等症状。辅助检查出现 CSF 蛋白分离，ECG 异常，电生理检查见脱髓鞘病变及轴索损害，腓肠神经活检可见脱髓鞘及炎性细胞浸润。肢体运动障碍特点：从下至上（少数呈下行性）、从远端到近端、进行性、对称性、弛缓性、绝大多数进展不超过 4 周。运动康复治疗的主要目标为消除炎性水肿，减慢或减轻肌肉萎缩，促进运动功能的恢复；防止肢体发生挛缩畸形，矫正畸形，改善和提高患者日常生活自理能力，重返社会。高强度综合运动康复治疗均是个体化的、以功能性任务为导向的、患者主动参与的项目。主要包括关节活动度的维持、肌肉萎缩的预防、肌力及耐力训练、借助助行器进行渐进性步行训练。神经发育疗法结合关节活动训练和肌力训练对 GBS 患者（尤其是老年患者）是有效的。有呼吸困难者可进行胸壁叩击、呼吸训练及抗阻吸气训练等，同时可以清除呼吸道分泌物，减少呼吸耗能。有压力性遗尿或混合性尿失禁的女性患者应进行盆底肌肌力训练，生物反馈及电刺激也常作为盆底肌的辅助治疗。

📚 **案例导入**

患者青年男性，26 岁，右肩撞击伤后出现右上肢乏力，肌肉进行性萎缩 1 年余。患者自诉 1 年前因撞伤右肩后出现右上肢无力，开始未引起以重视，逐渐出现右上肢肌肉萎缩，经常持物不稳。查右上肢肌力 4 级（对比较左上肢肌力明显差），头颅 MRI 未见异常；查肌电图示：右上肢胸锁乳突肌、三角肌、桡侧屈腕肌、右手大鱼肌呈神经源性不完全受损。后行左臂丛 MRI 示：右臂丛神经损伤可能；颈椎曲度变直；C5~C7 椎间盘轻度突出。

1. 最可能的诊断是什么？
2. 需要进行哪些康复评定？
3. 如何对患者进行康复治疗？

复习思考

1. 脑卒中患者 Brunnstrom 不同时期的特点？
2. 脑卒中患者典型的痉挛模式？

3. 脑卒中患者常用的运动功能评定方法?

4. 颅脑损伤患者常用运动治疗的方法?

5. 颅脑损伤患者严重程度评定方法?

6. 简述脊髓损伤的常见问题有哪些?

7. 试述脊髓损伤患者运动功能评定常见项目?

8. 简述脊髓损伤患者急性期与恢复期的运动治疗?

9. 小儿脑瘫的定义及分型?

10. 小儿脑瘫有哪些常见问题?

11. 小儿脑瘫的康复目的与康复原则是什么?

12. Bobath 治疗技术及具体治疗方法?

13. 简述小儿脑瘫的综合运动疗法技术?

14. 周围神经损伤定义?

15. 周围神经损伤的康复评定内容?

16. 周围神经损伤恢复期的康复治疗运动疗法目的和方法?

骨骼肌肉系统常见病损的运动治疗

项目一 骨折的运动治疗

【学习目标】

掌握不同部位骨折的运动治疗。

熟悉不同部位骨折的临床表现与评估。

了解骨折的基本概念与骨折后常见的问题。

一、概述

(一)概念

人体的骨骼起着支撑身体的作用，是人体运动系统的一部分。骨与骨之间一般以关节和韧带相连接。骨折是指骨结构的连续性完全或部分断裂，是临床最常见的创伤，而随着交通的发达和生产机械化程度的不断提高，骨与关节损伤比以往更多见、更严重而且更复杂。

(二)分类

骨折分类的方法很多。按照骨折发生的原因可分为外伤性骨折、病理性骨折；按照骨折是否和外界相通可分为闭合性骨折和开放性骨折；按照骨折稳定程度可分为稳定性骨折和不稳定性骨折；按照骨折的形态可分为横形骨折、斜形骨折、螺旋形骨折、粉碎性骨折、压缩骨折、星状骨折、凹陷骨折、嵌入骨折、裂纹骨折、青枝骨折、骨骺分离；按照骨折发生的解剖部位可分为颅骨骨折、上肢骨折、下肢骨折、脊柱骨折等。

(三)骨折愈合过程

为骨折的病人制定康复计划时，必须首先确认骨折的愈合情况，有时候虽然具备了坚强的外固定，但由于骨折端没有良好的解剖对接或者骨折端仍有细微的活动，不能够达到直接愈合的目的。骨折的自然愈合过程包括以下几个环节：一是内外骨痂的产生导致骨的连续性恢复，二是通过骨的哈佛系统重建对缺血坏死部位的替代，三是通过成骨细胞和破骨细胞的共同作用对新生骨进行改建，以满足功能上的需要。

一般把骨折的愈合过程大致可分为以下三个过程：

1. **血肿机化期**　骨折后，断端髓腔内、骨膜下和周围软组织内出血形成局部血肿，血肿机化吸收，并逐渐转化为纤维结缔组织；与此同时，骨折断端附近骨外膜的成骨细胞在伤后短时间内即增生活跃，约 7 天后即开始形成与骨干平行的骨样组织，逐渐向骨折处延伸增厚，骨内膜在稍晚的时间也发生同样的改变。此期需 2~3 周。

2. **原始骨痂形成期**　骨内、外膜形成内外骨痂，即膜内化骨。而断端间的纤维组织则逐渐转化为软骨组织，然后钙化、骨化，形成环状骨痂和腔内骨痂，即软骨内化骨，骨痂不断加强，达到临床愈合阶段。此期需 4~8 周。

3. **骨痂改造塑形期**　随着肢体的活动和负重，在应力作用下，骨痂不断吸收重建，改建塑形为适应生理需要的永久性骨痂，骨髓腔再通，恢复骨的原形。此期从伤后 6~8 周开始，需要相当长的时间。

二、骨折的常见问题

四肢骨折最常见的临床表现在于它的局部改变，即受伤部位的疼痛、肿胀、活动受限，以及骨折的专有体征，包括伤肢畸形，反常活动，骨摩擦音和骨摩擦感。开放性损伤还可能出现伤口流血，软组织、骨与关节外露。骨折最容易忽视的是它的全身表现，即休克和体温的改变。一些多发骨折或骨盆骨折容易出现大出血或并发内脏损伤而导致休克，严重时甚至导致患者死亡。而体温的改变可能是感染的表现。

X 线检查能最直观地反映骨折的部位及断端碎裂、移位情况，对确定治疗方式以及治疗前后的疗效观察非常重要。但是普通的 X 线很难看清关节内骨折的分离情况，以及干骺端松质骨的微骨折，这时有必要行 CT 三维重建，甚至 MRI 的检查。

（一）肱骨干骨折

肱骨外科颈以下 1~2cm 至肱骨髁上 2cm 之间发生的骨折，称为肱骨干骨折，可由直接或间接暴力所引起。常见的有粉碎性骨折，横行骨折，斜行或螺旋形骨折，其中粉碎性与横行骨折也称"不稳定性骨折"。由于许多肌肉的附着点均在肱骨上，所以一旦骨折发生，常会因为肌肉的牵拉，导致骨折端移位，成角短缩及旋转畸形。而发生在肱骨中下 1/3 后的骨折，由于桡神经从肱三头肌间隙穿出时在肌间隙中穿行，至上臂中下 1/3 交界处，由后内向前外斜行，在桡神经沟内几乎紧贴着肱骨干穿行，一旦发生骨折，由于断端的移位、成角及摩擦容易损伤不能滑动的桡神经。

常见症状：骨折后局部出现疼痛、肿胀、皮肤瘀血，有时可见畸形、上肢活动障碍，用手触之有异常活动、骨摩擦感。拍 X 线片可明确骨折类型、部位和移位方向，若同时伴有桡神经损伤，可出现"垂指、垂腕"征，腕关节、各手指掌指关节不能背伸，伸拇指障碍，前臂旋后障碍，手背桡侧半皮肤感觉，特别是虎口区感觉减退或消失。

（二）桡骨远端骨折

桡骨远端骨折，多因跌倒时手撑地所致，直接暴力也可发生。折端常发生在桡骨远端 2~4cm 范围内松质骨内。

1. 伸直型骨折（Colles 骨折） 跌倒时手掌着地，远端向桡侧移位。外观呈餐叉样或枪刺样畸形，腕背侧隆起，腕部增宽，骨折部位明显压痛。触诊时在腕背侧可触及移位的骨折远端，并扪及骨擦音。

2. 屈曲型骨折（Smith 骨折） 跌倒时手背着地，远端掌尺侧移位。骨折近端向腕背侧突起，掌侧饱满，可摸到移位的骨折远端。

3. 纵斜型骨折（Barton 骨折） 跌倒时手掌或手背着地，通过近排腕骨的撞击引起桡骨远端关节面纵斜骨折，远端向掌或背侧移位，合并腕关节脱位或半脱位。

（三）股骨干骨折

股骨干是指股骨小转子下 2~5cm 到股骨髁上 2~4cm 之间的部分，股骨是人体最长最粗的管状骨，周围被丰富的大腿肌肉包绕。股骨的强度大，可承受较大的应力。股骨干骨折多由于严重的外伤引起，出血量较大。闭合性骨折估计出血为 1000~1500mL，开放性骨折则更多。

常见症状：疼痛、肿胀、成角畸形、异常活动、肢体功能受限、纵向叩击痛、骨擦音。若有合并血管、神经的损伤，可出现足背动脉无搏动或搏动轻微，以及感觉异常、相应肌肉无力等。

（四）髌骨骨折

膝关节是全身中结构最复杂、最大，所受杠杆作用力最强的一个关节。膝关节主要是伸屈运动，在屈曲位兼有旋转运动，同时有很小范围的内外翻的被动运动。股四头肌是主要的伸膝肌，与髌骨、髌韧带一起统称为伸膝装置。髌骨骨折可分为四个基本类型，即横断、粉碎、纵形和撕脱型。

常见症状：伤后膝部肿胀、疼痛，不能主动伸膝，有时可触及髌骨断端或骨折裂隙。检查可见浮髌试验阳性。

（五）胫腓骨骨折

胫腓骨骨折在全身长骨骨折中发生率最高，约占人体骨折 10%~13%。多数为开放性骨折，容易出现并发症。发生在小腿部位的骨折中，胫腓骨双骨折最多见，其次为胫骨干骨折。胫骨是支持体重的主要骨骼，两端抗压能力差，骨干为密质骨，内有髓腔，抗压能力较强。在胫骨的上 1/3 骨折，可由于远端骨折段向上移位，压迫动脉分叉处，导致小腿下段的缺血性坏死，胫骨中 1/3 和下 1/3 交接处骨折因滋养动脉容易断裂可引起骨折延迟愈合。腓骨的承重约占 1/6，是小腿肌肉附着的重要骨骼。若骨折伤及部位为腓骨颈，因有腓总神经经过于此，容易造成腓总神经损伤。

此外，胫骨腓骨之间有坚韧的骨间膜相连，周围包绕着深筋膜，一旦筋膜室内压力增高，肌肉和神经因急性缺血缺氧，很容易发生骨筋膜室综合征。疼痛（pain）、苍白（pallor）、感觉异常（paresthesia）、麻痹（paralysis）、无脉（pulselessness）的"5P"表现一般被认为是骨筋膜室综合征的典型症状。一经确诊为骨筋膜室综合征，应立即切开筋膜减压，不可等到出现"5P"体征后才行切开减压术，从而导致不可逆的缺血性肌挛缩。

常见症状：疼痛、肿胀、异常活动、小腿畸形。若没有明显的异常活动或畸形，可检查有无压痛存在。若伤及血管，可能会出现足背动脉或胫后动脉无法扪及。若伤及神经，可能出现相应区域的感觉异常，踝关节背伸或跖屈、足趾的背伸或跖屈障碍。

（六）踝部骨折

踝关节的关节面小，但是负担的重量却很大，容易发生损伤，且多见于青少年。根据损伤的病因可分为内翻内收型骨折，外翻外展型骨折，外旋型骨折及纵向挤压骨折。

1. 内翻（内收）型骨折　可分为 3 度。Ⅰ度为单纯内踝骨折，骨折线由胫骨下关节面斜向内上，接近垂直方向；Ⅱ度，内踝发生撞击骨折的同时外踝也发生撕脱骨折，称双踝骨折；Ⅲ度，因暴力过大，在内外踝骨折的同时，距骨向后撞击胫骨后缘，发生后踝骨折，称三踝骨折。

2. 外翻（外展）型骨折　可分为 3 度。Ⅰ度为单纯内踝撕脱骨折，骨折线呈横行或短斜形，骨折面呈冠状，多不移位；Ⅱ度，在内踝骨折的基础上，距骨体继续向外踝撞击从而发生外踝斜行骨折，即双踝骨折；Ⅲ度，因暴力过大，距骨撞击胫骨下关节面后缘发生后踝骨折，即三踝骨折。

3. 外旋型骨折　通常发生在小腿不动，足部强力外旋，或足不动而小腿强力内旋时，距骨体的前外侧挤压外踝前内侧，造成腓骨下端斜形或螺旋形骨折，此型骨折同样可分为 3 度。Ⅰ度，骨折移位较少，或有少量移位，骨折远端向后并向外旋转；Ⅱ度，发生内侧副韧带断裂，或者内踝撕脱骨折及双踝骨折；Ⅲ度，过大的暴力使距骨向外侧移位，并向外旋转，撞击后踝发生三踝骨折。

4. 纵向挤压骨折　多由于高处坠落，足跟垂直落地导致，通常为胫骨前缘骨折，伴踝关节向前脱位，如果暴力过大，可造成胫骨下关节面粉碎骨折。

5. Pott 骨折　凡是由于严重外伤，发生三踝骨折，踝关节完全失去稳定性，并发生显著脱位，称为 Pott 骨折。

常见症状：局部肿胀、疼痛，功能障碍。伤后患者一般不能站立。

三、运动功能评定

对于骨折患者一般需要进行骨折对位对线以及骨痂生长情况的评定，有无延迟愈合或不愈合，有无假关节或畸形愈合，有无骨化性肌炎。另外还需要进行肌力、关节活动度、肢体周径和长度、感觉、ADL 等的评定。

骨折愈合的时间与骨折的部位密切相关，并因患者的年龄、体质不同而产生差异。骨折临床愈合标准：①局部无压痛及纵向叩击痛；②局部无反常活动；③ X 线片显示骨折线模糊，有连续性骨痂通过骨折线；④外固定解除后伤肢满足以下要求：上肢能向前平举1kg 重量达 1 分钟，下肢不扶拐在平地能连续步行 3 分钟，不少于 30 步；⑤连续观察两周骨折处不变形。表 22-1 是常见骨折部位的愈合时间，为临床观察后所得，仅供参考。

表 22-1　成人常见骨折临床愈合时间

上肢	临床愈合时间	下肢	临床愈合时间
肱骨外科颈骨折	4~6 周	股骨粗隆间骨折	8~12 周
肱骨干骨折	4~8 周	股骨干骨折	10~14 周
尺桡骨干骨折	7~10 周	髌骨骨折	4~6 周
桡骨远端骨折	4~6 周	胫腓骨骨折	8~12 周
掌指骨骨折	3~5 周	踝部骨折	6~10 周

（一）肱骨干骨折的康复评定

1. 检查局部皮肤是否正常，有无破溃、窦道、畸形，是否有肿胀、压痛，有无异常活动。

2. 用软尺测量上臂、前臂肌肉的周径（与健侧对比测量更好）。

3. 手法肌力检查三角肌、背阔肌、胸大肌、肱二头肌、肱三头肌。

4. 关节活动度检查，用量角器测肩关节、肘关节的活动度。

5. 肌电图检查，可明确诊断神经损伤的部位和程度。

（二）桡骨远端骨折的康复评定

1. 局部皮肤是否红肿，皮肤瘀斑有无破溃及畸形。

2. 测定肌力等级，可采用徒手肌力检测。

3. 肩、肘、腕、手关节活动度的测量，尤其是腕关节的屈曲、背伸、旋前和旋后的功能评定。

4. 怀疑有神经损伤者可做肌电图检查，明确诊断损伤的部位和程度。

（三）股骨干骨折的康复评定

1. 进行下肢真性长度的测量，具体可用皮尺从髂前上棘通过髌骨中点至内踝最高点的距离。也可以测量下肢的大腿长度：从髂前上棘到膝关节内侧间隙的距离。

2. 肢体周径的测量，应选择两侧相对应的部位进行比较。下肢最常用的是髌骨上缘上方 10cm 处以及髌骨下缘下方 10cm 处的周径。

3. 可用徒手肌力评定法来检查髋周肌群、股四头肌、腘绳肌、胫前肌、小腿三头肌的肌力。

4. 关节活动度测量，用量角器测量髋膝踝各关节的被动及主动活动度。

5. 考虑有可能存在神经损伤的可做肌电图检查，明确诊断损伤的部位和程度。

6. 下肢功能评定：步行、负重能力评定，站立位平衡功能评定，步态分析。步态分析的方法有临床分析和实验室分析，临床分析多用观察法、测量法等；实验室分析包括运动学分析和动力学分析。

（四）髌骨骨折的康复评定

1. 肢体周径的测量。

2. 进行肌力评定，尤其是髋周肌群、股四头肌、腘绳肌、胫前肌、小腿三头肌的肌力。

3. 关节活动度测量，主要是髋、膝、踝的被动主动活动度。

4. 下肢功能评定：步行、负重能力评定，平衡功能评定，步态分析。步态分析的方法有临床分析和实验室分析，临床分析多用观察法、测量法等；实验室分析包括运动学分析和动力学分析。

（五）胫腓骨骨折的康复评定

1. 肢体长度的测量，进行下肢小腿长度的测量，可测量从膝关节内侧间隙到内踝的距离。

2. 肢体周径的测量：必须选择两侧肢体相对应的部位进行比较。下肢最常用的是髌骨上缘上方 10cm 处以及髌骨下缘下方 10cm 处的周径。

3. 肌力评定，可用徒手肌力评定法，来检查髋周肌群、股四头肌、腘绳肌、胫前肌、小腿三头肌的肌力。

4. 关节活动度测量，可用量角器测量髋膝踝各关节的被动及主动活动度。

5. 考虑有可能存在神经损伤的可做肌电图检查，明确诊断损伤的部位和程度。

6. 下肢功能评定：步行、负重能力评定，站立位平衡功能评定以及步态分析。步态分析的方法有临床分析和实验室分析，临床分析多用观察法、测量法等；实验室分析包括运动学分析和动力学分析。

（六）踝部骨折的康复评定

踝部骨折的评定基本和胫腓骨骨折相似，包括：肢体长度及周径的测量，下肢肌力的测量，关节活动度评定，下肢功能评定（站立位的平衡、负重能力、步行及步态），神经功能的评定，骨折对位对线及愈合情况。

四、运动治疗

骨折治疗的原则：复位、固定和功能锻炼。功能锻炼是骨折治疗的重要组成部分，功能锻炼能够加速局部血液循环，加速周围软组织损伤的修复，防止肌肉萎缩、组织粘连、关节囊挛缩、关节僵硬等并发症，减缓由于长期制动造成的心血管系统、消化系统功能下降，减少呼吸系统、泌尿系统感染的发生，是患者整体功能恢复的重要保证。正确的康复治疗可以协调骨折制动与运动间的矛盾，减少上述并发症。

骨折后康复治疗即应开始。早期骨折患者多有局部肿胀，首先需要消肿，遵循 RICE 原则（rest 休息、ice 冷敷、compression 加压、elevation 抬高）。其他未制动关节的主动被动活动，相关肌群的等长收缩，也应始终贯穿在骨折手术前后进行。

早期血肿机化期：骨折后 1~3 周内，局部反应明显，肿胀，运动以促进患肢血液循环，消除肿胀，防止肌萎缩为目的。运动治疗以患肢肌肉主动舒缩活动为主。

中期骨痂形成期：骨折 3~8 周，随着骨痂逐步生成，骨折处已有纤维连接，局部肿胀反应消失，骨折端渐稳定，接近临床愈合。运动的强度和范围可逐渐增加，以防止肌萎缩和关节粘连僵硬，但必须限制不利于骨折连接和稳定的活动。

后期塑形改造期：骨折已达临床愈合标准，如有外固定的，此时也应已拆除，是功能锻炼的关键时期。关节活动范围逐渐恢复正常，主要通过进一步肌肉和关节锻炼，恢复肢体正常功能。对于存在不同程度障碍的关节和肌肉，需要针对性地进行关节松动训练及肌力训练等，以防止功能障碍的存在。

（一）肱骨干骨折的运动治疗

1. 1 周内　手术复位固定后在疼痛许可范围内即可做伸指、握拳、前臂旋转、耸肩、肘关节 CPM 练习等运动；如行夹板或石膏等保守治疗的患者，不活动肩肘关节。

2. 2~3 周　肩关节放松自然下垂，主动耸肩练习，10 次为 1 组，持续 30 秒；做胸大肌、背阔肌群收缩练习；三角肌保护性的无阻力收缩练习，持续时间及次数由治疗师自行掌握，以无疼痛为限；如为保守治疗的，肩外展控制在 60° 以内。

3. 4~6 周　在上述练习的基础上，增加肩、肘、腕的抗阻力练习，加强前臂的旋前旋后的功能训练。

4. 7~12 周　患侧上肢以肩关节为轴心，做主动全关节练习，可借助肋木、滑轮、墙拉力器、橡皮带、体操棒等器械，加强抗阻力锻炼以增强力量和耐力。

（二）桡骨远端骨折的运动治疗

1. 1 周内　如属稳定骨折，未行手术固定者，可予手法复位后局部固定制动。进行肩、肘、手指关节的主动功能练习，若使用短管型石膏，需避免前臂旋转。

2. 2~3周 继续肩、肘、手指的功能练习。若有内外固定的，可增加肩肘关节抗阻力训练，并适当屈伸腕关节。

3. 4~6周 渐形成骨性骨痂，骨折稳定。患者可进行腕关节和掌指关节、指间关节的各运动方向的全范围主动活动，练习强度以患者的耐受量为宜。

4. 7~12周 如果关节受限严重，可行关节松动训练，松动范围包括：桡腕关节、下尺桡关节和腕间关节。

（1）桡腕关节松动：①牵拉/挤压：缓解疼痛。患者坐位，肢体放松，屈肘，前臂旋前放置于桌面，治疗师一手固定前臂远端，另一手握住腕关节的近排腕骨处，作纵向牵拉、挤压桡腕关节。②前后/后前滑动：增加屈腕和伸腕ROM。患者前臂中立位，治疗师一手固定前臂远端，另一手握持近排腕骨部，在轻微的牵引下，分别向背侧、掌侧滑动近排腕骨。③尺侧/桡侧方向滑动：增加桡偏和尺偏的ROM。患者前臂旋前位，治疗师一手固定桡骨远端，另手握持近排腕骨部，在轻微牵引下，分别向尺侧或桡侧滑动桡腕关节。④旋前/旋后滑动：作用为增加腕关节旋转ROM。治疗师一手固定前臂远端，另手握持近排腕骨部，分别将腕骨作旋后、旋前的转动。

（2）下尺桡关节前后/后前位滑动：增加前臂旋前、旋后ROM，患者前臂旋后，治疗师双手分别握持桡尺骨的远端，拇指在掌侧，其余手指在背侧，尺侧手固定，桡侧手的拇指将桡骨远端向背侧推动。患者前臂旋前位，治疗师的拇指在背侧，其余手指在掌侧。治疗师的桡侧手固定，尺侧手的拇指将尺骨远端向掌侧推动。

（3）腕间关节前后/后前位滑动：增加腕骨间和屈腕、伸腕的ROM。患者前臂旋后，治疗师双手拇指分别放在相邻腕骨的掌面，食指放在相应腕骨的背面，一手固定，另一手向背侧推腕骨。患者前臂旋前位，治疗师双手拇指分别放在相邻腕骨的背面，食指放在相应腕骨的掌面，一手固定，另一手向掌侧推腕骨。

（三）股骨干骨折的运动治疗

1. 1天内 抬高患肢，可用弹性绷带加压包扎，肢体置于垫枕上，抬高20°~30°。踝泵运动、髌骨被动活动。

2. 2天~2周 内固定的患者在术后24小时后可开始股四头肌和腘绳肌的等长收缩训练，术后3天开始膝关节CPM机持续被动运动，以及膝关节小范围主动屈伸活动。1周后可无负重下地站立。

3. 3~8周 除上述运动外，增加髋关节的内收外展。根据患者骨折愈合及固定情况，逐步进行患肢不负重、部分负重及充分负重的站立、下蹲及步行练习。注意，在骨折未愈合前，禁止主动做直腿抬高运动。非手术治疗的患者去除外固定后开始膝关节活动度的练习。

4. 9~24周 骨痂改造塑形期。由于股骨干的骨密度很高，骨折后愈合时间相对较长，一般 8~12 周后进入此期，此期容易发生肌肉萎缩，组织粘连以及膝关节僵硬。可以在医务人员的保护下开始直腿抬高练习，也可以在膝下放一个橡皮球，伸膝同时将膝关节用力向下压以锻炼股四头肌的肌力，尽量不要在股骨远端施加压力，以免骨折处应力过高，发生再次断裂。

（四）髌骨骨折的运动治疗

1. 1 天内　抬高患肢，可用弹性绷带加压包扎，肢体置于垫枕上，抬高 20°~30°，踝泵运动、股四头肌等长收缩锻炼。

2. 2 天 ~1 周　继续股四头肌、腘绳肌及髋周肌群的等长及等张收缩训练。有妥善内固定的患者，可行膝关节 CPM 机持续被动运动及主动屈伸活动，由 40° 开始，逐渐增加活动度，一周内达到 60°~90°。无特殊禁忌下随时进行髌骨活动，上下左右推动髌骨，防止髌骨与关节面粘连。一周内下地，进行无负重站立。

3. 2~4 周　继续上述肌力及关节活动度训练，一般 2 周内屈膝可达到正常范围。根据患者骨折及固定情况，逐步进行患肢部分负重及充分负重的站立、下蹲及步行练习。

4. 5~8 周　正常步态的训练，肌力耐力的增强。保守治疗的患者此时应该可以去除石膏托固定，加强膝关节屈伸训练。

（五）胫腓骨骨折的运动治疗

1. 0~3 天　适当抬高患肢 20°~30°，以促进静脉血液回流，减轻水肿和疼痛，促进伤口愈合。早期练习臀肌、股四头肌和腓肠肌的等长收缩，膝关节和踝关节的被动活动，足部跖趾关节和趾间关节的活动。

2. 4 天 ~2 周　床上进行髋关节、膝关节、踝关节以及足趾关节主动伸屈锻炼。对于术前牵引或石膏固定时间较长，关节有一定程度僵硬的患者，应采取 CPM 机辅助锻炼，再逐渐过渡到关节的主动功能锻炼。

3. 3~4 周　增加膝关节、踝关节的活动范围。包括胫股关节的前后滑动及内外旋转，可沿长轴牵拉胫股关节。进行髋前屈后伸外展、膝屈伸、踝关节背伸跖屈趾屈等运动训练，提高下肢肌力。可扶拐下地不负重行走。

4. 5~12 周　行走时逐渐增加患肢的负重量，负重由 1/4 体重开始，逐步至 1/3 体重，至 1/2 体重，至 2/3 体重，经 X 线检查骨性愈合后可完全负重。继续髋膝踝关节周围肌群的肌力练习。

5. 13~24 周　静蹲练习，随着股四头肌力量的增加逐渐增加下蹲的角度。进行跨步练习，上下楼梯、跨越障碍等的步行训练。

（六）踝部骨折的运动治疗

1. 1 天内　抬高患肢，足和踝关节保持中立位。

2. 2 天 ~2 周　缓慢用力，尽可能大范围地活动足趾，但应不引起踝关节活动。开始直腿抬高练习，膝关节屈曲伸展练习。术后一周开始持双拐的三点式步行，患足不着地，确保患肢非承重行走。需避免局部疼痛及肿胀加重，防止创伤性关节炎的发生。

3.3周~4周　开始踝关节主动屈伸活动度练习，注意应在无痛或微痛范围内。根据骨折的类型以及固定方法，可逐渐增加踝关节内外翻的训练。继续持拐无负重行走，如内固定稳妥，可在第四周时患足部分负重，但仍要注意不引起疼痛。

4.5周~8周　踝关节和下肢负重练习：逐渐过渡到完全负重。加强步态训练：包括前后向跨步练习以及侧向跨步练习。还要强化踝关节周围的肌肉力量，包括抗阻踝背屈及踝跖屈。

5.9周~12周　主要是下肢力量以及步态的改善：静蹲练习、提踵训练、上下台阶训练、负重下步行等。

总之，影响骨折愈合以及愈合后功能的因素有很多，同一部位的骨折，因为采用术式的不同，所需采取的运动方案也会有所差异。运动治疗必须遵循"因人而异、循序渐进、动静结合、主动和被动相结合"的原则。

项目二　骨关节炎的运动治疗

【学习目标】

掌握不同骨关节炎的运动治疗。

熟悉不同部位骨关节炎的临床表现与评定。

了解骨关节炎的基本概念与常见问题。

一、概述

（一）概念

骨关节炎（osteoarthritis，OA）是一种常见的慢性关节疾病。又称骨关节病、增生性骨关节炎、退行性骨关节炎、老年性骨关节炎等。以关节软骨的退行性变和继发性的骨质增生、骨赘形成为特点。临床上多见于中老年人，女性多于男性。最常见的发病部位为膝关节、髋关节、脊柱，以及手指关节等。

（二）病因与病理

1.病因　原发性骨关节炎的发病原因至今未明，可能是综合性因素导致。

（1）年龄：人体于20岁开始出现退变过程。全身各关节的OA发病率随着年龄的增长而增加。

（2）性别：可能与内分泌的改变有关，女性绝经后的骨关节退行性变的过程比男性更为广泛和严重。

（3）肥胖：退行性骨关节炎在肥胖人群中的发病率增加1倍，主要累及负重关节。

（4）营养：食物中的维生素A、维生素C、维生素D、维生素E与OA的发病和进展也存在一定的关系。

（5）遗传：流行病研究显示，骨关节炎是一种由遗传性代谢异常引起的一种全身性改变的关节表现。与远端指间关节的Heberden's结节密切相关的一种性染色体基因在女性为显性遗传，在男性为隐性遗传。因此Heberden's结节在女性的发生率比男性高10倍。

（6）机械性损伤因素：由于重力过度增加等原因作用于正常的关节软骨，而使关节力线改变，也或者由于各种原因导致关节的过度使用，都成为OA发生的重要原因。

（7）免疫学因素：很多研究表明，OA患者的关节软骨存在抗Ⅱ型胶原蛋白IgG、IgA和补体C3。病理动物实验则证实了抗原抗体在补体介导下对软骨有损伤作用。

（8）其他因素：先天性因素、医源性因素及内分泌紊乱、骨质疏松、肌力低下、关节软骨代谢异常等因素也会对OA的发病率产生影响。

2. 病理　　最早期的病理变化就在于关节软骨。由于关节软骨的局部发生软化、糜烂，导致软骨下骨外露。随后继发骨膜、关节囊以及关节周围肌肉的改变，使关节面上的生物应力平衡失调，病变不断加重。

（1）关节软骨：正常的关节软骨呈淡蓝白色，透明，表面光滑，覆以少量滑液，可减轻运动时的摩擦，有弹性，可承受负荷和吸收震荡，边缘规则，由滑液和关节囊滑膜层血管渗透供给营养。而在关节炎的早期，软骨变为淡黄色，失去光泽，表面粗糙，局部发生软化，失去弹性。更有甚者，在关节活动时，软骨可发生碎裂，剥脱，软骨下骨质外露。

（2）软骨下骨：软骨磨损最大的中央部位的骨质密度增加。骨小梁增粗，成象牙质改变。同时外围部位承受应力较小，软骨下骨质发生萎缩，出现囊性改变。而在软骨的边缘或肌腱附着处，因为血管以及软骨的过度增生，软骨骨化而形成骨赘。

（3）滑膜：可见大量的滑膜增殖水肿，关节液增多，呈葡萄串珠样改变。也有表现为关节液减少，葡萄串珠样改变大部分消失，被纤维组织所形成的条索状物代替。

二、骨关节炎的常见问题

1. 关节疼痛　　通常这是OA的首发症状，是多数患者前来就诊的原因。疼痛通常局限于受累关节，呈弥漫性疼痛并伴有关节酸胀感。疼痛多因过度负重或关节过度使用而加重，休息后可减轻。随着病程的进展，也可出现持续性的疼痛。疼痛有时还会与天气的变化有关。

2.关节僵硬　有相当一部分的患者在早晨起床或关节长时间处于静息状态后出现关节活动轻度障碍，表现为关节的僵硬感以及启动困难。通常在关节活动 15~30 分钟后缓解。

3.关节变形　如果 OA 病程较长，关节损害较为严重，就会出现关节的变形。表现为关节的肿大，或因关节囊挛缩、关节周围肌肉痉挛而出现畸形。

4.关节活动弹响　关节弹响多见于病程较长的患者。关节面受损而变得粗糙，甚至有关节面破裂以及增生骨赘的破碎在关节腔内形成游离体，再加上维持关节稳定的肌肉无力，韧带松弛，因此在关节活动时出现弹响。

5.肌肉萎缩、关节无力　因长期的疼痛导致关节活动受限，因此维持关节稳定性的肌肉会出现废用性的萎缩，进一步导致关节无力。

三、运动功能评定

（一）常见 OA 的诊断标准

根据患者的症状、体征，以及影像学检查等辅助手段，骨关节的诊断并不困难。不同关节的骨关节炎有不同的诊断及康复评定标准，国际上一般把具有临床症状的患者才诊断为 OA，仅有影像学改变而无症状者，通常称为影像学 OA。目前国内多采用中华医学会骨科学分会《中国骨关节炎诊治指南（2007 年版）》，主要根据患者的症状、体征、X 线表现及实验室检查来进行诊断（表 22-2、表 22-3）。

表 22-2　膝关节 OA 诊断标准

序号	条件
1	近 1 个月内反复膝关节疼痛
2	X 线片（站立或负重位）示关节间隙变窄、软骨下骨硬化和（或）囊性变、关节缘骨赘形成
3	关节液（至少 2 次）清亮、黏稠，WBC<2000 个 /mL
4	中老年患者（≥ 40 岁）
5	晨僵 ≤ 3 分钟
6	活动时有骨摩擦音（感）

注：综合临床、实验室及 X 线检查，符合 1+2 或者 1+3+5+6 或 1+4+5+6，可诊断膝关节 OA。

表 22-3　髋关节 OA 诊断标准

序号	条件
1	近 1 个月反复髋关节疼痛
2	血细胞沉降率 ≤ 20mm/h
3	X 线片示骨赘形成，髋臼缘增生
4	X 线片示髋关节间隙变窄

注：符合诊断标准 1+2+3 或 1+3+4，可诊断髋关节 OA。

（二）康复评定

1. **疼痛评定**　可根据患者对疼痛程度的描述（如轻度、中度、重度）来测量。也可以采用视觉模拟评分指数（visual analogous scale，VAS）。

2. **肌力评定**　一般采用徒手肌力评定法对受累关节周围的肌群进行肌力检测。比如膝关节 OA，主要检测股四头肌和腘绳肌的肌力；髋关节 OA 则可检测髂腰肌、臀大肌、大收肌、臀中肌等的力量；手关节 OA 则可以进行握力、手指内收外展肌力以及掌指关节及指间关节屈伸力量的测定。

3. **关节活动度的测量**　可采用量角器测量病变关节的活动范围。通过了解受累关节的关节活动受限程度，可判断是否对日常生活活动产生影响。

4. **肌肉萎缩以及关节畸形的评定**　通过测量肢体的周径来明确是否存在肌肉萎缩，但肌肉萎缩以及确定关节是否畸形都需要与健侧作对比。

5. **综合评定**　OA 患者在生理、心理及社会活动能力都会受到一定的影响，通常我们可以采用 Meenan 的关节炎影响评定量表（the arthritis impact measurement scale，AIMS）来进行评定（表 22-4）。

表 22-4　关节炎影响测定量表

内容和问题	评分
1. 活动度	
（1）你没有因为健康原因而整天或大部分时间都躺在床上吗	4
（2）你能用公共交通工具吗	3
（3）你在社区内行走时没有因为健康原因而需由他人帮助吗	2
（4）你没有由于健康原因而整天或大部分时间都停留在室内吗	1
（5）你一切正常吗	0
2. 体力活动	
（1）你无需他人或用手杖、拐杖、假肢或围腰帮助就能走路吗	5
（2）你走过一个街区或爬上一段楼梯都没有困难吗	4
（3）你走过几排房子或爬上几段楼梯都没有困难吗	3
（4）你弯腰、提物或弯腰站着没有困难吗	2
（5）你的健康没有限制了你参加跑步、提举重物和参加剧烈的体育活动吗	1
（6）你一切正常吗	0

内容和问题	评分
3. 灵巧度	
（1）你能容易地用笔或铅笔写字吗	5
（2）你能容易地在锁孔中拧转钥匙吗	4
（3）你能容易地扣衣扣吗	3
（4）你能容易地给鞋子系鞋带吗	2
（5）你能容易地旋开广口瓶的盖子吗	1
（6）你一切都正常吗	0
4. 家务活动	
（1）若你有电话你能用它吗	7
（2）若你必须服药，你能自己服完所有的药吗	6
（3）你能料理自己的金钱吗	5
（4）你若有厨房能为自己准备饮食吗	4
（5）你若有洗熨设备能为自己洗熨吗	3
（6）你若有交通工具能用它去采购吗	2
（7）你若有拖把、吸尘器能自己打扫卫生吗	1
（8）你一切正常吗	0
5. 社会活动	
（1）上一个月中，你和亲密的朋友或亲戚经常打电话吗	5
（2）上一个月中，你性生活的频度和质量无改变吗	4
（3）上一个月中，你经常让你的亲戚朋友到你家作客吗	3
（4）上一个月中，你和你的亲戚朋友经常参加社会活动吗	2
（5）上一个月中，你到你的亲戚朋友家去拜访过多次吗	1
（6）你在社会活动方面一切正常吗	0
6. 日常生活活动（ADL）能力	
（1）你用厕所时需要他人帮助吗	4
（2）你能很好地在家中来回走动吗	3
（3）你穿衣时不需要他人帮助吗	2
（4）你洗澡时不需要他人帮助吗	1
（5）你在 ADL 能力方面一切正常吗	0

内容和问题	评分
7. 疼痛	
（1）上一个月中，你的关节炎没有发生严重的痛，对吗	4
（2）上一个月中，你的关节炎没有发生一般的痛，对吗	3
（3）上一个月中，你没有发生晨间僵直，对吗	2
（4）上一个月中，你没有发生过两个或两个以上的关节痛，对吗	1
（5）你毫无疼痛吗	0
8. 抑郁	
（1）上一个月中，你没有感到如果你死了别人会好过一些，对吗	6
（2）上一个月中，你没有感到沮丧到什么也不能让你高兴起来，对吗	5
（3）上一个月中，你没有感到郁郁不乐和情绪低落，对吗	4
（4）上一个月中，你没有感到事情并没有像你所希望的那样发展，对吗	3
（5）上一个月中，你没有感到情绪非常低落，对吗	2
（6）上一个月中，你喜欢做你的事吗	1
（7）你情绪一切正常吗	0
9. 焦虑	
（1）在上一个月中，你没有感到紧张或高度紧张，对吗	6
（2）在上一个月中，你没有被神经过敏所困扰，对吗	5
（3）在上一个月中，你没有感到使自己安静下来有困难，对吗	4
（4）在上一个月中，你没有感到使自己松弛而无困难，对吗	3
（5）在上一个月中，你感到安静和和平，对吗	2
（6）在上一个月中，你感到松弛而毫不紧张，对吗	1
（7）你在情绪方面一切正常吗	0

注：AIMS 评定方法 。

1. 将每大项中的小问题由下向上逐题让患者回答，在用"否"回答的问题中，分数最高的一题即为该项评分。如在第 4 项家务活动中，患者对（8）、（7）、（6）、（5）、问题均用"否"回答时，这项的得分为 3 分。

2. 将 1~4 项分数相加即得总分，总分越高表示关节炎对患者的影响越重，患者的生活质量越差。

四、运动治疗

(一) 康复治疗的目标

①减轻或消除关节疼痛;②保护关节,减轻受累关节的负荷;③恢复关节功能,改善关节活动范围、增强肌力;④改善日常生活活动能力,提高生活质量。

(二) 康复治疗的方法

1. 减轻关节负荷,保护关节 控制体重,调整活动量,减轻关节负荷。下肢关节病变的患者应减少跑、跳等剧烈运动,避免持续及过量的屈膝运动。

2. 运动疗法 运动疗法包括关节活动范围训练及肌力训练。关节活动范围训练可改善关节血液循环及促进慢性炎症的消除,并对关节软骨进行适度挤压,促进软骨基质液和关节液的营养交换,以改善关节软骨的营养和代谢。可选择不负重的关节主动运动,如:坐位与卧位时的下肢运动,器械辅助下的持续被动运动,游泳等等。如果患者已有关节活动障碍,还可进行关节功能牵引,主要目的是牵伸关节内粘连和挛缩的关节囊及韧带组织,注意牵引的力量应不引起明显的疼痛以免引起反射性的肌痉挛。肌力训练可增强患病关节周围肌群的肌力,预防肌萎缩,增强关节稳定性,从而保护关节。在不引起疼痛的情况下进行肌肉的等长收缩,对增加肌力最为适宜。一般认为,每次持续 6 到 10 秒的最大强度等长收缩可以较好地增强肌力,持续时间更长但强度略低的等长收缩则可以增加肌耐力。另外,关节的稳定性是靠原动肌和拮抗肌共同维持,因此练习时也应注意原动肌和拮抗肌的肌力练习。以防止由于肌力的不平衡而导致关节的不稳定。

采用运动疗法应遵循的原则:因人而异,主动运动为主、被动运动为辅,循序渐进,持之以恒,无痛或轻度疼痛,局部运动与全身运动相结合,避免过度运动。

3. 关节松动技术 急性期关节肿胀、疼痛明显时:采用Ⅰ、Ⅱ级手法;慢性期伴有关节僵硬和关节周围组织粘连、挛缩时:采用Ⅲ、Ⅳ级手法。

4. 物理因子治疗 可改善关节血液循环,有消炎、退肿、镇痛、增加组织延展性等作用。常用的方法:温热疗法,高频电疗法,中频、低频电疗法,超声波疗法,经皮电神经刺激(TENS),电磁疗法,体外震波技术 。

5. 推拿、针灸 具有活血通络、消炎止痛的作用。其中针灸缓解 OA 疼痛的效果较为明显。

6. 辅助工具的使用 如果关节受损情况严重,可根据不同部位选择不同的辅助具,矫形器可减轻关节或软组织的负荷与疼痛,增进关节的稳定度和活动度。手部关节炎的病人,可采用一些长柄取物器、穿袜或穿鞋自助具、扣纽扣自助具、拉锁环等。下肢功能障碍的患者则可选择软式膝矫形器、软式脊柱矫形器、踝 – 足矫形器;以及使用手杖、拐杖、步行器、轮椅等。

7.**药物治疗** 急性期疼痛明显时可采用一些镇痛药：对乙酰氨基酚 、曲马多；非甾体类消炎药（NSAIDs）：布洛芬、萘普生、双氯芬酸钠、奥沙普嗪、萘丁美酮、美洛昔康、昔布类等；特异性药物：硫酸氨基葡萄糖、硫酸软骨素、透明质酸（主要用于关节腔内注射）。

8.**手术治疗** 主要见于髋关节、膝关节的骨性关节炎的患者，可根据适应证，采用关节镜下关节清理术，病情严重者，可行关节置换术等。

项目三 人工关节置换的运动治疗

【学习目标】
　　掌握髋关节置换的康复程序。
　　熟悉人工关节置换的评定。
　　了解人工关节置换的基本概念与常见问题。

一、概述

人工关节置换术是将人工材料制作的关节安装入人体内以替代病损的自体关节。国内以髋、膝、肩关节置换居多。

现代人工关节置换术是20世纪以来骨科的一次革命性进展。国内外越来越多的患者接受了人工关节置换手术，术后康复不仅可以更大程度地增加患者日常生活活动能力，而且可以减少术后的并发症。随着术后康复治疗技术逐渐获得肯定，人们对术后康复治疗提出了更高的要求。

二、人工关节置换的常见问题

1.**疼痛** 接受人工关节置换术的患者大多长期患有关节疾患，容易出现关节的反复性、进展性的慢性疼痛，并常在活动后加重，药物和其他保守治疗效果不明显。行关节置换术后，由于手术创伤，患者也会感到较为剧烈的术后急性疼痛。

2.**肌力减退** 由于疾病或疼痛或外伤，患者活动减少，造成肌肉力量的减退。

3.**关节活动障碍** 由于长期的关节疾病或者术后疼痛及短期制动使关节活动受限，并会进一步影响患者穿衣、修饰、转移、步行等日常活动。

4.**术后脱位** 既往有关节手术史、手术部位肌肉瘫痪、神经支配功能丧失、假体之间撞击、假体位置放置不当、关节周围软组织张力差、术后康复治疗或活动时下肢体位不当等原因均可能使患者出现术后脱位。

5. 深静脉血栓形成　是术后较严重的并发症，最致命的是因此导致肺动脉栓塞。患者年龄大，既往有静脉血栓病史，术中使用止血带，术后长期制动等都是发生深静脉血栓的常见危险因素。

6. 感染　大部分感染发生在术后几个月内，最早可出现于术后两周，也有晚至几年才出现。感染的预后与早期诊断早期治疗密切相关。

7. 假体松动　这是关节置换术远期失败的原因，机械因素如假体骨或骨水泥、骨界面的微动，假体磨损，假体对周围应力的遮挡作用，假体植入位置不当，磨损产生颗粒物质诱发生物反应，年龄过大，超重，原发病致残严重，骨质疏松，手术创伤等原因均会造成假体松动。

8. 其他　术后神经损伤，血管损伤，假体周围骨折等。

三、运动功能评定

（一）术前评定

术前应对全身整体状况和肢体功能状态进行评定，为术后的康复提供依据。内容包括：

1. 肌力评定　通常以徒手肌力来评定手术关节周围的肌肉力量。

2. 关节活动度　测量相应关节的 ROM，了解有无关节畸形挛缩。

3. 关节形态　拍摄 X 线片检查了解手术关节有无畸形、增生、对线异常等影像学的改变，作为重要的手术参考依据。

4. 患肢长度　采用卷尺测量患肢的绝对长度。

5. 日常生活活动能力　可采用 Barthel 指数、功能独立性评定量表等来评定 ADL。

（二）术后评定

住院患者分别在术后 1~2 天、1 周和 2 周进行。出院患者则可在术后 1 月、3 月和半年进行。评定内容包括：

1. 疼痛　可采用目测类比法、口述分级法等来予以评定。

2. 伤口情况　有无局部皮肤红、肿、热等感染体征，伤口有无渗出等。

3. 关节情况　首先了解关节是否有肿胀，以浮髌试验来判断关节腔有无积液，测量关节临近肢体的周径了解软组织肿胀情况。另外量角器测量主动和被动关节活动度。

4. 肢体肌力　采用徒手肌力检查评定肌肉力量，同时评定肌肉力量是否影响手术关节稳定性。

5. 活动及转移能力　根据患者术后不同阶段，评估患者活动与转移能力、步态等。

四、运动治疗

因临床上的关节置换以髋关节最为多见，现将髋关节置换术后运动治疗阐述如下：

康复治疗目的：防止组织粘连与挛缩，恢复正常关节活动范围，恢复关节周围肌群的力量，重建髋关节的稳定性。恢复独立步行能力。

1. 术后 0~1 周　康复程序：①控制疼痛，髋部可以冰袋冷敷，体位摆放时髋关节适宜外展 20° 左右，避免髋关节内收、屈曲，防止髋脱位。术后第 1 天，即可开始行床旁运动训练，包括呼吸训练、踝泵运动、气压治疗等。②肌力训练：上下肢及躯干肌力，尤其是臀中肌、臀小肌、股四头肌和腘绳肌练习，以等长收缩为主。③关节活动度训练：早期可借助 CPM 机，也可仰卧位足底沿床面进行屈髋屈膝主动运动，注意屈髋 <70°，也可俯卧位行伸髋训练。④体位转换训练：起床时健侧下肢屈曲、患侧下肢伸展移至患侧床边，以肘关节帮助支撑髋部，保持手术肢体与躯干在一条线上，禁止扭转患肢。最后将健腿移动至床边并保持患腿伸直后坐起或者站起（图 22-1）。坐下时避免座椅过低及坐垫避免过厚过软。手离开助步器后抓住座椅扶手，慢慢降低身体重心，保持手术侧肢体伸直在前方（图 22-2）。⑤负重及步行训练：骨水泥固定者在引流管拔除后即可助步器减重状态下下地，生物固定型假体负重适当推迟。下地后扶持助步器行走，站稳后健腿往前先迈步，重心移至健侧，助步器随后前移，患腿同时往前迈步，逐步增加行走的时间和距离。

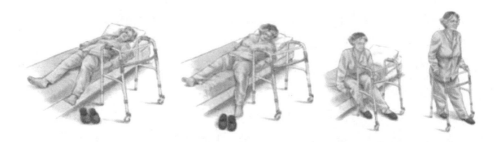

图 22-1　左侧髋关节置换患者的体位转换训练（卧位至坐站位）

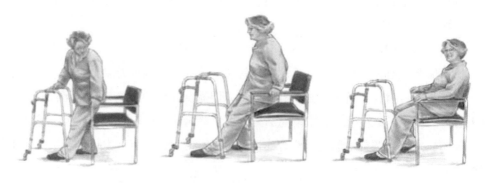

图 22-2　左侧髋关节置换患者的体位转换训练（站位至坐位）

2. 术后2~3周　康复程序：①继续肌力训练：患肢等长收缩，下肢可伸膝状态下稍抬高，也可仰卧位空踩自行车训练，注意屈髋不要超过60°。②关节活动度训练：主被动屈髋，角度为30°~70°，加强髋、膝关节活动度。③负重及步行训练：可在助步器辅助下站立及行走。

3. 术后第4周（＞4周以后）　这个阶段是治疗以增强肌力，改善髋关节活动范围，提高患侧负重能力，使人工髋关节功能逐渐接近正常水平。康复程序：①肌力锻炼：髂腰肌、股四头肌训练时，取仰卧位，患肢直腿抬高15°~60°；梨状肌、臀中肌、臀小肌训练则可取站立位或健侧卧位，髋外展10°~45°；股二头肌、臀大肌训练可取俯卧位患腿膝伸直状态下后伸。以上动作均可保持6~10秒再放下，重复10~20次为一组，一天可进行3组。②关节活动度训练：髋关节的屈曲、外展、后伸训练。注意避免过分屈曲内收内旋，防止人工假体脱位。③负重、步行训练：骨水泥固定者4周后可以逐渐过渡到完全负重，非骨水泥固定者则＞6周后开始逐渐负重，一般从20%体重开始。④上下楼梯方法：上楼时健侧先上，下楼时术侧先下。

4. 注意事项　术后早期卧位时，需在两腿间使用三角枕，保持术侧下肢轻度外展，6个月内禁止髋关节内收内旋，术后3月内注意防止髋关节屈曲＞90°，不要坐矮凳和沙发，坐位时保持身体直立，不要前倾或弯腰，不要交叉双腿，不要让术肢越过身体中线。不要在身体前倾的状态下穿脱鞋袜，可以借助辅助具。置换后也不要在短时间内进行超强度的运动，不可以进行跑步、打球、跳跃等需要髋关节反复承受撞击或冲击性负荷的运动。

总之，人工关节置换术后的康复需在专业人员指导下进行，因人而异，制定合理的运动方案，既不能因活动过多过早造成出血及局部肿胀，引起脱位。也不能因活动不足而造成关节障碍。

项目四　截肢后的运动治疗

【学习目标】

掌握截肢后的运动治疗。

熟悉截肢的临床表现与评定。

了解截肢的基本概念与常见问题。

一、概述

（一）概念

截肢（amputation）是指将没有生机和（或）功能，或因局部疾病严重威胁生命的肢体进行全部或部分的切除。其中经过关节平面的截肢，又称为关节离断（disarticulation）。

截肢后康复是以假肢装配和使用为中心，重建丧失肢体的功能，防止或减轻截肢对患者身心造成的不良影响，使其早日回归家庭和社会。

（二）截肢的适应证

因外伤或者疾病导致肢体不可逆性血供丧失是截肢的唯一适应证。对于无法控制的感染，为了保全性命，有时候也必须截肢。某些肿瘤病人为了防止肿瘤扩散截肢也是最佳选择。

1. 外伤性截肢　无法修复的创伤、烧伤、冻伤等是年轻患者截肢的最主要原因。对无法保留的肢体进行延期截肢，可能会合并更高的感染发生率，导致死亡。但是，冻伤截肢应该延缓 2~6 个月，因当肢体表面活性组织好像已经明确分界时，深部组织仍有可能在恢复功能。

2. 血管病性截肢　动脉硬化闭塞症，血栓闭塞性脉管炎，糖尿病所致的血运障碍等。最常见于 50~75 岁的人群。

3. 肿瘤截肢　虽然目前对肢体的恶性肿瘤多主张保肢治疗，但当肿瘤十分巨大或局部切除后，肢体将失去功能时可能仍需要截肢。无转移扩散证据的恶性肿瘤常常为截肢的适应证，此时截肢的目的是防止恶变组织转移。有些肿瘤保肢手术后复发也只能采取截肢治疗。

4. 感染性截肢　药物和其他手术方法治疗无效的感染，可能需要截肢处理。气性坏疽最危险，通常需要立刻进行截肢以挽救生命。

5. 先天性畸形截肢　先天性某个肢体无功能，这是儿童截肢的主要原因。

（三）截肢平面的选择

传统观念：截肢必须在特定的平面实施，以便装配假肢。而现代要求：任何愈合良好，无压痛，构造恰当的截肢残端都可满意地佩戴假肢。截肢平面主要决定于手术的需要。除小腿截肢应以中下 1/3 交界处为佳外，其他肢体截肢最重要原则是通过术中判断尽可能地保留肢体的长度及圆柱形残端。

1. 上肢截肢平面的选择　肩部截肢：尽可能保留肱骨头；上臂截肢：尽量保留残肢长度；肘部截肢：肘关节离断是理想的截肢部位；前臂截肢：尽量保留长度；腕部截肢：经腕关节或腕关节离断；腕掌关节离断：尽量保留完整的尺桡骨；手掌与手指截肢：尽量保留长度，尤其是拇指应设法保留长度。

2. 下肢截肢平面的选择　半骨盆切除：应根据条件设法保留髂嵴和坐骨结节；髋部截肢：应尽量保留股骨头和股骨颈；大腿截肢：尽量保留残肢长度；膝关节离断：需保留完整股骨；小腿截肢：以中下 1/3 交界为佳；赛姆截肢：为理想的截肢部位，截肢水平相当于踝关节离断，但残端是被完整良好的足跟皮肤所覆盖，故残肢有良好的承重能力，行走能力良好；足部截肢：尽量保留长度。

二、截肢的常见问题

1. 残端疼痛、肿胀，早期的幻肢痛、幻肢觉，残端的感染、溃疡、坏死，残端瘢痕。
2. 相邻肢体的肌力下降、活动障碍、关节活动度受限。
3. 与截肢相关部位的日常生活活动不同程度受限。上肢截肢的患者主要表现为吃饭、穿衣、家务及个人修饰的受限，下肢截肢的患者主要表现为站立、行走、上下楼梯等活动受限。
4. 由于截肢、运动功能障碍、感觉功能障碍、心理障碍等造成患者日常生活活动受限，最终导致家庭、社会参与受限。

三、运动功能评定

1. 全身状况评定　对患者的全身状况，包括截肢原因、有否患有其他系统的疾病、其他肢体的状况、心肺功能等进行评定，以判断患者能否装配假肢，有无使用假肢的能力。
2. 残肢的评定　理想的假肢要求残肢有一定的长度，无畸形，呈圆柱状，关节活动正常，皮肤及软组织条件良好，血运良好，感觉正常，肌力正常，无幻肢痛和残肢痛。

（1）残肢外形　以圆柱状最佳。尽量避免圆锥形残端，以减少因残端的血供较差而发生的一系列并发症。

（2）残肢畸形　大腿截肢容易出现髋关节屈曲外展畸形，小腿截肢易伴有膝关节屈曲畸形或腓骨外展畸形。若出现畸形，则安装假肢困难，即使安装也会影响到假肢的实用功能。

（3）残肢长度　残肢长度会影响假肢的控制能力、悬吊能力、稳定性以及运动中的能量消耗。理想的膝下截肢长度为 15cm 左右，膝上截肢长度为 25cm 左右。

（4）皮肤情况　应检查残肢皮肤有无感染、瘢痕、溃疡、窦道、松弛肿胀、褶皱，皮肤感觉及血液循环的情况。

（5）肌力评定　重点检查残肢的肌力，一般认为残肢肌力达到三级以上才能带动义肢活动，当然也需要检查相关肌群的力量及全身的肌力。如小腿截肢的病人出现臀大肌、臀中肌、髂腰肌、股四头肌的力量减弱，可出现步态异常。

（6）关节活动度　检查肩、肘、髋、膝等关节的活动范围，重点是距残端最近的关节。检查关节有无挛缩等畸形。

（7）痛觉评定　主要对残端疼痛、幻肢痛、幻肢觉进行评定。可采用视觉模拟评分法、压痛积分法等。

（8）平衡功能与步态分析　对于下肢截肢的患者来说尤为重要。平衡功能可通过平衡量表或平衡仪进行评估；步态分析则可通过肉眼观察或三维步态分析系统进行评估。

3. 假肢的评定　假肢可分为临时假肢和正式假肢。临时假肢，指用临时接受腔和假肢的一些基本部件装配而成的简易假肢，主要是截肢术后早期使用。正式假肢则指为长期使用而制作的定型假肢。

临时假肢的评定，包括接受腔的评定、对线情况、悬吊能力的评定、穿戴假肢后残肢情况。上肢假肢需要检查悬吊带以及控制系统是否合适，假手的协调性与灵活性如何；下肢假肢则需要进行步态观察，分析各种异常步态产生的原因，予以及时纠正。

穿戴正式假肢后，除了以上内容外，上肢的假肢需要重点评定：各关节的活动范围，辅助正常手动作的功能，日常生活活动能力的评定。下肢假肢则需要重点评定假肢的长度，对线情况，行走能力，观察有无异常步态。一般大腿假肢可比健侧略短 1cm，小腿假肢则要求两侧等长。

四、运动治疗

（一）截肢前的康复

截肢者的康复应从术前开始，如患者病情允许，应尽早开始训练。截肢前的康复包括：①关节活动度训练：可根据患者的情况，每日行数次全关节范围的主动或被动运动。对已有关节活动受限的患者，需进行关节松动术、持续的被动牵拉等以改善关节活动范围。②肌力训练：加强健侧及患侧相关肌群的肌力训练。③ ADL 训练：对于利侧上肢截肢的患者，可将利手改变到健侧手，进行"利手交换训练"，对于下肢截肢的患者，术前可进行健侧单足站立，平衡训练或拄拐步行训练。

（二）截肢后的康复

1. 保持良好的残肢体位　大腿截肢后仰卧时髋关节保持伸直、中立位，侧卧时采用患肢在上的卧位，使髋关节内收为宜。小腿截肢时膝关节应保持伸直位。

2. 残端皮肤处理　残端皮肤保持清洁干燥，防止皮肤擦伤、汗疹、水疱以及感染。残肢套也应保持清洁干燥，定期更换。穿戴残肢套时要注意防止出现皱褶。

3. 避免残端肿胀　由于残肢的血液循环比较差，容易出现残肢肿胀。可在残肢端缠绕弹力绷带，促进静脉和淋巴回流，使残肢尽早定型。注意包扎时应采用远端紧近端较松的方法，每四小时更改缠绕一次，夜间可持续包扎（图 22-3）。

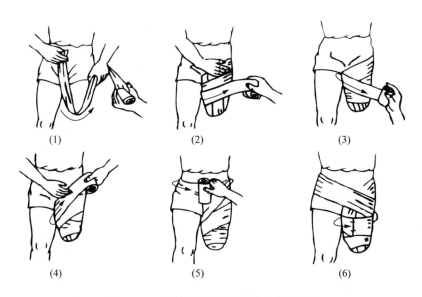

图 22-3　大腿残肢的弹性绷带的包扎方法

4. 残肢末端承重及角化训练　为了加强残肢末端的承重能力，一开始可以用手掌拍打残肢末端，也可用粗布摩擦残端，待皮肤适应后，采用沙袋与残肢皮肤相接触，并逐步增加承重重量。这对于下肢截肢的患者来说尤为重要。

5. 肌力训练　截肢后的残肢肌肉会在短时间内出现萎缩，应尽早进行肌力训练并尽快安装假肢。截肢术中未被截断的肌肉早期即可进行强化训练。对于被截断的肌肉，术后两周可以开始主动收缩训练，六周则开始强化训练。

残肢肌力训练：①髋关节离断者：进行腹背肌肉及髂腰肌的训练。②大腿截肢者：最容易出现髋关节屈曲外展挛缩畸形，可尽早进行臀大肌和内收肌的等长收缩，术后六天开始主动伸髋运动，术后两周若残端愈合良好，可侧卧位下髋关节内收和外展的抗阻训练，也可俯卧位下，将沙袋放置残肢远端，努力残肢后伸以训练臀大肌力量。③小腿截肢者：最容易出现膝关节的屈曲挛缩。应增强膝关节屈伸肌的力量训练，尤其是股四头肌的肌力训练。可从早期的等长收缩开始，逐渐过渡到主动运动及抗阻运动训练。④上肢截肢者：根据截肢的平面，给予肩关节前屈后伸、外展、水平屈曲外展、内外旋的肌力训练，可采用渐进抗阻训练。

躯干肌训练：加强腰腹背部的核心肌群肌力训练，并辅以躯干旋转，侧向移动和骨盆提起等动作。

健侧下肢训练：下肢截肢的患者，骨盆多向残肢侧倾斜。应尽早进行站立训练，并注意矫正姿势。应能保持独自站立 10 分钟，连续屈伸膝关节 10~15 次。

6. 关节活动度训练　上肢截肢后，由于两侧肌力的不平衡，肩胛胸壁关节活动容易受限，影响假肢的使用，需进行肩肘等各方向活动训练，以及肩胛胸壁关节的内收外展等活动。大腿截肢后最容易出现髋关节的屈曲外展畸形。因此重点强调髋关节的后伸、内收训练，同时配合一定的屈曲和外展训练。小腿截肢的患者最容易出现膝关节的屈曲畸形，应从术后的第 2 天开始，强调伸膝运动。若已有关节的活动受限产生。则可进行关节的持续被动牵引，或进行关节松动治疗。

7. **手及上肢功能训练**　上肢的截肢容易对患者的日常活动能力产生很大的影响，注意早期就开始训练以增强截肢侧的残存功能，并训练健侧的肢体功能以代偿截肢侧。

（三）临时假肢的训练

一般在截肢术后 2~3 周，切口愈合良好即可安装。

1. 假肢穿脱训练

（1）肩关节离断假肢穿脱训练：用健手将假肢接受腔套上残肢，利用墙壁或桌子将其固定，健手绕到背后抓住胸廓固定带，拉到胸前加以固定；再将健手向背后插入肩固定带，完成假肢的穿戴动作。脱下时，采用与以上动作相反的动作即可完成。

（2）前臂假肢穿脱训练：将前臂假肢置于桌上，固定带下垂于桌边；患肢的残端插入接受腔，将患肢上举，固定带在身后下垂；健侧上肢后伸，插入固定带环内，完成假肢的穿戴。脱假肢时，用假手和健手将患侧肩部的固定带脱下，患肢退出接受腔，将假肢平放在桌面上，按穿戴前的要求摆放好，为再次穿戴做好准备。

（3）髋关节离断假肢穿脱训练：患者靠墙站立，或靠近家具等物品，用一侧上肢扶物保持单腿立位，另一手固定假肢；然后骨盆向患侧倾斜，压入假肢接受腔，假肢略呈外旋位；当骨盆与接受腔充分接触后，迅速将假肢固定带系好，假肢呈轻度内旋位；最后系好肩部固定带。脱假肢的方法，顺序相反。注意：训练髋离断患者独立穿脱假肢必须在掌握单腿站立平衡的基础上进行；穿脱假肢时必须靠墙或稳定的物品，以保证安全。

（4）大腿假肢的穿戴方法：患者取坐位，将断肢包裹绸布后插入假肢接受腔内；再从阀门孔将绸布拉出，引导残肢伸入接受腔，完全纳入后，关闭排气阀阀门。脱假肢时，将接受腔阀门打开，取下假肢即可。

（5）小腿假肢的穿戴方法：患者取坐位，在残肢上穿好内衬套后，将残端插入假肢接受腔，站起让残肢到位，系好固定带。脱假肢时，患者取坐位，双手把假肢拉出即可。

2. **上臂假肢的基本操作技术**　①锁定技术：肘关节 90° 屈曲——肘关节控制锁打开；前臂不动，肩部向前突，残肢断端向后用力——肘关节控制锁关闭。②勾状手开合技术：在肘关节锁住状态下，肩胛骨前屈——勾状手打开；肩胛骨后伸——勾状手关闭。③勾状手定位技术：首先将假手移动到需要抓持物品最方便的位置。接着开假手判断勾状手的固定指和活动指，使二者处于同一水平面。最后使固定指靠近对象物，控制活动指夹持对象物。

3. 假手持物练习　假手持物时要从大物品开始练习，如从宽 4cm 的方术块完成抓、放的动作，逐渐过渡到利用跳棋、象棋等游戏进行训练。随着动作的熟练，加大动作的难度，如抓、放柔软物品、一次性纸杯等物的训练。最后练习握持表面光滑和形状复杂的物品，如玻璃杯、钢笔、皮夹、电话等。

4. 站立位平衡训练　患者站于平行杠内，手扶双杠反复练习重心侧方转移。领会假肢承重的感觉，学会利用假肢支撑体重的方法。熟练后可双手脱离平行杠练习患肢负重、单腿站立平衡等。

5. 平地步行训练　和站立位平衡训练一样，一开始需要在平行杠内进行。可在平行杠的一侧放置落地镜，用于观察步行训练时的姿势并及时纠正。分别练习假肢迈步，健肢迈步以及交替迈步。①假肢迈步训练：健肢在前假肢在后，假肢负重状态下，抬起假肢后跟，重心前移至健侧，迈出假肢至健侧前，使假肢侧足跟先着地，使膝关节保持伸直位，臀大肌收缩，防止膝关节屈曲。②健肢迈步训练：假肢在前健肢在后，健肢负重状态下，抬起健肢后跟，重心前移至假肢侧，挺直腰背部，迈出健肢至假肢侧前，同时稍抬起假肢足跟，使假肢脚掌处负重。通过健侧下肢的大幅度往前迈步来伸展截肢侧的髋关节。③交替迈步训练：在佩戴假肢的患者中，容易出现假肢的步幅和支撑时间缩短。因此需要在步行时注意避免出现上述现象，腰背要挺直中正，残肢迈步时需往正前方摆动，在假肢侧的支撑相时，需使骨盆在假肢的上方移动，只有骨盆保持水平，上体才不会向假肢侧倾斜。另外，可指导患者将重心放于身后的假肢的前脚掌部，在这个位置上练习旋转（以足趾为支点）以进行方向转换训练，也可练习以双足跟为轴旋转以转换方向。

6. 上下台阶训练　上台阶时，健侧先上一层，假肢轻度外展迈上一台阶，重心转移至假肢，健肢再迈上上一个台阶。下台阶时，则假肢先下，躯干稍向前弯曲，使重心前移，接着健肢下台阶。

7. 上下坡道训练　上坡道时健肢先迈出一大步，假肢向前跟一小步，身体稍向前倾，为了防止足尖触地，假肢膝关节屈曲的角度可稍大，使残端压向接受腔后壁。下坡道时，假肢先迈步，为防止假肢膝部突然折曲，要注意残端往后伸，假肢迈步时步幅宜小。

8. 跨越障碍物训练　跨越障碍物时，健肢先靠近障碍物站立，重心转移至假肢后健肢先跨越，然后重心转移到健侧，身体前屈，假肢髋关节屈曲带动假肢跨越障碍物。

（四）正式假肢的训练

一般临时假肢的穿戴时间多为 2~3 个月，待残肢定型，假肢代偿功能已达到预期目标后可更换为正式假肢。正式假肢的训练方法和临时假肢基本相同，主要是巩固之前的训练效果，达到熟练使用假肢，提高独立生活活动能力的目的。

项目五　颈椎病的运动治疗

【学习目标】

掌握颈椎病的运动治疗方法。

熟悉颈椎病的定义、常见问题及运动功能评定。

了解颈椎病的临床分型。

一、概述

（一）定义

颈椎病（cervical spondylosis）又称颈椎综合征，是一种以退行性病理改变为基础的疾患。主要由于颈椎间盘退变、突出、颈椎骨质增生等退行性变刺激或压迫其周围的神经、血管、脊髓等引起一系列功能障碍的临床综合征。

（二）临床分型

颈椎病按照临床表现可分为颈型、神经根型、脊髓型、椎动脉型、交感神经型和混合型六型。

1. **颈型颈椎病**　颈型颈椎病也称软组织型颈椎病，较为常见，是颈椎病中较轻的类型，以颈部症状为主，预后好。患者出现颈项强直、疼痛，合并有整个肩背疼痛、颈部活动受限或强迫体位等症状。常于晨起、过劳、姿势不当及寒冷刺激后突然症状加剧。X线片上没有椎间隙狭窄等明显的退行性改变，但可能有颈椎曲度变直、椎体间不稳定及轻度骨质增生等变化。

2. **神经根型颈椎病**　椎间关节退变累及颈神经根，发病率较高，主要表现为颈肩臂痛，向前臂或手指放射，手麻，手或臂无力感，持物不稳或失落，具有较典型的根性症状（麻木、疼痛），且范围与颈脊神经所支配的区域相一致。颈椎挤压试验或臂丛神经牵拉试验阳性，X线片检查可见颈椎生理曲度异常、椎间孔狭窄、钩椎关节增生等。

3. **脊髓型颈椎病**　由于脊髓受到压迫或刺激而出现感觉、运动和反射障碍，主要表现为手足麻木、僵硬，握持不稳，行走不稳，肌力下降，肌张力增高，早期腱反射活跃，后期减弱和消失；部分患者出现膀胱和直肠功能障碍。医学影像检查可见椎间盘突出、椎体后缘骨质增生、椎管狭窄、黄韧带肥厚或骨质增生压迫脊髓等征象。

4. **椎动脉型颈椎病**　由于椎动脉遭受刺激或压迫，而造成以椎基底动脉供血不全为主要特征的症候群。主要表现为发作性眩晕，偏头痛，偶有肢体麻木、感觉异常，有时伴随恶心、呕吐、耳鸣或听力下降，下肢突然无力猝倒，意识清醒。X 线检查可见颈椎节段性不稳定、椎间隙狭窄或关节骨质增生等，头颅多普勒检查可见椎基底动脉供血不足。

5. 交感神经型颈椎病　椎间盘退变或外力作用导致颈椎出现节段性不稳定，从而对颈部的交感神经节以及颈椎周围的交感神经末梢造成刺激，产生交感神经功能紊乱。主观症状多，客观体征少，临床表现为头晕、眼花、耳鸣、手麻、心动过速、心前区疼痛等一系列交感神经症状。X 线片颈椎有失稳或退变，椎动脉造影阴性。

6. 混合型颈椎病　在临床上，以上各型并非单独出现，而是同时存在两型或两型以上的各种症状，即为混合型颈椎病。混合型颈椎病通常是以某型为主，伴有其他型的部分表现。

二、颈椎病的常见问题

1. 疼痛　疼痛为神经根型颈椎病的主要症状，其他类型颈椎病也有疼痛出现，主要表现为肩、颈、背及上肢等处可能出现疼痛、酸胀、麻木等症状，并有可能引发其他问题。

2. 肢体活动障碍　神经根型颈椎病由于椎间关节退变压迫颈神经根，致使手臂无力持物不稳，限制了其正常的肢体活动。脊髓型颈椎病由于脊髓受到压迫或刺激而出现手足麻木、僵硬，握持不稳，行走不稳，易摔倒。

3. 肌力下降　肌力减弱是由于运动神经受损而引起的症状，表现为颈椎病患者持物时费力，部分颈椎病患者持物时易脱落。肢体骨骼肌由两个以上的神经共同支配，单独神经受损表现为轻度肌力减弱，主要的神经根受累，可出现明显的运动功能障碍。

4. 日常生活活动能力下降　颈椎病患者因四肢、躯干、头颈部等不适导致日常生活和工作受到影响，甚至穿衣、吃饭、如厕等基本活动明显受限。

5. 眩晕　眩晕是椎动脉型颈椎病患者的常见问题。患者因为颈部的伸展或旋转而改变体位诱发眩晕症状。在体征方面，发病时病人颈部活动受限，颈部旋转或活动可引起眩晕、恶心或心慌等症状。

6. 根性症状　常常表现为颈部不适感及活动受限，双肩发沉，背部肌肉发紧；劳累、受寒或姿势不当会导致症状加重。

7. 吞咽障碍　颈椎病患者在初期还会出现吞咽障碍，其主要症状表现为吞咽时，喉咙里出现梗阻感，或感觉食管内有异物，这是由于颈椎病患者食管的后壁，受到颈椎前缘骨质的直接压迫、自主神经紊乱，造成食管痉挛或过度松弛时，会出现吞咽困难的症状。

8. 自主神经症状　交感神经受刺激时，可引起头痛、头晕、耳鸣、恶心、心慌等问题。

三、运动功能评定

1.临床评定 主要依靠详细的病史、体格检查以及医学影像学检查。

2.关节活动度评定 颈椎活动度为最常使用的客观测量结果。目前临床上测量颈椎活动度的方法很多，包括传统目视测量、皮尺测量、量角仪与倾斜仪、颈椎活动度测量（Cervical range of motion，CROM）器、电磁式动作分析仪、超声三维动作分析仪、电位计测量和 X 线测量等。

3.肌肉力量评定 颈椎肌力的评价在临床中有多种方式，多采用徒手肌力检查法（manual muscle testing，MMT），这种方法简单、易行、被广泛应用于实际操作。

4.疼痛评定 可采用视觉模拟评分法（VAS）、疼痛问卷（McGill）等方法。

5.日常生活活动能力评定 对患者进食、洗澡、修饰、穿衣、大小便控制、使用厕所、床与轮椅转移、平地行走、上下楼梯等功能进行评定，一般采用 Barthel 指数等方法进行评定。

6.感觉与反射评定 通过感觉与反射异常的部位可以大致确定病变的椎体阶段，鉴别颈椎病类型及严重程度。

7.专项评定 有颈椎稳定性评定、颈椎间盘突出功能损伤的评定和脊髓型颈椎病的功能评定等。

颈椎稳定性评定（表 22-5、表 22-6）目前是临床上比较棘手的问题，目前观点众多意见不同，但颈椎稳定性下降容易引发颈椎不能耐受长时间的静态姿势、颈部疲劳和无法保持头部直立等问题，加重颈椎病。

日本骨科学会（JOA）对脊髓型颈椎病的 17 分评定法（表 22-7）应用较为普遍。17 分为正常值，分数越低表示功能越差，以此可以评定手术治疗前后功能的变化。脊髓型颈椎病的康复治疗效果评定也可采用此法。

表 22-5　上颈椎不稳定评定（$C_0 \sim C_2$）

项目	标准
环枕旋转	>8°
环枕移位	>1mm
寰椎侧块两侧移位	>7mm
矢状面齿状突前间隙	>4mm
寰枢单侧旋转	>45°
枢椎后缘至寰枢后弓距	≤ 13mm

表 22-6 颈 3~7 稳定性评定

项目	标准
前柱破坏失去功能	2
后柱破坏失去功能	2
矢状面旋转 >110°	2
矢状面移位 >3.5mm	2
脊髓损伤	2
颈椎牵引试验阳性	2
根性损伤	1
椎间盘狭窄	1
总分 ≥ 5	不稳定

表 22-7 JOA 脊髓型颈椎病功能评定法

项目	评分		
运动功能	上肢	正常	4
		用筷子吃饭有些困难	3
		用筷子吃饭很困难	2
		能用汤匙吃饭，但不能用筷子	1
		自己不能吃饭	0
	下肢	正常	4
		行走或上下楼梯不需要拐杖，但缓慢	3
		上下台阶需要扶拐杖	2
		在平地上行走需要辅助器具	1
		不能行走	0
感觉功能	上肢	正常	2
		轻微感觉缺失	1
		明显感觉缺失	0
	下肢	正常	2
		轻微感觉缺失	1
		明显感觉缺失	0
	躯体	正常	2
		轻微感觉缺失	1
		明显感觉缺失	0
膀胱功能		正常	3
		轻度功能障碍	2
		严重功能障碍	1
		尿潴留	0
总分			17
恢复率（百分比率）=（术前分 - 术后分）÷ 17 × 100			

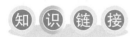 **案例导入**

患者，男，50岁，因右上肢放射痛伴手指麻木，动作不灵活2年就诊，检查发现颈肩部压痛。神经牵拉试验及压头试验阳性，右上肢桡侧皮肤感觉减退，握力减弱，肌张力减低。

1. 最可能的诊断是什么？

2. 还需做什么检查明确诊断？

3. 如何对该患者进行康复治疗？

四、运动治疗

1. 休息与制动　颈椎病急性发作期卧床休息可以减少颈椎负担，有利于炎症消退，缓解疼痛，减轻症状，在卧床休息时，宜维持颈椎前凸的正常生理弯曲，忌枕头过高过低。待症状基本缓解后，患者可积极进行相关功能锻炼。

2. 物理因子治疗　物理因子治疗的主要作用是扩张血管、改善血液循环、解除痉挛、消除水肿、减轻粘连、促进神经和肌肉功能的恢复。可根据患者的症状、体征、病程等特点选用超短波疗法、超声波疗法、低频脉冲电疗法、磁疗法、光疗法等物理因子治疗。

3. 颈椎牵引　颈椎牵引是颈椎病最常用且效果较好的治疗方法，其通过牵引力和反牵引力之间的相互平衡，使头颈部相对固定于生理曲线状态，从而增大椎间隙及椎间孔，减轻神经、血管受压，减轻炎症、水肿。但并不适用于所有颈椎病患者，如年老体弱、颈椎不稳、脊髓型患者要慎用。颈椎牵引通常采用颌枕牵引带牵引，患者多取坐位，颈椎前倾10°~20°，治疗时间为每日1~2次，每次15~30分钟，4~6周一个疗程，牵引重量由3~5kg开始，逐渐增加重量，但以不超过体重的1/4为宜。颈部前倾治疗过程中要经常了解患者的感觉，如出现头晕、心慌、胸闷或原有症状加重，应立即停止治疗。

知 识 链 接

牵引的分类

1. 根据牵引重量来源　分为滑轮－重量牵引、自身重量牵引、徒手牵引和电动牵引。

2. 根据牵引体位　分为坐位牵引、俯卧位牵引和仰卧位牵引。

3. 根据治疗部位　分为脊柱牵引和四肢关节牵引。

4. 根据牵引力作用时间 分为持续牵引、连续牵引和间歇牵引。

5. 根据牵引患者身体的垂直方向 分为水平位牵引、斜位牵引和垂直位牵引。

6. 根据牵引的时间 分为长时间和短时间牵引。

4. **手法治疗** 主要包括传统的推拿按摩手法及关节松动术。

（1）推拿按摩：手法主要包括推法、拿法、捏法、按法、点法、擦法、摩法、一指禅推法、揉法、搓法等，以起到疏通经络、运行气血、理筋止痛、缓解痉挛、消除肌肉酸胀和精神疲劳等作用。但手法不当可造成脱位、骨折等后果，故必须要由有经验的术者操作。

（2）关节松动术：目前国内常用的是 Maitland 手法（澳氏手法）。这种手法是通过操作者的手推压棘突、椎体的横突，加上牵拉、旋转等手法达到改善椎间关节的活动功能、放松肌肉、缓解痉挛、减轻骨刺和突出椎间盘对神经根的刺激和压迫、改善血液循环等作用，较适用于颈型和神经根型颈椎病。具体操作如下：①拔伸牵引：常用于颈部肌肉紧张或痉挛，上段、中段颈椎病变可采用中立位牵引，下段颈椎病变可选用前倾20°~30°牵引，持续15~20秒，休息5秒，重复3~4次。②旋转颈椎：患者去枕仰卧，颈部放在床沿，治疗师站在床头，一只手四指分开放在患者健侧颈枕部，拇指放在对侧，用另一手托住其下颌，前臂放在耳前，使患者头部位于术者的手掌、前臂和肩前，操作时躯干及双手不动，双前臂向健侧缓慢地转动患者的颈部。③松动棘突：分垂直松动和侧方松动两种，尤其对颈椎退变引起的活动受限和颈部肌肉紧张或痉挛问题特别有效。④松动横突及椎间关节：治疗师双手拇指分别放在患侧横突背侧和棘突与横突交界处进行操作，有利于改善颈部活动受限问题。

5. **肌力训练** 可采取前屈、后伸、侧屈、旋转各方向抗重力或阻力训练，有利于增强颈椎稳定性，改善颈椎间各关节功能，纠正不良姿势，长期训练有利于巩固疗效，减少复发。

6. **关节活动度训练** 可采取前屈、后伸、侧屈、旋转等颈部活动，增加关节活动度，减轻肌肉痉挛。

7. **颈椎操** 颈椎操可改善患者颈部的血液循环，松解粘连和痉挛的软组织，无颈椎病者也可起到预防作用。下面介绍一组简单易行的颈椎操动作，具体如下：

（1）姿势：两脚分开与肩同宽，两臂自然下垂，全身放松，两眼平视，均匀呼吸，站立位。

（2）左顾右盼：头缓慢先向左，后向右转动，幅度宜大，以自觉酸胀为宜，重复30次。

（3）前后点头：头缓慢先前屈，再向后仰，前屈时颈项尽量前屈拉伸，重复 30 次。

（4）抗阻后伸：双手交叉紧贴后颈部，用力向前向上提拔，同时头颈则向后用力，互相抵抗 10 次，每次对抗保持 5 秒。

（5）旋肩舒颈：双手置于两侧肩部，掌心向下，两臂先由后向前旋转 30 次，再由前向后旋转 30 次。

（6）双手托天：双手上举过头，掌心向上，仰视手背 5 秒，重复 10 次。

项目六　肩周炎的运动治疗

【学习目标】

掌握肩周炎的运动功能评定及运动治疗方法。

熟悉肩周炎的定义及临床分期。

了解肩周炎的常见问题。

一、概述

（一）定义

肩关节周围炎简称肩周炎，俗称冻结肩、五十肩等，是肩关节囊及其周围肌肉、韧带、肌腱和滑囊等的慢性损伤性炎症。其主要表现为肩部疼痛、关节活动功能障碍和肌肉萎缩。病因不明，任何可引发肩关节周围软组织退变、粘连、关节活动受限的原因都可能发展成为肩周炎。本病的好发年龄在 50 岁左右，女性多见。

（二）临床分期

1.疼痛期　疼痛期又称为冻结进行期，该期主要的临床表现为肩关节周围的疼痛，疼痛剧烈，夜间加重，甚至因此而影响睡眠。压痛范围较为广泛，肩关节本身还有一定范围的活动度。

2.冻结期　又称为僵硬期。通常在发病后 1~2 个月开始，该期病人疼痛症状减轻，但压痛范围仍较为广泛，肩关节功能活动严重受限，各方向的活动范围明显缩小，以外展、外旋、上举、后伸等最为显著，甚至影响日常生活。肩关节周围软组织广泛粘连，挛缩，呈"冻结"状态。

3.解冻期　又称功能恢复期，通常在 7~12 个月后，疼痛逐渐消减，肩关节的活动范围逐渐增加，肩关节周围关节囊等软组织的挛缩，粘连逐渐消除，大多数病人的肩关节功能恢复到正常或接近正常。

二、肩周炎的常见问题

1. 疼痛　肩周炎最突出的症状就是疼痛，起初肩部呈阵发性疼痛，症状较轻，多数为慢性发作，常因气候变化或劳累而引发。随着时间的延长，疼痛逐渐加剧且呈持续性，并可向颈项部及上肢部扩散。此外，肩周炎患者在休息时疼痛症状可能加重，甚至导致夜间无法入睡。

2. 肩关节活动受限　肩关节功能性活动受限以上举、外展、内旋、外旋尤为明显，呈全方位关节功能活动受限，并随着病情进展，由于肩部疼痛、关节囊及肩部周围软组织的粘连、肌肉痉挛、肌力下降等因素，关节受限程度越来越严重，影响日常生活活动，如穿衣、梳头、洗脸等动作均难以完成，严重时肘关节也可受影响，屈肘时手不能摸到同侧肩部或背部。

3. 肌肉痉挛与萎缩　早期，三角肌、冈上肌等肌肉可出现痉挛，晚期可发生废用性肌萎缩，出现肩峰突起，上举不便，后伸不能等症状。

三、运动功能评定

1. 疼痛评定　根据疼痛程度的描述来测量，或通过视觉模拟量表（VAS）来测量。

2. 关节活动度评定　采用量角器测量患者肩关节各轴位的关节活动度并进行双侧对比。

3. 肌力评定　徒手肌力（MMT）测定。

4. 肩关节功能评定　可采用 Constant-Murley 肩关节评定法，该方法总分为100分，包括疼痛（15分）、日常生活活动（20分）、关节活动度（40分）和肌力（25分）四个部分（表22-8）。

表22-8　Constant-Murley 肩关节评定法

项目	表现	评分
1. 疼痛	无疼痛	15
	轻度疼痛	10
	中度疼痛	5
	严重疼痛	0

续表

项目		表现	评分
2.ADL	日常生活活动的水平	全日工作	4
		正常的娱乐和体育活动	3
		不影响睡眠	2
	手的位置	上抬到腰部	2
		上抬到剑突	4
		上抬到颈部	6
		上抬到头顶部	8
		举过头顶部	10
3.ROM	前屈、后伸、外展、内收（每项活动最高分10分）	0°~30°	0
		31°~60°	2
		61°~90°	4
		91°~120°	6
		121°~150°	8
		151°~180°	10
	外旋（最高分10分）	手放在头后，肘部保持向前	2
		手放在头后，肘部保持向后	2
		手放在头顶，肘部保持向前	2
		手放在头顶，肘部保持向后	2
		手放在头顶，再充分向上伸直上肢	2
	内旋（最高分10分）	手背可达大腿外侧	0
		手背可达臀部	2
		手背可达腰骶部	4
		手背可达腰部（L3水平）	6
		手背可达T12椎体水平	8
		手背可达肩胛下角水平（T7水平）	10

续表

项目	表现		评分
4. 肌力	MMT	0 级	0
		1 级	5
		2 级	10
		3 级	15
		4 级	20
		5 级	25

四、运动治疗

运动疗法可以改善血液、淋巴循环，松解粘连，扩大肩关节活动度，改善肌肉萎缩，是肩周炎最主要的治疗方式。

1. 关节活动度训练　在疼痛期，应避免过度劳累，在关节可忍受的轻度疼痛范围内，以被动活动为主，冻结期及解冻期更强调主动运动及抗阻运动。

（1）被动活动：患者采取适当体位，肢体完全放松，健肢通过体操棒、轮滑等器材或治疗师直接带动患肢进行各个方向的关节活动（图 22-4）。

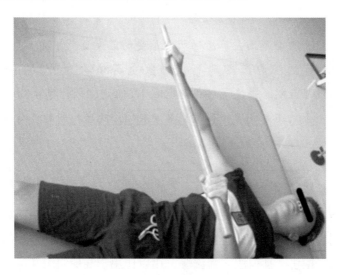

图 22-4　被动活动

（2）主动活动：借助各种器材进行主动的关节活动运动，如徒手爬墙、肋木训练、轮滑训练等（图 22-5）。

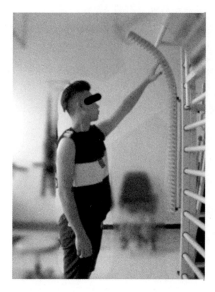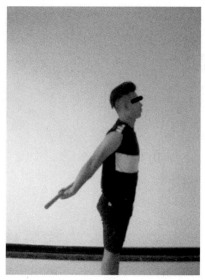

图 22-5　主动活动

2. 肌力训练　主要适用于冻结期及解冻期，常与关节活动度练习同时进行，如患者有明显的肌萎缩及肌力下降则增强抗阻训练。

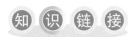

渐进抗阻训练

先测定连续十次全范围关节活动所能承受的最大负荷，即 10RM（repetition maximum），此后训练分三组进行，每次负荷依次为 1/2 的 10RM、3/4 的 10RM，100% 的 10RM，每次训练做 10 组，每组训练间休息 1 分钟，每日或隔天训练一次。一个循环完成后，再次测量 10RM，此后按新的负荷值再次进行上述训练。

3. 中医推拿　在疼痛期宜采用轻手法，如拇指推等，用以解除痉挛、促进炎症吸收和血液循环；在冻结期应采用慎重手法及带有被动运动性质的一些手法，如拿法、抖法、拨法等，用以作用到深层组织，从而避免引起关节周围软组织损伤；在缓解期宜采用强度较大的手法，如拿法、滚法、揉捏法、弹法等，用以作用于浅层组织和深部肌肉，从而解除粘连、改善关节活动度。

4. 关节松动术　主要是通过对肩关节的摆动、滚动、推动、旋转、分离和牵拉等活动，从而起到促进关节液流动、松解粘连、缓解疼痛和增加本体反馈的作用。在疼痛期，因疼痛剧烈，应多用 1 级手法，即在患者关节活动的起始端，小范围、节律性地来回松动关节；在冻结期及解冻期，因肩关节活动受限，应多采用2、3级手法，即在患者关节活动允许的活动范围内，大范围、节律性来回松动关节。

5. **物理因子治疗** 电、光、声、磁、冷、热等物理因子疗法是治疗肩周炎的有效康复方法之一，如超短波、微波、毫米波、调制中频电疗和红外线等，可起到减轻疼痛、缓解肌肉痉挛、松解粘连、促进血液循环等作用。在家中无器材的情况下，也可采用湿热敷，在功能锻炼前先做热疗，在运动锻炼结束后做冷疗。

6. **健康体操** 为防治肩周炎，方便患者在家中也可以自我进行训练，下面介绍一组简单易行的健身动作，具体如下：

（1）甩手：站立位，两脚与肩同宽，两臂轻轻前后摆动，并逐渐增加摆动幅度（图22-6）。

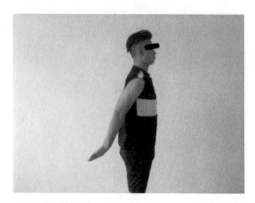 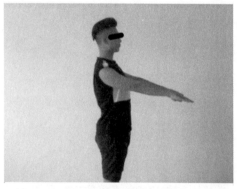

图22-6 甩手

（2）展翅：站立位，两脚与肩同宽，两臂伸直，掌心朝下，向两侧抬起（外展），到最大限度后，保持10秒钟，返回原处，反复进行（图22-7）。

（3）屈肘甩手：站立位，两脚与肩同宽，上臂紧贴躯干，屈肘，以肘关节为支点，做前臂扩胸运动（上臂不离开躯干）（图22-8）。

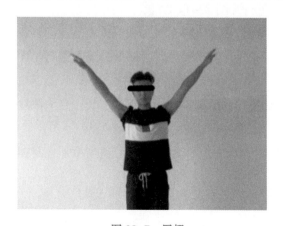 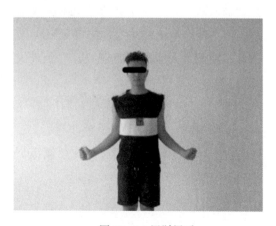

图22-7 展翅　　　　　　　　　　　　　　图22-8 屈肘甩手

（4）划圈：站立位，两脚与肩同宽，身体不动，两臂分别由前向后画圆圈，划动范围由小到大（图22-9）。

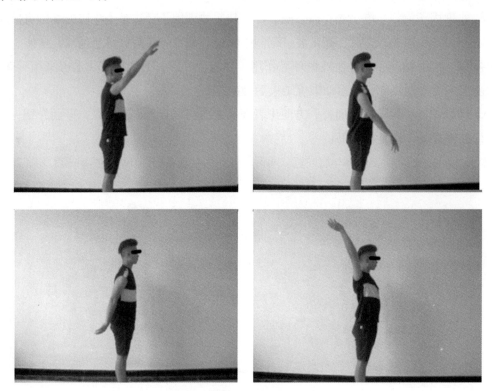

图 22-9　划圈

（5）手指爬墙：面对墙壁站立，患侧手扶住墙壁，由低向高慢慢向上爬动，直到最高点不能再向上为止，然后把手慢慢向下爬，反复练习，逐渐增加高度（图22-10）。

（6）体后拉手：站立位，两脚与肩同宽，两手在身体后方交叉握拳，然后逐渐后伸，直到最大限度后，保持10秒，返回原处，反复进行（图22-11）。

（7）冲天炮：站立位，两脚与肩同宽，两手交叉握拳，置于头顶上方，然后逐渐伸直两臂，使两手向头顶上方伸展，直到最大限度后，保持10秒，返回原处，反复进行（图22-12）。

（8）摸颈：站立位，两脚与肩同宽，双手触摸颈的后部，并逐渐下滑，直至最大限度后，保持10秒，返回原处，反复进行。

注意，以上动作每天2次，一般每个动作20次左右，体力足够时可适当增加，身体状况不好时，也可减少动作及次数。

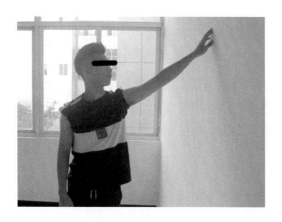

图 22-10　手指爬墙

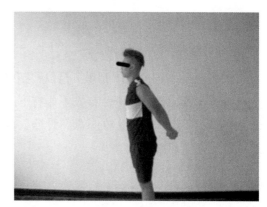

图 22-11　体位后拉

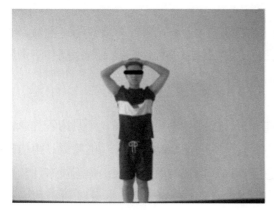

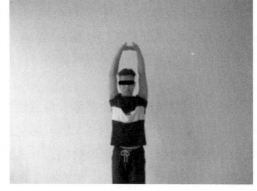

图 22-12　冲天炮

项目七　腰痛的运动治疗

【学习目标】

　掌握腰痛的运动功能评定及治疗方法。

　熟悉腰痛的定义、常见病因及临床分型。

　了解腰痛的常见问题。

一、概述

（一）定义

腰痛（low back pain，LBP）是以腰腿疼痛为主诉的一系列疾病的统称，其疼痛范围一般包含腰、骶、臀部，可伴有或不伴有下肢放射痛。引起下腰痛的原因有很多，可能是局部软组织、肌肉、韧带、椎间盘、骨骼、内脏器官等发生病变所致，故不太容易确诊，但这不影响处理和治疗。

（二）常见病因

1.**脊柱骨性结构病变**　如腰椎骨质增生、腰椎间盘突出症、椎管狭窄、腰部骨折、脊柱侧弯等。

2.**软组织病变**　如腰部急慢性外伤或劳损、腰肌劳损、强直性脊柱炎等。

3.**肿瘤性疾患**　腰椎转移瘤、椎管内肿瘤等。

4.**内脏系统疾患**　泌尿系统疾病如泌尿系统感染、泌尿系结石、结核等；生殖器官疾病如宫颈炎、输卵管炎、盆腔炎、慢性附件炎、盆腔腹膜炎等；神经系统疾病如蛛网膜炎、神经纤维瘤等；消化系统疾病如消化性溃疡、胰腺炎等。

（三）临床分型

根据发病持续时间可将腰痛分为急性腰痛和慢性腰痛。疼痛持续在 3 个月内者为急性腰痛，其发病突然，疼痛剧烈，随着活动加重，常伴有明显活动受限和功能障碍；疼痛持续时间超过 3 个月的称为慢性腰痛，其多为急性疼痛未得到有效治疗或治愈后没有注意预防引发，多无明显剧烈疼痛，但疼痛反复发作，影响日常生活活动。

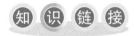

常见腰痛疾病

1.**腰椎间盘突出症**　是腰痛病中最为常见的疾病，主要是由于腰椎间盘的纤维环破裂和髓核组织突出，压迫和刺激相应水平的脊神经根等，从而引发一侧或双侧腰腿疼痛等一系列症状和体征。

2.**椎管狭窄症**　由于先天性椎管发育不全或椎间盘和小关节的退行性变等其他因素造成腰椎管内径减小，从而刺激和压迫神经，引起神经炎症等问题，症状和体征包括腰背疼痛、肌肉僵硬、放射性疼痛、感觉异常、肌肉无力等，典型表现为腰痛伴间歇性跛行，多见于中老年人。

3.**退行性脊柱炎**　也称脊椎骨关节炎，是由于关节软骨变性和关节遭受慢性损伤，椎体边缘骨质增生及小关节肥大性改变而形成的骨关节病变。本病好发于中年以后。

4.腰肌筋膜炎　是指因寒冷、潮湿、慢性劳损等原因致使腰背部肌肉及肌筋膜发生水肿、渗出及纤维变性而出现的一系列临床症状。

5.急性腰扭伤　由于运动或劳作造成腰部肌肉、韧带等软组织承受过大负荷而引起不同程度的纤维断裂，从而出现一系列临床症状。

二、腰痛的常见问题

1.疼痛　是腰痛患者最突出且最需解决的问题，不同原因造成的腰痛疼痛特点亦不相同，故需要仔细鉴别。一般来说，急性疼痛预后较好，心理学、社会等因素对慢性疼痛的影响较大，是康复的重点。

2.功能障碍　由于腰疼会导致患者出现腰椎活动受限、脊柱侧弯等一系列躯体功能障碍，从而影响坐位、站立、行走等功能活动，对日常生活及工作有很大影响。

3.心理障碍　反复发作的慢性疼痛会造成患者对疾病产生恐惧心理，同时疼痛本身也会引发诸如抑郁、焦躁等心理问题，因此，对于腰痛患者的心理障碍应予以重视。

三、运动功能评定

1.关节活动度评定　腰痛多伴有腰椎活动度的下降，因此腰椎关节活动度的测量可以作为反映疾病进程和治疗效果得到良好检验的指标。

2.感觉与反射评定　腰椎间盘突出症受累的椎间盘不同会出现不同部位的感觉异常及反射异常。

3.疼痛评定　可采用视觉模拟评分法（VAS）测评，并动态观察其变化。

4.肌力评定　腰痛常伴有腰背、腹部及下肢肌肉力量的减退，通过徒手肌力检查法（MMT）及肌力测量仪来完成等张、等长及等速收缩的评定。

5.步行功能评定　通过目视观察法、三维步态分析等方法进行步行功能检查，评估患者步行能力。

6.日常生活活动能力评定　根据 Barthel 指数、功能独立性测量（FIM）等进行评价。

7.下腰痛评定　用 JOA 下腰痛评分系统（表 22-9）进行评价。JOA 总评分最高为 29 分，最低 0 分。分数越低表明功能障碍越明显。改善指数＝治疗后评分－治疗前评分，治疗后评分改善率＝［（治疗后评分－治疗前评分）/（满分 29－治疗前评分）］×100%。通过改善指数可反映患者治疗前后腰椎功能的改善情况，通过改善率可了解临床治疗效果，改善率为 100% 时为治愈，改善率大于 60% 为显效，25%~60% 为有效，小于 25% 为无效。

表 22-9　JOA 下腰痛评分系统

主观症状		评分（满分 9 分）
腰痛	无	3
	有时轻微疼痛	2
	经常腰疼痛	1
	经常激烈腰痛	0
下肢疼痛及麻木	无	3
	有时轻微下肢痛、不麻木	2
	有时下肢痛且麻木，有时下肢痛且麻木较重	1
	有时下肢激烈疼痛、麻木	0
步行能力	能完成正常步行	3
	步行可完成 500m 以上，可能出现疼痛、麻木无力	2
	步行界限在 100~500m 范围内	1
	步行在 100m 以内	0
客观检查		（满分 6 分）
直腿抬高试验（包括腘绳肌）	正常	2
	30°~70°	1
	小于 30°	0
感觉障碍	正常	2
	轻微感觉障碍	1
	明显感觉障碍	0
肌力下降（MRC 分级）	正常（5 级）	2
	轻度肌力低下（4 级）	1
	明显肌力低下（3 级 ~0 级）	0
		（满分 14 分）

续表

主观症状					评分（满分9分）
		正常	中度受限	严重受限	
日常活动受限	平卧翻身	2	1	0	
	站立	2	1	0	
	洗漱	2	1	0	
	前屈	2	1	0	
	坐位（约1小时）	2	1	0	
	举重物	2	1	0	
	行走	2	1	0	
					（-6~0分）
膀胱功能（扣分项）	正常				0
	轻度受限				-3
	严重受限				-6

8. **影像学检查** 通过 X 线、CT、MRI 等影像学检查确定病变位置、严重程度等情况。

📚 案例导入

患者，男，56 岁，腰腿痛 10 年，最近 2 个月疼痛加重，咳嗽、体位改变时有明显疼痛，伴左小腿疼痛麻木。查体：体胖（90 公斤），腰部有局部压痛，X 线显示腰椎生理弧度过屈，L4~L5 直腿抬高试验阳性。

1. 最可能的诊断是什么？

2. 还需做什么检查明确诊断？

3. 如何对该患者进行运动康复治疗？

四、运动治疗

1. **卧床休息** 腰痛急性期要求患者卧床休息，可采取仰卧位屈膝 30° 或髋、膝屈曲的侧卧位，有利于减轻炎症水肿，缓解症状，加快损伤修复。但长时间卧床休息容易引发肌肉萎缩等失用性障碍，故绝对卧床最好不超过一周，疼痛缓解后即可在床上进行腰背肌及腹肌练习。

2. **腰椎牵引** 腰椎牵引对髓核轻度突出的情况具有较好疗效，其主要作用机制是通过牵引扩大椎间隙，使椎骨间产生负压，将突出的髓核推回原位。临床上一般采用仰卧位间歇牵引，牵引重量以能产生疗效的最轻重量为宜，一般在患者体重 30%~50% 之间，每次 20~40 分钟，每日或隔日一次。

3. 推拿按摩　推拿按摩是目前临床上应用较为广泛且效果较好的方法之一，可采取推法、揉法、擦法等手法放松肌肉、缓解痉挛、改善血液循环、减轻疼痛。

4. 手法治疗　其中以 Maitland 的脊柱关节松动术及 Mckenzie 的脊柱力学治疗法（表 22-10）最为常用。

表 22-10　Mckenzie 的脊柱力学治疗法

序号	项目	准备姿势	具体方式
1	俯卧位放松	患者俯卧位，头转向一侧，双上肢置于体侧	患者全身放松，静止 5~10 分钟
2	俯卧位伸展	患者俯卧位，头转向一侧，双上肢置于体侧	患者从俯卧位开始，用双肘和前臂支撑将上半身抬起，下半身不离开床面，保持 5~10 分钟
3	俯卧位重复伸展	患者俯卧位，双手掌心朝下，置于肩下	患者用力伸直双上肢将上半身撑起，下半身不离开床面，而后屈肘，上半身降下至起始位，重复 10 次
4	固定下俯卧位伸展	患者俯卧位，双手掌心朝下，置于肩下。用一条安全带固定在需要伸展的腰椎节段，防止下半身离开床面	患者用力伸直双上肢将上半身撑起，下半身不离开床面，而后屈肘，上半身降下至起始位，重复 10 次
5	俯卧位持续伸展	患者站立位，床面可调节角度	将治疗床床头缓慢抬起，到达最大伸展角度后，维持 2~10 分钟，而后缓慢降低床头直至回复到水平位
6	站立位伸展	患者站立位，两脚与肩同宽，双手叉腰	患者尽量向后弯曲去干，达到最大范围后回到起始位，重复 10 次
7	伸展松动术	患者俯卧位，头转向一侧，双上肢置于体侧	治疗师双手掌根放于患者腰椎节段的两侧横突上，有节律地施加柔和的压力，重复 10 次，力度逐渐增加
8	伸展加猛力松动术	患者俯卧位，头转向一侧，双上肢置于体侧	在进行伸展松动术后，治疗师用全身力量缓慢加压于患者腰椎节段的两侧横突上，直至脊柱紧张，在终点位时施加一次瞬间、小幅度、快速的猛力，随后立即松开
9	伸展位旋转松动术	患者俯卧位，头转向一侧，双上肢置于体侧	治疗师双手掌根放于患者腰椎节段的两侧横突上，双上肢交替用力加压，重复 10 次
10	伸展位加猛力旋转松动术	患者俯卧位，头转向一侧，双上肢置于体侧	在进行伸展位旋转松动术后，治疗师双手掌根交叠于患者腰椎节段的一侧横突上，用全身力量缓慢加压直至脊柱紧张，在终点位时施加一次瞬间、小幅度、快速的猛力，随后立即松开

序号	项目	准备姿势	具体方式
11	侧屈位旋转手法	患者仰卧位，治疗师站于患者体侧	治疗师一手置于对侧患者肩部，一手使患者双侧髋膝关节向治疗师方向屈曲旋转，用力下压患者膝关节，立即放松，重复10次
12	侧屈位加猛力旋转手法	患者仰卧位，治疗师站于患者体侧	在进行侧屈位旋转手法后，治疗师一手置于对侧患者肩部，一手使患者双侧髋膝关节向治疗师方向屈曲旋转，将患者下肢侧屈并旋转至最大幅度后，在终点位时施加一次瞬间、小幅度、快速的猛力，随后立即松开
13	卧位屈曲	患者仰卧位，双髋、膝关节屈曲约45°	指导患者用手带动膝向胸部运动，到达运动终点时，双手用力下压，随后放松，双足回复至起始位，重复10次
14	站立位屈曲	患者站立位，两脚与肩同宽	患者向前弯腰，双手沿大腿前方缓慢下滑，达到最大屈曲范围为后回复至起始位，重复10次
15	跨步站立位屈曲	患者站立位，一侧下肢放于凳子上，髋膝关节成屈曲90°跨步	保持在地面的下肢负重并伸直，指导患者上身前倾，同侧肩关节尽量靠近置于凳子上的下肢膝关节，达到最大屈曲范围为后回复至起始位，重复10次
16	侧方偏移的矫正	患者站立位，两脚与肩同宽	治疗师站于患者偏移侧，用双上肢环绕患者躯干，用肩部抵住患者偏移侧屈曲靠在胸侧壁上的肘关节，前推患者胸壁，并用双手回拉患者骨盆，重复10次
17	侧方偏移的自我矫正	患者站立位，两脚与肩同宽	在进行侧方偏移的矫正后，治疗师站于患者对面，一只手置于患者偏斜侧的肩部，一只手置于对侧髂嵴上，双手相向用力挤压患者，在最大范围处停留1分钟，此后进行伸展活动。在治疗师帮助下，患者学会骨盆的侧方移动来进行自我矫正

5.物理因子治疗　临床上根据患者的临床表现，选择高频电疗、中频电疗、超短波、蜡疗等物理因子治疗，一般来说，急性期采取冷疗方式可以抑制炎症水肿，缓解疼痛；慢性期多用热疗，促进血液循环，减轻肌紧张，缓解疼痛。

6.肌力训练　腰痛患者的疼痛与肌力减弱可能互为因果，故躯干肌力训练是治疗腰痛及防止其反复发作的重要方式，注意在训练中应采用不引起疼痛的动作，和在无痛、特别是在腰部无痛的姿势下进行，一般包括伸展和屈曲训练（图22-13）。

7.关节活动度训练　通过恢复关节的各种动作能力来减轻疼痛，进而达到关节在不受限制和无痛的情况下进行正常范围活动。

8.健康体操　腰痛患者应积极进行运动锻炼，以提高腰背部及腹部肌肉力量，增加关节活动度，维持脊柱正常形态。下面介绍一组简单易行的健身动作，具体如下：

（1）上肢运动：坐位，双手前平举、上举、侧平举，放下，重复20次（图22-14）。

（2）屈伸运动：坐位，双手叉腰，先弓背后挺胸，重复20次（图22-15）。

（3）转体运动：坐位，双手叉腰，先向左旋腰，再向右旋腰，重复20次

（图 22-16）。

（4）侧弯运动：坐位，双手叉腰，先向左弯腰，再向右弯腰，重复 20 次（图 22-17）。

（5）抱膝运动：坐位，弯腰抱住左小腿拉向胸部，还原，再弯腰抱住右小腿拉向胸部，重复 20 次（图 22-18）。

（6）弯腰转体运动：坐位，两手侧平举，两腿伸直分开，弯腰以右手触左足，左手后上举，还原，相反方向再做一次，重复 20 次（图 22-19）。

（7）腰部环转运动：坐位，双手叉腰，先顺时针环转腰部，再逆时针环转腰部，重复 20 次（图 22-20）。

（8）单抬腿运动：仰卧位，交替抬起双侧下肢并放下，重复 20 次（图 22-21）。

（9）双抬腿运动：仰卧位，两腿伸直并拢，抬起双侧下肢并放下，重复 20 次（图 22-22）。

（10）桥式运动：仰卧位，屈曲膝关节，抬起臀部同时挺胸挺腰，重复 20 次（图 22-23）。

（11）侧卧抬腿运动：侧卧位，一腿伸直尽量抬高，先左侧卧再右侧卧，每侧动作重复 20 次（图 22-24）。

（12）俯卧抬腿运动：俯卧位，两腿伸直，交替抬起双侧下肢并放下，重复 20 次（图 22-25）。

（13）燕飞运动：俯卧位，双手、双腿伸直，同时抬起上半身及四肢，重复 20 次（图 22-26）。

（14）放松运动：站位，挺胸抬头，双手举过头顶同时深吸气，双手放下同时弯腰呼气，重复 5 次（图 22-27）。

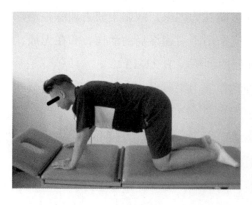
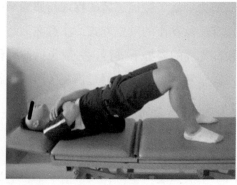

图 22-13 肌力训练

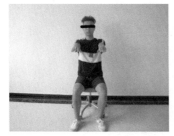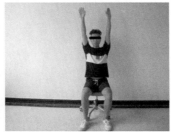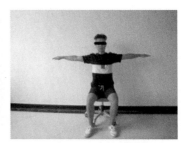

图 22-14　上肢运动

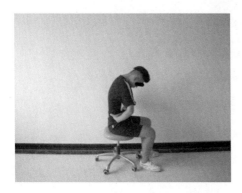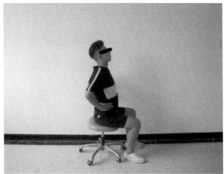

图 22-15　屈伸运动

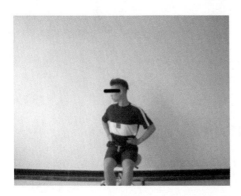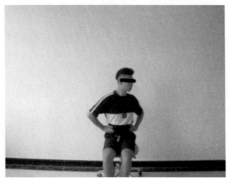

图 22-16　转体运动

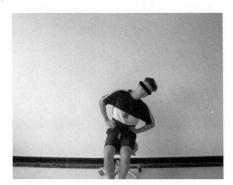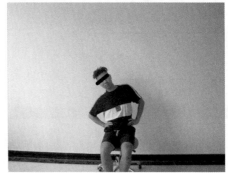

图 22-17　侧弯运动

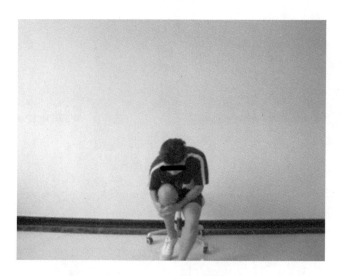

图 22-18　抱膝运动

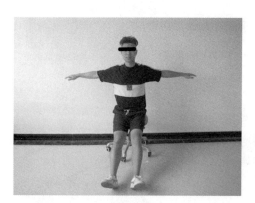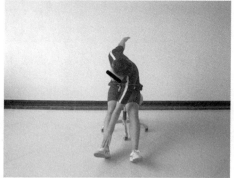

图 22-19　弯腰转体运动

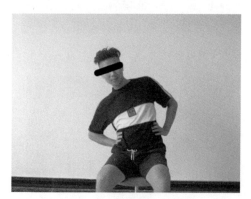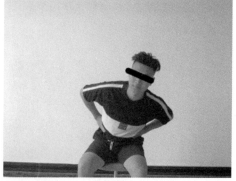

图 22-20　腰部环转运动

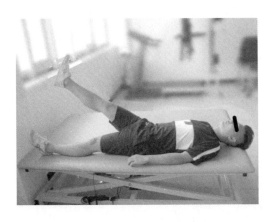

图 22-21　单抬腿运动

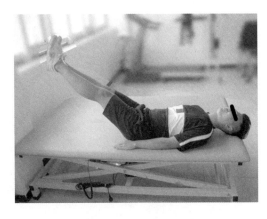

图 22-22　双抬腿运动

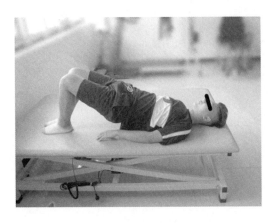

图 22-23　桥式运动

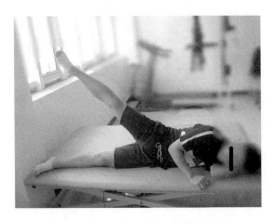

图 22-24　侧卧抬腿运动

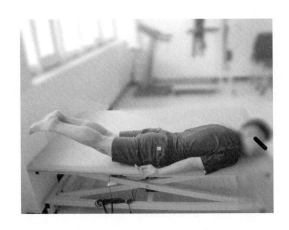

图 22-25　俯卧抬腿运动

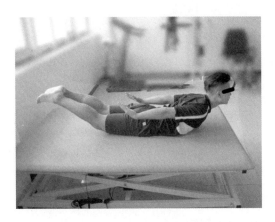

图 22-26　燕飞运动

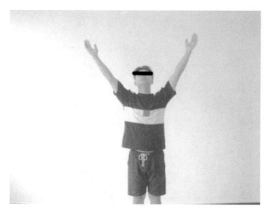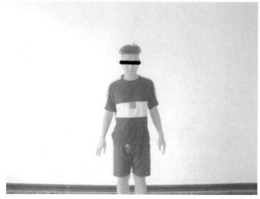

图 22-27　放松运动

项目八　软组织损伤的运动治疗

【学习目标】

掌握软组织损伤的运动治疗。

熟悉软组织损伤的概念、常见问题、运动功能评定。

了解软组织损伤的病理分期、损伤分类。

一、概述

（一）定义

软组织是指除骨组织以外的上皮组织、皮下组织、肌肉、肌腱、韧带、关节囊、滑膜囊、神经、血管等，是比较重要的一个人体组织。

软组织损伤是指软组织受到直接或间接暴力，或由于长期慢性劳损所引起的一系列创伤综合征。

（二）病理分期

1. 组织损伤及出血　出血损伤多发生在撕裂的肌肉、韧带等断裂及撕裂部位，一般24 小时后停止。

2. 炎症反应及肿胀　当出血停止后，组织即出现炎症反应，局部血管扩张，吞噬细胞增加，出现出血血肿和炎症水肿。

3.血肿机化　当炎症反应和肿胀消退后，纤维母细胞分裂增生，肉芽组织形成，血肿机化。

4.瘢痕形成　损伤后期，瘢痕形成，关节活动可能受限。

（三）损伤分类

一般来说，最容易受到损伤的软组织是皮肤、韧带、肌腱和肌肉，下面就对这四种损伤进行具体讲述。

1.皮肤　皮肤损伤多为开放性损伤，由于摩擦力、挤压力、撕裂力、切割力等外力作用于身体软组织，使之连续性受到破坏。皮肤受到损伤可有以下不同表现（表22-11）。

表22-11　皮肤损伤表现

表现	描述
摩擦性水泡	连续运动摩擦产生的剪力造成表皮与皮下组织分离形成间隙，导致水分在皮下或表皮内聚积的现象
擦伤	由于皮肤与粗糙的表面相互摩擦，造成表皮剥脱、翻卷。大量毛细血管暴露为主要表现的损伤
皮肤瘀血	由于挤压或撞击导致皮下的微血管受损破裂，血瘀在皮下
皮肤撕裂	因钝物打击引起的皮肤和软组织撕裂，皮肤发生不规则撕裂
切伤	皮肤被利器切割
刺伤	皮肤被尖锐物体刺入

2.韧带　韧带损伤根据损伤程度和分离程度可分为轻度、中度和重度，具体表现如下（表22-12）：

表22-12　韧带损伤表现

级别	体征与症状
轻度	轻微炎症反应、疼痛、肿胀和按压痛，很快能够恢复
中度	明显炎症反应、疼痛、肿胀，偶尔有关节积液，可能有韧带部分撕裂，明显活动受限，功能恢复时间需要4~6周
重度	标志性的肿胀和关节出血症状，结构不稳定，长期功能受限，易复发

3.肌腱　在拉长的情况下肌腱过度负重或反复使用后容易产生损伤，当肌腱被拉长的长度超过其自身长度的6%~8%时容易发生断裂，反复细微的损伤容易引起慢性肌肉拉

伤，使肌腱强度下降，肌腱损伤主要分为炎症、退变和撕裂三种。

4.肌肉　肌肉损伤在运动中较为常见，其损伤可分为挫伤、拉伤、扭伤、肌肉酸痛和肌肉痉挛等。急性肌肉损失可能是由于挫伤、拉伤等造成，局部出现挤压、出血等症状，慢性肌肉损伤多由长期慢性积累或反复急性损伤造成，是典型的伴有增生、纤维化和瘢痕形成的过程。

二、软组织损伤的常见问题

1.出血和肿胀　因为损伤程度不同，出血量也不尽相同，容易形成组织血肿、关节积血、炎症水肿，后期易产生组织纤维化而引起粘连。

2.疼痛　由于组胺等化学活性物质的释放，除了引起炎症反应外，也引发了疼痛。

3.瘢痕和粘连　出血肿胀后，由于血肿机化，产生粘连使组织纤维化，或形成瘢痕或发生挛缩。

4.运动能力下降　伤后由于制动等原因导致肢体活动减少、心肺功能减退，从而运动能力下降。

5.肌萎缩　制动时间越长，废用性肌萎缩越明显。

6.关节活动度受限　由于关节产生挛缩与粘连，且制动造成肢体活动减少，从而出现关节活动度受限的问题。

7.关节稳定性下降　主要是因为关节周围肌肉力量不均衡、关节囊和韧带松弛、关节本体感觉减退所导致。

三、运动功能评定

1.疼痛评定　可采用视觉模拟评分法（VAS）或根据疼痛程度的描述来测评。

2.关节活动度评定　用关节量角器对损伤组织附近的关节进行关节活动度测量。

3.肌力评定　采用徒手肌力检查法（MMT）。

4.专项功能评定　如美国特种外科医院膝关节评分（hospital for special surgery knee score）简称 HSS 膝关节评分（表 22-13）、改良美国特种外科医院肘关节评分（hospital for special surgery knee score）简称改良 HSS 肘关节评分（表 22-14）等。

表 22-13　HSS 膝关节评分

项目		评分
1.疼痛（30 分）	任何时候均无疼痛	30
	行走时无疼痛	15
	行走时轻度疼痛	10
	行走时中度疼痛	5
	行走时重度疼痛	0
	休息时无疼痛	15
	休息时轻度疼痛	10
	休息时中度疼痛	5
	休息时重度疼痛	0
2.功能（22 分）	行走站立无限制	12
	行走 2500~5000 米	10
	行走 500~2500 米	8
	行走少于 500 米	4
	不能行走	0
	能上楼梯	5
	能上楼梯，但需要支具	2
	屋内行走，无需支具	5
	屋内行走，需要支具	2
	无法行走	0
3.活动度（18 分）	每活动 8°得 1 分	最高 18 分
4.肌力（10 分）	优：完全能对抗阻力	10
	良：能部分对抗阻力	8
	中：能带动关节活动	4
	差：不能带动关节活动	0
5.屈曲畸形(10 分）	无畸形	10
	小于 5°	8
	5°~10°	5
	大于 10°	0

续表

项目		评分
6.稳定性（10分）	正常 10°	10
	轻度不稳 0°~15°	8
	中度不稳 5°~15°	5
	重度不稳 >5°	0
7.减分项目	单手杖	−1
	单拐杖	−2
	双拐杖	−3
	伸直滞缺 5°	−2
	伸直滞缺 10°	−3
	伸直滞缺 15°	−5
	每 5°外翻或内翻	−1

表 22-14　改良 HSS 肘关节评分

项目			评分
一、症状	疼痛（30分）	从不疼	30
		弯曲时不疼	15
		弯曲时稍疼	10
		弯曲时中度疼	5
		弯曲时严重疼	0
		休息时不疼	15
		休息时稍疼	10
		休息时中度疼	5
		休息时严重	0
	交锁（10分）	从不交锁	10
		偶尔交锁，对生活工作影响不大	5
		频繁交锁，严重影响生活工作	0

项目			评分
二、功能（20分）		弯曲活动 30 分钟	8
		弯曲活动 15 分钟	6
		弯曲活动 5 分钟	4
		不能用肘	0
	非运动员用	肘任意活动	12
		仅可娱乐活动	8
		仅限家务活动和工作	6
		可独立自我料理	4
		残废	0
	运动员用	可正常训练	12
		影响训练 50% 以下	8
		影响训练 50% 以上	4
		不能训练	0
三、伸屈范围（20分）	每 7°得 1 分		
四、肌力（10分）	可提 5 磅重物（2.3 公斤）屈 90°		10
	可提 2 磅重物（0.9 公斤）屈 90°		8
	可抗重力屈曲		5
	不能屈曲		0
五、屈曲挛缩（6分）	完全伸直		6
	少于 15°		5
	15~45°		4
	45~90°		2
	挛缩超过 90°		0
六、伸直挛缩（6分）	少于 15°（在 135°中）		6
	少于 125°		4
	少于 100°		2
	少于 180°		0

续表

项目			评分
七、旋前（4分）	大于60°	4	
	30°~60°	3	
	15°~30°	2	
	小于0°	0	
八、旋后（4分）	大于60°	4	
	45°~60°	3	
	15°~45°	2	
	小于0°	0	

📚 案例导入

患者，女，18岁，高校体育生；主诉：右踝肿痛半天。现病史：患者于昨天下午篮球比赛中，跳起投篮落地时踩在别人脚上，右踝跖屈内翻着地，当即感到踝关节剧痛，活动受限。下场后发现右踝关节外侧稍肿胀，外踝前下方皮下青紫，有压痛。即用自来水冲洗痛处，后回宿舍休息。当晚感疼痛剧烈，曾用万花油揉擦患处，口服止痛片一片，第二天见右踝肿胀加重，波及足背，始来就诊。

1. 你认为该学生是什么损伤，诊断依据是什么？
2. 伤后处理是否恰当，为什么？

四、运动治疗

1. 制动　伤后24小时是急性软组织损伤处理最关键的时期，软组织损伤后应给予有效的制动以提供组织修复的机会，对于软组织急性损伤的处理一般遵循 PRICES 原则，即保护（protect）、休息（rest）、冰敷（ice）、加压（compression）、抬高患者（elevation）和稳定支撑（support）。

（1）保护（protect）：运动伤害发生后，首先应立即停止活动、保护受伤的部位，防止进一步损伤。

（2）休息（rest）：损伤肢体若继续活动，可能会加重出血与肿胀，制动休息可以减轻疼痛，保护损伤部位，防止损伤进一步加重。

（3）冰敷（ice）：冰敷可以降低组织代谢率，控制受损组织的肿胀，减轻疼痛。冰敷时间应依据损伤的大小程度而定，一般以每1~2小时冰敷15~20分钟为宜，冰敷时间不宜过长，长时间的冷刺激会麻痹局部的神经，损伤痛觉，损伤皮肤或导致冻伤。

（4）加压（compression）：加压包扎可以减少出血，从而达到减轻肿胀的目的，绷带包扎需注意松紧适度，避免产生血运障碍。最常用的加压方法是使用弹性绷带做加压包扎，如果绷带缠绕过紧或有跳动感则应解开弹性绷带重新包扎。

（5）抬高患肢（elevation）：抬高患肢有利于加速血液和淋巴液回流，消除水肿。最有效的抬高方式是使受伤部位高于心脏，上肢伤害可以借助垫子或吊腕带实现抬高，对于下肢伤害而言应尽量使受伤区域高于臀部。

（6）稳定支撑（support）：保持损伤部位的舒适体位，保持支撑，促进恢复。

2. 关节活动度训练 由于过度疼痛而不能进行主动运动的关节，可以通过适当关节被动运动保持正常的张力，可在专门的持续被动活动仪器（continuous passive motion，CPM）上进行也可通过徒手操作进行。

3. 肌力训练 早期的肌力训练以受伤部位的等长收缩为主，不产生关节活动，用以防止肌肉萎缩、骨质疏松、肌肉粘连等问题；未受伤部位应积极进行抗阻训练，维持身体机能。

4. 手法治疗 为恢复无痛的全关节范围活动，手法治疗必须根据评定结果，尤其是疼痛、关节活动受限情况，结合患者的症状及体征，选择合适的治疗手法进行操作。

（1）关节松动术：关节松动术的目的是恢复僵硬和/或疼痛关节的全关节范围活动。早期可以进行比较柔和的活动，然后治疗强度逐渐增大，直至恢复正常的关节运动。

（2）推拿按摩：损伤急性炎症期结束，肌肉抗重力主动收缩无疼痛时，即可开始按摩治疗。为保证按摩效果，患者需保持肌肉放松，治疗师可先让患者主动肌抗阻收缩，然后快速放松，这样有助于肌肉的放松，如，在做肱二头肌按摩前，可令患者屈肘抗阻10秒后快速放松，这样有利于肱二头肌的放松。

（3）关节牵引：牵引时注意牵引的重量、方向、时间等问题，需要在疼痛忍受范围内进行，局部存在肿块或感染的患者禁止使用关节牵引。

（4）本体神经肌肉促进技术（PNF）：运动躯干和肢体的螺旋对角线模式进行运动，利用牵张、牵引等技术来引导运动模式，以促进神经肌肉反应，恢复运动功能。

5. 物理因子治疗 软组织损伤早期可采用冷疗法，用以抑制炎症，减轻疼痛，减少水肿和出血；2~3天后可采用无热量的超短波，用来消肿止痛；后期可采用有热量的红外线、磁疗等促进组织代谢，改善血液循环。下表为部分物理因子治疗的作用及适应证（表22-15）。

表22-15　部分物理因子治疗的作用及适应证

物理因子治疗	作用		适应证（软组织损伤）
超声波	热作用		肌肉痉挛 挫伤 局部炎症和疼痛
	促进细胞新陈代谢		
	减轻疼痛		
	增加局部血流		
	提高组织伸展性		
经皮神经电刺激（TENS）	不产热的 TENS	微按摩	急性损伤 肌肉痉挛 各种疼痛
		减轻疼痛	
		增加细胞渗透性	
	高频 TENS	缓解疼痛	
		肌肉刺激	
	低频 TENS	缓解疼痛	
磁疗	减轻肿胀和水肿		急慢性软组织损伤 外伤性血肿
	减轻炎症		
	缓解疼痛		
	软化瘢痕		
微波	促进血液循环		亚急性、慢性软组织损伤
	缓解肌肉痉挛		
红外线	改善血液循环		亚急性、慢性软组织损伤 炎症
	促进肿胀消退		
	降低肌张力		
	缓解疼痛		

6. 矫形器等设备的使用　合理运用弹性绷带、矫形器等设备，可以加强关节稳定性，有利于康复训练的早期开展，预防损伤再次发生。

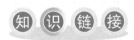

知识链接

水中运动训练

水中运动训练是极佳的康复训练方式，可用于损伤康复的各个阶段。由于水有浮力作用于人体，因此肢体在水中沿着浮力方向运动会比在地面上容易，反之，要对抗浮力而更困难，这样既可以做辅助运动也可做抗阻运动，还可以减少关节损伤。

复习思考

1. 不同部位骨折的康复程序如何？

2. 骨折患者的康复评定包括哪些内容？

3. 简要概述骨折愈合过程的分期。

4. 关节炎的康复评定包括哪些内容？

5. 针对骨关节炎患者进行运动治疗的目标是什么？

6. 骨关节炎患者可采用哪些康复治疗方法？

7. 髋关节置换的康复程序是如何的？

8. 髋关节置换后的注意事项是什么？

9. 人工关节置换有哪些常见问题？

10. 简述截肢后理想的康复程序？

11. 大腿截肢后假肢穿脱的要点？

12. 下肢截肢的平地步行训练包括哪些内容？

13. 简述颈椎病的几种临床分型及特点？

14. 颈椎病的常见问题有哪些？

15. 颈椎牵引的操作事项？

16. 肩周炎的临床分期是如何的？

17. 推拿治疗肩周炎可采取哪些方法？

18. 肩周炎有哪些常见问题？

19. 腰痛的定义？

20. 简述 Mckenzie 的脊柱力学治疗法？

21. 简述 JOA 下腰痛评分系统具体内容？

22. 简述软组织损伤的病理分期。

23. 简述 PRICES 原则。

模块二十三

常见心肺疾病的运动治疗

项目一　冠心病的运动治疗

【学习目标】

掌握冠心病的运动治疗。

熟悉冠心病的运动功能评定。

了解冠心病的基本概念。

一、概述

（一）概念

冠心病即冠状动脉粥样硬化性心脏病（coronary heart disease，CHD），由于血脂增高致使冠状动脉壁脂质沉积形成粥样硬化斑块，逐步发展为血管狭窄乃至闭塞，导致心缺血甚至坏死的心血管疾病。冠心病的康复是指综合采用主动积极的身体、心理、行为和社会活动的训练与再训练，帮助患者缓解症状，改善心血管功能，在生理、心理、社会、职业和娱乐等方面达到理想状态，提高生活质量。

（二）临床表现

1. 心绞痛　是一种以发生于胸部、颌部、肩部或手臂的不适感为特征的临床症状，典型心绞痛因劳累或情绪激动而加重，持续约数分钟，经休息而减轻，舌下含服硝酸甘油常可在 30 秒至数分钟内缓解。

2. 心肌梗死　最常见的症状是剧烈胸痛，通常在胸骨后或左胸部，可向左上臂、颌部、背部或肩部放射，常持续约二十分钟以上，伴有呼吸困难、出汗、恶心、呕吐或眩晕等。分为穿壁性心肌梗死和心内膜下心肌梗死。根据病程可分为急性心肌梗死和陈旧性心肌梗死（发病后 3 个月）。

3. 急性冠脉综合征　是包括不稳定型心绞痛，非 Q 波心肌梗死和 Q 波心肌梗死的疾病。根据病史、临床表现和心电图可将急性冠脉综合征患者分为 ST 段抬高和 ST 段不抬高两种类型。

二、冠心病的常见问题

1. 心血管功能障碍　在冠心病发病后，患者往往减少体力活动，其结果会降低心血管系统的适应性，导致循环功能降低，出现心动过速、直立性低血压、血栓栓塞风险增加等，只有通过恢复适当的活动才能够解决。

2. 呼吸功能障碍　长期的心血管功能障碍，会伴随不同程度的肺循环功能障碍，使肺血管和肺泡气体交换的效率降低，吸氧能力下降，减少机体吸氧能力储备，进一步加重缺氧症状。

3. 全身耐力减退　全身耐力是持续进行全身体力活动的能力。全身耐力减退与年龄增长有关，而冠心病加重了年龄相关的全身运动耐力减退。

4. 代谢功能障碍　冠心病的代谢障碍主要是脂质代谢和糖代谢障碍，脂质代谢障碍主要是血胆固醇和甘油三酯增高，高密度胆固醇降低。缺乏运动可导致胰岛素抵抗，除了引起糖代谢障碍外，还可促使形成高胰岛素血症和血脂升高。

5. 其他　冠心病患者往往伴有不良生活习惯、心理障碍等，也是影响患者日常生活和治疗的重要因素。

三、运动功能评定

主要以运动负荷试验来评定患者的心脏功能，作为制定康复计划的依据。

1. 运动负荷试验的价值　①协助临床诊断。②确定功能状态。③指导康复治疗。

2. 运动负荷试验的禁忌证　①绝对禁忌证包括：急性心肌梗死 2 天内；未控制的不稳定性心绞痛；未控制的严重心律失常，且引发症状或血流动力学障碍；急性心内膜炎；有症状的重度主动脉瓣狭窄、失代偿心力衰竭、急性肺栓塞、深静脉血栓、急性心肌炎或心包炎、急性主动脉夹层和身体残疾。②相对禁忌证包括：已知的冠状动脉左主干闭塞；中到重度主动脉瓣狭窄无明确症状；心室率未控制的心动过速；高度或完全房室传导阻滞；梗阻性肥厚型心肌病；近期卒中或短暂脑缺血发作；精神异常不能配合；静息血压 >200/110mmHg；尚未校正的临床情况（如严重贫血、电解质紊乱和甲状腺功能亢进）。

3. 运动负荷试验终止的指征　①绝对指征包括：在心电图无病理性 Q 波导联 ST 段抬高 >1.0mV；随运动负荷增加收缩压下降 >10 mmHg 并伴有心肌缺血证据；中至重度心绞痛；中枢神经系统临床表现（如头晕、晕厥前兆和共济失调）；灌注不足的临床表现

（发绀或苍白）；持续室性心动过速或其他严重心律失常，包括 Ⅱ ~ Ⅲ 房室传导阻滞；因技术问题无法监测心电图或收缩压；患者要求停止运动。②相对指征包括：心电图 J 点后 80ms 出现明显 ST 段下移（水平或下斜型下移 >1mm）；随运动负荷增加收缩压下降 >10mmHg，不伴有心肌缺血证据；胸痛程度加重；疲劳、气短、喘息、腓肠肌痉挛和跛行；出现室上性心动过速和缓慢心律失常，可能或已导致血流动力学不稳定；收缩压和（或）舒张压 >250/115mmHg；新发的束支传导阻滞无法与室性心动过速鉴别。

4. 运动负荷试验类型 包括仪器法运动负荷试验和 6 分钟步行试验。

（1）仪器法运动负荷试验 运动负荷试验一般采用踏车或平板运动形式，包括心电图运动负荷试验和心肺运动试验。踏车运动方案通常从无负荷开始，随后每 2~3 分钟增加 25~50W 至运动峰值，重症患者可每 2~3 分钟增加 25W。平板运动方案一般采用 BRUCE 方案，重症患者可采用 BRUCE 改良方案或 NAUGHTON 方案，理想的运动试验时间以 8~12 分钟为宜。临床上，应根据患者的病史、心功能和运动能力选择不同的运动负荷方案，包括低水平、亚极量和症状限制性运动负荷试验。

（2）6 分钟步行试验 用于体力能力无法进行活动平板或踏车的患者，患者尽力行走 6 分钟，计算所走的距离，行走的距离越长，说明体力活动能力越好。

5. 操作注意事项 ①测试前不应进行热身运动。②患者日常服用药物不能停用。③测试时，操作者及被测者注意力要集中，不要和他人交谈。④为减小不同试验日期间的差异，应在每天的同一时间点进行测试。

6. 主观劳累程度分级 是根据运动者自我感觉用力程度衡量相对运动水平的半定量指标。一般症状限制性运动试验要求达到 15~17 分。分值乘以 10 约相当于运动时的正常心率反应（表 23-1）。

表 23-1 自我感知劳累程度分级

Borg 计分	自我感知的劳累程度
6~8	非常非常轻
9~10	很轻
11~12	轻
13~14	有点用力
15~16	用力
17~18	很用力
19~20	非常非常用力

7. 运动负荷试验观察指标 运动负荷试验记录参数主要有：最大运动量、从静息到

最大运动量以及恢复过程中心率和血压的变化、运动中是否出现心绞痛症状或心电图异常（ST变化或心律失常）以及运动终止的原因等。

（1）运动耐力：运动耐力的量化根据MET计算，以占预计MET值的百分比表示。预计MET根据以下公式计算：男性预计MET＝14.7‐0.11×年龄；女性预计MET＝14.7‐0.13×年龄。如低于预计值的80%，运动耐力归类为低于正常。

（2）心率：记录静息、各阶段结束、缺血阈值出现、出现室性或室上性心律失常和血压异常时（例如在最大运动量以及恢复1、3及6分钟过程中，出现血压下降或过高反应）的心率。在运动过程中心率变异的分类：①达标：未应用β受体阻滞剂患者在运动中最大心率达到预测心率（220‐年龄）的85%以上，或应用β受体阻滞剂者达到62%以上。②未达标：低于上述指标。在恢复过程中心率变异的分类：①正常：在有运动恢复级别的方案中（平板或踏车），最大运动量和恢复1分钟时心率的差异>12次/分；如果达最大运动量后立即停止运动，两者之间心率差异>18次/分。②异常：低于上述指标。

（3）血压：血压变化分类如下：①正常：每1MET，收缩压升高约10mmHg，并且舒张压无变化或轻微降低。最大运动量时收缩压下降<10 mmHg也可接受。②血压反应过度：收缩压数值>250mmHg或舒张压>120mmHg。③血压反应不足：收缩压升高<30mmHg。

（4）心肌缺血：心肌缺血的判断主要根据出现ST段变化及变化幅度、恢复过程中ST恢复到正常的时间、与限制性心绞痛的联系、血压下降以及心率变时功能不全或室性心律失常。明确心肌缺血阈值时的心率，出于安全考虑，运动过程中训练心率必须较该数值减少10次/分。

（5）判断预后：与患者心血管死亡及事件风险有关的因素包括峰值摄氧量、无氧阈时的摄氧量和二氧化碳通气当量。其中峰值摄氧量是评价心肺运动耐量的金标准，是心血管病患者预后评价的最有效指标。研究证实，在50%~70%的峰值摄氧量范围内进行运动训练，不仅安全且获益最大，因此峰值摄氧量也是决定理想运动强度的重要指标。

（6）有氧训练强度：训练心率的计算方法：心率储备的60%~80%，或摄氧量储备的50%~70%，或通气无氧阈值水平时的心率。

四、运动治疗

（一）运动治疗的康复分期

根据冠心病的病理和运动疗法的特点，目前国际上把康复治疗分为三期：

1.Ⅰ期康复（住院期康复） 患者发生急性心肌梗死，或急性冠脉综合征住院期间的康复。也包括经皮冠状动脉介入治疗术，以及冠状动脉旁路移植术术后的早期康复，要求训练后运动能力达到2~3METS。国际上推荐3~7天内完成。

2.Ⅱ期康复（院外早期康复） 通常在心血管事件后5~6周内完成，经系统康复后，此时患者病情稳定，家庭活动无明显受限，运动能力应达到 4~6METS。

3. Ⅲ期康复（院外长期康复） 病情处于稳定的状态，或结束了Ⅱ期康复过程的冠心病患者，为了巩固康复成果，恢复之前的生活与工作，一般认为治疗时间持续为 2~3 月。有学者将之后的终生维持锻炼列为第Ⅳ期康复。

（二）康复治疗方案

1. Ⅰ期康复治疗方案（住院期康复） 住院患者开始康复的指征包括：过去 8 小时内没有新的或再发胸痛；肌钙蛋白水平无进一步升高；没有出现新的心力衰竭失代偿征兆；过去 8 小时内没有新的明显的心律失常或心电图动态改变；静息心率 50~100 次 / 分；静息血压（90~150）/（60~100）mmHg；血氧饱和度 >95%。

住院患者避免或停止运动的指征包括：运动时心率增加 >20 次 / 分；舒张压 ≥ 110mmHg；与静息时比较收缩压升高 >40mmHg 以上，或收缩压下降 >10mmHg；明显的室性和房性心动过速；Ⅱ~Ⅲ房室传导阻滞；心电图有 ST 段动态改变；存在不能耐受运动的症状，如胸痛、明显气短、心悸和呼吸困难等。

住院患者的运动康复和日常活动指导必须在心电、血压监护下进行。如活动时没有出现不良反应，可循序渐进到患者能耐受水平，如活动时出现不良反应，都需终止运动，重新从低一个级别运动量开始。一般完成 4 步运动康复步骤后基本可以胜任日常生活活动。

住院期 4 步早期运动和日常生活指导计划：

（1）功能锻炼方案 A 级：上午，仰卧位下双腿分别做直腿抬高运动，抬腿高度为 30°；双臂前屈抬高深吸气，放下慢呼气；5 组 / 次。下午，床旁坐位和站立各 5 分钟。B 级：上午床旁站立 5 分钟；下午床旁行走 5 分钟。C 级：在床旁行走 10 分 / 次，2 次 / 天。D 级：在病室内活动，10 分 / 次，2 次 / 天，此时患者应能连续行走 100~200m 或上下 1~2 层楼梯。

（2）活动观察内容 连接心电监测设备，如出现胸闷胸痛，运动心率比静息心率增加 ≥ 20 次 / 分，呼吸 ≥ 30 次 / 分，血氧饱和度 <95% 等情况，应立即停止活动，行床旁心电图检查，并通知医师，次日运动量减半。

2. Ⅱ期康复治疗方案（院外早期康复） 大多数患者可在出院后继续运动康复。建议患者出院后仍参加院内门诊心脏康复项目，接受有医师参与、心电监护下的运动康复指导，一般每周 3 次，持续 5~6 周。

功能锻炼方案 早期的运动康复以步行为主，不建议选择慢跑、骑自行车、爬楼梯和游泳等运动。除此之外，也可选择简单的医疗体操、家庭卫生、厨房活动、园艺活动等，但需注意，所有上肢超过心脏平面的运动均视为高强度运动，应避免或减少。一般活动时的心率推荐达到最大心率的 40%~50%，BORG 劳累程度分级法达到 11~13 级。无并发症的患者，可在家属或陪护的帮助下，逐渐过渡到无监护运动。

3. **Ⅲ期康复治疗及后期终生运动方案（院外长期康复）** 若能完成以上两级运动康复计划，患者已经获得相关运动技能及危险因素控制，建议继续坚持，可无监护下运动，也可使用心率表或移动式心电监测系统保证运动安全性和运动效果，同时定期（每3~6个月）回到医院测定心肺运动能力，评估运动效果，并调整运动处方。

院外长期康复的经典运动程序包括如下3个步骤

（1）第一步：准备活动。可采用低水平有氧运动或静力性拉伸，持续5~10分钟。可放松和伸展肌肉，提高关节活动度和心血管的适应性，帮助患者为高强度锻炼阶段做准备，通过逐渐增加肌肉组织的血流量和关节的运动准备来降低运动损伤的风险。

（2）第二步：训练阶段。可采用有氧运动、抗阻运动和柔韧性运动等，时间30~60分钟。其中有氧运动是基础，抗阻运动和柔韧性运动是补充。

1）有氧运动

①类型：常用有氧运动方式有步行、慢跑、骑自行车、游泳和爬楼梯，以及在器械上完成的步行、踏车和划船等。每次运动时间为10~60分钟。

②时间：经历心血管事件的患者初始运动可从15分钟开始，包括热身运动和放松运动各5分钟，运动训练5分/次，根据患者情况，每周增加1~5分钟的有氧运动时间。

③频率：运动频率一般3~5次/周。

④强度：为使患者获得最佳心血管健康益处，推荐的最小有氧运动强度是中等强度的运动（如40%~60%的峰值摄氧量，或接近无氧阈时的心率值，或40%~60%的最大心率）。建议患者开始运动从50%的峰值摄氧量或最大心率开始运动，运动强度逐渐达到80%的峰值摄氧量或最大心率。BORG劳累程度分级法推荐达到11~13级，对于运动低危的患者可以短时间接受14~16级。通常采用心率和自我感知劳累程度来监测运动强度。

除持续有氧运动外，间歇性运动训练即患者交替进行高强度和低中强度运动，可更快提高身体功能储备，更有效地改善与心血管疾病相关的代谢因素。这需在心脏康复医师监测下进行。

2）抗阻运动

①类型：冠心病的抗阻运动可采用一系列中等负荷、持续、缓慢、大肌群和多次重复的肌肉力量训练，常用的方法有如下3种：徒手运动训练，包括克服自身重量（如俯卧撑）、仰卧蹬腿、仰卧起坐、后背伸展和提踵等；运动器械训练，包括哑铃、多功能组合训练器、握力器、腹力器和弹力带等；自制器械，包括不同重量的沙袋、米袋或矿泉水瓶等。

②频率：上肢肌群、核心肌群（包括胸部、肩部、上背部、下背部、腹部和臀部）和下肢肌群可在不同日期交替训练；每次训练8~10个肌群，每个肌群每次训练1~4组，每组10~15次，组间休息2~3分钟。老年人可将训练次数减少至1~2组，但增加每组重复次

数（如 15~25 次 / 组）。

③时间：每周应对每个肌群训练 2~3 次，同一肌群练习时间应间隔至少 48 小时。

④强度：应注意训练前必须有 5~10 分钟的有氧运动热身，推荐初始运动强度，上肢为一次最大负荷量（即在保持正确的方法且没有疲劳感的情况下，仅 1 次重复能举起的最大重量）的 30%~40%，下肢则为 50%~60%，通常抗阻运动的最大运动强度不超过一次最大负荷量的 80%。Borg 评分是一个简单实用的评估运动强度的方法，推荐运动强度为 11~13 分。

⑤抗阻运动的时期选择：如果无禁忌证，康复早期可开始 1~3kg 重量的抗阻训练，促进患者体能尽快恢复。常规的抗阻训练是指患者能举起 ≥ 50% 一次最大负荷量的训练，它要求在经皮冠状动脉介入治疗至少 3 周后，且应在连续 2 周有医学监护的有氧训练之后进行；心肌梗死或冠状动脉旁路移植术后至少 5 周，且应在连续 4 周有医学监护的有氧训练之后进行。冠状动脉旁路移植术后 3 个月内不应进行中高强度的上肢力量训练，以免影响胸骨的稳定性和胸骨伤口的愈合。

3）柔韧性运动：老年人及心血管病患者柔韧性差，日常生活活动能力降低，因此保持躯干上部和下部、颈部和臀部的柔韧性尤其重要。训练应以缓慢、可控制方式进行，逐渐加大活动范围。训练方法：每一部位拉伸时间 6~15 秒，如可耐受可增加到 60 秒，保持正常呼吸不屏气，强度为有牵拉感觉但不疼痛，每个动作重复 3~5 次，总时间 10 分钟左右，每周 3~5 次。

（3）第三步：放松运动。放松运动是运动训练的一部分。随着运动强度逐渐降低，可让血液再次分布，减少关节和肌肉组织的僵硬和酸痛，避免静脉回流突然减少导致运动后突发低血压和晕厥的风险。放松运动可采用慢节奏的有氧运动或是柔韧性训练，酌情持续 5~10 分钟。

项目二　慢性阻塞性肺疾病的运动治疗

【学习目标】

掌握慢性阻塞性肺疾病的运动治疗。

熟悉慢性阻塞性肺疾病的运动功能评定。

了解慢性阻塞性肺疾病的基本概念。

一、概述

（一）概念

慢性阻塞性肺疾病（chronic obstructive pulmonary disease，COPD）是指由于长期慢性支气管炎、支气管哮喘及肺气肿所引起的下呼吸道阻塞性通气障碍。气流受限常呈进行性加重，且多与肺部对有害颗粒或气体等的异常炎症反应有关。虽然 COPD 累及肺，但也可以引起显著的全身效应，主要表现为心肺功能障碍和体力活动限制等。

COPD 的康复是指采用各种综合措施，针对呼吸系统疾病的造成的功能障碍进行训练，稳定或逆转肺部疾病引起的问题，尽量减轻心肺功能障碍的程度，预防或延缓呼吸功能障碍的发展，改善运动能力，提高患者的生活质量。

（二）慢性阻塞性肺疾病康复的作用机制

1. 促进呼吸道分泌物排出，较少呼吸系统感染的发生率。

2. 纠正病理性呼吸模式，增大肺通气量和潮气量，改善肺通气功能。

3. 改善运动耐力，提高机体能量储备。

4. 提高机体免疫力，改善全身状况。

5. 缓解焦虑、抑郁、紧张等心理障碍。

二、COPD 的常见问题

（一）临床表现

1. 反复发作的咳嗽、咳痰。严重时可伴有咳血痰或咯血。

2. 肺容量降低，气流受限，呼吸费力，呼吸频率增加，呼吸模式异常。

3. 活动后感气短、呼吸困难，可呈进行性加重，有时伴有喘息和胸闷。

4. 病程较长的患者可出现食欲减退、体重下降、外周肌群萎缩，甚至出现焦虑、抑郁等身心症状。

5. 随着病程延长、病情加重，晚期可出现低氧血症和高碳酸血症，慢性肺源性心脏病、右心衰竭等。

6. 因心肺功能及心理肢体功能障碍，最终导致日常生活活动能力减退，生活质量下降。

（二）查体与体征

早期的 COPD 患者体征可不明显，随着病程延长，往往出现以下体征：

1. 视诊及触诊　胸廓形态异常，可见桶状胸；呼吸模式异常，呼吸变浅，频率增快，会不时采用缩唇呼吸以增加呼出气量，重症患者可见胸腹矛盾运动。晚期出现低氧血症者，可见黏膜及皮肤发绀、杵状指，伴右心衰竭者，可见下肢水肿、肝大。

2. 叩诊 肺部叩诊呈过清音，心浊音界缩小，肝浊音界下降。

3. 听诊 呼吸音大多减低，呼气相延长，平静呼吸时可闻干湿性啰音，心音遥远，剑突部心音较清晰响亮，肺动脉高压时，$P_2 > A_2$。

三、运动功能评定

（一）肺功能评定

常规的肺功能检测包括以下项目：潮气量（tidal volume，VT）、补吸气量（inspiratory reserve volume，IRV）、补呼气量（expiratory reserve volume，ERV）、残气量（residual volume，RV）、深吸气量（inspiratory capacity，IC）、肺活量（vital capacity，VC）、功能残气量（function residual capacity，FRC）、肺总量（total lung capacity，TLC）等。其中与COPD评定最为密切相关的为以下项目：

1. 肺活量（vital capacity，VC）指用力吸气后缓慢而完全呼出的最大容量，是最常用的肺功能指标之一，肺活量常随着病情的加重而下降。是最大吸气后能呼出的最大气量。

2. 用力肺活量（forced vital capacity，FVC）主要测定气道阻塞程度及呼吸肌肌力与协调性。用力吸气后，尽最大努力快速呼气，由仪器记录呼气总量和以秒为单位的气体容量。常取第一秒的肺活量数（forced expiratory volume in one second，FEV1），并以其与FVC的百分率来表示肺功能严重程度分级（表23-2）。健康人可以在一秒钟内呼出FVC的83%（即预计值），两秒钟内呼出96%，三秒钟呼出99%。若第一秒呼出量下降，说明气道阻塞，多见于肺组织弹性丧失，支气管痉挛、狭窄。

表23-2 COPD患者临床严重程度的肺功能分级

分级		肺功能特征
I级（轻度COPD）	（FEV_1/FVC）<70%	FEV_1 占预计值百分比 ≥ 80%
II级（中度COPD）	（FEV_1/FVC）<70%	50% ≤ FEV_1 占预计值百分比 <80%
III级（重度COPD）	（FEV_1/FVC）<70%	30% ≤ FEV_1 占预计值百分比 <50%
IV级（极重度COPD）	（FEV_1/FVC）<70%	FEV_1 占预计值百分比 <30% 或 FEV_1 占预计值百分比 <50% 并伴有慢性呼吸衰竭

（二）运动功能评定

1. 心肺运动试验 可采用平板或功率车运动试验，在负荷递增的运动中采集各项人体心肺功能指标，经过对各项参数的综合分析，来了解心脏、肺脏和循环系统之间的相互作用与贮备能力。常用指标：最大摄氧量 V_{O_2max}，二氧化碳排出量 VCO_2，代谢当量MET，每分钟通气量VE，终末潮气氧分压 $PETO_2$，无氧阈AT，终末潮气 CO_2 分压 $PETCO_2$，心排血量 CO，生理死腔 Vd/Vt，每搏量 SV，呼吸困难指数，每搏氧耗量 O_2pulse，肺泡 – 动脉血氧分压差 $PA-ACO_2$。

2. 定量步行试验　用于体力能力无法进行活动平板或踏车的患者，可采用 6 分钟或 12 分钟步行，患者尽力行走，计算所走的距离，行走的距离越长，说明体力活动能力越好。

（三）日常生活能力评定

由于肺功能减退，患者的日常活动能力也受到很大影响，一般可采用下表来评定（表23-3）。

表23-3　COPD 患者日常生活能力评定

分级	表现
0 级	虽存在不同程度的肺气肿，但活动如常人，对日常生活无影响，活动时无气短
1 级	一般劳动时出现气短
2 级	平地步行无气短，速度较快或登楼、上坡时，同行的同龄健康人不觉气短而自己有气短
3 级	慢走不及百步即有气短
4 级	讲话或穿衣等轻微动作时即有气短
5 级	安静时出现气短、无法平卧

四、运动治疗

COPD 患者的康复目的：为改善患者的呼吸功能及体力活动能力，降低反复感染发生频率，延缓、阻止病情进展。提高患者的生活质量。

制定康复计划的原则：①个体化原则：以 COPD 的不同阶段、不同并发症和全身情况为依据。②整体化原则：不仅针对呼吸功能，而且要结合心脏功能、全身体能、心理功能和环境因素。③严密观察原则：注意运动强度、运动时及运动后反应，严防呼吸性酸中毒和呼吸衰竭。④循序渐进、持之以恒的原则。

具体的方法如下：

（一）体位引流及排痰训练

1. 体位引流　主要是利用重力作用，促进各个肺段内积聚的分泌物排出。依据病变部位而采用不同的体位，使病变部位的肺段向主支气管垂直引流。体位引流以餐前进行为宜。一般可上下午各进行一次，痰量多者可增至 3~4 次，每一个引流体位持续的时间为5~10 分钟，如有数个部位总时间不超过 30~45 分钟，以免疲劳。

2. 胸部叩击、震颤　体位引流可结合胸部叩击或震颤手法，以促进黏稠的痰液排出。

治疗者双手五指并拢，手背隆起成空掌，利用腕关节的力量，双手交替有节律地轮流叩击拍打患者的胸壁 3~5 秒，患者可自由呼吸。接着将双手直接放在患者胸壁的皮肤上，嘱患者深呼吸，在呼气的时候给予轻微的压力快速振动，连续作 3~5 次震颤后再作叩击，重复循环 2~4 次，再嘱患者正确咳嗽排痰。

3. 咳嗽训练　咳嗽是呼吸道的防御反射性运动。咳嗽时先是声门关闭，呼吸肌收缩，肺内压升高，然后声门张开，肺内空气喷射而出，正确有效的咳嗽具有清除呼吸道异物和分泌物的保护性作用。但 COPD 患者的咳嗽机制受到损害，最大呼气流速下降，纤毛活动受损，再加上痰液黏稠，无效的咳嗽难以达到有效清除分泌物的作用，反而加重呼吸困难和支气管痉挛。正确有效的咳嗽方法应如下所示：首先，进行深吸气，以达到必要的吸气容量；再者，吸气后应有短暂闭气，使气体在肺内达到最大分布，同时使气管到肺泡的驱动压尽可能保持持久，当气体分布达到最大范围后紧闭声门，以进一步增强气道中的压力；接着，尽量增加腹压来使肺内压升高，使呼气时产生高速气流；最后，当肺泡内压力明显增高时，突然将声门打开，形成由肺内冲出的高速气流，随着咳嗽促使痰液排出体外。

（二）呼吸训练

1. 建立腹式呼吸模式　COPD 患者呼吸表浅而短促，肺脏没有有效的通气量，又易引起呼吸肌的紧张，增加耗氧量，运用膈肌做深缓呼吸，改变辅助呼吸肌参与的不合理的浅速呼吸方式，以提高潮气容积，减少无效死腔，增加肺泡通气量，降低呼吸功耗，缓解气促症状。具体方法如下：患者应处于舒适的姿势，放松紧张的辅助呼吸肌群。可采用斜躺姿势位、前倾依靠位等。通过触觉诱导腹式呼吸：治疗师将手放于前肋下方的腹直肌上；让患者用鼻缓慢地深吸气，患者的肩部及胸廓保持平静，只有腹部鼓起；然后让患者有控制地呼气，将空气缓慢地排出体外；重复上述动作 3~4 次后休息，不要让患者换气过度。接着让患者将手放置于腹直肌上，体会腹部的运动，吸气时手上升，呼气时手下降（图23-1）。当患者学会腹式呼吸后，让患者用鼻吸气，以口呼气。并学会在各种体位下（坐、站）及活动下（行走、上楼梯）练习腹式呼吸。

2. 缩唇呼气法　此法可通过增加气道阻力来避免外周小气道提前塌陷闭合，有利于肺泡内气体排出，减少残气量，可在下一次吸气时吸入更多的新鲜空气，在增加气量和增加肺泡换气的同时，使二氧化碳排出增多，缓解病情改善肺功能。

具体练习方法如下：患者吸气时让气体从鼻孔进入，让空气经鼻腔黏膜的吸附、过滤、湿润、加温可以减少对咽喉及气道的刺激，每次吸气后宜稍屏气片刻再行缩唇呼气，呼气时缩拢口唇呈吹哨样，使气体通过缩窄的口形徐徐将肺内气体轻轻吹出，每次呼气持续 4~6 秒，然后继续用鼻子轻轻吸气。要求呼气时间要长一些，尽量多呼出气体，吸气和呼气时间比为 1：2。按照以上方法每天练习 3~4 次，每次 15~30 分钟，吸气时可默数 1、2，呼气时默数 1、2、3、4，以便逐渐延长呼气时间，降低呼吸频率。

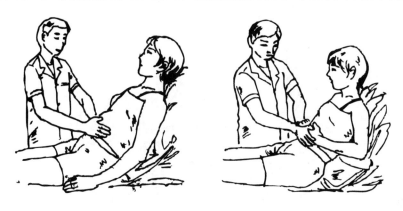

图 23-1　腹式呼吸训练

A.斜躺姿势位下腹肌呼吸训练　B.患者将双手置于腹部以感觉腹肌运动

（三）胸腔松动训练

患者在有效腹式呼吸的配合下进行躯干及上肢主动活动。这可以维持或改善胸壁、躯体及关节的活动度，增强吸气深度或呼气控制。

1.松动单侧胸腔　患者坐位，在吸气时朝胸腔紧绷（以右侧紧绷为例）的相反侧弯曲以牵拉绷紧的组织，并且扩张该侧的胸腔。接着朝紧绷侧侧屈并呼气时，将握拳的手，推紧绷侧胸壁。接着患者上举胸腔紧绷侧的上肢过肩，并朝另一侧弯曲。这使紧绷侧组织做额外的牵张（图 23-2）。

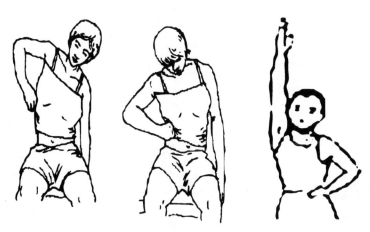

图 23-2　松动右侧胸腔训练

2.松动上胸部及肩关节　患者取坐位，吸气时挺胸，两上肢伸直，掌心朝前举高过头。呼气时身体前弯，手尽量触地（图23-3）。

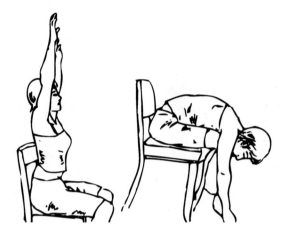

图23-3 松动上胸部及肩关节

3. 松动上胸部及牵张胸大肌　患者坐位，两手在头后方交叉握，深吸气时挺胸，做手臂水平外展的动作，呼气时低头含胸，身体往前弯（图23-4）。

4. 加强呼气练习　患者屈膝仰卧位姿势下呼吸。呼气时将双膝屈曲靠近胸部（一次只屈曲一侧膝关节以保护下背部），此动作可将腹部脏器推向横膈以协助呼气（图23-5）。

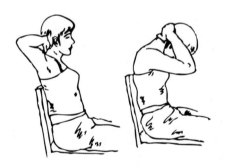

图23-4 松动上胸部及牵张胸大肌

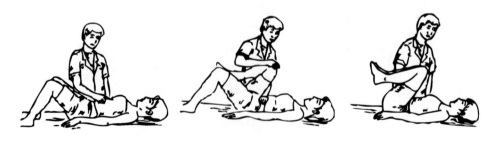

图23-5 加强呼气练习

（四）肌力及耐力训练

1. 呼吸肌训练　患者通过呼吸肌的训练，可改善呼吸肌耐力，缓解呼吸困难。

（1）呼气训练：①腹肌训练：COPD 患者在掌握平静状态下的腹式呼吸后，可进行腹肌抗阻训练，仰卧位下头稍抬高，上腹部放置 1~2kg 的沙袋，吸气同时保持上胸廓平静，沙袋重量以不妨碍膈肌活动及上腹部鼓起为宜，逐渐延长患者阻力呼吸时间，当患者可以保持腹式呼吸模式且吸气时不会使用到辅助肌时，则可增加沙袋重量。②吹蜡烛法：可将点燃的蜡烛放在口前方 10cm 处，吸气后用力吹蜡烛，使蜡烛的火焰持续飘动而不熄灭。每次可训练 3~5 分钟，休息数分钟后再反复训练。每隔几天增加蜡烛与口的距离，直到距离增加到 80~90cm。

（2）吸气训练：用采用抗阻呼吸器（具有不同粗细直径的内管），使在吸气时产生阻力，呼气时没有阻力。开始每次练习 3~5 分钟，一天 3~5 次，以后练习时间可增加至 20~30 分钟，以增加吸气肌耐力。还可以通过减少吸气管的直径以增强吸气肌肌力的锻炼。

2. 上肢训练　上肢有很多肌肉，如胸大肌、胸小肌、背阔肌、斜方肌、前锯肌等，既可辅助肩胛带和肩关节活动，又可作为辅助呼吸肌群。COPD 患者在进行上肢运动时，由于这些肌群减少了对呼吸的辅助作用，特别容易产生气短、气促等症状。为了增强患者对上肢活动的耐受性，COPD 患者的运动康复计划应包括上肢运动训练。上肢体操、提重物训练、手摇车训练等均可采用，运动强度以出现轻度的气急、气促及上肢的轻度疲劳为准。每活动 2~3 分钟，休息 2~3 分钟，每天两次，耐受后逐步延长训练时间及增加强度。

3. 下肢训练　COPD 患者的活动耐量常明显降低。通过进行心肺运动试验，可得到实际的最大心率及最大 MET 值。根据下表（表 23-4）确定运动强度，仍以感到轻度的气急、气促为宜。运动到达靶强度的时间，每次为 10~45 分钟。每周坚持 2~5 次，疗程 4~10 周。为保持训练效果，推荐终身坚持训练。

表 23-4　COPD 患者运动训练强度选择

运动试验终止的原因	靶心率	靶 MET 值
呼吸急促，最大心率未达到	75%~85%	70%~85%
达到最大心率	65%~75%	50%~70%
心血管原因	60%~65%	40%~60%

（五）其他

除此之外，COPD 患者，还可采用多种治疗方法，包括氧疗、物理因子治疗、传统中医中药、针灸治疗、心理治疗、营养支持等。

复习思考

1. 冠心病患者的康复治疗分哪三期?

2. 冠心病患者的康复评定内容有哪些?

3. 请为一个急性心梗患者拟定一个三期康复计划。

4. COPD 的临床表现和主要功能障碍是什么?

5. COPD 的康复评定内容有哪些?

6. COPD 康复方法有哪些? 胸腔松动训练及呼吸训练应该怎么做?

其他常见疾病的运动治疗

项目一　骨质疏松的运动治疗

【学习目标】
　　掌握骨质疏松的运动治疗。
　　熟悉骨质疏松的临床表现。
　　了解骨质疏松的基本概念与常见问题。

一、概述

（一）概念

骨质疏松症（osteoporosis，OP）是一种以骨量低下、骨微结构损坏，导致骨脆性增加、易发生骨折为特征的全身性骨病。2001 年美国国立卫生研究院认为骨质疏松症是以骨强度下降、骨折风险性增加为特征的骨骼系统疾病。

（二）骨质疏松的分型

骨质疏松症分为原发性和继发性二大类。原发性骨质疏松症又分为绝经后骨质疏松症（Ⅰ型）、老年骨质疏松症（Ⅱ型）和特发性骨质疏松（包括青少年型）三类。

绝经后骨质疏松症一般发生在妇女绝经后 5~10 年内；老年骨质疏松症一般指老人 70 岁后发生的骨质疏松；而特发性骨质疏松主要发生在 8~14 的青少年或部分成年人，病因尚不明。其中Ⅰ型和Ⅱ型占了骨质疏松总人数的 85%~90%。

继发性骨质疏松症指由任何影响骨代谢的疾病和 / 或药物导致的骨质疏松，常继发于以下一些情况：①皮质醇增多症，②甲状旁腺功能亢进，③甲状腺功能亢进，④糖尿病，⑤慢性肾病，⑥胃肠切除术后，⑦某些药物的影响。

二、骨质疏松的常见问题

1.**疼痛** 腰背疼痛或周身骨骼疼痛，负荷增加时疼痛加重。

2.**脊柱变形** 可有身高缩短和驼背，脊柱畸形和伸展受限。胸椎压缩骨折会导致胸廓畸形，影响心肺功能，患者可出现胸闷、心悸、气短、呼吸困难等症状；腰椎骨折可能会改变腹部解剖结构，导致便秘、腹痛、腹胀、食欲减低和过早饱胀感等。

3.**脆性骨折** 指低能量或非暴力骨折，如从站高或者小于站高处跌倒或日常活动时发生的骨折为脆性骨折。常见部位为胸、腰椎、髋部、桡尺骨远端和肱骨近端。

三、运动功能的评定

1.**危险因素及风险评估** ①固有因素：人种（白种人和黄种人患骨质疏松症的危险高于黑人）；老龄；女性绝经；母系家族史；②非固有因素：低体重，性腺功能低下；吸烟，过度饮酒，饮过多咖啡；体力活动缺乏；营养失衡：蛋白质摄入过多或不足，高钠饮食；钙和维生素 D 缺乏（光照少或摄入少）；有影响骨代谢的疾病和应用影响骨代谢药物。

2.**疼痛评定** 可使用视觉模拟评分法（visual analogue scale，VAS）。

3.**肌力评定** 主要包括躯干肌群（腹直肌、骶棘肌、腰方肌、腹内斜肌、腹外斜肌）、部分髋关节周围肌群（髂腰肌、臀大肌）及下肢肌力的评定。

4.**肌耐力评定** 如背肌耐力评定可使用动态等张评定法；腹肌耐力评定为静态等长评定法；小腿三头肌、股四头肌的耐力的评定为动态等张评定法。

5.**平衡功能评定** 采用 Berg 平衡量表、限时站起和行走测验等。

6.**日常生活活动能力评定** 可采用 Barthel 指数、功能独立性评定量表等。

7.**生活质量评估** 包括疲劳程度、走、坐、爬楼梯、处理日常事务、个人护理、睡眠、姿势、社会生活等 11 项。

8.出现胸腰椎骨折、胸廓畸形的患者需对患者的呼吸功能、心功能等进行评估。

四、运动治疗

运动可以从两个方面预防脆性骨折：提高骨密度和预防跌倒。针对骨质疏松症制定的以运动疗法为主的康复治疗方案配合药物治疗能够帮助骨质疏松患者提供运动能力、强健骨质、预防病理性骨折发生。

（一）运动需遵循以下原则

1.**个体化** 根据个体的生理状态和运动机能的差异选择适合的运动方式。

2.**评定原则** 选择运动方式时应对个体进行生理状态包括营养、脏器功能等方面的评估，以及包括居住环境、居住区的地理状况的评定。

3. 产生骨效应的原则 负重、抗阻、超负荷和累积的运动可以产生骨效应，抗阻运动具有部位的特异性，即承受应力的骨骼局部骨量增加。

（二）运动方式

1. 有氧运动 有氧运动是指以糖和脂肪有氧代谢供能为主的运动，包括走路、奔跑、有氧操、跳舞、骑车、球类运动、体操等。此种运动能产生多方面的张力作用于整个骨结构，因而能最有效地增加骨强度。

2. 抗阻训练 大量研究表明，抗阻训练能够提高机体的骨密度，防止骨质流失。抗阻训练应包括全身主要的肌群。所加的负荷应在重复运动 10~15 次之后让患者感到肌肉疲劳为宜。

3. 冲击性运动 冲击性运动是指在运动过程中受力瞬间受力点对机体产生冲击性反作用力的运动。这些反作用力的冲击能刺激骨骼，从而促进骨形成，防止骨质流失。冲击性运动能够提高绝经前期、绝经后女性髋部、股骨、胫骨、股骨颈、大转子等部位的骨密度，防止骨质流失，从而达到预防及治疗骨质疏松的效果。

4. 负重运动（轴向部分负重） 包括哑铃操、举重、蹬踏运动等。

（三）运动强度

运动强度要参考对象的年龄、身体状况及运动经验等制定。一般采用 V_{O_2max} 控制法、METS 控制法、THR 控制法等。在运动处方时最首要的原则是"超负荷"，即在运动过程中加在骨上的负荷应大于日常活动中的负荷。因为"超负荷"可以让本来骨量就非常低的个体产生最大的反应。

（四）运动持续时间和运动频率

高强度低重复的运动可以更好提高效应骨的骨量，不管是何种类型的训练，都应该使心率达到可以改善心肺功能的程度。患者应至少在这一水平上每次锻炼 15~20 分钟，负重运动每周 4~5 次，抗阻运动每周 2~3 次。刚开始训练时可选择持续时间短、强度低的运动，不应盲目加大运动量，也可以把每次的训练分隔成几段来完成。

（五）注意事项

骨质疏松的运动疗法对象为中老年人为主，运动前须进行常规身体检查和运动功能试验以确保安全；运动中应避免过多的爆发性、力量性练习和屏气动作，运动强度应从小逐渐加大，以防发生运动损伤；紫外线有助于体内维生素 D 浓度增高和体内钙吸收，尽可能于室外运动；要加强饮食营养，尤其注意动物性食物中钙的补充。必要时应在医生的指导下适量补充药物；持之以恒，提高锻炼兴趣，养成锻炼习惯；定期检查身体，根据检查结果和运动感觉随时进行调整，以保证可靠的运动效果。

项目二　烧伤的运动治疗

【学习目标】
　　掌握烧伤的运动治疗。
　　熟悉烧伤的面积及深度估算。
　　了解烧伤的基本概念与常见问题。

一、概述

（一）概念

烧伤（burn）泛指由热力、电流、化学物质、激光放射线等所造成的组织损伤。热力烧伤（thermal injury）是指由火焰、热液、蒸汽、热固体等引起的组织损伤。通常所谓烧伤或狭义的烧伤，一般指热力所造成的烧伤。

（二）烧伤面积估算

1. 手掌法　伤员五指并拢，其手掌面积约为体表面积的1%，用于估算散在的小面积烧伤（烧伤皮肤取加法）或特大面积烧伤（健康皮肤取减法）。该方法应用方便，但欠准确。

2. 中国九分法　中国九分法将体表面积划分为11个等分，每份占体表总面积的9%，另加1%，构成100%的体表面积（表24-2、图24-1）。

表24-2　人体体表面积中国九分法

部位	成人各部位面积（%）	小儿各部位面积（%）
头额	9×1=9（发部3，面部3，颈部3）	9+（12-年龄）
双上肢	9×2=18（双手5，双前臂6，双上臂7）	9×2
躯干	9×3=27（腹侧13，背侧13，会阴1）	9×3
双下肢	9×5+1=46（双臀5，双大腿21，双小腿13，双足7）	46-（12-年龄）

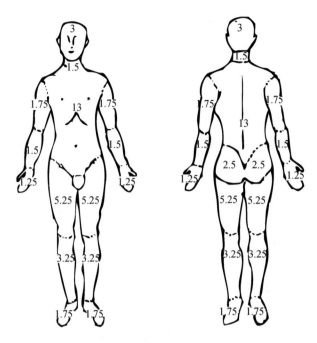

图 24-1　成人各部位体表面积（%）的估算

（三）烧伤深度估计

按照组织损伤的不同深度，烧伤的评估可采用三度四分法（表 24-2）。

表 24-2　三度四分法

深度	局部体征	局部感觉	预后
Ⅰ度	仅伤及表皮，局部红肿、干燥，无水疱	灼痛感	3~5 天愈合，不留瘢痕
浅Ⅱ度	伤及真皮浅层，水疱大、壁薄、创面肿胀发红	感觉过敏	2 周可愈合，不留瘢痕
深Ⅱ度	伤及真皮深沉，水疱较小，皮温稍低，创面呈浅红或红白相间，可见网状栓塞血管	感觉迟钝	3~4 周愈合，留有瘢痕
Ⅲ度	伤及皮肤全层，甚至可达皮下、肌肉、骨等。形成焦痂，创面无水疱、蜡白或焦黄，可见树枝状栓塞血管，皮温低	消失	肉芽组织生长后形成瘢痕

二、烧伤的常见问题

1. 因制动造成的肌肉萎缩及肌力、耐力、平衡能力和协调能力的下降。

2. 因制动所致关节周围纤维组织沉淀、增生引起的软组织粘连、关节活动范围（ROM）下降。

3. 因瘢痕增生或制动后瘢痕、肌腱、肌肉等软组织挛缩造成的关节僵硬、畸形。

4. 因制动造成的心肺功能下降，肺部感染、深静脉血栓与压疮风险的增加。

5. 烧伤创面、感染创面、肢体肿胀的辅助治疗。

6. 因烧伤造成的皮肤色素异常、瘢痕增生所致外形改变。

7. 烧伤后伴随的躯体不适如感觉异常、疼痛、瘙痒、睡眠障碍等的辅助治疗。

8. 烧伤后脏器功能障碍。

9. 烧伤后治疗结局的追踪与随访。

10. 因关节 ROM 下降或肢体残障造成的 ADL、学习能力、工作能力下降。

11. 因烧伤造成的社会、心理问题，包括工作、学习、交往、家庭等方面。

三、运动功能评定

目前对烧伤患者尚无标准的康复评定指标和方法，应用较广泛的评定指标及方法如下：

1. 采用角度尺测量关节 ROM。

2. 徒手肌力检查及采用握力计评定肌肉力量。

3. 采用 Barthel 指数、功能独立性评定量表评定 ADL。

4. 采用温哥华瘢痕量表评定瘢痕。

5. 采用运动试验及肺功能测定评定心肺功能。

四、运动治疗

传统的运动疗法包括：①维持关节 ROM 的运动疗法。②增强肌力的运动疗法。③增强肌肉耐力的运动疗法。④增强肌肉协调性的运动疗法。⑤恢复平衡功能的运动疗法。⑥恢复步行功能的运动疗法。⑦增强心肺功能的运动疗法。这些需要康复治疗师根据患者关节 ROM、肌力、耐力等情况，通过被动运动、主动 – 辅助运动、主动运动、抗阻运动、牵引运动等方式开展治疗。

当患者出现生命体征不稳定、存在危及生命的状况，治疗部位存在明显的红、肿、热、痛等急性感染表现，治疗部位存在严重的组织坏死、血管破裂、深静脉血栓、骨折等情况，可能因运动治疗造成严重损伤和并发症；治疗部位需制动，如植皮术后、骨折固定等；有明显精神症状、意识障碍等，不能配合治疗时，在制定运动治疗处方和实施过程中应充分权衡利弊，以运动治疗不对患者生命体征造成明显干扰、不扰乱临床病理生理过程、避免运动损伤为原则，避免盲目粗暴地治疗。

（一）创面存在时开展的运动治疗

尽早开展身体主要关节（烧伤或未烧伤）的被动、主动 – 辅助、主动关节 ROM 训练，根据患者耐受程度决定治疗强度。减少绝对卧床的时间，尽可能在他人协助下保持坐位。在可耐受的前提下，争取尽早下地行走。治疗团队中的所有成员均应了解肢体抬高及加压包扎可以控制肢体肿胀的发展并应掌握操作要点。

（二）自体皮片移植术后开展的运动治疗

术后第 5~7 天（或按手术医师要求）打开敷料后即可开始适度的主、被动关节 ROM 训练。如果皮肤移植不在关节部位，关节 ROM 训练可于术后更早进行。如果不影响皮肤移植，运动及行走训练可于术后早期进行。

（三）异体皮或异种皮移植术后开展的运动治疗

按手术医师要求包扎或用矫形器固定 5~7 日，于术后第 1 天可恢复主、被动关节 ROM 训练。

（四）人工真皮移植术后开展的运动治疗

按手术医师的要求包扎或用矫形器固定。非相关肢体运动可于术后第一天开始。只要不涉及关节，移植后肢体运动可于术后 5~7 日开始。移植物涉及关节部位时，运动时间由手术医师及康复治疗师讨论决定。

（五）整张自体皮移植术后开展的运动治疗

皮肤移植肢体应按手术医师要求包扎或用矫形器固定 5~7 日，关节 ROM 训练可于包扎打开后逐渐进行，以患者能承受为宜。

（六）供皮区开展的运动治疗

可于术后早期（如条件允许，术后第一天即可）开始主、被动关节 ROM 训练。即使下肢有供皮区，在不影响受皮区域前提下，患者可尽早在护理人员的协助下取坐位并尝试行走训练。

（七）手术室中（麻醉状态下）开展的运动治疗

烧伤科医师和康复治疗师可协商决定在手术室内进行关节 ROM 训练及矫形器制作与使用。在手术室中也可进行关节 ROM 的测量与诊断。

（八）清醒镇静治疗下开展的运动治疗

对于服用止痛药或接受疼痛控制技术处理仍不能接受治疗的患者，可进行清醒镇静治疗以辅助完成关节 ROM 训练和体位摆放。根据烧伤科医师和康复治疗师的判断，清醒镇静治疗可 1 周内使用 2~5 日。

（九）水中运动疗法

水中运动疗法是指在水中进行的关节训练，以缓解瘙痒疼痛症状、改善患者关节 ROM、提高患者心肺功能为治疗目的，可根据患者的病情和具体环境情况选择水中运动疗法。需注意以下两点：①治疗过程中应有康复治疗师、护士或烧伤科医师的监护。②处于 ICU 监护状态下、生命体征不平稳、感染期患者禁用。该类患者的具体适用时间应由烧伤科医师决定。

复习思考

1. 为一位 76 岁女性骨质疏松患者拟定运动处方。

2. 骨质疏松患者常出现的症状有哪些?

3. 烧伤如何估算面积?

4. 烧伤如何运动治疗?

主要参考书目

［1］王玉龙.康复功能评定学.北京：人民卫生出版社，2008.

［2］于长隆.骨科康复学.北京：人民卫生出版社，2010.10

［3］张长杰.肌肉骨骼康复学.北京：人民卫生出版社，2013.5

［4］燕铁斌.骨科康复评定与治疗技术.3版.北京：人民军医出版社，2011.5

［5］卓大宏.康复治疗处方手册.北京：人民卫生出版社，2007.8

［6］关骅.中国骨科康复学.北京：人民军医出版社，2011.5

［7］励建安.临床运动疗法学.北京：华夏出版社，2005.

［8］张琦.临床运动疗法学.2版.北京：华夏出版社，2014.

［9］王前新，宋为群.康复医学.北京：人民卫生出版社，2004.

［10］付克礼.社区康复学.2版.北京：华夏出版社，2013.

［11］孙权.康复评定.2版.北京：人民卫生出版社，2010.

［12］林成杰.物理治疗技术.2版.北京：人民卫生出版社，2010.

［13］吴建贤.内外科疾病康复学.北京：人民卫生出版社，2008.

［14］黄晓琳，燕铁斌.康复医学.5版.北京：人民卫生出版社2013.

［15］纪树荣.运动疗法技术学.2版.北京：华夏出版社，2016.

［16］章稼，王晓臣.运动治疗技术.2版.北京：人民卫生出版社，2015.

［17］矫玮.运动损伤学双语教程.北京：北京体育大学出版社，2003.

［18］罗阿尔·贝尔，斯韦内·迈赫伦.运动损伤临床指南.北京：人民体育出版社，2007.

［19］刘四文.运动疗法.广州：广东科学技术出版社，2009.

［20］全国卫生专业技术考试专家委员会.2018全国卫生专业技术考试指导——康复医学与治疗技术.北京：人民卫生出版社，2017.

［21］闵水平，孙晓莉.作业治疗技术.2版.北京：人民卫生出版社，2014.

［22］窦祖林.作业治疗学.北京：人民卫生出版社，2013.

［23］王刚，王彤.临床作业疗法学.北京：华夏出版社，2009.

［24］张晓玉，江流恬，申健.伤残辅助器具装配知识指南.北京：中国人事出版社，2006.

［25］姜永梅，孙晓莉，康复治疗技术，北京，中国中医药出版社，2015.

［26］张绍岚.疾病康复.北京：人民卫生出版社，2010.

［27］Patricia M.Davies. 刘钦刚主译 . 循序渐进·偏瘫患者的全面康复治疗 . 北京：华夏出版社，2007.

［28］蔡广文, 余海雄, 刘兆安, 杨志恒 . 中风康复训练手册 . 上海: 上海世界图书出版公司, 2009.

［29］梁和平 . 康复治疗技术 . 北京：人民卫生出版社，2002.

［30］Heidi McHugh Pendleton， Winifred Schultz–Krohn: Pedretti's Occupational Therapy: Practice Skills for Physical Dysfunction. Mosby，2011.

［31］马金，陈庆亮，黄先平 . 运动治疗技术 .2 版 . 武汉：华中科技大学出版社，2015.